働く人の病

DE
MORBIS
ARTIFICUM

ベルナルディーノ・ラマッツィーニ
東 敏昭 監訳

公益財団法人
産業医学振興財団

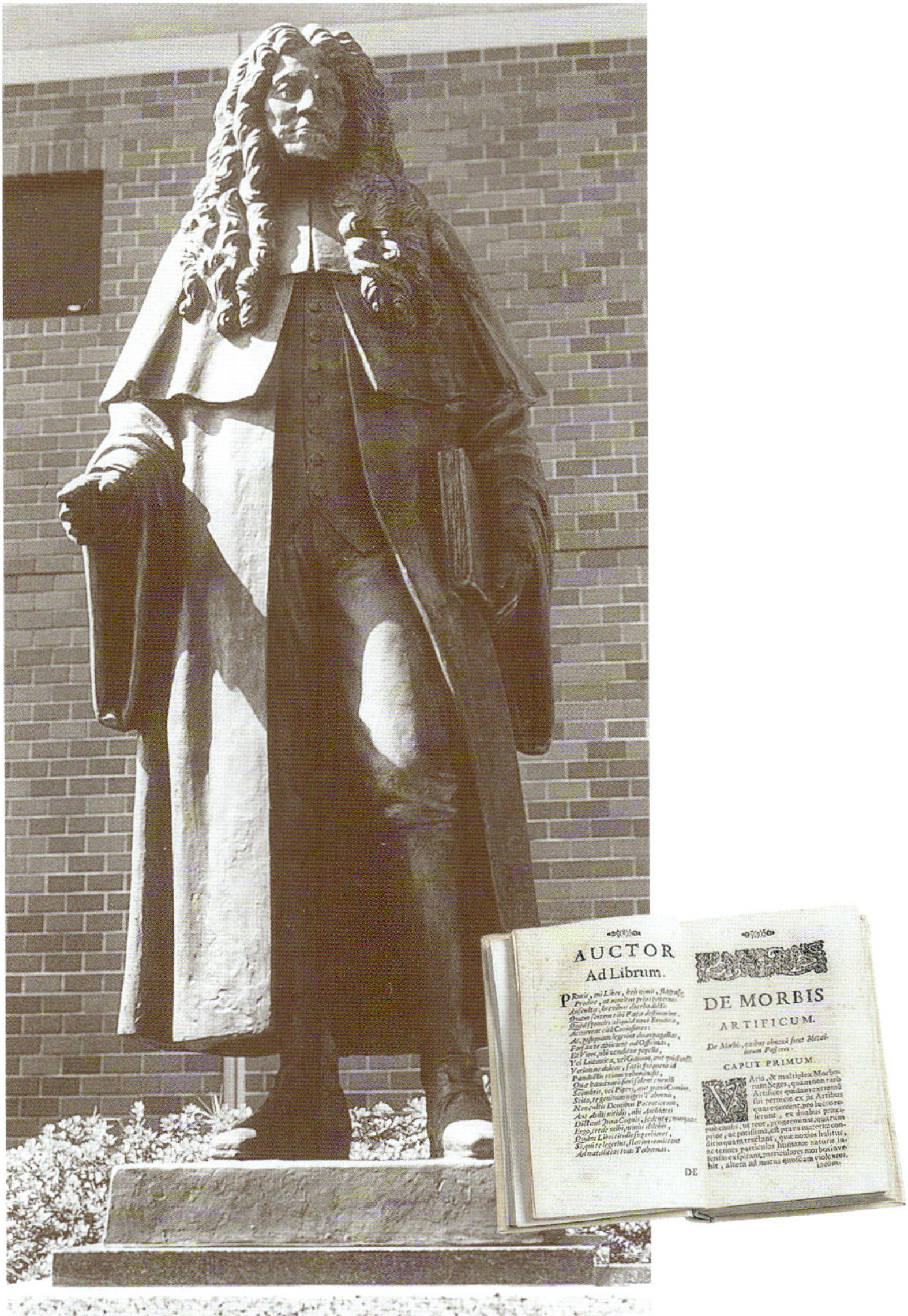

産業医科大学のラマツィーニ像と初版本

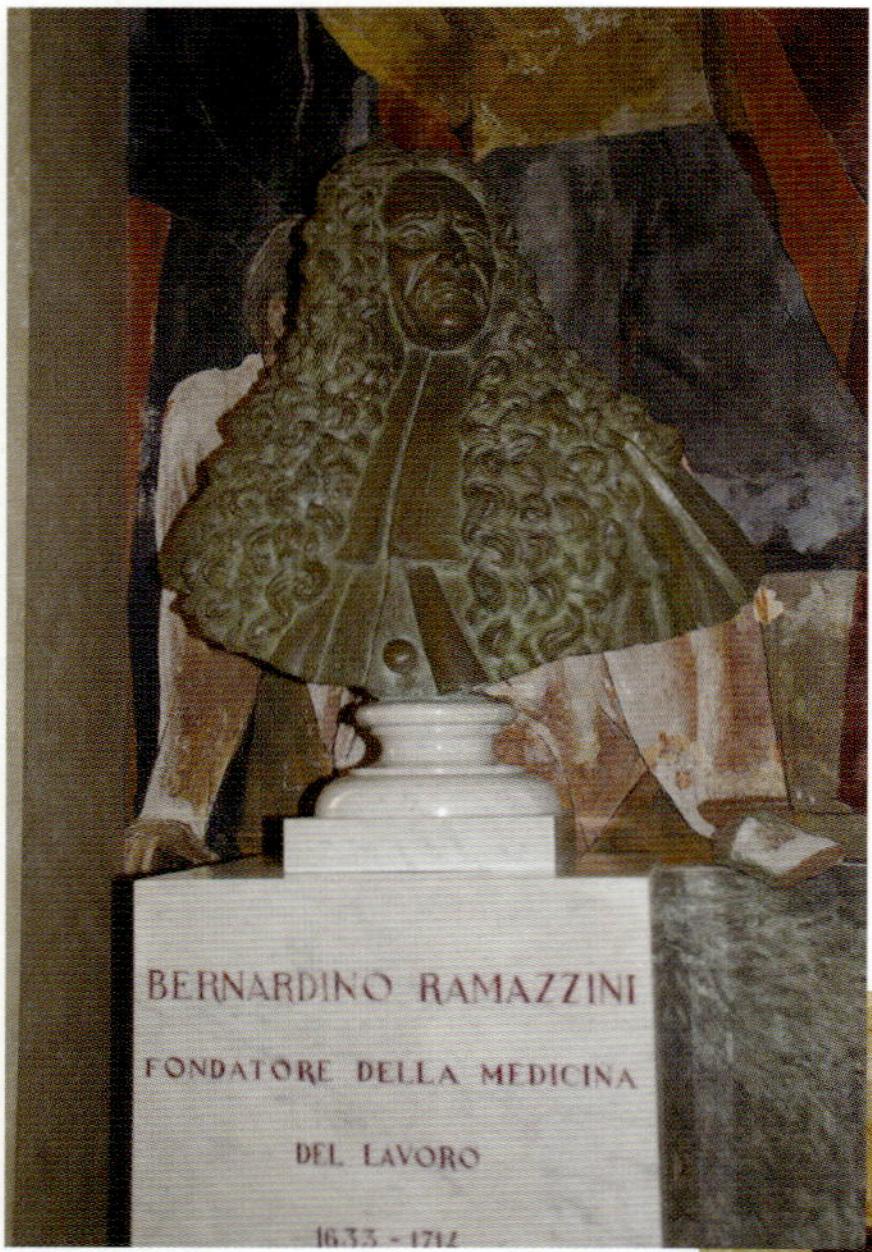

パドヴァ大学のラマツィーニ胸像（左）と、胸像が設置されている部屋（下）。部屋の壁にはさまざまなフレスコ画が描かれている。
このほかにも、ガリレオ・ガリレイの教壇や、医学部の解剖学教室などもある歴史的施設になっている。

パドヴァ大学は、イタリアではボローニャ大学に次いで古い大学で（1222年創立）、ガリレオ・ガリレイ、ダンテ･アリギエーリ、フランシスコ･ペトラルカが教授を務めたことでも知られ、卒業生にはコペルニクスやヴェサリウスもいる名門校。ラマツィーニはここで、1700年から亡くなる1714年まで教鞭をとった。

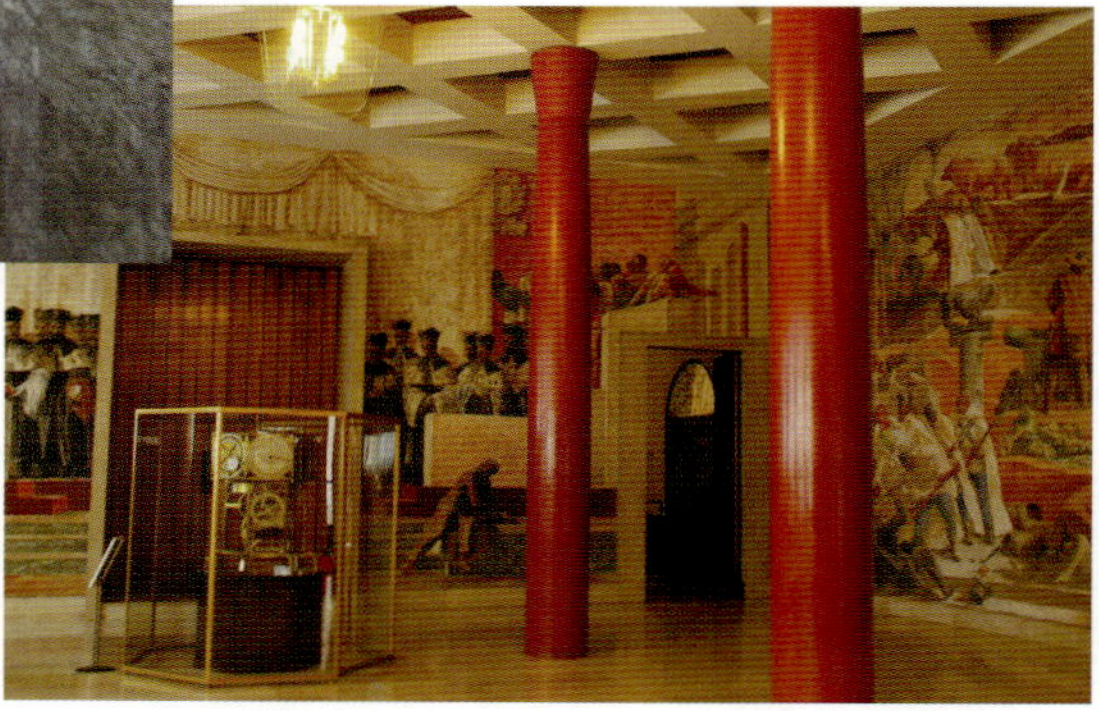

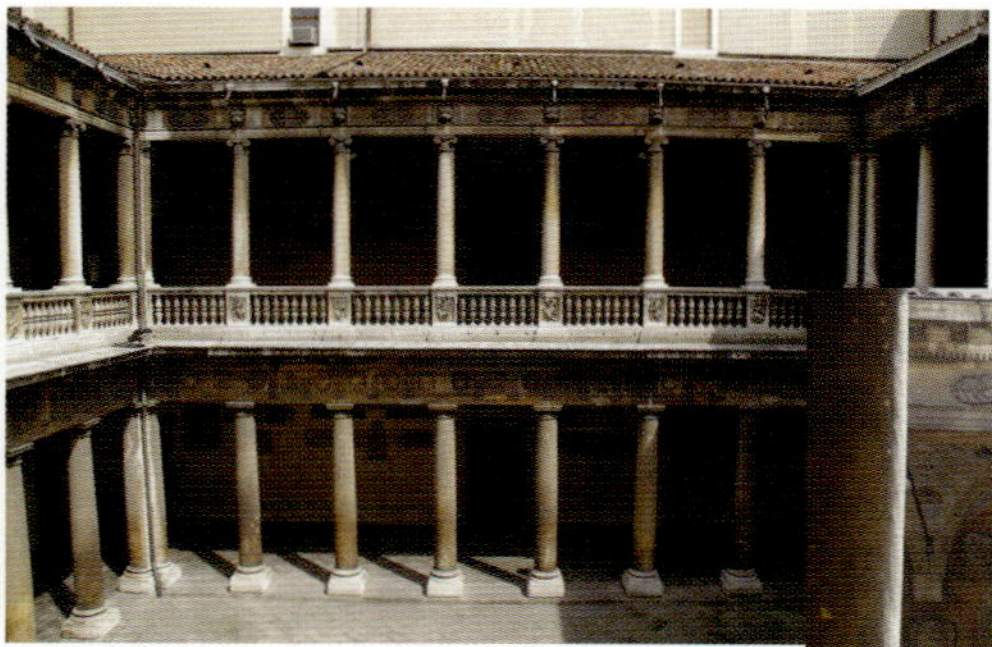

大学の中庭を囲む回廊（左）とその細部（下）。壁面には紋章などが並び、回廊の天井にはフレスコ画も描かれている。

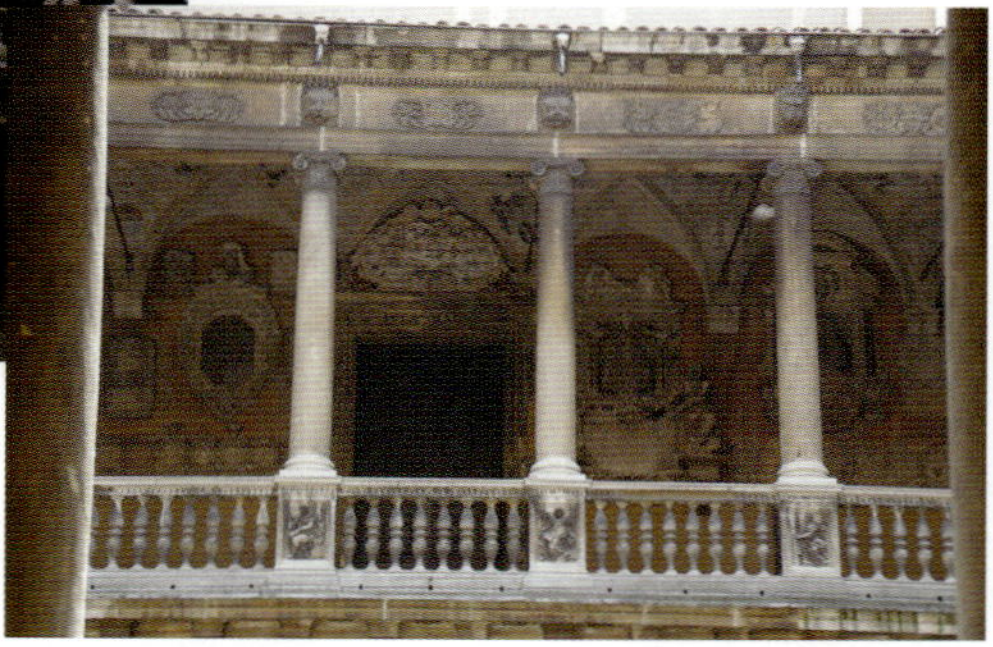

（撮影　産業医科大学・堀江正知教授）

一九六四年再版に寄せて

職業と健康の関わりは、かなり昔の時代から観察されている。例えば、古代エジプトのパピルスにはすでに、食べるために働かなければならない人々の、厳しい生活の様子が描かれている。ある種の職業が健康に及ぼす影響については、ギリシャ・ローマの時代にも医師だけでなく多くの人々による記載がある。確かにギリシャ・ローマ時代を通じて散見される文献などから、職業と健康の関わりに関する多くの情報を得ることはできる。しかしながら、このテーマが系統立った研究対象となるのは、中世後半を待たねばならない。

職域の危険因子に関する最初の出版物は、一四七二年にドイツの古都アウグスブルクの医師ウルリッヒ・エレンボーク［Ulrich Ellenbog］が金細工師について書いた八ページばかりの小冊子で、一五二三年か一五二四年に出版されたものである。この冊子は、予防、すなわち水銀や鉛などによる毒性に冒されない方法を、金細工師をはじめとする金属を扱う職業の人々に知らせる目的で書かれたものである。

一五世紀には、商業の発達とともに貿易量が増大し、通貨の普及と資本としての需要が生まれ、一五世紀から一六世紀にかけて中央ヨーロッパの鉱山では膨大な量の金銀が採掘された。鉱夫や金属を扱う労働者がいち早く研究対象となったのは、こうした経済的、技術的発展の結果である。需要の増大とともに坑は深くなり、深くなればなるほど気温が上がるため、鉱夫たちの健康に影響を及ぼすことになる。この時代には、こうした状況を反映して鉱夫の病気や事故に関する最初の書物が世に出ている。

一五五六年に発表されたゲオルギウス・アグリコラ［Georgius Agricola］の鉱業に関する簡潔な論文のなかに、鉱夫の職業性疾患に関する最初の記述が登場している。しかしながらその記述は、彼の鉱業に関する膨大な記述のほんの一部に過ぎない。単一の研究テーマとして取り上げられたのは、一一年後の一五六七年に発表された、ドイツのディリンゲン（Dillingen）の鉱山や製錬所で働く人々の職業性疾患についての論文である。「金属鉱山労働者の病気について」Von der Bergsucht oder Bergkrankheiten（*On the Miners' Sickness and other Diseases of Miners*）と題されたその論文の著者は、テオフラストゥス・フォン・ホーエンハイム［Theophrastus von Hohenheim］で、一般にはパラケルスス［Paracelsus］として知られている。パラケルススはこの論文のなかで、病因、経過、予防法、診断法、治療法について論じており、彼の研究は産業医学の発展に多大な影響を及ぼした。

アグリコラとパラケルススは、鉱夫における労働衛生上の問題の研究について確固たる地盤を築いた。彼らの貢献は、職業性疾患に関する文献数の増加に明らかである。一七世紀には重要な発見は何一つなされなかったものの、数多くの著述家が出たこと自体価値がある。注目すべきは、その他の職業における健康上の問題にも目が向けられ、医師たちがその危険因子について執筆したことである。一四九七年にはマルシリオ・フィチーノ［Marsilio Ficino］が、一五五五年にはグラータロリ［Grataroli］が、一六一五年にはG・ホルスト［G. Horst］が、学者の健康についての論文を発表している。一七世紀は特筆すべきことが少なく、J・R・グラウバー［J.R.Glauber］は船乗りの健康について、またハインリッヒ・スクリタ［Heinrich Sereta］は兵士、G・ランツォーニ［G.Lanzoni］は塩田職人、F・プレンプ［F. Plemp］は法律家の健康について記している。

こうした揺籃期を経て、最初の古典的名著『働く人の病』*De morbis artificum diatriba*（*Discourse on the*

Diseases of Workers）が世に産み出されることとなる。モデナの医師である著者ベルナルディーノ・ラマツィーニ（一六三三―一七一四）は、熟達した医師で博学、しかも人間的魅力にあふれる人物であった。この本が出版された一七〇〇年当時はモデナ大学の教授であったが、この著書が出版されるや、パドヴァ大学に招聘される。ラマツィーニの名声はヨーロッパ中に響き渡り、ライプニッツ［Leibnitz］をはじめとする学者たちの訪問を受け、また書簡を交わしている。彼が自著に寄せた前置きの詩〔本書一七、一八頁〕には、彼の魅力的な人柄がよく表われ、この本の出版を待ち兼ねる気持ちと熱い思いが記されている。と同時に待ち受ける悲運も予告している。だがそれは取り越し苦労に終わった。一七〇〇年に出版された本書は、産業衛生のその後の発展に貢献し、ヴェサリウス［Vesalius］の『ファブリカ』（*De fabrica*）、モルガーニ［Morgagni］の『病気の座（部位）とその原因について』（*De sedibus*）に匹敵する歴史的遺産となった。

労働衛生が社会的に重要な問題であると認識していたラマツィーニは、職業による病態（morbid conditions）の研究だけでなく、その知識の活用にも熱心に取り組んでいる。初版本で、金属鉱山労働者、鍍金職人、薬剤師、産婆、パン職人と製粉職人、絵師、陶工、歌い手、そして兵士（軍務）などの四二の職業について論じている。一七一三年に出版された第二版では、印刷工、織工、研磨職人、井戸掘り人を含む一二の職業が加えられている。

ラマツィーニの著書に、人道主義的なきらいがあることは読む者にとって明らかである。しかしその一方で、健康に関係する経済生産性の重要性を理解していたことも強調しておかねばならない。彼によれば、「各地に散る、他の諸都市を民多く豊かならしめたところの技芸、そのすべてを懐に集めた」ベネツィア共和国のしもべとして、経済的発展、ひいては文明の発展に、機械技術がいかに重要であるかを強く感じていた。また、「その有用性を疑う者がいれば、ヨーロッパ人やアメリカ人、またそれ以外の新世界の住人との違いをじっくり考えさせる」とも述べている。さらに本書のなかで、「多くの技術は、それを生業とする人々に重大な障害を与えていることを正直に言わざるを得ない。多くの職人は自分の仕事を、生活を支え、家族を養うものだと考えている。だが、それが原因で命にかかわる病気にかかり、自分の仕事を呪いつつこの世を去っている」と述べている。それゆえに、医学は法学と同様、でき得るかぎり働く人々の健康と幸福に貢献し、安全にその天職を果たせるようにすべきである。

こうした気質から、ラマツィーニは煉瓦職人の章で、「この種の作業者は農民に多く、熱が出れば家に帰って様子を見るか、病院へ運ばれるとしても、誰も同じでいつもの下剤や瀉血による治療を受ける。日々働きづめで疲労困憊し、やつれきった彼らの暮らしぶりを医者はまったく知らないからである」と書いている。明らかなことは、ラマツィーニが社会的背景を踏まえた生理学の概念に立脚しているというロベルト・ミカエル〔Roberto Michels〕の主張は筋が通っていないわけではないことだ。事実、ラマツィーニは社会医学の概念における基本要素のいくつかについて言及し、あるいはほのめかしている。すなわち、ある特定の階層集団の健康状態とその社会的身分（職）により左右される生活状況との関連を研究する必要性、また社会的身分に特有の形式で、あるいは並はずれた強度で作用する有害な因子を特定し、健康に有害な作用を及ぼすすべての因子を取り除くことで全般的に健康状態を高めることに努力する必要性などである。こうした健康と社会との関係についてのラマツィーニの考えは特異な現象ではなく、むしろ当時の考え方の、かつ健康に関する社会的実践の主流に位置するものであった。このような考え方が適切な評価を得るには、広範でより包括的な行政施策として、すなわちその最大の目的を国家の政治権限による社会経済生活へのサービスと位置づける必要がある。これは一般に重商主義として知られる仕組みである。

こうしたことから、ラマツィーニの功績には二つの意義があると思われる。第一に、古代から一八世紀に至るまでの職業性疾患に関するすべての知識を総合したこと、第二に、後世の研究の基礎を築いたということである。医学研究に新たな分野を確立した彼は、患者を問診する際に職業やその他社会的要素についても説明を求める必要があることを強調している。過去を振り返ると同時に、この分野の研究が将来発展する可能性を示唆する彼の著書は、フランス語、ドイツ語、そして英語に翻訳され、産業化によって新たな問題が生じ、今までにない解決法が必要となってくる一九世紀に至るまでの間、予防医学分野における基本文献として読み継がれてきた。

最後に、ラマツィーニの功績は、モルガーニの医学への偉大なる貢献に匹敵する正真正銘の名著であるだけでなく、今もなお、読者に多くの感銘をもたらす数少ない医学分野の古典における偉大なる業績のひとつであるということを付け加えたい。率直で簡潔な文体で綴られる実践的な研究手法や、一八世紀イタリアの都市生活の様子、それらすべてが、読む人を惹きつけ、知的好奇心をかき立てて止まない。この度、ライト［Wright］教授による翻訳が出版され、より身近なものとなったのはたいへん喜ばしいことである。医師、医学生、公衆衛生学の学生だけでなく、働く人々の健康および健康の社会性に関心のある人々にとって身近なものになるであろう。

医学博士　ジョージ・ローゼン

まえがき

ラマツィーニの職業病に関する有名な論文「ディアトリーバ」（*diatriba*）は、翻訳者が勝手に難解な部分は意訳し、余分、あるいは不明と思えば省略していた一八世紀以後、英語に翻訳されていない。一七〇〇年にモデナで出版された初版本が、一七〇五年に作者不詳で『商人の病気』（*Disease of Tradesmen*）として英訳されているが、正確さとは程遠く、本文を省略していないページはほとんどなかった。その八年後の一七一三年、ラマツィーニが亡くなる一年前、改訂・増補された『働く人の病』第二版がパドヴァで出版された。改訂にあたってラマツィーニは、一部を編集し直し、数節と一章をそっくり削除するなどの修正を加え、さらに初版本が出版された後に得た知識や経験をそこここに書き添えている。注目すべきは、新たな一二章からなる補遺を加えている点である。一七〇〇年版の一部を文脈に依って補遺の中に移している。三三年後には、かの『薬物辞典』（*A Medicinal Dictionay*）の著者であるロバート・ジェームズ［Robert James］が補遺一二章を英訳し、先の作者不詳の初版本の英訳に加えて再版しているが、初版本部分が彼自身の翻訳でないことを明記していない。それゆえ読者は、一七四六年および一七五〇年に出版されたジェームズ訳の英語版を、補遺だけがオリジナルのラテン語版第二版、すなわち最終版の英訳だとは知らずに読んでいることになる。つまり、数多く出版された『ラマツィーニ業績集』（*Opera omnia*）はすべて、『働く人の病』を校訂した本文のみを印刷しているにもかかわらず、一七一三年九月にラマツィーニの手を離れた時点で、その英訳はどこにもないことになる。こうしたわけで、この度一七一三年の増訂版を英訳した次第である。英訳するにあたっては、できる限りラテン語版に忠実に訳すように心がけたが、誤植については訂正した。誤植が多く見られたのは、一七一三年出版当時には、すでにラマツィーニ自身が校正を行えるだけの視力を失っていたことによると思われる。死語や長音の語頭形および語中形は変え、また、一八世紀の著述家はラテン語の字句を入れることが多く、綴りや印刷体裁の多少の違いはそのままにしておいた。ラマツィーニ自身が欄外に書いた参考・引用文献についての注は、誤植や誤り、また古典の版では使われなくなった表記法によってははっきりしないものが多い。本書では、そのような注を脚注に整え、いくつかはより明瞭にし、他は短い批評文と注釈とともに加えた。

この著作名の英訳のなかで、術を行う人 *artifices* を「働く人」(workers) で表すことは挑戦であった。もし artificer が術を行う人として用いられていれば、その表現を残すことは可能であったかもしれない。trandesmen（商人）も同様で、一七〇五年以後はその意味は変わり、ラマツィーニが我々に身近に示してくれた、男女の多様な職業集団に対してけっしてふさわしい表現ではない。

本書を医学の歴史シリーズに加えていただいたニューヨーク医学会、特に図書館長のアーチボルド・マロック博士［Dr. Archibald Malloch］には、そのいつも変わらぬご助力とご助言とに対して御礼を申し上げる次第である。本書『働く人の病』(*De morbis artificum*) が、職業病を学ぶ学生諸君に身近なものにすべきであるとのご助言をいただき、また終始、何よりも有益で、感銘を受ける批評家であったヘイヴン・エマーソン博士の御恩には謝する言葉もない。

ウィルマー・ケーヴ・ライト

働く人の病／目　次

一九六四年再版に寄せて（ジョージ・ローゼン） 1
まえがき（ウィルマー・ケーヴ・ライト） 7

はなむけ——自著に寄せて 17
献　辞 19
序　文 23
第一章　金属鉱山労働者の病気 29
第二章　鍍金職人の病気 40
第三章　水銀を治療に用いている人々の病気 47
第四章　化学者の病気 50
第五章　陶工の病気 54
第六章　錫細工職人の病気 58
第七章　硝子職人と鏡製造職人の病気 61
（第八章は欠章）
第九章　絵師の病気 66
第一〇章　硫黄を扱う人々の病気 69
第一一章　鍛冶屋がかかりやすい病気 73

第一二章　石膏、石灰を扱う人々の病気　76
第一三章　薬剤師の病気　83
第一四章　便所、汚水溜め掃除人の病気　86
第一五章　布晒し(フーラー)の病気　93
第一六章　油絞り職人、皮なめし職人と汚物を扱う人々の病気　106
第一七章　タバコ職人の病気　114
第一八章　死体処理人の病気　120
第一九章　産婆の病気　124
第二〇章　乳母の病気　129
第二一章　ぶどう酒職人、ビール職人、およびその他の蒸留酒職人の病気　146
第二二章　パン職人と製粉職人の病気　159
第二三章　澱粉製造職人の病気　166
第二四章　穀物を篩にかけ、計量する人の病気　170
第二五章　石工の病気　175
第二六章　洗濯女の病気　178
第二七章　亜麻、大麻および絹のくしけずり職人の病気　181
第二八章　風呂番の病気　184

第二九章　塩田労働者の病気　188
第三〇章　立ち仕事をする人々の病気　194
第三一章　座仕事をする人々の病気　199
第三二章　ユダヤ人の病気　203
第三三章　走者(従者)の病気　208
第三四章　馬丁の病気　213
第三五章　荷役の病気　218
第三六章　運動家の病気　222
第三七章　細かい職人仕事をする人々の病気　226
第三八章　弁説家や歌い手など声を使う人々の病気　230
第三九章　農民の病気　235
第四〇章　漁師の病気　245
第四一章　軍務における病気　249
(学位論文)　学者の病気　259

補　遺

序——気立ての優しい読者へ　275

第一章　印刷工の病気　277
第二章　筆写者や書記の病気　281
第三章　実や種を砂糖で加工して保存食品を作る人々の病気　284
第四章　織工、織女工の病気　287
第五章　銅細工師の病気　290
第六章　木材を扱う人の病気　293
第七章　かみそりやメス（ランセット）を研ぐ人の病気　296
第八章　煉瓦職人の病気　298
第九章　井戸を掘る人の病気　301
第一〇章　水夫と漕ぎ手の病気　305
第一一章　猟師の病気　310
第一二章　石鹸製造者の病気　315

原　注　363
参考文献　329
解　題（ウィルマー・ケーヴ・ライト）　365

監訳者あとがき（東　敏昭）　409
改訂版発行にあたって（東　敏昭）　415
人名索引　432
事項索引　427

働く人の病

凡例

翻訳にあたっては、以下を原則とした。

一　第八章については英語版原書において欠章となっている。

一　英訳者ライトによる「INTRODUCTION」については、本日本語版では「解題」として巻末に収録した。

一　強調を表す場合のイタリック体、'　' 等については、「　」あるいは傍点を適宜使い分けた。

一　その他、訳者の判断で「　」や傍点を付すこともある。

一　原注および参考文献については訳出せず、原書のとおり掲載した。

一　ただし、読み進める上で最低限必要と思われる注記については、訳者が〔　〕内に補った。なお、この注記については、訳者らによる原注等に関する内外文献調査等に拠るものである。

一　地名および人名、書名等固有名の訳出にあたっては、現在調べ得るかぎりの既訳はおおむねそれに従ったが、不明な点も多い。このことから、訳出と同時に初出箇所に原文を併記した。

一　同様に、管見の範囲内での考証は行ったものの、当時の風俗等について詳らかならざる点も多い。諸氏の教示を請うところである。

※本書の各章冒頭の原書写真以外の図版は、すべて大阪府立中央図書館所蔵の「フランス百科全書」から転載させていただいたものである。

はなむけ――自著に寄せて

やがて世に出るのを待ちわびている私の本へ、
その前に、この父の忠告を心に留めておいてほしい。
君はすでに定めに乗っているようなものだから。
えてして、多くの学者たちは、新しく生まれた君を歓迎にやって来るが、
思うに、かれらはせいぜい二ページほどは読むにしろ、
そのあとの君の運命はと言えば、ソーセージなんかを売っている
どこかの暗い裏通りの店に放り出されるに決まっている。
然り、君は揚げ物の包み紙として再生するのだ。
でも落胆するに及ばない。
大法典ですら同じような運命をたどっている。
果たして彼らはそれを手に取るや、サバや胡椒を包んだり、あるいは、
悪臭のするクミンの種*をくるんでみたりする。
君はここで悟るべきだ。
自分が、優美な邸宅でもなく、医師が料理人に命令を下しているような
煌びやかな宮廷でもない、薄汚れた作業場に生まれついたことに。
君を手にした学者たちが、すぐさまあの作業場に君を戻したとしても、

誇らかな表題を鼻にかけている他の本たちよりは、
もっと気楽にこれを受け止めてほしい。
君はもともとそこで生まれたのだから。

＊シリア産のセリ科の植物で、果実の種は臭いの強い駆風剤として用いられる。

献　辞

パドヴァ大学の高名博識にして優れたる
運営者諸賢
ベネツィア共和国の騎士にして検察官
ジェロニモ・ヴェニエル殿
ベネツィア共和国の騎士にして検察官
フランチェスコ・ロレダノ殿
騎士ジォヴァンニ・フランチェスコ・モロシニ殿
最も高名にして優れたる運営者諸賢——

知性の産物を生み出すことはいかに難しく、また著者は出版した後もいかに大きな心労を負わなければならないかということは、自分とその後代に証となる何か有益なものを生み出そうと努力し、生涯を著述に捧げている者だけが知っていることでございます。それは、とくに今の世紀は批判が好まれ、研究の成果を世に出した者は、長い間さまざまに世間の批判を浴びなければならないからであります。しかし私が考えますに、自分の著作が外国で印刷されていると聞いた場合は評価を受けたと信じてもよい、という目安がございます。一三年前にモデナで出版されました私の著書はまさにその運命を辿るものであって、『働く人の病』(Disease of workers)がドイツで出版され、チュートン語に翻訳されていたことを知りました。そのため、私はできるかぎりこの本を改訂し、同じ主題に補遺を加え、この町で出版してもらうために印刷所に手渡しました。ご尊名の皆様方にそれを謹呈申し上げたく存じます。実用医学の教授であります私は、今も今後も役に立たない瑣末な題目へそれるのは適当でないと考え、自分の務めを果たしたまでのことでございます。これまで誰も手をつけなかった仕事であります。働く人々に特有の病気を注意深く調べ、適切な療法を処方するならば、人類の益になると信じたのでございます。遠い昔、シャルルマーニュ大帝は、美術工芸の奨励が国の名声に大きく貢献することをはっきりと示しました。ロンゴバルド王国の最後の王デシデリオ〔六世紀頃〕を捕虜にしたときに、その凱旋の壮麗さを高める戦利品として、学芸文化・技術(liberal and mechanical arts)〔liberal arts(リベラル・アーツ)——四世紀以後、中世全般を通じてヨーロッパの学校で施行した人文教育課目の総称。すなわち、文法・修辞学・論理学(三学)、算術・幾何・天文・音楽(四科)の七学科〕の分野で最も著名な諸大家をフランスへ連行いたしました。「政府は技芸を助成する」という有名な言葉があります。しかしそれについては、政府が技芸を助成するのか、それとも技芸が政府を利するのかという疑問も生じて当然だと思われます。アドリア海の女王(Queen of the Adriatic)〔Queen of the Adriatic はベネツィアの美称〕はその両方があてはまる素晴らしい都市です。ベネツィアは、各地に散る、他の諸都市を民多く豊かならしめたところの技芸、そのすべてを懐に集めているからこそ、その恩恵と特権によりこれらの都市に繁栄をもたらすことができるのでございます。この私の本が初めて出版されましたときに、当時の運営者諸賢に献呈いたしました。ここに、いっそう完全な形で世に出ようとしているのでありま すから、最も高名博識にして、知恵の神パラスの城の炯眼な守護者である、ほかならぬ皆様方の権威の保護下にあるのがふさわしいと存じます。大したものではございませんが、心からの忠順の証として捧げるこの本を受け入れていただき、そして皆様方の慈悲の心をもってご愛護いただきたいと存じます。神が皆様方を守り、長く健康が与えられますことを心からお祈り申し上げます。

一七一三年九月一日

パドヴァにて

ベルナルディーノ・ラマツィーニ

序　文

宇宙／天地万物（the universe）の母なる造物主（NATURE）は我われに最も寛大だが、あまりに先見の明がなく、満足に食べさせてもくれないなどと、あれこれ不平を言う心得違いの者がいて、悪し様に言われることを読んだり聞いたりして知っている。時に「継母」と呼ばれる造物主に対する不平のなかで不当の極みは、命をつなぐために、日々の糧をとることを私たちに命じた、ということにある。この掟に縛られないとなれば、人類は他にどんな掟も認めないだろうし、また我われが住んでいるこの世の様子は、今とはかけ離れて見えるに違いない。ペルシウス［Persius］は、器用で何でもできる手ではなく、腹を技芸の師（Master of Arts）と呼んだのは賢明である。ペルシウスは序詞で次のように述べている。「オウムにごきげんようと口先だけの挨拶をさせ、カササギに人の口まねをさせるのはだれか。それは、技芸の師、知恵の産みの親である腹である」と。理性のない動物でさえ、必要だからすばしこくなるのであって、職人の手仕事も自由人にふさわしい教養（リベラルアーツ）も、この必要性から生まれると言ってよい。それは確かに貴い賜物であるが、人間の諸事では常のことながら、有害なものが混じっていないわけではない。ある種の手工芸（arts and crafts）では、働く人々はその仕事から重い害を受ける。長生きをし、家族を養うための仕事からたいへん重い病気にかかることが多く、最終的には、今までひたむきに働いてきた自分の職業を呪いながら死ぬ者もいることを認めざるを得ない。医師をしていた間にこのような例を多く観察したので、力の及ぶかぎり、働く人々の病気を一つの論文にまとめようと試みた。しかし、手作業で作った物と同じで、職人の新しい創意工夫も、はじめは欠陥があり、技能も十分に熟達しているわけではなく、後に他の人の手で完成されるのであって、これは知的な仕事においても当然の成り行きである。働く人々の病気に関する私の論文は、そうした仕事であり、さまざまな理由から同じ運命にあることを承知している。その理由の一つは、主題の新奇さにある。私の知っているかぎりでは、目に見えない臭気（effluvia）とその激しい作用について多くの知見が集められるこの分野に、これまで足を踏み入れた者はいない。それゆえ、今出版しようとしているこの仕事は不完全だと認めよう。私のねらいは、医の分野（department of medicine）にふさわしい、真に完全で徹底した論文が得られるまで、研究を啓発し助力することにある。時に非常に卑しく、また汚いが、なくてはならない手仕事から、人間社会の多くの利益が生まれてくるのであるから、その人々のみじめな状態に対して我われの成すべき務めである。ヒポクラテス［Hippocrates］はその『教訓』（*Precepts*）のなかで、医を「報酬をもらわずに治療し、貧しい人々を助けるもの」と呼んでいる。一切の技術のなかで最も素晴らしい医術によって、この務めを果たさなければならない（一）。

職人の手仕事（mechanical arts）が文明社会の生活にいかに貢献したかは、ヨーロッパ人と、アメリカ人または新大陸（the New World）の他の野蛮人との間のたいへん大きな違いを考えれば、誰にでもわかる。多くの著述に豊富な記載があり、都市や王国の創建者が、職人や職人的芸術家（craftsmen and artisans）にとくに関心があったのは当然である。彼らは働く人々の同業組合（guilds and corporations）を設け、プルタルコス［Plutarch］によれば、ヌマ・ポンピリウス［Numa Pompilius］が技芸・工芸に基づいてさまざまな組合に分けているという。フルート奏者、金細工師、建築屋、染物屋、靴屋、皮なめし職人、銅細工職人、陶工などの組合があったと考えられる。リウィウス［Livy/ Titus Livius］によれば、アッピウス・クラウディウス［Appius Cladius］とプブリウス・セルウィリウス［Publius Servilius］の執政の下で、メルクリウスというギルド（guilds）が設立された。この商人ギルドの呼称は、マーキュリー神を商業の神と崇めていたからである。同様に、プラトン［Plato］もその著作『法』（*The Laws*）のなかで、労働者階級（working classes）は仕事に励む者の神ウルカヌス［Valcan/Valcanus］とミネルヴァ［Minerva］を祭っていると述べている。我がシゴニオ[二]［Carlo Sigonio］は、その『古代ローマ法』（*Ancient Law of the Romans*）で、またグウィード・パンチロリ[三]［Guido Panciroli］は、その『東西帝国の歴史』（*A history of the empires of the East and West*）のなかで、このような働く人々の団体の権利と特権について書いている。彼らには選挙権があり、公職に就くことが認められていた。またローマ市民のなかに登録されていたと、シゴニオは結論づけている。ローマ法大全（*Pandects and Codes*）は船大工に言及し、法学者ガイウス[四]［Gaius］はその著『学説集成』（*Digest*）で「何れにせよ団体の名の下で行われた……」とし、これらの働く人々の団体、その法的権利および特権について述べ、彼らが一つの独立した国家であるかのように、自分たちの問題を処理し、遺産を相続し、国の法律に抵触しないかぎり、独自の法律を作ることが認められていた。このような特権については、法律学者ユリウス・パウル［Julius Paulus］も『学説集成』の「争点」のなかで「元老院が……」で始まる一文で述べている。ヴェスパシアヌス帝［Titus Flavius Sabinus Vespasianus］は、リベラルアーツだけでなく、我われが手仕事と呼んでいる教養を必要としない技術も手厚くし、より下層な階級の職人でも働いて金を儲けられるようにした、とスエトニウス[五]［Gius Suetonius Tranquillus］は述べている。ある時、わずかな費用で大量の資材をカピトリウムの丘に運ぶことができると建築屋が自慢すると、帝は、それよりも「貧しい人々が満足に食べられるようにしてやりたいものだ」と答えた。

昔も今も、よく整った都市では、働く人々の生活を守る法律が作られてきた。医術もまた、法律で守られてきた人々の利益と救済に力を尽くすべきである。我われは、これまでなおざりにしてきたが、働く人々の安全にとくに注意を払い、自分で選んだ仕事を健康で長く続けられるようにする義務がある。私は自分の職ではできるだけのことをしてきたし、時に劣悪な職業の仕事場に足を踏み入れ、世に知られていない仕事について調べることが、自分の品位を貶めると考えたことはない。今や医学はすっかり変わり、大学では、身体を単なる自動機械だといった、どうでもいいことをしゃべり続けている。[六] しかし、仕事（arts and trades）というものは、ただ一つの町、ただ一つの地方で行われるのではなく、場所の特質もさまざまであって、働く人々の病気も多様であることは明らかであることに、とくに寛容な先生方の配慮を頂きたい。職人の仕事場は、それ自体より正確な知識を得ることのできる学校であるから、そこから何か研究者の心を動かすものを見つけようと努めてきた。肝心なことは、働く人々を病気から守り、また治療する方法を医師に伝えようとしたことである。医師が患者を訪ねる時は、いつものとおりに病状をろくに聞きもせず、仕事場に入るなり病人の脈をとるようなことをしてはならない。人の死はささいなことであるかのように、何をすべきか考える間立ったままでいてはならない。そうではなく、金持ちの家にあるような金ピカの椅子はなくても、三脚の腰掛け、あるいはみすぼらしい腰掛けに暫し審判者らしく座るようにする。明るい顔で、慎重に質問し、医師として、また人間として知るべきことは何かを見出さなければならない。病人を初めて訪れる医師は、患者本人とそれを看病する者から聞くべきことがたくさんある。我が神来の師ヒポクラテスがその著『疾病論』[七]（*Affections*）で述べたように、「患者の家を訪ねた時は、病人に痛みはどうか、原因は何か、具合が悪くなってどのくらいか、通じはあるか、どんな食べ物を食べているか」を聞かなければならない。私はそれに一点、すなわち、「職業は何か」という質問を付け加えたい。これが主な原因と何か関係があるわけではないが、庶民を治療する医師にとって、その時に適した必要な質問であると、私は考えている。しかしながら、この種の問題は効果的な治療に最も重要であるのに、医業では注意が払われることはほとんどなく、医者は聞きもしないで分かっているかのように振舞い、注意が払われることはない。それゆえ、心優しき読者の方々、優れた芸術作品ではないが、世のため、あるいは何はともあれ働く人々の利益と安楽を与えるために書かれたこの書を温かく受け入れ、願わくは、名を成すためではなく、義務の呼びかけにこたえ、人の役に立つためにと書いたこの本を、受け入れていただきたい。

第一章　金属鉱山労働者の病気

働く人々がその仕事に従事するがゆえにかかる病気は、誠に多種多様にわたる。その仕事によって得る代償は、時に彼らの健康にとって致命傷であったりする。それについて、私は次の二つが主たる原因であると考えている。第一の、そして最も可能性の高いものとして、彼らが扱う物質の有害性があげられる。人間にとって有害な蒸気を出したり、微細な粒子を放散させたりして、特有の病気を引き起こす。第二の原因に私があげるのは、激しく、そして不規則な動作や、不自然な姿勢が身体に及ぼす影響である。それが原因で、生命の維持に必要な器官のあるべき構造が損なわれ、重大な病気が次第々々に進行することになる。そこでまず最初に、物質の有害な特性が引き起こす病気について、金属に取り囲まれて働く労働者、あるいは、仕事で鉱物〔金属材料〕を扱う労働者、たとえば、金細工師、錬金術師、強水[八]（aqua fortis）の蒸留家、陶工、鏡製造職人、鋳物師、錫細工職人、

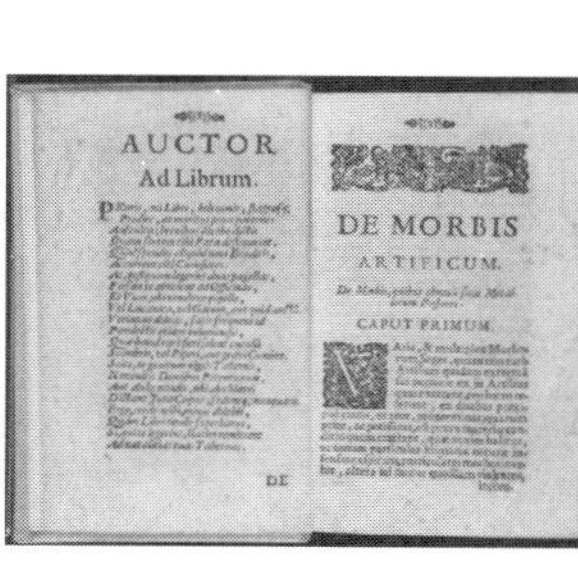

ペンキ屋、絵師等々の説明から始める。まず第一に、鉱夫たちは、金属鉱脈に潜んでいるこれら有害な悪疫がどんなものか知りすぎるほど知っている。彼らときたら、地球のはらわたの奥深くで年がら年中過ごすわけで、来る日も来る日も地底の神と取引をせざるを得ない。オヴィディウス〔Ovid〕の言うとおりである。「男たちは地球のはらわたへと下りて行き、そこで、神がお隠しになり、三途の川テュクスの闇に委ねた邪悪なる誘惑としての富を掘り出す」と。もちろん、詩人が邪悪というのは、男どもの心やモラルを堕落させる邪悪、強欲を非難するというより、人々がお宝（goods）とみなす物をあえてお天道様の下に引きずり出さんとする男たちの愚かさを嘆いてのことである。結局はそれらが諸悪の根源となる。プリニウス〔Pliny〕がいみじくも言ったように、「人々は良いと思うものには何でも値づけしてしまう」のである。しかし、詩人の言葉は、男たちの身体を蝕む邪悪にこそ向けられるべきものであろう。ここで対象となる鉱夫やその種の仕事に従事する人々が脅かされる病気としては、喘息、結核、卒中、麻痺、悪液質、足の浮腫、歯の欠落、歯肉の潰瘍、関節の痛み等がある。とくに、仕事の性質上、肺や脳がひどく侵される。わけても肺は、空気中の鉱物の精を取り込み、真っ先に異常に気がつくところであるので、事態は深刻である。これらの蒸気が命の棲家たる入口に達し、そこで血液と混ざると、神経液の天然の組成[九]を乱し、麻痺、手足の痺れ等々、先に述べた諸病の原因となる。そのため、鉱夫の死亡率はきわめて高く、鉱夫と結婚した婦人は何度も何度も再婚することになる。アグリコラ[一〇]〔Georgius Agricola〕によると、カルパティア山脈の鉱山では、七度結婚したご婦人がいるという。ルクレティウス[一一]〔Lucretius〕は金属鉱山の鉱夫について、こう述べている。「諸君は、あっという間に非業の死をとげ、あっという間に精気を失っていく鉱夫のことを見たことも聞いたこともないのではないかね？」。過去、そして現在においても、鉱山のある所では、採鉱が罪人を罰するふつうの方法であった。悪人どもや罪人どもを鉱山に送り込むのは、ガロニ

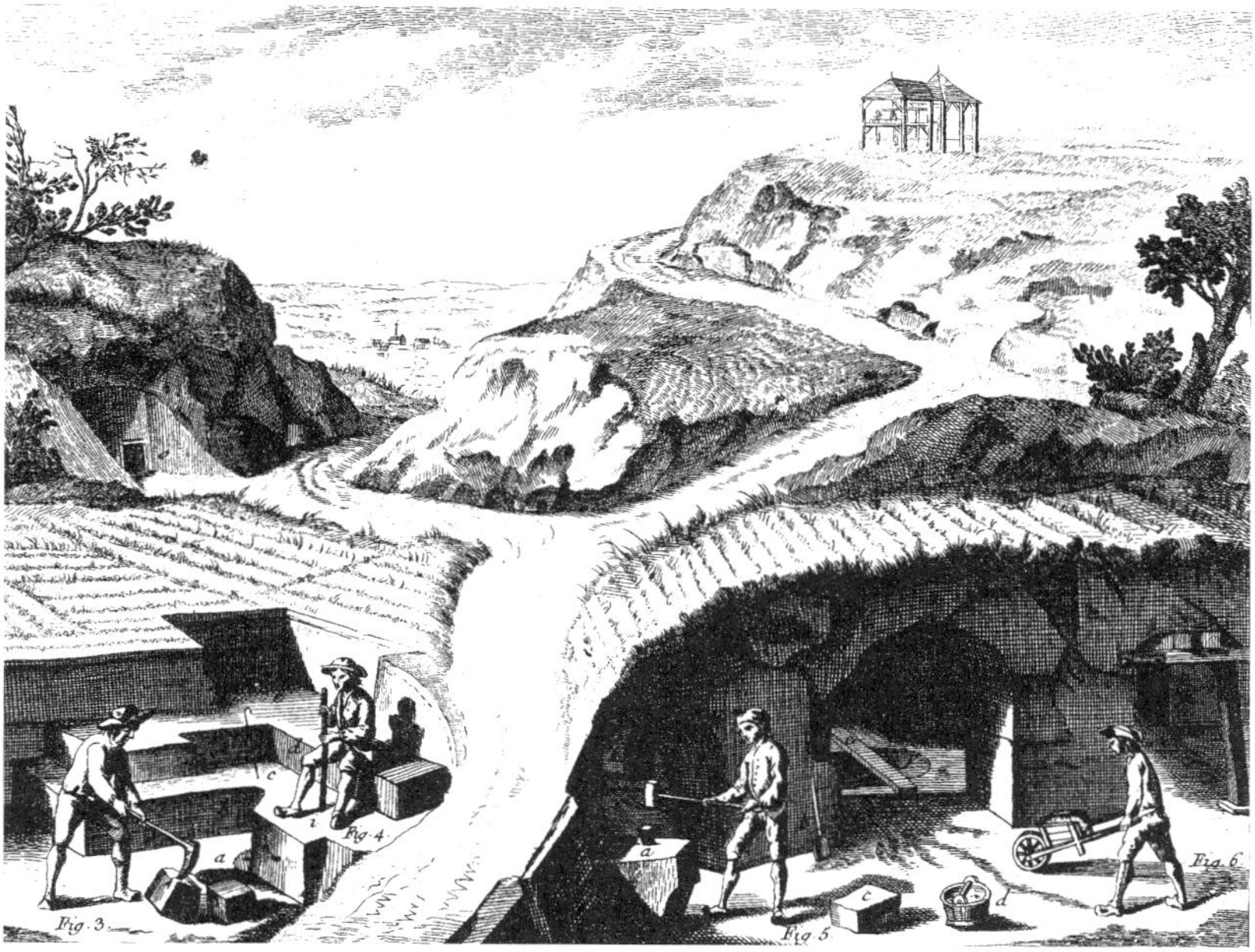

（鉄鉱石の）地下鉱坑

オ［Gallonio］が殉教者の受難（the tortures of the martyrs）について述べているように、ちょうどキリスト教へ帰依するものを鉱山送りにする太古からの慣習と同様であった。野蛮な皇帝たちが鉱山送りとした多くの司教や助祭たちに宛てたキプリアヌス［Cyprian］の心引く手紙がある――汝らを金や銀を掘り出す鉱山へ送られ給いしは、汝ら自身がキリストの真の金であることを証明せしめるためである。ピニョーリア（二二）［Pignoria］の作品『奴隷について』（*On slaves*）は、昔の鉱夫の有り様とその悲惨さを描き尽している――奴隷である印に頭半分を剃り上げて逃亡を完全に防ぎ、頭には粗末な布の頭巾を纏わせた。これほどひどいからといって、今日の鉱山労働者が実際により良い扱いを受けているとは、私にはとても思えない。確かに、作業服で十分守られ、栄養たっぷりの食べ物も与えられてはいるが、長い間おぞましい所に居続けたために地底の神の従者さながら、幽霊のような顔をして地上に出てくる。掘り出す鉱物が何であれ、どんな治療も、たとえあらゆる可能性を想定して二重三重の処方を施しても、それらをあざ笑うかのような恐るべき病気を招来してしまう――この種の人々に医術による助けを施し、「むごい最後を引き延ばすこと」が、聖なる義務とさえ思えてくる。

　しかしながら、王子たちや商人たちは金属鉱山から多大の収入を得ているわけであり、さらには、金属の利用がほぼすべての芸術や工芸に不可欠なのであるから、我われがなすべきことは、彼らの安全を慮ってその病気について注意深く研究し、昔から今日まで延々と続けられたように、予防と治療についての糸口を与えることであろう。金属についての書をものにした著述家のなかには、鉱夫の病気、養生法、さらには治療法にさえ言及しているものがある。たとえば、アグリコラがそうである――モデナの人でイエズス会士、ベルナルド・セシ[一三]［Bernardo Cesi］はその著『鉱物学』（*Mineralogia*）で、我われが知っておく必要のある、鉱山に送られた人々と、その食餌法や病気の予防法についてさまざまに述べている。アタナシウス・キルヒャー[一四]［Athanasius Kircher］の著書『地下世界』（*Subterranean world*）、ラナ［Lana］神父[一五]の『自然と人為の賢者の石』（*Magistery of art and nature*）、ラメロウ［Ramelow］博士[一六]のドイツ語による金属労働者の麻痺と不随についての論文（a treatise on paralysis and palsy of metal workers）もそうである。ここでもまた、我われのなすべきことは、医療技術についての過去の蓄積から、この階層の労働者の哀れな状況を改善し安全を講ずる方法を模索することである――金属の種類は無限といってよく、それぞれが独特の害を及ぼすのであるから、鉱夫にどのように害をなすかを調べ上げ、より納得のいく、より簡便な治療法を積み上げていく必要がある。

　鉱山は立坑の底に水が溜まり湿気が多いか、岩の破砕を進めるために焚く火のため乾燥しているか、のどちらかである。水が澱んで湿気の多い鉱山では、立ち込める高濃度で有害な蒸気で鉱夫の足がやられ、さらにそれ以上にひどいのは、砕けた岩の断片が水に落ちてかき乱されると、窒息に至り転倒し、場合によっては半死半生でそこから引っぱり出されることになる。さらには、一方で火は毒素を抑制するが、岩を軟化させるために使うときは逆に火が毒を招き寄せるため、鉱物から有害なヒュームを溢出し、哀れな鉱夫はありとあらゆる元素から傷めつけられることになる。(一七)

しかし、鉱夫の死や破滅を差配するものどものなかで最も残忍な判事を作り出すのは、水銀という鉱物をおいてない。ファロピオ(一八)［Falloppio］の論文「金属とその他の鉱物」（*Metals and other minerals*）によれば、水銀鉱山の鉱夫は三年もたないという――エットミュラー(一九)［Ettmüller］はその著『鉱物学』（*Mineralogia*）の水銀の章で、四カ月も経たないうちに、手足の痺れ、麻痺を訴えたり、眩暈《めまい》に悩まされるようになるが、これらはすべて、とくに神経に大きな害を及ぼす水銀の精によるものである。イギリス王立協会の『科学会報』（*Philosophical Transactions*）にベネツィアから王立協会に送られた手紙が掲載されており、フリウス（Fréjus）近くのある水銀鉱山では、六時間以上働き続ける者は誰もいないこと、また、六カ月の刑で鉱山に送られた男の症例が記載されている。水銀に汚染された彼が、銅の小片を口に含むか手にもつと、それが白変したという。このような労働者が喘息の発作にも苦しむことは、ルカ・トッツィ(二〇)［Luca Tozzi］の『実践』（*Praxis*）の第二部、喘息の章に述べられている――彼らは歯も抜け落ちたので、水銀精製者は、ヒュームを吸い込まないように背中を風上に向けることを慣わしとしているという。

ヘルモント(二一)［Helmont］は論文「喘息と咳」（*On asthma and cough*）で、乾いた喘息とも湿った喘息とも分類できないある種の喘息について記述している。それは、鉱夫や金属の精製者、貨幣鋳造者、およびそれに類する作業者がかかり、その原因として、彼らの吸う金属ガスが強力で、肺の血管を塞いでしまうためとしている。

ウェデル(二二)［Wedel］は『病理学の定説』（*Pathologica medica dogmatica*）で鉱夫の喘息に言及し、鉱山労働者はこの病気にかかりやすいとしている――彼はまた、この種の喘息についての包括的な論文を公刊したストックハウゼン(二三)［Stockhausen］に言及し、鉛が重いのは多量の水銀を含んでいるからで、鉛による病気の原因はその中に含まれる水銀であるとする彼の説を紹介している。同じく彼は、どのようにして、これらの金属ヒュームが気管支を乾燥させて、残忍な怪物、鉱夫の喘息を招き寄せるかを説明し、同時に気管支が煤煙によって閉塞されることも原因としている。セネルト(二四)［Sennert］はその著『化学者とガレノス派医師の一致と不一致』（*On the agreement and disagreement of chemists and Galenists*）で、生前採掘に従事していた鉱夫の死体には金属が見つかることがある、というマイセンの金属鉱山で開業していた医師の証言を紹介している。スタティウス(二五)［Statius］は、当時ダルマティア（Dalmatian）山中に住んでいたユニウス・マクシマ［Maximum Junius Vibius］の招聘に当たって、地獄行きが運命づけられた鉱夫の一団が坑道から上がってくる様を、「冥界の神の視界から逃れて真っ青な顔をし、地中から発掘された金のように黄ばんだ身体で」と表現した。

体液のような色が肌に滲み出るので、「これらの体液が内に篭らなければ」とガレノス［Galen］が『金言集Ⅰ』（*Aphorism I*）の注解二で述べた教えのように、また、我われがほぼあらゆる病気で観察するように、鉱夫の肌が、彼の血液を汚染した金属と同じ色を呈するのは何ら驚くに当たらない。おそらく、我われは、肺では炉と同じことが起こっていると結論づけても良いかもしれない。金属が精製される炉では、煙の多いヒュームが高く舞い上がっており、金属の付着物等(二六)が次々に作り出されているからである。重金属硫酸塩（vitriol）を掘る鉱山では、鉱夫は呼吸器の異常を訴えることが多い。ガレノスは『薬物の特性』(二七)（*The properties of simple medicamens*）において、キプロスで見た洞穴――そこでは、重金属硫酸塩を作るために労働者がせっせと水を運んでいる――のことについて述べている。彼自らが二〇〇メートルほどの深さに下りていってみると、緑色の水滴が水溜りにポタポタ落ちて、あたりは窒息しそうに息苦しく、耐え難い悪臭が漂っていたと述べている。また、自分がそこで見た労働者といえば、裸で、大急ぎで水を運んでは、走って戻って行く、とも述べている——実際、どんな種類であれ酸ほど肺に悪いものはなく、重金属硫酸塩はたっぷりと酸を含んでいる。自然科学の教授が、自然の奥義を極めるためとはいえ、よりによって地底に下りて行く愚を犯すのを見れば、臨床医なら誰だって馬鹿じゃないかと笑うこと請合いである。私が泉が噴き出しているモデナの水源を調べていたときや、山の中にある油井に下りていったときなど、「何と危険なことを」と彼らが私のことを陰で笑っていたことも知っている。しかし、ガレノスの経験を彼らに教えてやるが良い。彼は長期にわたって外国を旅し、薬剤の効き目を正確に知るために、驚くほどの好奇心をもって自然の最奥義を極めるための努力を怠らなかったのである。余談はさておき、私の本題に立ち返ろう。

　身体の内部器官のみならず、外部器官、たとえば、手、足、目、喉も重い傷を負う。アグリコラは、黒い金属華が発見されたマイセンの鉱山で、手足が骨まで蝕まれた例を記録している。そして鉱山の近くの小屋では、釘が鉄製だと金属華によって蝕まれるため、木製の釘を使っているとも述べている。鉱山にはもっと大きな危険もある。弱り目に祟り目の鉱夫を襲う、蜘蛛に似た小さな生き物がいて、ときには鉱夫に大きなダメージを与える。アグリコラはソリヌス[二八]［Solinus］に倣って、これらを光を嫌う者（light-shunner）と呼んだ。この小さな昆虫はとくに銀鉱山に出没し、たまたま座っている鉱夫を刺す。この種の小さな悪魔や幽霊が労働者を恐れさせ、アグリコラによれば、この種の悪魔は祈るか物忌みするしか対処のしようがないという。これについては、キルヒャーの『地下世界』が参考になる。我が殿下の命令で、モデナの山岳地域で金属の特質を調べるためにハノーヴァーから来ていた冶金学の専門家から私が直接聞いた話によると、鉱山に巣食うそのような小さな悪魔についての報告は極くふつうで、私が思っていたほどの作り話ではないようである。彼が明言したところによると、ドイツで有名なハノーヴァーの鉱山では、鉱夫はたびたびそういう事態に遭遇し、彼らは悪魔に取り憑かれたと宣言するそうである。彼らはそれらを「見えざる戦争」[二九] (*Knauff Kriegen*) と呼んで恐れた。彼によると、男が二〜三日で死んでしまうことが良くあるが、その期間を生き延びると健康を回復するという。これら地下の悪魔たちについては、イギリス王立協会の『科学会報』にも記載されている。重金属硫酸塩の鉱床を粉末の形で掘り出しているドイツのゴスラル[三〇] (Goslar) の鉱山では、終日服を着て働こうものなら、上がって出てくるときには服がボロボロになるため、男たちは裸で働く、ということも彼から聞いた。おそらく、ガレノスの時代に、キプロスの鉱山で重金属硫酸塩を含む水を運ぶ男たちが、作業中は裸であったことも同じ理由によろう。

　それ以上に説明がつかないのが、金属の混合物である。採鉱された金属や物質の性質・特性については、化学者の研究のお蔭でほぼ完全に理解されているように思われるが、どんな有害成分がそれに含まれているか、正確にどの部位がいかに影響を受けるかを判定するのはほとんど不可能である。一般的にはっきり言えることは、呼吸をするために取りこむ空気に、肺、脳、精気にきわめて有害な粒子が充満していて、それが血液成分を澱ませ、精気をなくさせる。武器を手にした厄病神の軍勢ということか。したがって、できるだけ鉱夫の安全を守る手立てを講じること、原因を除去できないのなら、不可避であると責任を回避せずに、鉱夫の健康被害を防ぐよう最大限の努力をするのが、鉱山監督者、医学を生業とする人、この仕事に職を得た人々の義務である。このクラスの人々が病気になったら、医療行為を断念することはとても考えられない不治の病に苦しむ人々と同じように遇すべきである。ヒポクラテスの次のような言葉を紹介しておく――「不治の病を十分研究して、その病気によって患者ができるだけ傷めつけられないようにするのが、医者の努めである」[三一]。

鉱山監督者は通常、鉱物、鉱夫の身体、ランプの炎からの発散物が充満した密室の空気を浄化するために、鉱山の底と立坑で連結したある種の換気装置[三二]を使って、澱んだ空気を排気し、新鮮な空気を入れる。また、鉱夫の足と手を守るために、すね当てと手袋を着用させる。昔も鉱夫の安全に万全の注意を払ったことは明らかである。たとえば、ポリュデウケス[三三]［Polydeukes（Julius Pollux）］によれば、頭に袋（sacks）を被るのが慣わしであったようである。プリニウス[三四]によれば、研磨仕上げ工は、顔に大きめの浮嚢《ふのう》（bladders）を被って有害な埃を吸い込むことなく見えるようにしていたという。とくに砒素鉱山では、先に述べた本の一節でキルヒャーが言及しているように、より安全で手軽なガラスマスクを着用している。キルヒャーはまた、予防と治療の観点から、練達の冶金学者から得たというさまざまな治療法についても処方している。彼が強く推奨するのは、酒石の油、阿片チンキ（laudanum）、およびベンガラの油を蒸留して得られる液体である――彼は最大で三グレイン〔衡量の最小単位、0.0648 g、略語 gr.〕を処方した。予防法として彼が推奨するのは、油っこいスープと濃いぶどう酒である。すでに病を得ている人に対しては、イラクサのバルサムと天然磁石[三五]（loadstone）を処方し、食べ物を硝石の塩と明礬《みょうばん》から抽出した塩で味付けするよう忠告している。ユンケン[三六]［Jüngken］はその著『実験化学』（*Experimental chemistry*）で、金属蒸気の毒を緩和するのに、甘味をつけた塩の精を勧めている。

喉や歯茎の糜爛には、ミルクのうがいが最も効果がある。というのは、ミルクは付着した腐食性の粒子を吸収したり軟化させたりするからである。アグリコラは先に引用した一節で、鉛鉱山で働く人々にはバターが効能があるとしている。黒い金属酸化物や硫化物（pompholyx）を採掘する鉱山で、手や足に負傷した場合、プリニウス[三七]のお勧めは、アッソス（Assos）の石灰石を粉にしたものである。というのは、金属で足をやられた鉱夫の傷が、石灰石が見つかった砕石場で治った例があるからという。おそらく、金属の毒を中和するその性質は、「石棺」(sarcophagus, flesh-eater／肉食い)と呼ばれる独特な腐食性にあると思われる。トローアドのアッソス(Assos in the Troad)で最初に見つかったこの石は、チェザルピーノ[三八]〔Cesalpino〕の『鉱物について』(*On metals*)によると、イタリアでは見つかっておらず、明礬が採掘されているエルバ島[三九](Elba)からもたらされた別の石で代用されている。金属ヒュームによって引き起こされる喘息について、エットミュラーは、『呼吸器疾患について』(*On respiratory ailments*)の第一四章で、ある特別な治療法を示唆し、このタイプの喘息には従来の治療法は効果がないと述べている。この深刻なタイプには、甘汞《かんこう》、テレピン油、下剤、発汗剤アンチモン、金のベゾアール[四〇]〔山羊などの体内の結石で昔解毒剤に用いたもの〕等を推奨している。J・D・ホルスト[四一]〔J.D. Horst〕は金属ヒュームで生じた眼炎が外用薬では効果がなかったので、ミネラルを内服して治している。しかし、銅のスケールを含む点眼薬の使用を勧めている。我われがマクロビウス[四二]〔Macrobius〕から学ぶように、古代でさえ、銅鉱山に長くいる人は目がとても丈夫であることを知っていた。これは、彼によると、銅は乾燥力が強いためで、ホメロスも速乾性ブロンズ(flashing bronze)と呼んでいたことを紹介している。ケルスス[四三]〔Celsus〕も何にも増して、銅さび、サフラン、酸化鉛から作られるCleon〔不詳。銘柄か〕の点眼薬を愛好した。硝石も、プリニウス[四四]の次の証言にあるように、点眼薬の一成分であったようである――「硝石採石場で働く男たちは、ただれ目をしているものがいない」。この事実については、後世の専門家が確認している。要約すると、金属性疾患に対処する最も妥当で効果的な治療法を探すに当たっては、主として鉱物の分野にこそ向かうべきで、救いは病気が至り来たったその場所にこそ求めるのが自然の賢明なる原則というべきであろう。諺にも言うではないか――「固い結び目は楔《くさび》でこじ開けろ」と。

鉱山の鉱夫が金属のもたらす悪疫で手ひどい罰を受けるだけではなく、鉱山の近くにいる労働者も深刻な障害を受けるわけであるから、採掘された材料を、ショベルで処理する人、精錬する人、鋳造する人、精製する人、すべてを金属労働者と考えるべきであるというのが私の意見である。彼らは、戸外で仕事をするわけであるから、急性の形はとらないが、同じ病気にかかる可能性がある。しかしながら、時間が経つにつれて、吸いこむ金属ヒュームのために、息切れを起こしたり、脾病や嗜眠症を訴えるようになり、最後には、ある種の肺病になる。ヒポクラテスは鉱山にいた男の病像を、簡潔に、しかし、見事に描き出している――「この鉱夫の右の季肋部はパンパンに張って固く、脾臓は肥大し、腸全体は便秘性で固く、上気して顔色が悪く、いつも左膝に痛みをかかえている[四五]」。この神聖なる老人が、その鉱夫に何と多くの病気を描き出していることか。流行病には最も注意深い観察者・注釈者であったヴァレス[四六]［Valles］がなぜあれほど無関心であったか、驚きを禁じえない。彼は鉱夫という言葉に何の注意も払っていない。ただの一人もその言葉に注意を払った者はいなかった。確かに、ガレノスは気がついてはいたが、ヒポクラテスが使った言葉「*pneumatodes*」が何を意味するかの、腹部の膨満なのか、苦しい息づかいなのかの議論に終始しただけであった。聖なる先生がたった一つの言葉で、これほど多くの深刻な病気を言い表わそうとしたであろうことは、想像できよう。呼吸困難で、脾臓に問題を抱えている金属関連労働者の大多数は、腹部がきわめて固く、顔色も健康色とはとても言えない。フォー[四七]［Foës］はἐκ μετάλλωνというギリシャ語のフレーズを「鉱山に頻繁に出入りする者」と訳している。鉱夫に限らず、鉱山の近くで働く労働者たちは、金属の蒸発物の性質が透明で空気のような存在であるため、いつの間にか動物精気（animal spirits）を奪われ、身体全体の自然の摂理を狂わせられてしまう。したがって、これらの人々にも、既に示したのと同じ治療法で良いが、薬の量は少な目で良い。

第二章　鍍金職人の病気

それでは、鉱山や「ほら穴の中で鍛冶民族カリュベス人（Chalybes）が鍛える鉄の塊がシューッと音を立てて真っ赤に溶け、炉から炎が激しく出ている」火と鍛冶の神ヴァルカン（Vulcan）の仕事場から、同じく鉱物に苦しめられる作業者のいる町へ行くことにしよう。銀や銅の鍍金をする金細工職人が、水銀によって恐ろしい病気になることを知らぬ者はいない。この仕事では、アマルガム〔水銀と他の金属の合金〕を使用しなくてはならず、火で水銀を蒸発させる時に、顔をそむけても口から有害な蒸気が入るのを避けることができない。その結果、この種の職人はすぐに、眩暈《めまい》、喘息、麻痺などの症状を起こしやすい。この職業では長生きする者は非常に少なく、若死にをしないまでも、神に死を懇願するほどに健康がひどく蝕まれている。水銀の曝露により、首や手が痺れる、歯が抜ける、足が痙攣し麻痺するため(四八)によろよろと歩くといった症状が起こることは、ユンケン

CAPUT SECUNDUM

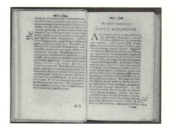

［Jüngken］の『実験科学』（*Experimental chemistry*）で指摘されている。フェルネル[四九]［Jean Francois Fernel］の『隠れたる原因』（*Concealed causes*）や『梅毒について』（*Lues Venrea*）にも同様の記載があり、水銀の蒸気を吸い込んだとたんに意識が遠のき、耳が聞こえなくなり、のちに完全に口がきけなくなった一人の金細工職人の悲惨な症例を報告している。フォリースト[五〇]［Foreest］は、水銀の蒸気を不注意にも吸い込んだ金細工職人に麻痺の症状が認められたという、同じような症例を報告している。『コペンハーゲン医学会報』（*Medical Transactions of Copenhagen*）には、オーレ・ボーク[五一]［Olaus Borch］が興味深い症例を報告している。それは、生涯金属板を鍍金する仕事に就いていたドイツ人の症例である。その男は、水銀の蒸気を不注意にも吸入したため、激しい眩暈《めまい》と胸部圧迫感に見舞われ、顔面が蒼白となり、窒息状態で、さらに手足の麻痺が現われ、死の瞬間かと思われるほどであった。しかし、ボークは、いくつかの解毒剤、主にピンピネラ〔セリ科の植物〕とユキノシタ[五二]の根を煎じ、汗を出させることによって回復したと述べている。この高名な著者は、麻痺の原因は、水銀蒸気に含まれる水銀の原子が神経に直接影響を及ぼしたためであり、同時に血中に侵入し、正常な血流を妨げているものと考えている。このような医学雑誌等に報告されている症例を再調査しようとすることはなかなかたいへんな作業である。とくに、鍍金されて金ピカでなければ、美しくまた優雅ではないと思われている大きな都市では、今日そのような事故は非常に多いのである。かつてマルティアリス［Martial］がある人物について皮肉って述べたように、高貴な人の家では、尿瓶や便器でさえ鍍金が施されていて、飲むよりは排尿のほうが高くつくのである。

　近頃、二カ月間寝込んだ末に死亡した若い鍍金職人を診ることがあった。この職人は、水銀蒸気に対して防護を十分にしなかったため、初めに悪液質となり、顔色は死体のように青ざめ、目は充血し、呼吸が苦しくな

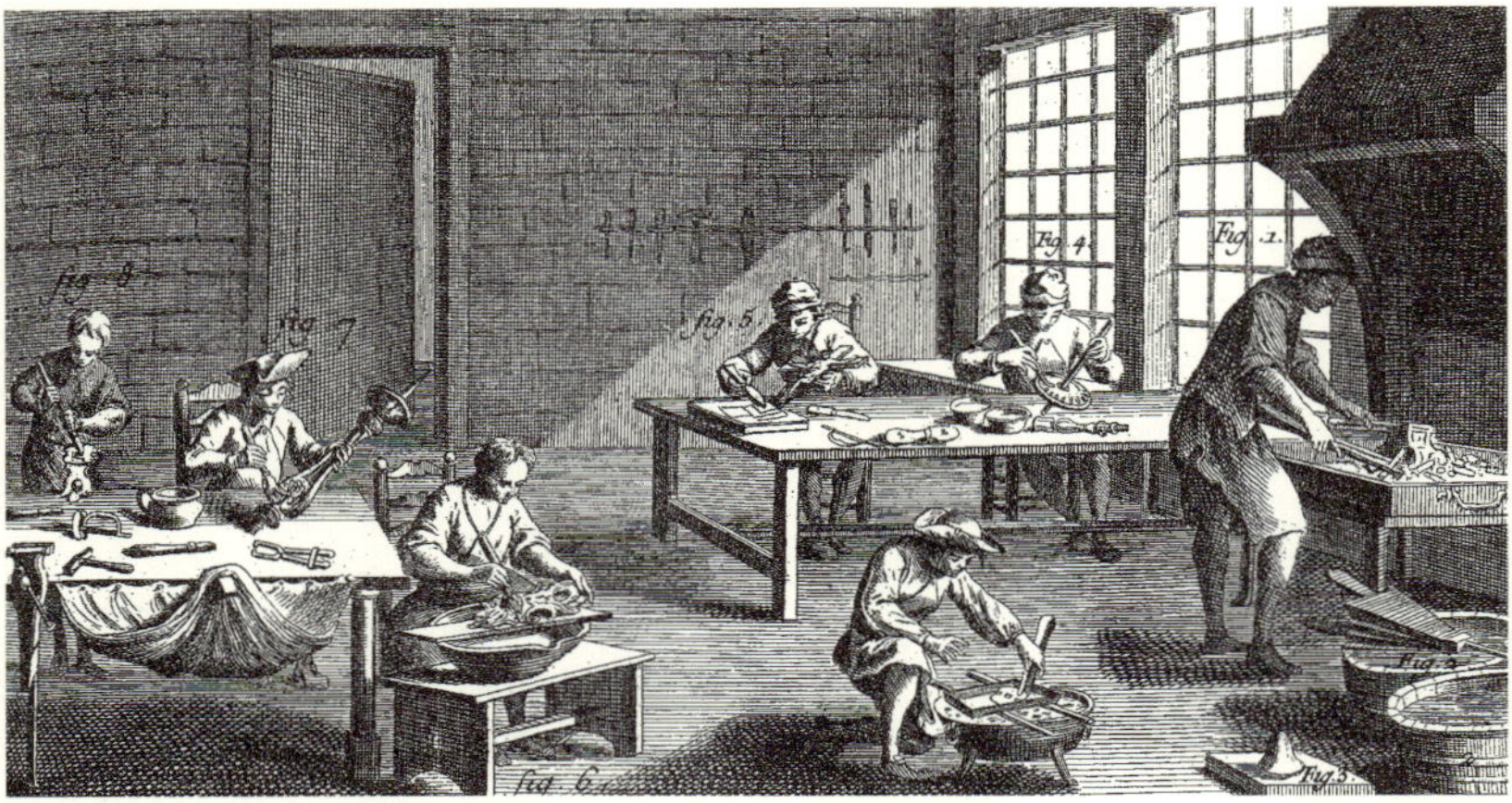

金めっき師、箔置き師の仕事場

り、意識は朦朧として全身の力が抜けた。口の中には悪臭を放つ潰瘍ができ、その潰瘍からはおびただしい膿が絶えず出ていた。しかしながら、少しも熱を出さずに死んでしまったのにはたいへん驚かされた。体液がそんなに腐敗しているのに体温がまったく上がらなかったのは何故なのか分からなかったからである。だが私の疑問は、専門家の著書を調べたことで解消された。バイユー[五三] [G. de Baillou] は、梅毒が疑われ、同時に四日熱にかかった男の患者について、水銀を含んだ軟膏を塗ることによって四日熱はおさまったが、唾液の分泌は増加したと記録している。フェルネルも、脳が溶けたように目から流れ出し、発熱もなく長い間生き長らえたが、ついには死んでしまった一人の患者について『梅毒について』(*Lues venerea*) の第七章で述べているが、フェルネルは、それ以前にその患者には水銀が塗布されていたと述べている。フェルネルは、その患者に発熱が見られなかったことに驚いていたが、『隠れたる原因』(*Concealed causes*) 第二巻第一四章のなかで、なぜ水銀が発熱を抑えることができるのか、適切な説明をしているようである。水銀により痛みを消し、血を止め、胆汁の熱を下げ、腐食を和らげるのに役立つ麻酔作用で熱が抑えられると彼は述べている。では、水銀にある種の解熱作用があるのだろうか。有名なキナ皮（Peruvian bark）の解熱剤や、かの高名なライプニッツ〔Leibnitz〕(五五)が最近発見し、それについて一つの論文に書いている赤痢の薬を植物界から得ているのと同じように、リビエール〔Rivière〕(五四)風の謎めいたものではなく、誰もが使える解熱剤をいつか鉱物界が医学界に提供してくれよう。しかしながら、この点は経験則によるべきで、間歇的な熱に、それほど的はずれではない甘汞《かんこう》で作られた水銀下剤を処方するのに大きな危険はまったくないであろう。だがボークが述べているように、経験の乏しい者が使うとなれば、水銀は調教されていない馬のようなものであるから、十分な注意が必要である。彼は、高熱に苦しんでいるある有名な人の事例について、「やぶ医者が、水銀の入った二つの小さな袋を患者の手首につけたので熱は下がったが、同時に生命に必要な体温も奪われて、死んでしまった」と記録している。信頼できない気まぐれな敵からの贈り物は疑わしく、「青ざめた魂を死・冥界の神オルクス（Orcus）から呼びもどし、他の魂を暗闇のタルタロス（Tartarus）へ導き、眠りを与え、これを取り去り、両眼を死で封じる」と、詩人の王がマーキュリー神について述べたことは、医師が使うこの水銀にそっくり当てはまる。

さて、本論へ戻って、水銀蒸気の吸入によって起こる病気を治療するには、毒物や鉱物に関して書いている人々に尋ねてみるべきである。一般に、精気と血液の活動を刺激し、発汗を促す性質をもつ薬を勧めている。前に述べた例は、水銀蒸気を口から吸い込んで起こる病気でもわかるように、水銀は通常、感覚障害を引き起こす。また、検死解剖の結果で、アヴィセンナ〔Avicenna〕は、水銀を飲んだサルの心臓の静脈腔内に血の塊を見出している。したがって、治療には強壮作用のあるすべての蒸留酒や、ぶどう酒から作ったアルコールを使ってよい。塩化アンモニウムの精、テレピンの精（揮発分）、イタリアの石油の精、鹿の角や毒蛇の塩のような揮発性の塩などが勧められる。しかし、阿片が含まれている解毒剤の作用は疑わしい。「サントリソウ、ニガクサ[五六]、フタナミソウ」(*carduus benedictus, scordium, scorzonera*) などの解毒作用のある植物の煎じ薬などは、ヘルモント [Jan Baptista van Helmont] が適切に言い表わしている植物の汗だと考えられ、植物から蒸留された水よりも効果がある。わがファロピオ [Falloppio] は、その『金属鉱物論』(*On metals and minerals*) で、水銀は金と最も容易に、また強固に結合することから、金のくずや金箔を勧めている。マーチン・リスター[五七] [Martin Lister] は、『梅毒に関する研究』(*Exercitatio de lue venerea*) のなかで、毒性のある水銀の蒸気を吸入し、発生した病気に対し有毒な水銀の蒸気による病気の薬として、その味からもわかるように、ピリッとした辛さの強いグアヤクを煎じた薬を勧めている。ポテリー[五八] [Pierre de la Poterie] は、『調剤法』(*Pharmacopoea spagyrica*) 第三節のなかで、水銀の病気、とくに水銀の蒸気を偶然に吸入するか、あるいは水銀の軟膏をずっと塗っていたような人にはぶどう酒の中に浸された硫黄華を勧めている。しかし、分泌液が大量で下剤を必要とする場合には、他の病気よりもはるかに強い薬を用いるべきである。これは、水銀による無感覚な状態があり、刺激に対しての感受性が低下しているためである。このような場合にはアンチモン剤がきわめて役に立つが、気をつけなくてはならないのは、ことわざにある犬やヘビの放血の場合と同じで、精気や体液は刺激される必要があり、鎮静させる必要はないため、瀉血することは控えるべきことである。プリニウス [Pliny] が述べているが、古代の鉛丹や水銀の採掘では、グニャグニャの膀胱で顔を覆う習慣があった。先に述べているが、キルヒャーはその著『地下世界』(*Subterranean world*) のなかで、蒸気が口から入るのを防ぐためには、ガラスのマスクのほうが効果があると述べている。同時に、体温を上昇させるために運動をしたり、暖かい部屋の中で火の近くにいることが必要である。水銀は火に畏れをなし、「足に翼がついているかのように」逃げ出すのである。

浸剤でも、煎剤でも、あるいは子供の虫気の薬として何かの砂糖漬けに混ぜても、これほど有効で害のない薬はないというほど、水銀は優れた駆虫剤と考えられているのに、その煙や蒸気を口や鼻から吸い込むと、鍍金屋の銀細工師によく見られるとおり、一夜にして人は死ぬという驚くべき性質をもっている。その原因は、水銀が火の作用によってその構造が壊され、非常に浸透性のある微小の粒子になり、その結果、口や鼻を通って肺、心臓および脳まで到達するためだと考えられないであろうか。このようにして、簡単に動物精気を害し、全身の体液をして麻酔状態を生むが、腸閉塞のときのように（五九）、一オンスや二ポンドの大量の浸剤あるいは煎剤として口に入れても、深刻な障害は起こらないのである。これは、動物の体内では水銀を分解するに十分な熱がないので、水銀は本来の性質を保つため、その重みで通り道ができて、あらゆる障害を乗り越えるからである。アウソニウス（六〇）［Ausonius］は、「不貞の妻が、嫉妬深い夫に毒を盛った。さらに死を早めようとして水銀を飲ませたが、それが解毒剤となったそうである」と述べている。それゆえ火は、水銀の毒性を抑え、無害なものとする一方で、無害な性質の他のものを有毒にし、あるいは毒性を増し、さらに激しくする。アンブロアズ・パレ（六一）［Ambroise Paré］によれば、教皇クレメント七世［Clement VII］は、自分の前に運ばれた、毒性のある一本のたいまつの煙を吸って死亡したということである。「火は、その浄化の力によってすべてのものを焼き尽くし、清めるというのは想像による誤った考えであり、用心をしないと命を奪われる」と付け加えている。疫病が猛威を振るったときには、何もかも焼き捨てる習慣があるが、一般公衆の安全を考えて、患者の衣類や家具を皆焼き払うのが良いのか、それとも死骸とともにすべての物を地下深くに埋葬するのが良いのか、よく考えてみるべきである。確かに、古代ローマの十二表法（Twelve Tables of the Roman Law）では、都市のなかや、家の近所で死骸を焼くことを禁じていた。この主な理由は、煙が出ることによって周辺の空気が汚されないためであった。体は多種多様で組成も違うので、それに火が作用した場合、違った影響を及ぼし、あるいは毒性を強め、または弱めるのである。水銀はその明白でしかも注目すべき例である。飲んでも比較的安全であるが、塩とともに昇華すると腐食性を現わし、この水銀塩に火が作用すると毒性が弱まり、すなわち甘汞が生じ、適当に調整すれば粘液を取り除き、梅毒を根治する最も効果的な薬となる。

第三章　水銀を治療に用いている人々の病気

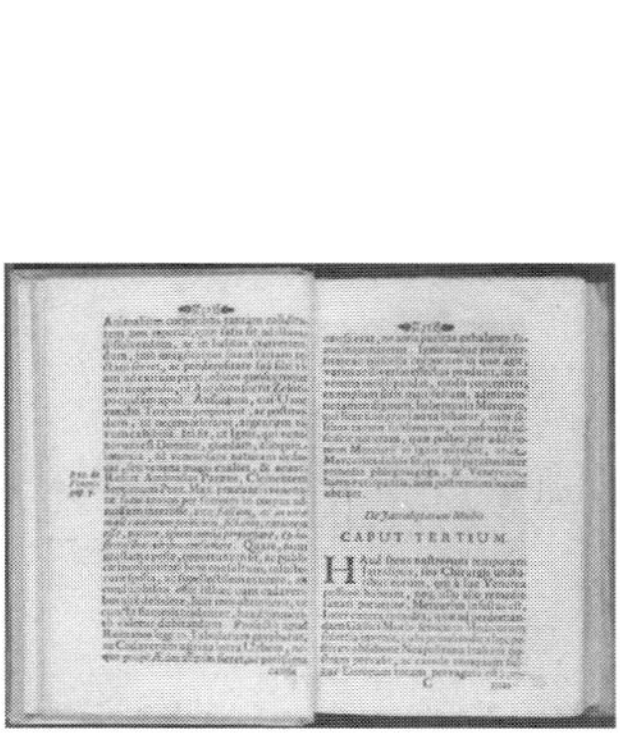

他の治療では効果がない最も重症な梅毒の患者に、水銀塗擦療法を行う外科医などには、今でも同じように水銀は危険である。ナポリで暴発し、イタリアに侵入したこの疫病がまたたく間にヨーロッパ全土に広がってから、フランス病の猛威を鎮めようとして医者たちがさまざまな治療法を見出しているが、水銀はそのなかでも一位を占め、二世紀を経過した今日でもそれは変わっていない。頑固な疥癬には、水銀ほど効果のある治療法はないことを医者たちは認めていた。「フランス病」(*Lues Gallica*)に罹った患者の皮膚に、膿のたまった膿胞や潰瘍ができているのを見た医者たちは、それから類推して、水銀による治療を試みて大きな成果を上げた。水銀塗擦療法を初めて行ったのは、ジャコモ・ベレンガリオ[六二]で、その出生地からカルピのジャコモ［Giacomo Berengario / Berengario da Carpi］と呼ばれ、当時、最も賞賛されていた外科医であり解剖学者であったことをその著作が示

している。しかし、著作自体はきわめて貴重であるため、後世の解剖学者たちは、その名前を引用せずに、多くの価値ある知見を拾い採っている。ファロピオはその論文「フランス病について」(*De morbo Gallico*)のなかで、「ジャコモ・ベレンガリオは、塗擦療法でフランス病を治して五万ダカットもの金を儲け、患者の大部分は治ったが、多くの人が死んだ」と述べている。実際、塗擦療法を行うこの医者は、真の変形により水銀を金に換える術を錬金術師よりもよく知っていた。彼の幸運は、近頃では見ることもできないまれなものであり、セネルトですら感心しているのである。

フランス病の患者に水銀軟膏を塗るという、不快で危険の多い仕事は一流の外科医は避けるので、今では一儲けしたい、一番下の階級の外科医がその仕事をしている。水銀軟膏を塗る際には手袋をはめているが、革にしみ込み、手に達する水銀の原子を防ぐことは不可能である。実際、水銀の浄過に革を使っているのであるから。そのうえ、この作業は燃え盛る火の前で行うため、口や鼻から吸い込んだ有害な蒸気が内臓に達し、この恐ろしい害毒が脳や神経にまで擦り込まれることになる。ヒルデンのファブリ(六三)[Guilhelmus Fabricius Hildanus]は、夫が水銀軟膏を身体に擦り込んでいる間その近くに座っていた女性の症例を記録している。彼女は空気中の水銀を吸い込んだだけにすぎないが、唾液の分泌が亢進し、咽喉には潰瘍ができた。フェルネルは『梅毒について』(*De lue venereal*)第七章のなかで、頻繁に水銀軟膏の塗擦治療を受けている梅毒患者に手の麻痺が認められる、と述べている。フランボワジエール(六四)[Framboisière]は、梅毒患者に水銀軟膏の塗擦治療を行っている類いのある外科医が、治療を終えた後に、失明やしつこい眩暈《めまい》に襲われた、と述べている。

私は、この軟膏を塗布する者が、下痢、疝痛、唾液の分泌過多にかかるので、塗擦療法では受ける側より施す側の害のほうが大きいことがわかり、この苦い経験から、得た報酬が自身の被った損害を償わないことを知っている今の外科医が行っている予防法以上に適切なものを示すことはできない。そのため、この外科医は水銀軟膏を準備し、傍らにはいるが、塗布は患者自身が行うよう指示をしている。この方法は、医師にも患者にもより良いと言っている。医師にまったく危険がなく、患者は腕を一生懸命動かすので体が暖まるから薬の浸透が深まり、自分の病気を治すためにそのような治療をしても何ら恐れる理由はないのである。しかしながら、水銀軟膏を塗布している外科医たちが水銀中毒により、手の麻痺、眩暈、激しい腹痛に襲われたときには、前に述べたグアヤク脂の煎じ薬が効くはずである。水銀が性病に素晴らしい効果があるのと同じように、水銀を分散させ、汗を出す作用をもつグアヤクは、水銀による無感覚と神経の衰弱による病気に効く。こうして、この二つの素晴らしい薬は、多くの場合一緒に働いて「フランス病」（*Gallica lues*）を完全に治してしまうのである。体内ではグアヤクがまず小競り合いで敵を襲って弱らせ、次に水銀が陣営の近くにやってきて戦い、最後にまたグアヤクがやってきて、敵を完全にやっつけてしまうのである。

第四章　化学者の病気

化学者は、いかなる鉱物も思いどおりにできると誇らしげにしているが、その有害な性質の影響を被らずに済まされるわけがない。口では頑なに打ち消すにもかかわらず、結局、鉱物を取り扱う他の労働者と同じ病気にかかったことは、その顔色が事実を物語っている。カプアのレオナルド[六五]［Leonardo］の記述によると、テオフラストゥス[六六]［Theophrastus Bombastus von Hohenheim］とヘルモントは、ともに著名な化学者で、自ら調剤しながら重い病気にかかってしまったという。ユンケンは『実験化学』(*Experimental chemistry*)第五節のなかで、「アンチモン」(*stibium*)について述べており、アンチモンガラスを作るために、アンチモンを粉にする過程で、作業者の肺が冒され、また眩暈《めまい》に苦しんだと言っている。まったくの健康なときに、アンチモンの精[六七]を準備しているとき、管状のレトルトが偶然壊れ、硫黄とアンチモンの蒸気を吸い込んでしまい、その後四週間咳に苦しんだ。この咳

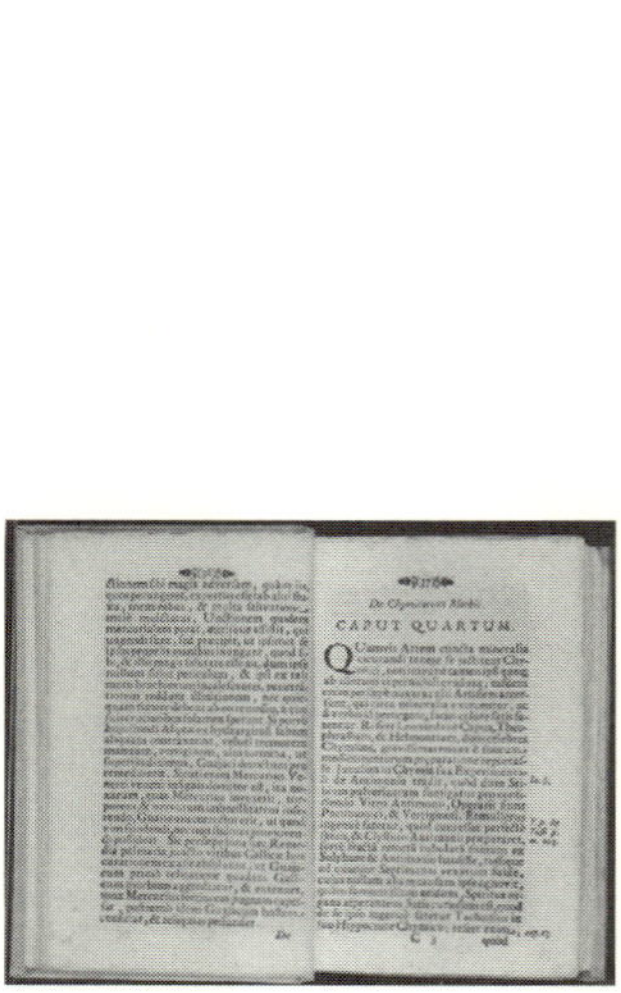
CAPUT QUARTUM.

は、呼吸器を荒れさせる酸性の蒸気が原因としか考えられないと、エットミュラーは率直に認めている。タッヘン（六八）［Tachen］も『化学者ヒポクラテス』（*Hippocrates chemicus*）第二四章のなかで、彼に起こった興味深い出来事について述べている。彼は、実験容器の底に結晶化するまで砒素を昇華させようとしていた。何度も繰り返した後に容器を開けたところ、驚いたことに甘い香りがしたが、三〇分ほどして胃の痛み、呼吸困難、血尿、激しい腹痛、手足の痙攣に襲われた。油と牛乳を飲んで若干回復したが、その年の冬の間中消耗性の熱が続き、傷に効く草の煎剤と、キャベツの若芽（cabbage-tops）を食べたりすることで完治したという。私の友人であるカルロ・ランチロッティ（六九）［Carlo Lancillotti］は、有名な化学者である。彼は、痺《しび》れで震え、目はただれ、歯が抜け落ち、呼吸が苦しくなり、吐き気がするようになった。彼のこの悲惨な様子により、自らの薬、とくに化粧品の評判を台無しにしてしまった。しかし、私は、そのような研究は有害だなどと非難する気持ちはまったくない。化学者は、難解なことを研究し、自然についての知識を豊かにし、公共のために生命の危険を冒すことも厭わない、賞賛すべき存在だと私は思っている。鉱物の毒性を和らげようとするときに、十分な予防ができなくても、それは彼らの過ちではない。もし化学的な薬剤が正しく作られ、安全に処方されるようにと思うのであれば、火の実験や石炭の煙に耐えながらも傍らにいて、作業全体を観察すべきである。確かに、ルネ・デカルト［René Descartes］も述べているように、化学的な薬剤の調整にあたり、多少でも方法が変わると、あるいは不注意により、有毒な性質に変えてしまうことがある。ユンケンも自分の本の序文で、医師が自分の手で調製するか、あるいは熟練した化学者が調製するのを見届けなければ、医師は安心して化学的な薬を処方することはできない、と述べている。機嫌の悪い、扱いにくい馬をならすときに落とされたり、あるいは蹴られても、馬丁を責められないのと同じく、化学者が、まるで冥界にいたようにやつれてぼうっとした状態で研究室から出てきても、笑うべ

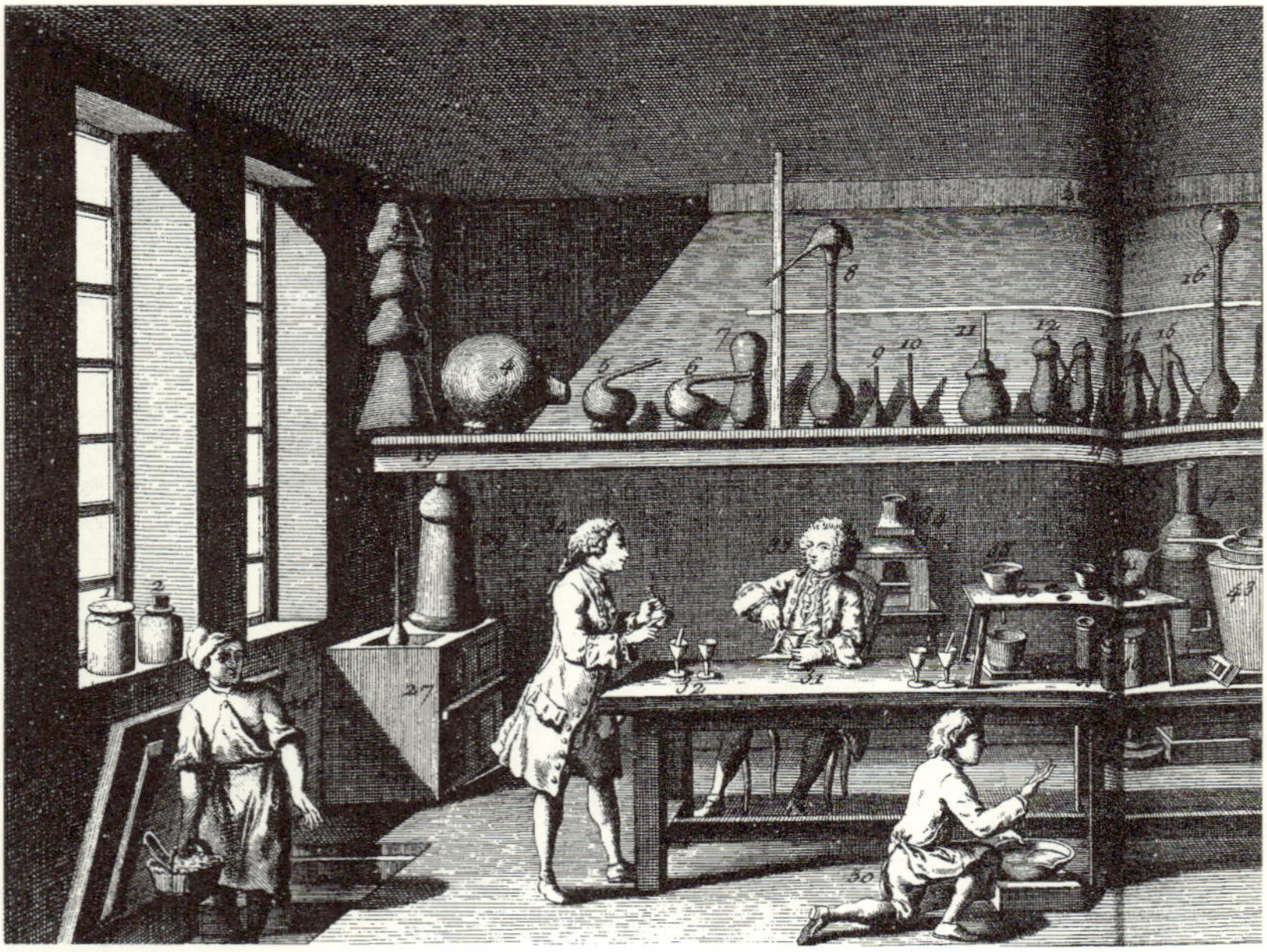

化学者の実験室

きではない。

数年前、モデナ公国の領地フィナーレ（Finale）で、住民と、昇汞《しょうこう》を製造する工場を経営する商人との間で暴力沙汰の口論が起こった。フィナーレの住民は、作業者が炉の中で硫酸塩を焼くと近所中を汚染するという理由で、工場を町の外か、他所に移すことを要求し、商人に対して訴訟(七〇)を起こした。住民は、自らの告訴理由が事実であることを証明するため、町医の証言と、教区内の死亡者を記録した教区簿冊を提出したが、それによると、この地区と工場に隣接した所は、他の地区よりも死亡者数が明らかに多いのである。さらに、その町医は、工場近隣の住民は、ふつう消耗性疾患や胸部疾患で死亡することを証言し、それは付近一帯の空気を汚染し、住民の健康を害する、肺に危険な硫酸塩の蒸気が原因であると述べた。商人の弁護はベルナルディーノ・コラディ［Bernardino Corradi］医師、すなわちエステ公国の軍需責任者で、フィナーレ住民の弁護人は、当時の町医カジナ・スターベ［Casina Stabe］医師であった。両陣営から巧く書かれたさまざまな文書が提出され、文字どおり煙の暗い影について、激しい議論を戦わせた。最終的に陪審は商人を支持し、硫酸塩の有害性は見出せないとして、無罪とした。この場合、法律の専門家が正しい評決を下したかどうかは、自然科学の専門家に判断を委ねることにしよう。

　元の話にもどろう。化学者が自らの専門業務により利益よりも害を受ける場合に、何らかの薬、予防薬か治療薬を勧めたら、それは化学者に対して失礼なことになるだろう。化学者の言う「キンコウカ」[七一]（*narthecium*）から、すぐに使えて有効な治療薬を作ることのできない病気はまずないからである。では、次の仕事場へ移ることにしよう。

第五章　陶工の病気

他にも、金属のきわめて有害な蒸気により重篤な病気にかかる作業者が、ほぼどの町にもいる。陶工はそういう作業者のなかに入る。すべての工芸のなかで、最も古くからある製陶技術を継承している者がいない町や村があるだろうか。陶器の薬がけには、焼いたり、強く熱した鉛が必要で、その鉛は大理石の容器の中で砕くのであるが、これには天井から木製の棒を吊るしてその端に四角い石を固定し、その棒を回して砕く。この作業をする間、あるいは窯に陶器を入れる前に金箸で溶けた鉛を陶器に塗るときにも、口、鼻、全身が水に溶けた鉛の毒を取り込み、間もなく重い病気にかかる。手の震えに始まり、麻痺が起こり、脾臓の障害、昏睡状態、悪液質、歯が抜け、そのため死人のようにやせこけ、鉛色の顔色をしていない陶工は滅多に見られない。『コペンハーゲン医学会報』に報告された陶工の検死解剖結果によると、右肺が肋骨にくっつき、線維化への進展が見られ、肺病

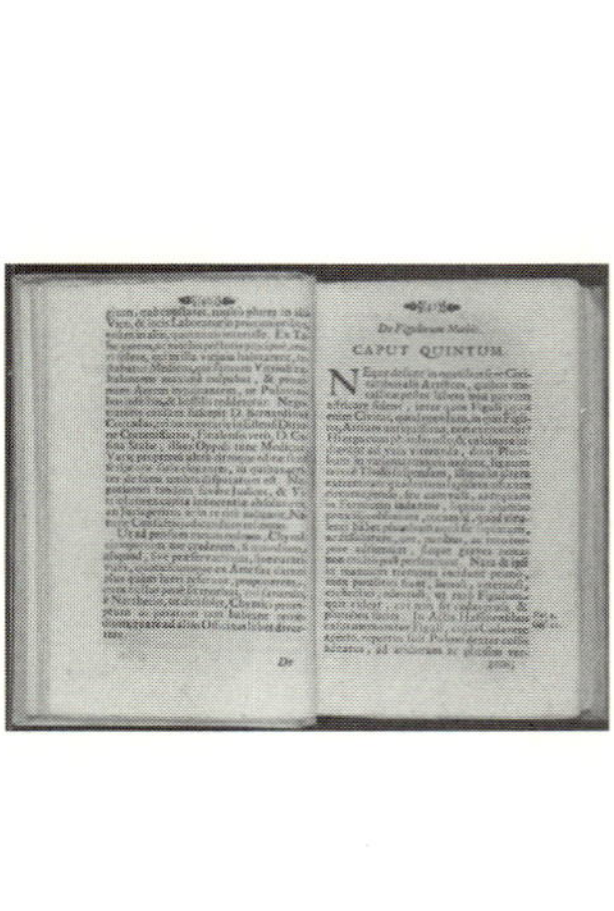

のようであった。この男がしていた仕事が、肺に病的な状態を引き起こしたとされている。陶器製造の仕事をしてきて病気になったこの男は、自分の仕事が健康によくないと考えて仕事をやめたが、もう手遅れであった。ポテリー［Pierre de la Poterie］は、右半身麻痺、脊柱の湾曲、頸部硬直の認められた陶工の症例を報告している。彼は、この患者をササフラスの根皮とヤマモモの実の煎じ薬で治した。また、彼は突然死亡した他の陶工についても報告している。

これが陶器の製造で鉛を取り扱う人たちを苦しめる病気である。化学者の技術や知識によって、内科や外科の病気に有用な多くの治療薬を生み出すのに、一般に外科医の頼みの綱と呼ばれている鉛が、内に凶悪な種子を隠していて、砕かれ、水に溶けたときには、蒸気とともにその種子を投げ出し、鉛の助けが必要な陶工が病に倒れるとは何と奇異なことではないか。しかし数多くの実験について著しているボイル[七二]［Robert Boyle］から、水銀が溶けた鉛の蒸気によってほぼ瞬間的に凝縮し、固化することを知ってから、私は驚かなくなった。スラストン[七三]［Thruston］が、その著書『呼吸論』(*On the use of respiration*)のなかで洒落た表現をしている――まさに詩人が言ったとおり、火の神ウルカヌスが軍神マルスに鎖をかけ、縛り付けたと同じく、サトゥルヌス（鉛）はメルクリウス（水銀）を動けなくしたのである。したがって、本来は冷たい性質の鉛が石で突き砕かれると、自分を苦しめるものに対して燃え上がり、陶工にその毒を振りかけ、血液と精気を萎えさせ、手に害を成すのは驚くべきことではない。

鉛は、酸性で、刺激性、浸透性、収斂性が高いことは、すべての化学者が認めるところであり、鉛の混合物から金や銀を取り出す精錬者は、自分の苦い経験でそれを知っている。この鉛の危険な性質について、ライデンの『化学全集』(*Collectanea chymica*)第一六五章の著者たち[七四]は、「灰を吹き分けるときに口や鼻から鉛の蒸気を吸入

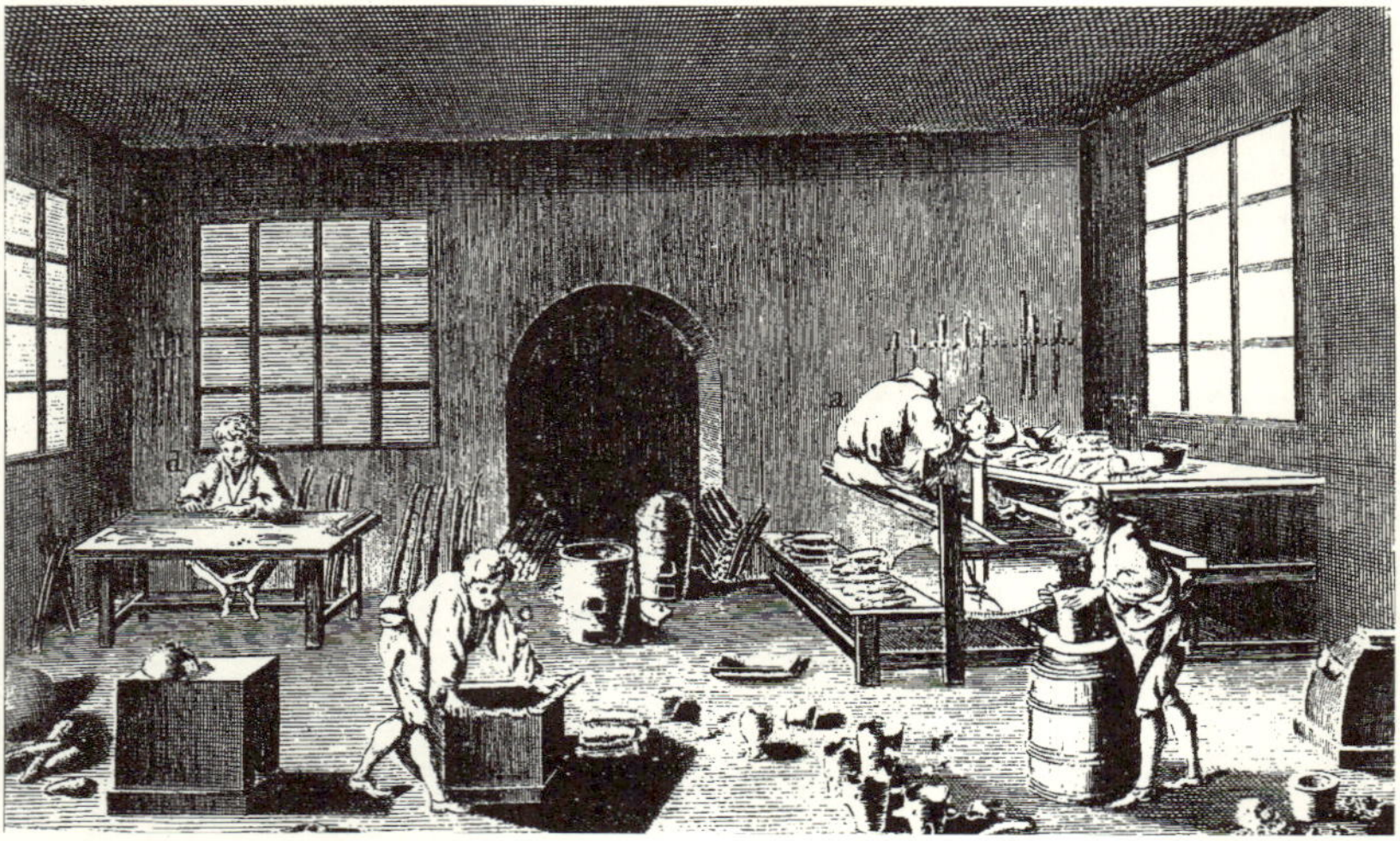

陶芸工房の図（ストーヴ製作）

すると、窒息し、注意しないとすべての歯を失うことになる」と述べている。

この陶工を苦しめている病気の原因を詳細に調査したいと思い、彼らの仕事場を何度も訪れたので、そのときに私が観察した、陶器にうわ薬をかける作業についてここで触れておきたい。この技術はたいへん古くからあるもので、実際絶対に必要な作業である。我われが土の器にうわ薬をかけるという方法を知らなかったら、調理と食卓用に金のかかる錫や銅の器を使わなければならない。土の器を窯の中で焼き、次に焼いた鉛に粉にした石を混ぜ、水に溶かしたものを塗り、また窯の中に入れると、火の熱でうわ薬の層ができ、どんな目的にも役に立つ器になるのは、私にとって驚きであり、議論の価値があると思われる。とくに化学者は、うわ薬を塗った器を自分の仕事に使うことを強く勧めている。しかしながら、もし私がこの問題を十分に調べようとすれば、私の本来の論題からはずれすぎると思われる。それだけでなく、ホラティウス［Horace］の言葉をもって非難されるかもしれない。「堂々とした器を作ろうとしていたのに、ろくろが回るにつれて小さい器になるのはどうしたわけか」。そこで、私は自分の企てを断念し、もっと別の仕事で適当な機会をみて、仕事における手作業（七五）について取り上げてみようと思う。

この種の作業者の治療に用いられる薬で、彼らが完全にその健康を回復することはきわめてまれである。手足が不自由になるまで、また内臓が硬くならなければ、医師の助けを求めようとしない。さらにもう一つ不利な点がある。つまり、彼らは非常に貧しく、そのため貧乏人の薬に頼り、少なくともその病気を軽くする薬を処方しなくてはならない。しかし、まず第一に彼らに仕事を辞めるよう忠告しなければならない。治療では、水銀の下剤がときに有効で、たとえば甘汞《かんこう》下剤を緩下剤の練薬とともに数日間用い、また手と足にこの地方の石油を塗り込むと、ときには効果がみられる。鉄を含んだ治療薬はそれほど高価ではなく、長期間服用させることで硬化した内臓を和らげる効果があろう。桂皮とともにぶどう酒のなかに浸された鉄粉は、化学者が作る他のどんな鉄剤よりもおそらくもっと効果があり、しかもこの貧しい作業者にも安く買えるので、私はこちらを勧める。

陶工の店には、多種多様な作業をする人がいて、ある者は粘土を回し、手や足で粘土をこね、他の者はろくろに座って器の形を作っている。つまり、陶工が皆、前に述べた病気にかかるわけではない。陶工だと聞いただけで鉱物による病気を治す治療薬を与えないように注意すべきである。しかし、彼らは常に湿った粘土を扱い、じめじめした湿気のある場所で日々を過ごすため、土色で、青白く、悪液質で、病的に見えることが多い。またろくろに座り、それを回して陶器の形を作っている者は、視力が少し弱ければ眩暈《めまい》を起こし、足が過度に疲労すれば坐骨神経痛になることもしばしばである。このような人を助けるには、たとえ完全に治すことはできなくても、少なくとも苦しみを和らげるために、我われ医者が通常処方する薬を用いるべきである。

第六章　錫細工職人[七六]の病気

プリニウスが白い鉛と呼び、化学者はジュピターと呼んで、銀と鉛の中間におかれているのが錫である。錫は、ふだんの生活にではなく、食卓を飾るものとして庶民の家で使われている。金属の精錬業者は戦争の道具、教会の鐘、その他の製造に、化学者は、塩化錫、錫の結晶、錫の解毒剤のような、さまざまな病気に対する治療薬の作り方を知っている。錫は他の金属と同じく、それを取り扱う者に害を及ぼす。掘っている鉱山のなかで、あるいは市中で古い大皿を鋳直し、磨いてつやを出す人は、錫にひどく痛めつけられる。このため、錫細工職人も、鉛の精錬工や鉛を粉にする者、つまり陶工によくあるのと同様の症状で苦しむことが多い。この金属は、水銀と刺激性の強い硫黄から成っているため、錫の鋳造に従事する作業者は、どうしても有害な蒸気を吸い込むことになる。エットミュラー[七七]は著書『診療録』（Collegium consultatorium）のなかで、まず咳が出て、次にとくに夜にひ

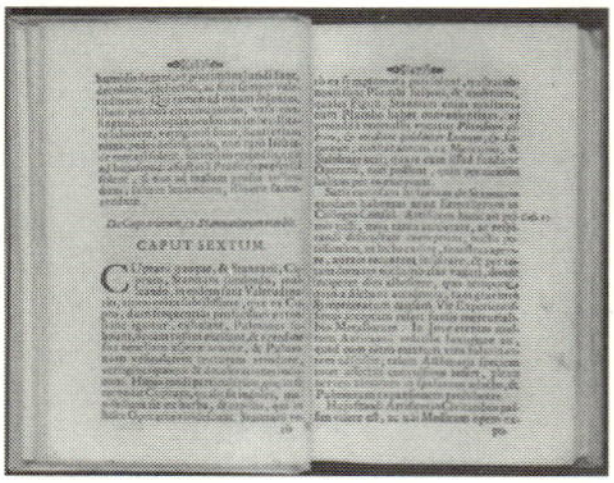

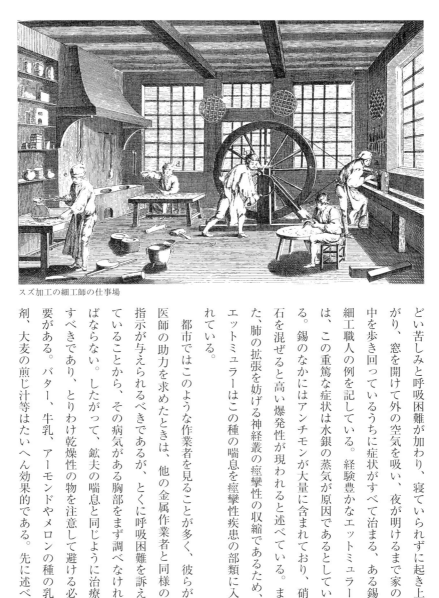

スズ加工の細工師の仕事場

どい苦しみと呼吸困難が加わり、寝ていられずに起き上がり、窓を開けて外の空気を吸い、夜が明けるまで家の中を歩き回っているうちに症状がすべて治まる、ある錫細工職人の例を記している。経験豊かなエットミュラーは、この重篤な症状は水銀の蒸気が原因であるとしている。錫のなかにはアンチモンが大量に含まれており、硝石を混ぜると高い爆発性が現われると述べている。また、肺の拡張を妨げる神経叢の痙攣性の収縮であるため、エットミュラーはこの種の喘息を痙攣性疾患の部類に入れている。

都市ではこのような作業者を見ることが多く、彼らが医師の助力を求めたときは、他の金属作業者と同様の指示が与えられるべきであるが、とくに呼吸困難を訴えていることから、その病気がある胸部をまず調べなければならない。したがって、鉱夫の喘息と同じように治療すべきであり、とりわけ乾燥性の物を注意して避ける必要がある。バター、牛乳、アーモンドやメロンの種の乳剤、大麦の煎じ汁等はたいへん効果的である。先に述べたような錫の治療薬を与えるのもよい。とくに、錫やアンチモンを含んでいるとされているポテリーの解熱剤を処方してもよい。金属による病気は、金属を含んだ治療薬でしか治らないからである。

第七章　硝子職人と鏡製造職人の病気

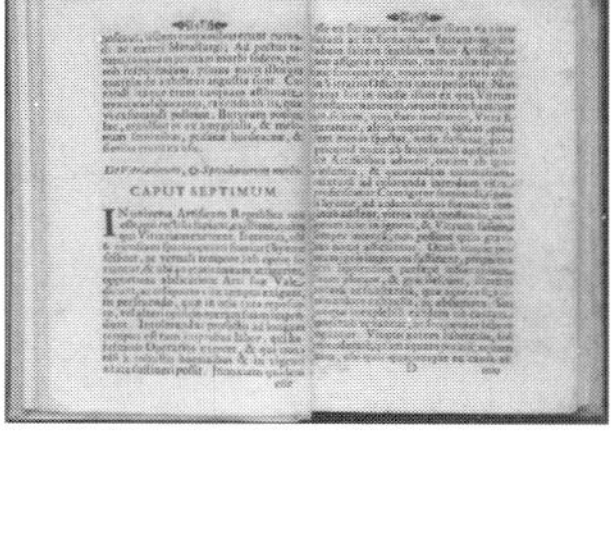
CAPUT SEPTIMUM

働く人々のなかで、硝子職人ほど分別のある者はいないと私は考えている。彼らは冬と春の六カ月間働き、その後は休んでいる。四〇歳を辞めどきとし、楽しみながら安心して暮らせるように貯えた金で余生を過ごすか、あるいは別の仕事に専心するのである。確かに、このように酷な仕事に長年堪えられる者はおらず、働き盛りにあって強健な人だけができることである。しかしながら、炉の中で溶けている硝子の塊は無害で、少なくとも作業者にそれとわかるほどの害を与えない、と私は考えている。それについて苦情を言う者もなく、硝子工場のなかでは鼻をつく悪臭もないからである。ここでは、硝子の製造に使われる材料の性質、あるいは硝子を吹いてさまざまな形に成形する道具類について詳しく調べる余裕はない。ここで働く作業者がかかる病気は皆、激しい火や、硝子を着色するのに時どき使用される鉱物が原因であるということがわかれば私の目的は十分果たされる。

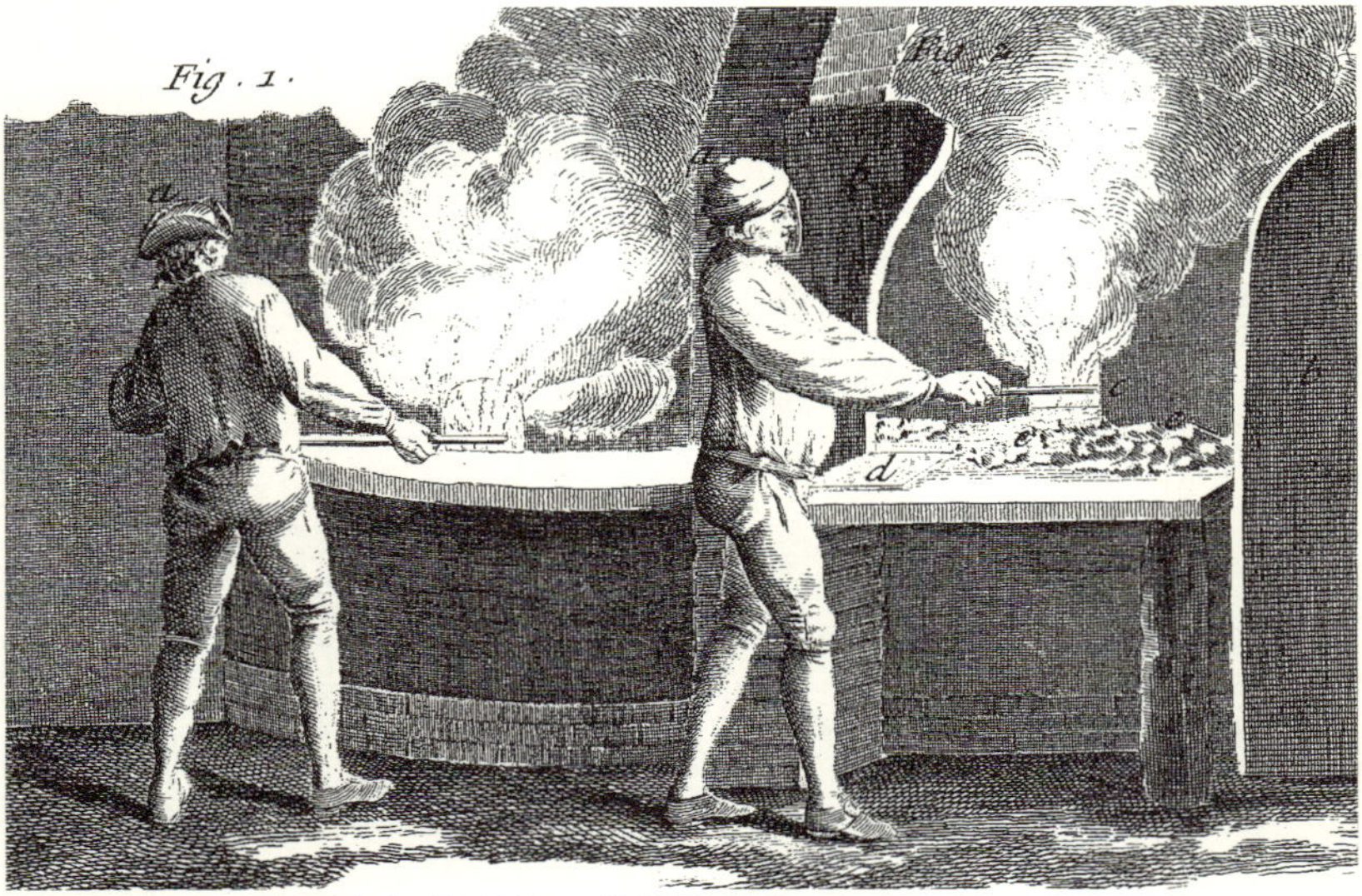

吹きざおにガラスの種を巻き取る図（本図では保護面を着用している）

硝子の皿を作る過程では、非常に高温な炉の近くに半裸で立ち続け、炎や溶けた硝子を注視していなければならないために、重篤な病気にかかるのを避けられない。彼らの眼は炎の熱に直接向かっているため、急性の辺縁性眼瞼炎となり、ただれた眼から出る水様の分泌物は、彼らの不幸な運命に流される涙ではないだろうか。そのうえ、本来水様である眼の内容物が過度の熱のためになくなり、壊されてしまうため、眼が縮むことになる。この熱のために、作業者は絶え間ない喉の渇きに苦しめられ、しばしば水よりむしろぶどう酒を、しかも大量に飲まずにはいられない。それは、何かの原因で過剰に熱せられたときは、ぶどう酒より水のほうがより害があると信じられているためである。彼らは、過度に熱せられたときに冷たい水を飲んで急死した例を数多く知っているからである。

下着だけのほうが楽なため胸は常に空気に晒され、仕事が済んだ一日の終わりには、火のように熱い仕事場から冷たい場所に移らなければならないため、胸の病気にかかりやすい。どんなに強く頑強な体質の人でも、この激しく、しかも急な温度変化に長い間堪えていることはできない。肋膜炎、喘息および慢性の咳がつきものである。

しかし、庶民の女性が身に着ける腕輪や装飾品、その他の用途の色硝子（七八）を作る人々の病気はさらに深刻である。クリスタルの色付けには、焼いたホウ砂やアンチモン、そして一定量の金を使わなければならない。それらの原料すべてを砕いてきめ細かい粉末にし、硝子に混ぜて硝子製造の過程に必要なペースト状に練ったものを作る。その過程では顔を覆い、よそへ顔をそむけようとするのだが、有害な蒸気が口に入るのを避けられない。そのため、ある者は意識をなくして倒れ、あるいは窒息することがしばしばあり、そのうちに、口の中、食道、気管にできた潰瘍に苦しむ。解剖で明らかに示されているように、ついには肺に潰瘍が生じ、肺病患者の仲間入りをする。私自身、ホウ砂とアンチモンが溶けた硝子と混ざると、このような有害な性質になることの説明ができなかった。しかし、モデナ大学で私の教え子であったジョセフ・デ・グランディス博士［Dr. Joseph de Grandis］が、私への手紙でそのことを知らせてくれていたので、モデナには硝子工場はあっても色硝子は作っておらず、目撃したわけではないが、納得した。彼は、有名な硝子工場がムラノ島にあるベネツィアに住む非常に著名な医師であり、解剖学者である。私が前に指摘しているが、物質の取り合わせは、とくに火の作用を受けると経験豊かな医師さえ迷わせる。ヘルモントは、これを「物質の堕落であり破滅」と呼んでいたが、火は多くの物の創造者であり、父である。プリニウスは、正確に、また単に化学者の見識を超えて、「同一の物質から最初の火の作用で一つが生じ、二回目で別の物、三回目で第三の物が生じ、すべては一つの同じ物質から生じる」と書いている。

とくにベネツィアの鏡を作る人々は、はっきりと映るようにするため、鍍金屋と同じように、大きい板硝子の裏面に水銀を塗るのだが、その作業で水銀による害を受けるのである。『博物誌』（Natural History）のなかでプリニウスは、さまざまな鏡の製造法について書いているが、(七九)この技法については何も記載がないことから、おそらく昔の人はこれを知らなかったと思われる。鏡の製造に従事する作業者は、水銀に手を触れて麻痺をきたし、喘息になり、前に述べた他の病気にかかりやすくなる。大きな鏡が製造されているベネツィアのムラノ島では、これらの作業者が、いやいやながらに鏡を見つめ、鏡に映る自身の苦痛の像に顔をしかめ、自分の仕事を呪っているのを見ることがあるだろう。ベネツィアから王立協会に送られ、その会報のなかに掲載された手紙の内容から、鏡の裏を塗る作業者は、しばしば卒中に襲われることがわかる。

これらの作業者には、他に仕事で鉱物を用いる作業者や、炉の作業をする者に用いる治療と同じで良いので、治療についてはここでは何も付け加えないことにする。

〔第八章　欠　　章〕

第九章　絵師の病気

絵師もまた、さまざまな病気に襲われる。手足の麻痺、悪液質、歯の黒化、青白い顔色、鬱状態、嗅覚の喪失、などである。絵師というものは、他人の肖像を実際よりも美しく、より生き生きと描こうとするにもかかわらず、自分が顔色よく健康的であることはほとんどない。ここや他の都市で私が知っている絵師は、ほとんど皆病人のように思われた。絵師の伝記を読んでみると、とくに有名な絵師たちはけっして長寿ではなかったことがわかる。バルダッサーレ・カスティリオーネ(八〇)［Baldassarre Castiglione］はその優美な詩のなかで、ウルビノに生まれ、夭折した著名な絵師ラファエロ［Raphael］の早世を嘆いている。座り通しの生活と、ほとんどまったく他の人との交際を避け、空想や想像に心奪われる憂鬱な気質に原因があるのだろう。しかし、絵師が病気にかかりやすいもっと直接的な原因は他にあって、彼らがいつも手で触れ、臭いをかいでいる鉛丹、朱、鉛白といった

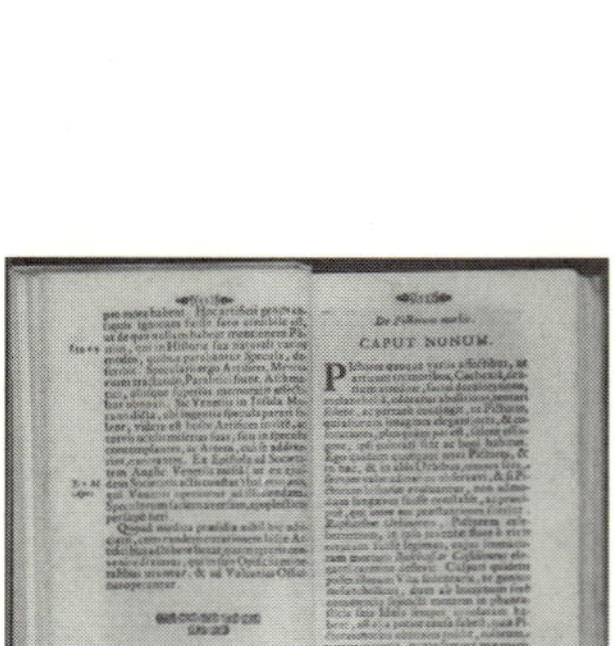
CAPUT NONUM.

色材、ワニス、色を混ぜるためのナッツオイルや亜麻仁油、さらにさまざまな鉱物を原料とする多くの顔料である。このワニスや油の臭いで部屋はまるで便所のような臭いがして、脳に非常に悪く、おそらくは嗅覚が消失する原因となるのである。さらに、絵師は仕事中、絵の具で汚れた服を着ているため、どうしても汚れた空気が口や鼻へ入ってくる。そこから動物精気の在り処まで潜入し、気道を通って血液中に広がり、身体の正常な機能を破綻させ、前述した症状を引き起こすのである。朱は水銀から、白鉛は鉛(八一)、緑青《ろくしょう》は銅、群青《ぐんじょう》は銀が原料であることが知られている。鉱物を原料とする絵の具は、植物性のものに比べて耐久性に優れているため、絵師に人気が高かった。実際に、色材のほとんどすべては鉱物界から得ているので、これによって確実に重い病気が起こる。絵師もまた、金属を扱う人々ほど重くはないが、同じ病気にかかりやすい。

フェルネルは、アンジュー（Anjou）のある絵師のやや奇妙な症例について述べている。その絵師は、最初に指や手の麻痺に襲われ、のちに痙攣が起こり、腕にも同様の症状が広がっていった。次に、症状は足を襲い、ついには胃と両季肋部に痛みが起こり、浣腸、罨法《あんぽう》、入浴、その他の治療法でも和らげることができなかった。痛みが起こったときに、病人を救う唯一の手だては、三、四人の男が病人の腹の上に乗り、全体重で圧迫することで、これによって痛みが和らぐのである。肺結核で亡くなったこの絵師は三年間苦しんだあげく、衰弱して死んでしまった。フェルネルによれば、内臓に異常所見がなかったことから、病気の真因について、最も高名な医師たちの間で、病理解剖の前にも後にも激しい議論があった。私はこの症例報告を読んだとき、以下のようなフェルネルの正直な告白に敬服した。フェルネルは、「自分たちは皆、見当違いによって、病気の手がかりをなくしてしまった」と正直に告白しているのである。ケルススが述べたと同じように、このように過ちを隠さず白状するのは偉大な人である。しかし、フェルネルは「この絵師には指で絵筆の絵の具を絞る習慣があり」、さらに

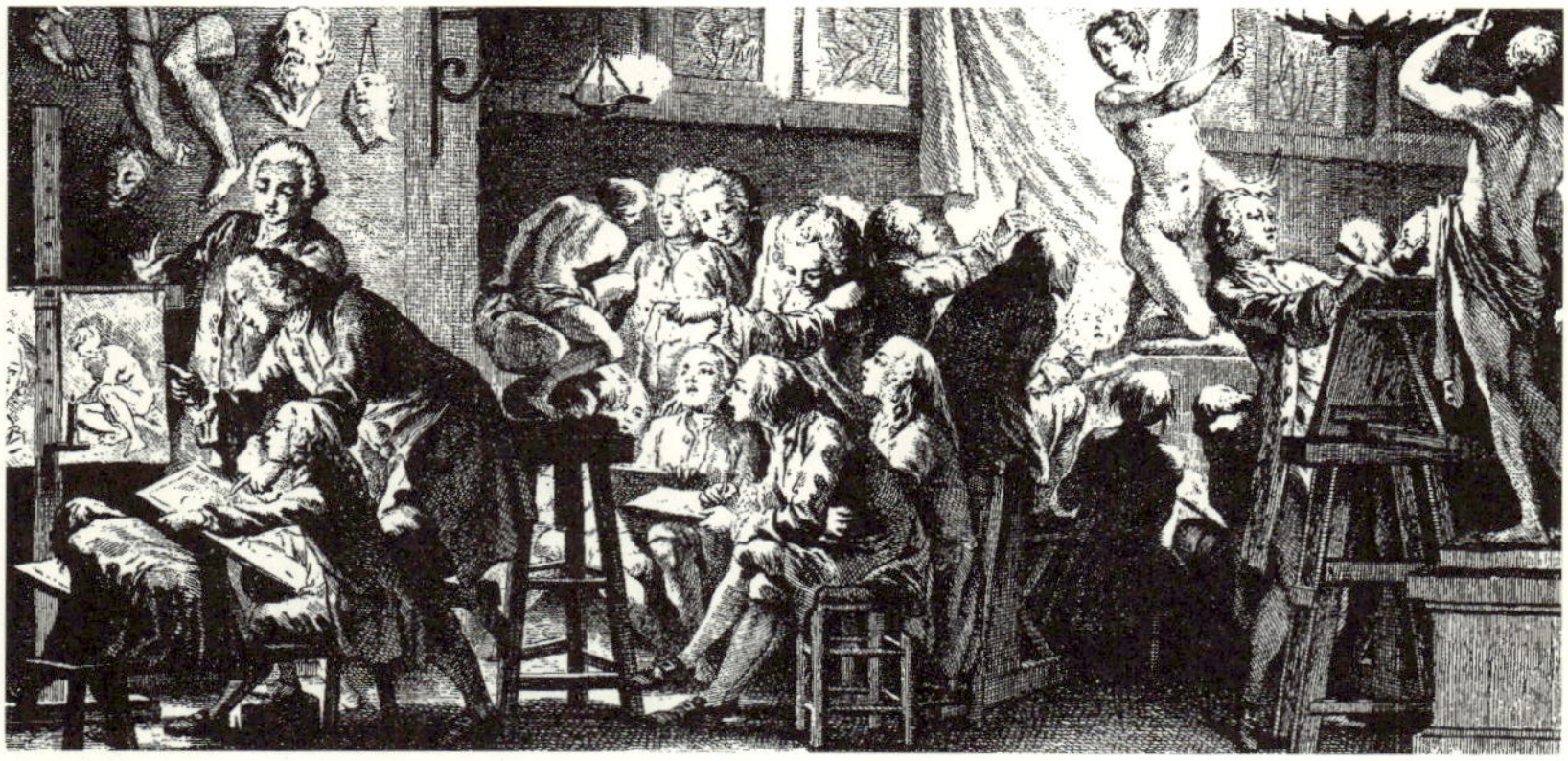

素描教室

悪いことに、これほど軽率で無謀なこともないが、その指をなめていた、と付け加えている。朱が指から脳へ直接運ばれ、全身の神経系に広がり、「奇妙でたちの悪い性質が胃と消化器に影響し、そのような激しい痛みの隠れた原因となる」ことはあり得ることである。

それゆえ絵師の悪液質状態の説明としてはこれ以外にはなく、彼らに特有の青白い顔色と憂鬱な気質は、使っている絵の具の有害な性質がその原因だと考える。出生地からコレッジョのアントニオ・アレグリ［Antonio Allegri］と呼ばれる絵師は、ぼんやりしていたというのではないが、非常に憂鬱な気質だったと伝えられている。自分が優れた絵師であることも、自分の作品に値打ちがあることも認めず、そんな風であるから、今では値を付けようのないほどの値打ちがある作品であるのに、買った人がお金を払いすぎたのではないかと思い、受け取った正当な代金を返してしまったという。

したがって、絵師たちが前に述べた病気にかかったとき、もしくはふつうの病気以外の病気にかかったときには、特別な注意を払った治療が必要である。通常の治療のほかに、鉱物による病気に対する特別な治療を行う必要がある。しかし、そのような治療についてはこれまで十分述べてきたので、読者をうんざりさせないためにも、繰り返さないことにする。

第一〇章　硫黄を扱う人々の病気

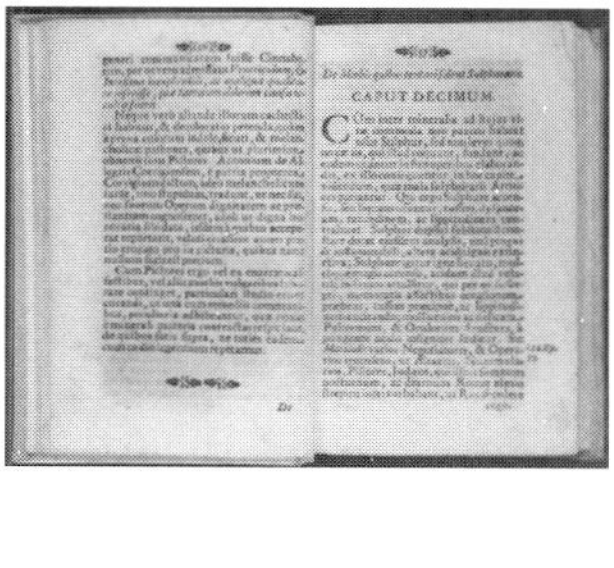

日常的に使用されている鉱物のなかで、硫黄は多くの目的に使用される物の一つであるが、これを焼き、溶かし、また自分の仕事でこれを使う人に重大な害をもたらす。そこでこの章では、硫黄を扱う労働者を襲う病気について検討することにする。熱せられた、あるいは液状の硫黄を取り扱う人は、咳、呼吸困難、嗄声、ただれ目を生じる。今日、硫黄の分析から、それが二つの物質よりなることがわかっている。すなわち、硫黄が豊富で可燃性のものと、酸性で火を消す性質のものである。硫黄を火にかけて溶かすとき、もしくは燃えているさなかには、ヒューム（煙）のなかに揮発性の酸が増加する。そのヒュームが口から体内に入り、前に述べた病気、とくに咳とただれ目の原因となる。柔らかくこわれやすい肺と眼の組織は、鼻をつくような酸によって、とくに傷害を受けやすいのである。マルティアリスは、ローマで昼となく夜となく騒々しい音で眠りを妨げられ、自分を田

舎へ引き込まざるをえなくした商人や作業者、すなわち銅細工師、貨幣の鋳造屋、パン職人、ユダヤ人について述べている。そのなかに、「硫黄の品を売るただれ目の商人」という、ただれ目が特徴の硫黄作業者に関する記載がある。

貧しい女性は、自分の衣服を白くするため、熱した硫黄のヒュームの上に衣服を広げるときの硫黄の臭気がどれほど強いものかを知っている。また、硫黄のヒュームが赤いバラを脱色し、牛乳のように白くすることも知っている。「硫黄の息吹で薔薇はその色を変える」と詩人は述べている。「喘息および咳に関して」（*On asthma and cough*）という論文でヘルモントが述べているように、ドイツでは、ラインのぶどう酒を黴《かび》が付かずに数年間貯蔵するために、硫黄のヒュームで樽をいぶしている。硫黄に含まれるこの酸こそが肺と気道にとくに有害であり、前述したような影響を引き起こすのである。不貞の妻の有名な逸話がある。夫が帰宅したので、不貞を隠そうと愛人をベッドの下に隠し、硫黄で白くした服をかぶせたため、付いたばかりの硫黄の匂いで愛人はむせ、咳込み、激しくくしゃみをしたため、妻の悪事はばれてしまった。また、薪を燃やすのに使う硫黄の球[八二]が、窯の中で燃えているのを見つけ、家に燃え広がるのを恐れて、その火を消そうと無謀にも硫黄球を踏みつけたため、その場で危うく死にそうになったパン職人の例もある。このパン職人は、強い酸性のヒュームで肺の小胞組織に狭窄が起こり、何日間も非常に激しい咳と呼吸困難に苦しめられた。彼はアーモンドオイルと牛乳でいくばくか回復したように見えたが、一年ほどで死と葬儀の女神ラティーナ（Libitina）の元に逝った。エットミュラーは、その論文「呼吸器の病気について」（*On the disorders of respiration*）のなかで、がんこな咳と呼吸困難は、硝石と硫黄のヒュームの両方で引き起こされると記述している。硫黄が肺の鎮痛剤と一般に呼ばれているという異議に対して、硫黄に多く含まれる特定の酸を除いたときにのみそうである、と私は答えている。ユンケンは『実験化

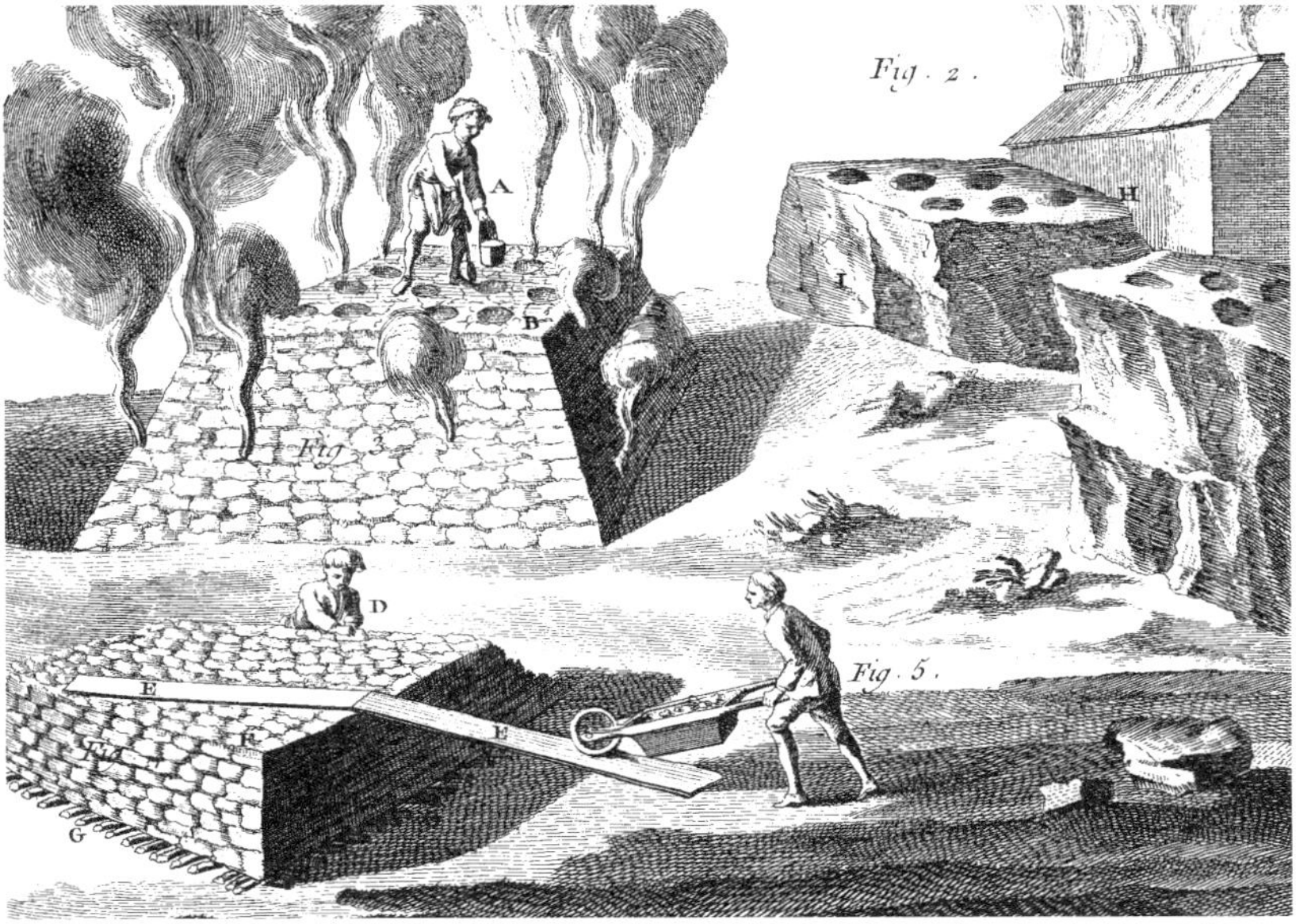

戸外か焼による硫黄の収取の様子

学』のなかで、また尊敬すべきエットミュラーはその『鉱物学』のなかで非常に正確に述べ、硫黄の鎮痛性成分が腐食性の酸から分離されたときにのみ、硫黄を肺の鎮痛剤と呼ぶのが正しい、と言っている。また、ユンケンは前の引用部分に続けて、硫黄から酸を分離する方法、すなわち、酸を吸収するサンゴや鹿の角を用いて硫黄を純化するのだと説明している。

理由はわからないが、少なくともイタリアでは、多くの医師が胸の病気に硫黄の精を処方している。彼らはこの種の病気には硫黄が最良の治療薬だと書かれている医学書を何度も読み、硫黄の酸の部分とその化合物が同じものであるというように、つまり一部分が全体と同じ性質であるかのように考え、思い違いをしているが、これは何も考えていないことの現われである。疥癬《かいせん》の治療でも同じ間違いが見られる。硫黄が乾癬に最も効く薬であり、また根治薬として用いられる軟膏の主薬であるというだけで、疥癬患者に特別な内服薬として肉汁に入れた硫黄の精を長期間処方するのである。硫黄を扱う作業者は硫黄のヒュームを吸い込まないように万全の策を講じる必要がある。咳を和らげるにはウスベニタチアオイのシロップや、メロンの種の乳剤、大麦の煎汁、アーモンドオイルを服用し、また日頃から牛乳を飲むようにすると良い。

第一一章　鍛冶屋がかかりやすい病気

日々の経験から、鍛冶屋もまたただれ目にかかりやすいことが知られているが、私の考えでは、火の激しい熱や、その火を常に見つめているためというよりは、真っ赤に焼けた鉄から出る硫黄の蒸気のためである。この蒸気が目の膜を刺激して、腺からリンパ液が分泌され、ただれ目や眼炎を起こすことが非常に多い。デモステネス［Demosthenes］の父は刀鍛冶であったということで、ユヴェナリス［Juvenal］はただれ目にかかっているデモステネスの父のことを記述している。「彼の父は、自身は赤熱した鉄塊の煙でただれた目になりながら、自分の息子は炭、火挟み、刀を鍛える金敷、すすけた火（grimy fire）から離して雄弁家の学校へやった」。すすけた火という表現はユヴェナリスに独特で、私の知るかぎりでは、火をこのように形容した詩人はほかになく、ふつう火はひらめく、輝く、真赤なと形容されている。私は彼らが大砲を鋳造しているのを見ていた折に時どき観察した

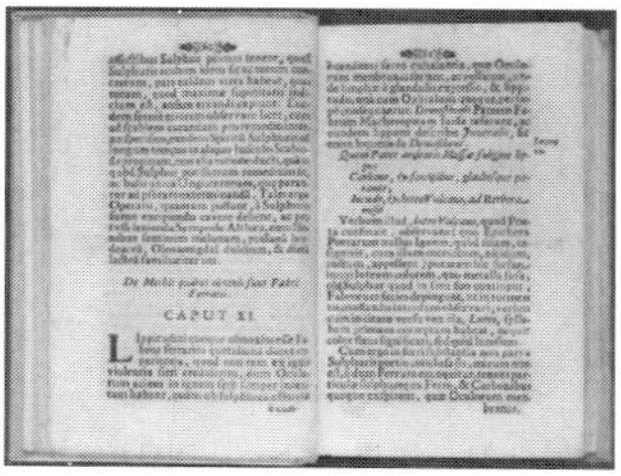
CAPUT XI

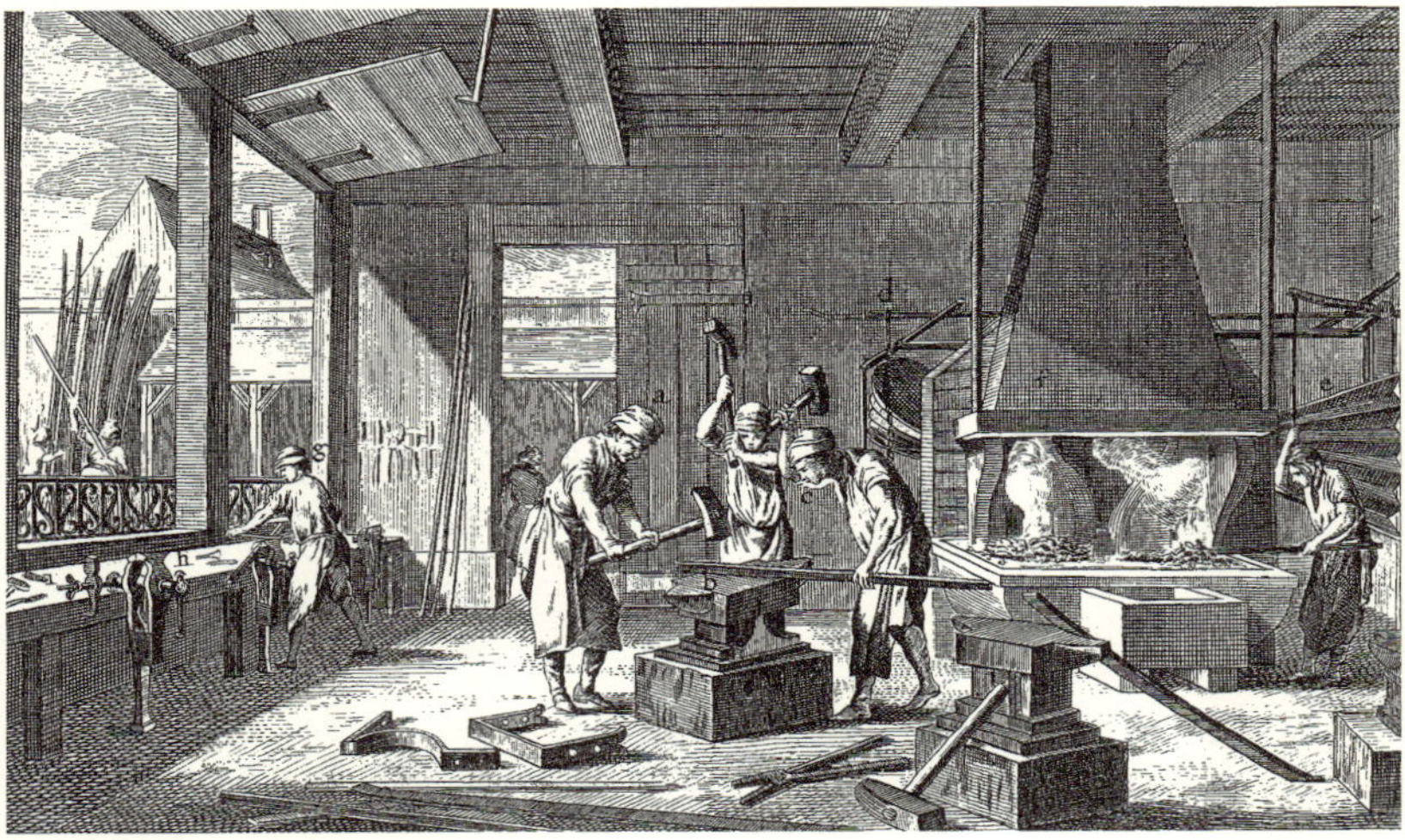
鍛冶屋の仕事場

のだが、溶けた金属の奥に含まれる硫黄のために、鍛冶屋の顔が黄色を帯びている。私はユヴェナリスがそのことを言っているのかと思ったが、ここで引用した詩の一節にある *luteo* という語の第一音節は短く、黄色ではなくて、むしろ茶色に濁ったような色という意味であるはずである。

鉄には硫黄が多く含まれているため、鉄を溶かす工程では、硫黄の微粒子が鉄と石炭の両方から放出される。この粒子が、非常に小さく鋭い棘のように目を傷つけ、急性の刺激症状や眼炎を引き起こしても驚くことではない。私は以前から、多くの鍛冶屋がそのような病気を訴え、治療を求めているのを聞いているが、私はいつも母乳、大麦の汁や同じような鎮痛剤を使うように勧め、炎症がひどいときには瀉血を勧めている。乳清やメロンの種子の乳剤を飲むのも良いし、火の近くで働く作業者に最も適している冷やした食物をとることも良い。これらの作業者は腸の蠕動《ぜんどう》が抑えられがちになるため、腸を動かすのにとくに効果があるものとして、とくにてん菜を私は勧めている。「てん菜は鍛冶屋の食べ物」とマルティアリスが言うのはこういう理由からである。ただれ目がなかなか治らない場合は、熱く赤い鉄を冷やす水そのもので目を洗う[八三]ことも効果が認められている。さらに、鉄が煮えたぎり溶けているときは、できるかぎり鉄を注視しないで目を保護するように注意させる必要がある。

第一二章　石膏、石灰を扱う人々の病気

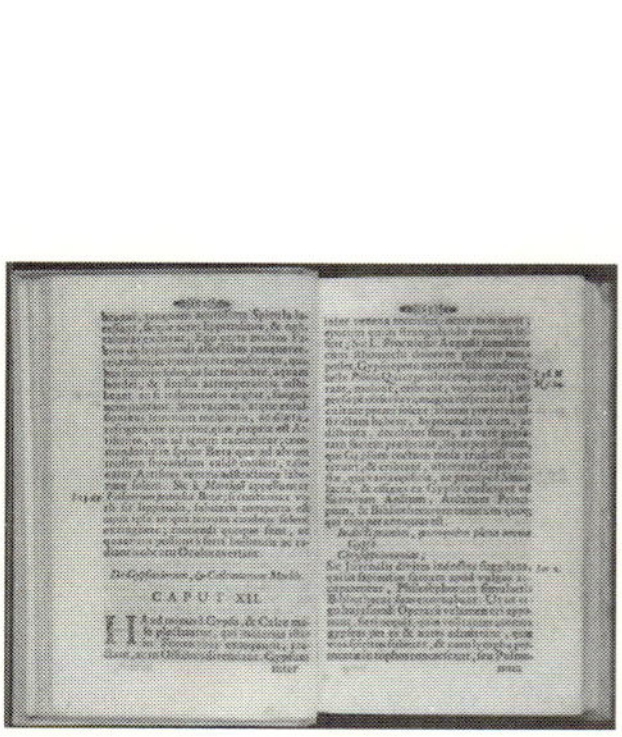

石膏と石灰は、それを炉で焼き、店のなかで売っている人々には、硫黄と同じように非常に有害である。誰もが知っているように、石膏は毒物に分類され、実際に、飲み込むと窒息して死に至る。アウグストゥス［Augustus］の寵愛を受けたプロクレイウス［Proculeius］は、胃の痛みに堪えかねて石膏で自殺した、とプリニウス[八四]は述べている。石膏を焼き、製造し、砕き、ふるいにかけ、売っている人々がひどい呼吸困難や便秘に苦しみ、肋骨の下部が硬く腫れ、顔色は本当に石膏で塗りつぶしたように青白いことを、たびたび私は観察した。とくに石膏をひきうすで砕き、ふるいにかける人や、主に教会や王宮、図書館を胸像や立像で装飾するという非常に古くからの習慣から、石膏でさまざまな像を作る彫刻家がそうである。「そもそもまったく無学な者たち、石膏で作られたクリシッポスの像が家中に溢れていても」とユヴェナリスは言い、哲学者の胸像を自分の図書室に飾り、民衆

のあいだに学問があるという名声を得ようとするあの無学な金持ちをあざけった。このような作業者がいくら口を覆っても、浮遊している石膏の粉末は口と鼻に入り込み、気道を通過し、体液と混じって石灰の塊を形成し、または肺の曲がりくねった気管のなかに塊を作り、呼吸を妨げる。

ここで石膏の性質についてちょっとわき道にそれて少し述べさせてほしい。と言うのも、鉱物学者は十分には石膏の性質や特性を研究していないように思えるからである。ディオスコリデス［Dioscorides］が言うには、石膏は接着性と収縮性をもち、そのことはガレノス［Galen］がさまざまなところで述べている。プリニウスは、石膏は石灰と同種のものであると述べている。最近の研究者は、石膏が気道を塞いで窒息させる性質をもつことを認めており、たとえば、チェザルピーノ[八五]の『鉱物による害の治療について』（*On mineral remedies*）にそのことが書かれている。ポルトガル人のアマート・ルシターノ[八六]［Amato Lusitano］は、石膏はことのほか乾燥性であると次のように述べている。「石膏を製造する人々の大部分は、石膏で死ぬ。なぜならば、石膏のもつ過度の乾燥性によって頭は弱り、体内に取り込むべきものを取り込むことができず、保持すべきものを保持することができずに、石膏は肺の下部に落ち、肺病を発病させる」。この簡潔な記述にあるように、我がユダヤ教徒の学者は石膏の有害な性質を説明している。

私の考えに間違いがなければ、これまでに気づかれていない石膏の別の性質、すなわち、石灰の性質とはまったく関係ないどころか、まったく反対の、弾力と膨張力を何度も観察したと確信している。柱廊が多いモデナの町で、巨大な角材で建物を支えながら、倒れかかった古い円柱を石工たちが倒し、下部に新しい大理石の円柱を据え、あるいは石柱を立てている邸宅を注意して見ていた。新しい石柱を組み立てる際に作業者は石灰を使ったが、角材で支えられた建物に円柱が接着されるべき上部近く約二メートルの付近では、なんと石灰ではなく石膏

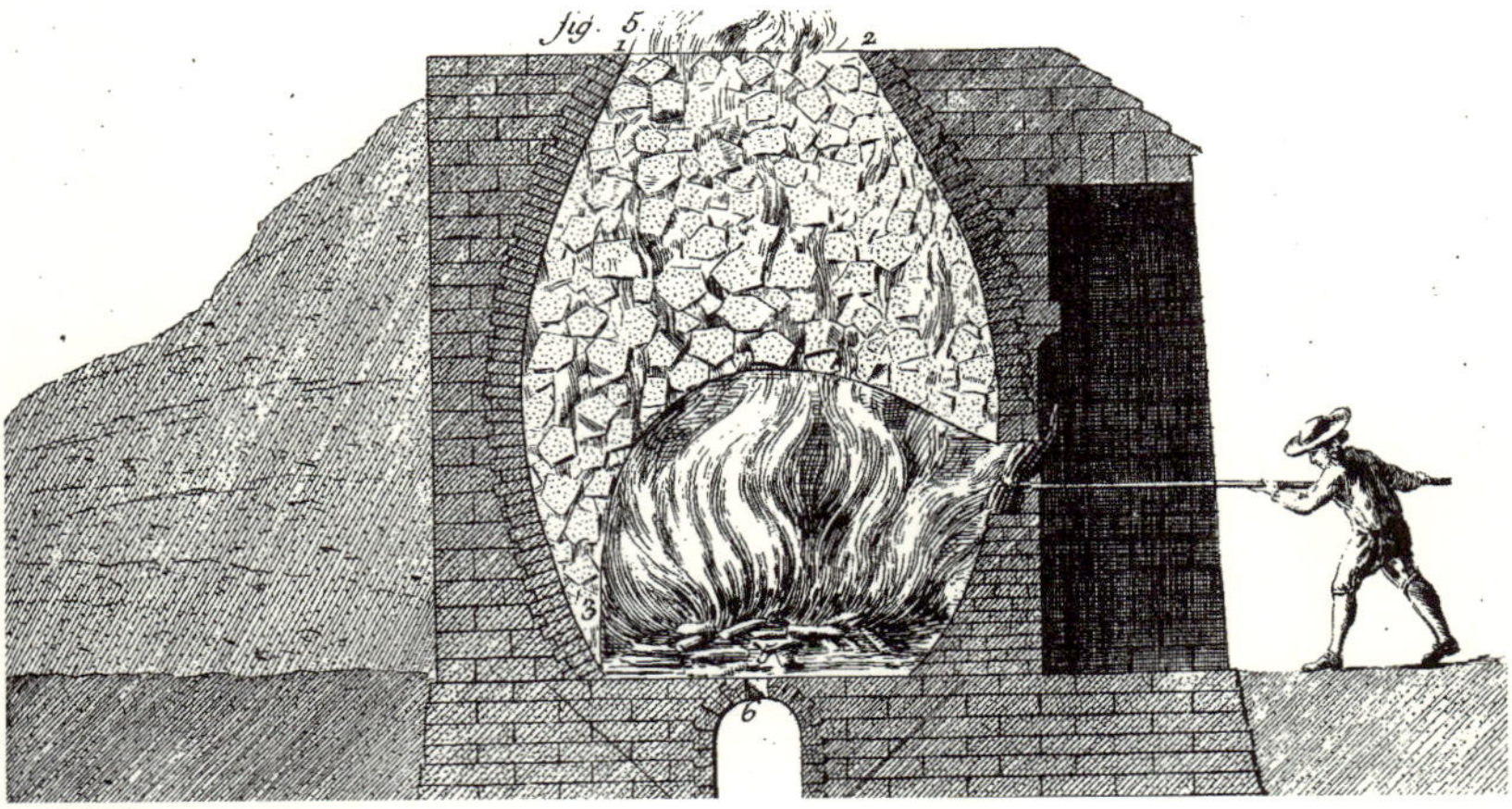

石灰焼成窯（での作業）

を使ったのである。私はこの工程を見ていたし、ポー川の手前で最も古い町であるモデナではよく見られることなのだが、仕事の仕上げに石灰ではなく石膏を使う理由、つまり仕事を完成させる、言わば確実に成功させるのになぜ石膏のほうがいいのか、石工に聞いてみた。彼らが言うには、石灰で作った壁は下がり、石膏を使うと膨張して上昇するのだそうである。確かに円柱を組み上げた五、六日後に、ほとんど苦労することなく建物の全重量を支えていた両側の梁を取り外すことができる。実際には角材はひとりでに倒れるのであって、実に驚くべきことである。しかし、もし作業の最後を石灰だけで仕上げたとしたら、支えを取るのは非常に困難であり、激しく揺さぶるために建物自体が非常に危険になったことだろう。

私の結論では、石膏と石灰は両方とも水と混ぜ合わせると結合して接着するため、凝固する力の点では似ている。しかし、石膏は後に強く膨張し、そのため、大きなものを押し上げることができる。さらに、私が見たのは、石膏は上に押し上げるだけでなく下へ、また同様にどの方向にも押すが、最も抵抗の弱い方向へ最大の力が加わるのは明らかである。たとえば、上部の古い壁につなげようとして、梁の上に煉瓦や石膏の壁を作ると、非常に強い梁であっても、まるで下に支えがないかのようにたわむものだが、この壁はほんの少しである場合が多いので、重みのせいではなく、石膏の圧力が原因である。これに対して、石灰の特徴は湿気の強い場所に向いていることである。時が経っても傷みにくいため、地面に近い壁や家の基礎に使っても鉄のように耐久性がある。これに対して、石膏は地面に近いと腐って自壊するが、煙突のような高い部分に使用すると、雨が染みこんでも石灰のように強固で耐久性がある。

　私のテーマに戻ろう。石膏の粒子が気管を通って呼吸器まで運ばれると、腺から分泌された漿液性の液体と結合し、膨張する力によって気管支を閉塞し、吸気と呼気の流れを阻害するという重大な結果をもたらすことは不思議なことではない。ひとたび、石膏を体内に取り込んでしまうと、治療は容易ではなく昔の人はその治療にさまざまな薬を処方をしている。ガレノスは『解毒剤について』（*Antidotes*）第二巻のなかで、ブドウの枝の灰の水剤を勧めた。グアイネリ（八七）［Guaineri］はこの方法に賛同し、三分の一の分量で処方している。一方、セネルトはねずみの糞を勧めている。私は作業者に、スイート・アーモンドの新鮮な油とメロンの種子の乳剤を処方し、いくらか軽減をみたが、この種の仕事を続ける労働者のほとんどはその後喘息になり、悪液質となって死に至った。私はこのような作業者の死体を解剖したかったが、イタリアでは、懇願しても、金を握らせても、何かふつうでない病気で死んだ者の死体を、解剖させてくれるように説得することはできなかった（八八）。さらに、公共の利益の名のもとでとくに頼んでも、診断できなかった病気の原因を追究するために、死後に調べたいと希望する医師は大きな反感を買うことになるだろう。

　石灰（八九）を扱う労働者は、石膏を扱う労働者ほどには害をうけない。炉から取り出したばかりの生石灰は、引火しやすく、腐食性がある。気化した生石灰は胸に悪いため、ある町で石灰の炉の使用が許されていることを、パオロ・ツアッキア（九〇）［Paolo Zacchias］は驚いている。石灰岩ほど、火種を長く保ち続けるものはない。一年間乾燥した場所に石灰を置いておいても、水にぬれると煙を出し、水を沸騰させ、潜んでいた火の力を現わす。しかし、やがては細かい粉となり、古くなれば弱くなって火を起こすような力をほとんど失う。腐食性はそのまま残るとはいえ、その頃には作業者に対する有害性は少なくなり、喉や目を刺激し、嗄声にするが、冷たい水やメロンの種子の乳剤、他の冷たい種子の乳剤を飲むことで簡単に治すことができる。石灰は石工の手に深いしわを作り、傷を作ることもあるが、手に疥癬がある場合にはそれを治す。また石灰は、乾癬のなかに多く含まれる酸をアルカリが中和するため、乾癬の治療薬として間違いない。石灰の煎剤が糖尿病に良いと、ウィリス[九一]［Thomas Willis］が『合理的調剤学』（*Pharmaceutice rationalis*）のなかに記しているのはこの理由による。「石灰の煎剤の、発熱および鎮静作用が利尿を助けるのだと想像されるかもしれないが、酸の塩がもつ利尿作用を抑え、阻害するので、実際には尿が過剰に排泄されるのを防いでいる」と述べている。同様の理由から、リチャード・モートン[九二]［Richard Morton］は、煎じた石灰を肺結核に効果があると強く勧めている。

　生石灰には二種類の塩があり、焼くと活性がなくなるが、水に溶かすと互いにぶつかり合い、よく知られている沸騰が生じると考える研究者も何人かいる。しかし、ヨハネス・ボーン[九三]［Johannes Bohn］はその『空気の影響に関する考察』（*Meditations on the influx of air*）のなかで、凝固した純粋なアルカリが水に濡れると、酸が無くとも発熱することから、この説はおそらく間違いだろうと述べている。聖アウグスティヌス[九四]［S. Augustine：Aurelius Augustinus］は、石灰が水のなかでは発熱するが、油のなかでは冷めたままであることに驚いている。強酸によるひどい潰瘍には石灰から作る薬が最も有効であることから、生石灰は多量のアルカリ塩を含んでいることをまず考えるべきである。石灰を取り扱う作業者がかかる病気の治療には、ゼニアオイまたはスミレの温煎剤、新鮮なバター、牛乳が良く、とくに牛乳は咽喉の乾燥と声がれに最も使いやすい薬だと私は考えている。

私はこれまで、自分の仕事場で採掘し、手で触れ、また使用する材料の有害な性質のせいでさまざまな病気にかかりやすい作業者を扱い、前述の、迅速で効果のある処置を施してきた。このような人々を治療するに当たり、医師が何をおいてもすべきことは、適切でしかも十分な治療薬を与え、彼らをできるだけ早く健康な状態に戻すことだからである。実際に、この貧しく気の毒な人々が、殺すか治すか、どちらかにして欲しいと医師に懇願するのをよく耳にする。したがって、働く人々の病気を治療するに当たっては、すばやく、しかもすぐ役に立つ薬を与えることが医師の主な務めであり、さもなければ、長引く病気に疲れ果て、家族の困窮を心配するあまり、病人は死ぬほどいらいらするのである。この点について、私は読者が気に入ると思われる、プラトンの金言を引用したいと思う。プラトンは『国家』(九五)（*Republic*）のなかで次のように述べている。

「大工が病気になると、医師は催吐剤、下剤、焼灼あるいはメスを使って治してくれるものだと期待する。しかし、もし長い期間の食養生を始めよと命じられ、あるいは頭に湿布などされようものなら、嫌がって『病気になっている暇はない、自分の仕事をほったらかして、今度はこれ、次はあれと治療を変えながらだらだらと暮らすのはむだなことだ』と言うだろう。そして、治療をあきらめて元の生活に戻り、回復して仕事を続けるか、あるいは身体が病気に耐えることができずに死んでしまい、苦しみから解放される」。

これはプラトンの言葉であるが、実際私自身も、作業者がすぐに良くならなければ、具合が悪いのにまた仕事場にもどり、医師のだらだらとした治療を避けることをよく目にしている。もちろん、病人になっていられるゆとりのある金持ちには、そのような治療もできるだろう。マルティアリスは病人でいられるほど裕福だということを見せびらかすために、時どき病気のふりをすると、そうした男をからかって書いている。つまり、わずかな報酬を払って医師を付き添わせる金持ちであるが、忙しく働いている人にはそんな治療をしてはならない。プラトンは前に引用した一節のすぐ後で、「金持ちは、生きるよすがの仕事に苦しむこともない」と言っている。しかし、医師のなかには、短期間で自然に治るはずの病気を、長引かせる医師がいる。そういう医師は、まず鎮痛剤から始めて、「欠かすは神への冒涜」とでも言うようにシロップ等の体質改善薬、下剤と続き、その後も病人を飽き飽きさせる治療が延々と続き、休むことなく、云わば「一日一行」[九六]、新しい処方を書き加えていくのである。そんな類いの医者には、あのホラティウスの詩の一節をもじって言ってやろう、「一度つかまえたら捕えて放さず、『治しながら』（*by curing*）殺す――ヒルは血で満ちるまでは離れない」と。

本題に戻ろう。金属や鉱物を取り扱う作業者の治療を短期間で終わらせるためには、前にも書いたとおり、薬はまず鉱物界から得たものを用い、次に植物界から得た緩和剤を、さらにミトリダート[九七]（Mithridate）といった一般的な解毒剤や、特殊な作用で毒の有害作用を弱める薬を用いるべきである。金属のもつ頑固で影響を受けにくい性質のせいで、二倍という大量の下剤や催吐剤を用いなければならない。毒について述べているグアイネリ、ジロラモ・カルダノ[九八][Geronimo Cardano]、アルドイーニ・サンテ[九九][Ardoini Sante]、アンドレア・バッキオ[一〇〇][Andrea Baccio]、パレ、セネルト、ジャン・プレヴォ[一〇一][Jean Prevost]、エットミュラーなどの著作を調べると良い。ありとあらゆる毒の薬が数多く記載されている。予防としては、緩和剤と牛乳を摂ることが強く勧められる。これらの疾患では、瀉血は安易にしてはならず、急性の炎症がある場合以外には、瀉血はほとんど効果がないからである。有害な粒子が口へ入らないようにするためには、前に述べたような注意が大切である。

第一三章　薬剤師の病気

ここで他のタイプの仕事場に注意を向けてみよう。それには、薬剤師の仕事場からはじめるのがよかろう。薬剤師自身は健康そのものだと思われているが、時として自身の健康について押し隠してしまうことがあり、それは「調合鍋の中の死」とも言う。実際に、他の人が健康を取り戻すために薬を調剤するとき、時に薬剤師自身が病気になることはなかったかについて詳しく聞いてみると、重大な影響を受ける、と多くが認めるに違いない。たとえば、阿片チンキの調剤、発泡膏のカンタリス（一〇二）や他の有毒物質を粉末にするときなど、砕くときに出る微細な粉末が身体の開口部から体内の臓器に取り込まれるからである。阿片は身体の感覚を鈍くし、眠気を引き起こすので、エットミュラーは、阿片チンキを調剤するあいだは、酢を飲むように助言している。それは、阿片の麻酔作用を中和し破壊するのには、酢が最も効果的だからである。同じように、カンタリスの粉末を手で扱うと、

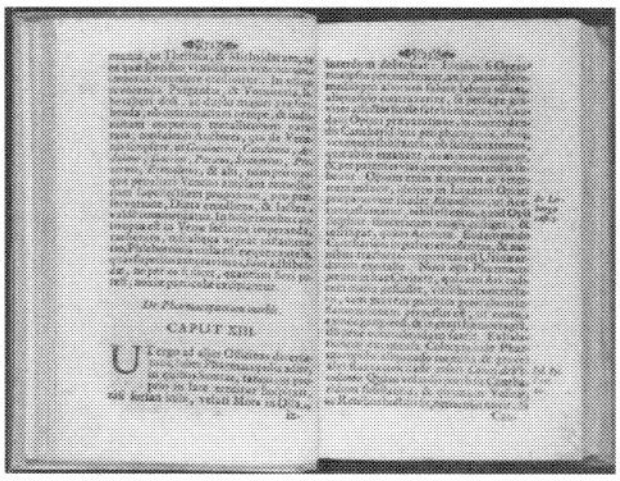
De Pharmacopœorum morbis.
CAPUT XIII.

尿道に炎症が起こることが知られている。手でコロシントの根をつかんだあとで自分の性器に触れてしまい、壊疽と出血を伴う激しい急性の炎症で死にかけたこの町の薬剤師を私は知っている。ヴェルラムの男爵[一〇三]〔フランシス・ベーコン〔Francis Bacon〕の別称〕は、コロシントの粉末から出る蒸気は激しい痛みとひどい下痢を引き起こすと述べている。カンタリスの粉末の揮発性と、膀胱と腎臓への有害性については周知のことである。カンタリスを顕微鏡で入念に調べてみると、非常に鋭い棘をもっていることがわかる。このことはボネ[一〇四]〔Theophile Bonnet〕が『北方医学』(*Northern medicine*)のなかで引用しているオーレ・ボークの指摘が参考になるが、それによれば、カンタリスの頭部の棘より、昆虫の翅や脚の棘のほうがずっと小さいことがわかったという。これゆえ、ヒポクラテス〔Hippocrates〕が言うように、頭、翅、脚を切除した後に調合すべきなのか、あるいはガレノスが勧めているように全体を調合するべきか、というあの古くからある問題は解決すると考えている。エットミュラーはボネの意見に与して、カンタリスのどの部分にも潰瘍を起こす作用があるのだから、この議論は、彼の言葉によればやぎの羊毛、すなわち、ありえないことだと述べている。したがって、軟膏を作る薬剤師は、そのような小さな昆虫をすりつぶすときには、飛び散って浮遊する粉末を吸い込まないように注意し、仕事を始める前や、このような有害生物を調合するときには、メロンの種子の乳剤を多量に飲んで自分自身を保護するのが良い。また乳清や乳そのものは、尿道の灼熱感を和らげるのに効果がある。不快な臭いの草だけでなく、良い香りの草でも、タチアオイの軟膏を調剤する際に吐き気や嘔吐を起こすことがあるように、時として非常に有害であると私は聞いた。特異な体質しだいでは、作用をもたらす香りの力は非常に大きく、また驚くべきものである。春に黄金色のシロップに使うバラの浸出液を作り、仕事場全体がパエストゥムのバラの花壇のように、良い香りでいっぱいになったとき、強い頭痛を訴え、また下痢をした薬剤師がいたことを聞いた。

そのため、犬のように嗅覚が敏感な薬剤師はその臭いをできるかぎり避けなければならないし、時どき仕事場の外へ出て新鮮な空気を吸い、また、もっと馴染みのある、臭いを中和するような香りをたびたび鼻に当てると良い。バラの有害な香りについては、セネルトや『化学者ヒポクラテス』（*Hippocrates chymicus*）を書いたオット・タッヘンが参考になる。リーヴェン・レンメンス[一〇五]［Lievin Lemmens］によれば、アラビアの原住民はその地方に立ちこめる臭いのせいで調子が悪くなるため、香油のような悪臭のするものに頼っているということである。ガスパル・デ・ロス・レイエス[一〇六]［Gaspar de los Reyes］が著したなかに、この点で注目すべき逸話がある。ポルトガル王セバスティアン［King Sebastian］の宮殿で、ある漁師が香水の強すぎる香りのために意識を失い、死んだようになった。しかし、高名なヴェガのトマ［Thomas á Vega］が、その漁師を意識のないまま海岸へ運び、海草と濡れた砂のなかに置いておくように命じると、意識を取り戻したのである。ぬかるみでのたうつ豚のような、この不思議な治療法でその漁師は治ったのである。長期間密閉していた大量の香料を開封したとき、最初に取り出して分けた人は炎症と発熱の危険がある、とベーコンは述べている。

第一四章　便所、汚水溜め掃除人の病気

ここで、上品、清潔を重んじる医師の皆さんを、薬剤師がまるで自分の領地に居るかのように長い時間を過ごす、桂皮の香漂う仕事場から連れ出し、便所のなかにご案内するとしよう。たとえて言えば、このような医師の鼻先に胆汁をあてるようなことは気が進まないが、体内の異常を調べるために、腸や膀胱からの排泄物を毎日観察し、綿密に検査することが医師の務めであるので、このような場所に尻込みしてはならない。そのため、たとえば便所や汚水溜めの掃除人の病気を軽くとらえがちであるが、ヒポクラテスは、「見た目に汚いものを調べ、ひどく不快なものを扱うのは、医師の務めである」と述べている。[一〇七] まったくそのとおりで、哲学者が、時には崇高なものの瞑想から離れ、不快なものを調べ、あるいは職人の技術を説明することは、ふさわしからざることではないのだ。プラトンの『対話篇』のなかで、これについてソクラテス［Socrates］が正しかったことが記され

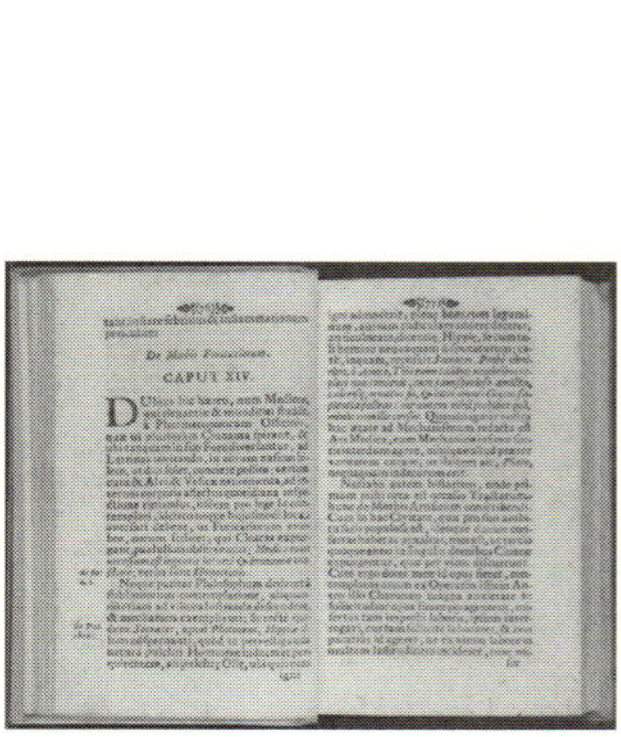
CAPUT XIV.

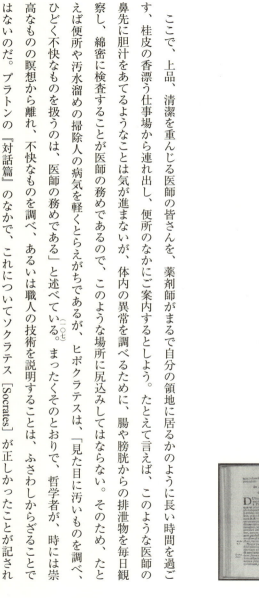

ている。美の本質について議論が始まったときに、ある人が、野菜でいっぱいの美しい鍋を火にかけるときは、金の杓子があれば良いか、それとも木の杓子が良いか知りたいと言った。ヒッピアス［Hippias］はあざ笑って、そんな男と議論する気は毛頭ないと言った。そこでソクラテスは「友よ、まったく君の言うとおりで、君がそんな言葉で穢されるのは相応しくないことだ。美しい衣服を身にまとい、きれいな靴を履き、ギリシャ全土に賢人と謳われるヒッピアスよ。だがこの私には、そうした男とも対話をしない理由は何もない」といたずらっぽく切り返している。医学が「機械論」(一〇八)（*mechanismus*）に転じた今日では、プラトンが同じ『対話篇』で述べているように、最下層の、道具を使う仕事（mechanics）をする人と折に触れて交わり、ひたすら真理のみを求めることは、品を貶めることではない。

　ここで、私が働く人々の病気について書こうと思うに至った最初の出来事について話をしておこう。この町は面積(一〇九)に比して人口が多く、家は高く密集し、道に沿って走る下水を三年ごとに一軒一軒清掃する習慣となっていた。私の家でこの作業をしているときに、死の国への穴の中で作業をする掃除人の一人が、不安げな顔つきで懸命に働いているのを見た。私はこんな不潔な仕事を哀れに思い、なぜそう懸命に仕事をするのか、もっと落ち着いて疲れないような仕事の仕方がなぜできないのか、その理由を尋ねてみた。この貧相で気の毒な男は穴の中から私を見上げてこう答えた。「こんな所に四時間以上もいればどんなことになるやら、やったことのない人にわかるわけありませんや。盲同然になるんですぜ」。後で彼が汚水溜めから出てきたときに、私はその目を注意して診察し、ひどく充血し曇っているのを見た。汚水溜め掃除人に、何かこれといった妙薬があるのかどうか聞いてみた。「今おいらがしているように、できるだけ早く仕事を済ませてさっさと家に帰り、一日暗い部屋にこもって生ぬるいお湯で目を何度か洗うこと、それがただ一つの方法ですわ。それでいくらか痛みがやわらぎます」と彼は答えた。「喉の焼けるような痛みや、頭痛はなかったか。それに、あの臭いが鼻について、吐きそうにならないのか」と彼に尋ねてみた。「そんなことはありませんや。この仕事でやられるのは目だけで、他は何ともありません。でも、これ以上この仕事を続けたら、他の連中と同じように、すぐに盲になっちまいますよ」と答えた。彼は私に「じゃあこれで」と言って、目に手を当てながら帰っていった。後になって、そんな作業者で半盲か全盲になり、町で施しを乞いはじめた幾人もの人を見かけた。その不潔な臭いが、精巧な眼の組織を傷つけることを私はまったく驚かない。バイユー（一〇）の書物には、眼炎にかかったパリの貧しい作業者の症例が書かれている。バイユーは、その病気の原因を、道路の清掃、すなわちその男の仕事にあると述べている。しかし、肺のような非常に柔らかい組織、あるいは鼻道を通った先にある脳などの他の臓器にはまったく影響しないのに、なぜ目だけがひどく侵されるのか——。あのむかつくような悪臭に、目以外の臓器がなぜ侵されないのか、その理由をどう説明したらよいのかわからず、これには初めからそして今現在も驚いている。

私は、汚水溜めをかき回すと、悪臭のする汚泥（camerine ＝仏語）から何かの揮発性の酸が出るのだという考えに傾いている。掃除人の財布に入っている銅貨や銀貨が黒くなること、便所の近くにある台所の銅器が変色すること、この臭気が届く場所に絵があれば黒くなるということがその理由である。しかし、なめてみるとわかるように、本来甘味のある血液に有害であると同様に、その種類を問わず、酸ほど肺に有害なものはないと考えられているので、この目に見えない発散物（effluvia）は肺を侵すのだと考えられる。ところが、この臭い発散物は容赦なく目を襲い、針で刺し通すかのごとく、目からその命、すなわち光を奪うほどの激しさで傷つけるのである。たとえば、肺に対するアメフラシ（一一）、膀胱にはカンタリス、神経にはシビレエイなど、自然界には、人体の一部にとくに刺激性を現わす毒物があるように、人間の排泄物は三年の間さまざまな腐敗の過程を経ると、他の臓器にはまったく危害を及ぼさず目のみを傷つける性質を現わす、と言えば、研究者（一一）の意に適うだろうか——。私としては、だれかがそんな理屈を出してきても、大して意味があるとは思わないので、読者の皆さんに、多少なりとも価値のある説明としただけでこれを押し付けるつもりはない。

確かに、そのような考え方が大勢を占め、医師たちは、ある種の物質が身体の特定の部分に相反するのだと繰り返し言い、さっさとこの難題から離れようとする。しかしこれは、解し難い問題をさらにわかりにくい別のもので説明するだけのことである。ボネの『北方医学』の記述のなかにあるように、オーレ・ボークは、カンタリスを内服し、あるいは発泡膏として外用したとき、身体の他の部分以上に膀胱に害を及ぼす性質をもっているわけではないが、実際に潰瘍が起き、刺激されるのは膀胱であるとしている。彼の説明では、血清に混ざり、尿として膀胱まで運ばれ、膀胱を刺激し潰瘍化させる。膀胱は粘液で覆われていないため、カンタリスの作用を受けるのである。カンタリスの塩は、人体の他の部分においては混ざりもののない血清だけと運ばれていくのではなく、血液や痰と混ざった状態でも運ばれていくため、この混合物によってその力が弱められるのである。これを念頭におくと、下水溝から出る腐敗した発散物は、非常に微細な尖った粒子で、最も露出した、精巧で傷つきやすい器官である目を刺激し、涙を流させ、涙と混ざり合って、目には有害な物質をつくる。だがこの発散物は、涙と出会うことのない身体の他の部分にはまったく害を与えない物質であると考えるほうがいっそう良いのではないだろうか。オーレ・ボークは酢を見ただけで全身が震えて冷汗をかいたぶどう酒商人の例を挙げ、「酸の蒸気が目と鼻孔に有害だったのであろうか」と述べている。強い悪臭を放つ発散物が、汚水溜め掃除人の他の臓器ではなく目を侵すということは、その原因や過程がどうであろうと、目はもともと露出していることから、それを受け、発散する「うつす」傾向があることは確かである。ただれ目は伝染性であり、すなわち他人のただれ目から出る病気の目に見えない発散物が健康な人の目にうつることがあることは、経験上も、また医学の大家も一様に認めているところである。オヴィディウスの詩はこれを表わしている。「病毒に侵された目を見ると、健やかな目も毒される」と。同じように、魔術は凝視の力によると考えられているが、私の考えでは、魔法をかける者の目から出る放射物が、類似の物質として他の人の目に入り、その目を傷つける。プラウトゥス［Plautus］は述べている。「神の御名において言う。この家を出よ、見張りの者よ、汝邪悪なるまなざしよ」と。どんな薬でも治らず衰弱しきった良家の若い娘を、溺愛した祖母の胸から離し、若い女中たちの手で育てるよう勧めたことがある。このために、この老婦人は私にひどく文句を言い、かわいい孫娘に自分のことを魔女だと言っていると私を非難し、どう話しても、老人の目から発せられる放射は、いたいけない者に害があるのだと説得することはできなかった。目は時には愛を、また時には憎しみを表わすが、愛情のこもったまなざしは、老人にありがちな気味の悪い険悪な視線にくらべて、いかにも若者らしいものである。

ここでは目の性質について詳細に述べる余裕はないが、プラトンの注目すべき一節を引用したい。デルファイの神殿の入口に掲げられている「汝自身を知れ」（Know thyself）という有名な刻銘をどのように解釈すべきかをソクラテスが説明している。ソクラテスはアルキピアデス［Alcibiades］に言う。

「汝は、他人の目を見つめる顔が、まるで鏡のように、向かい合う人の目の中に反映することに気づかなかったか。我らはこれをひとみ（pupil）と呼ぶ。なぜなら、そこに小さな人の像が見えるからである。すなわち、他人の目を見入る目が、その最も完成された部分に向かい、その像をとらえることは、かくのごとく自分自身を見ることになるのだ。それゆえ、汝がもし自身を知ろうとするのなら、他人の目をこそ注視せねばならない」。

本題に戻ることにしよう。清掃作業はどの町にも必要な仕事なので、医学は、何らかの手段でこのような作業者を守るべきである。法でも、見知らぬ男であっても、それが便所や汚水溜め掃除人であれば力ずくで追い払ってはならないと規定している。私は清掃作業に就く彼らに、鉛丹を磨く仕事をする人と同じように、透明な膀胱で顔を覆うか、もしくは便所の掃除をする仕事では、そこにとどまる時間をなるべく短くするように勧めた。もし、生まれつき目が悪ければ、とるに足らぬ金のために、視力を失い、乞食にならぬよう、こんな仕事はやめて、別の仕事を探すことを勧めた。暗い部屋の中にいれば痛みが和らぐこと、これは当然のことであるが、ぬるま湯で目を洗うことで炎症による棘でさされるような、そして神経組織を収縮させるような、炎症や痛みを和らげる効果があることを彼らが発見したのなら、私はこのような治療法を良しとしよう。しかし、目が極度に充血する場合、また間違いなく炎症を起こすおそれがある場合は瀉血をする。その後、目の赤みがおさまれば、この種の病気に良い治療法として、マスカテル白ぶどう酒で目を洗うように勧める。脳や視神経の精気が刺激されて、むかつくような臭いが嫌で一度は見捨てた目の部分に動物精気が戻り、その部分を浄化するのである。

最初の章で、罪人は鉱山行きの刑を言い渡されたと述べたが、それと同じで、古代においては、この便所や汚水溜めの掃除をする卑しい仕事は刑罰のなかに数えられていた。たとえば、トラヤヌス帝［Emperor Trajan］がプリニウス[一一三]へ宛てた手紙のなかで、一〇年以上刑を宣告されていない老齢の囚人には、あらためて罰を受けさせること、それも重労働の懲役刑に近い仕事を与えるように命じている。このような囚人は、ふつう浴場や下水の掃除を命じられた。読者のなかには、私が長々と便所や汚水溜めの話しをしたことで気分を悪くした人もいるかもしれない。だが、自然界を研究する者は、どんなに不快なものであっても調べる甲斐がないと考えるべきではなく、ましてや医術を専門とする者はなおさらである。気分を害するような人は、カッシオドルス[一一四]［Flavius

Magnus Aurelius Cassiodorus〕の文献から、「見学に訪れた者を驚かせるローマ市の見事な下水、他のどんな都市の名所にもまさることは疑いようもない」と書かれた、都市の下水掃除を徹底するよう命じるテオドリック大王〔Theodoric the Great〕の手紙を読むと良い。

第一五章　布晒し（フーラー）の病気

昔の著作物のなかにフーラー（fuller）〔布晒しをする洗濯屋・毛織物の縮絨工〕という言葉が頻繁に出てくるが、それがどういう職業であったか、今では知る人もほとんどいない。プリニウスが[一一五]、この洗濯屋に適用され、また、戸口総監であったアエミリウス〔Caikus Aemilius〕とカミラス〔Lucius Camillus〕によって人民の票決に付された事例『*Lex Metella*』について記述している。法律の一つであるがその最終項「論争点について」（*On points in dispute*）のなかに、「フラックスというフーラーとフィロニウスというパン屋の奴隷を所有していたヤボレヌスは、妻にパン屋のフラックス〔フラックスはフーラーだが、原文のママ〕を遺した[一一六]」と書かれている。しかしながら、ドミティウス・ウルピアヌス〔Domitius Ulpianus〕はこのフーラーを商売人の部類に入れ、マルクス・テレンティウス・ウァロ〔Marcus Terentius Varro〕は彼らを、奴隷も含めた田舎の家族の一員に挙げている。古代の著述家

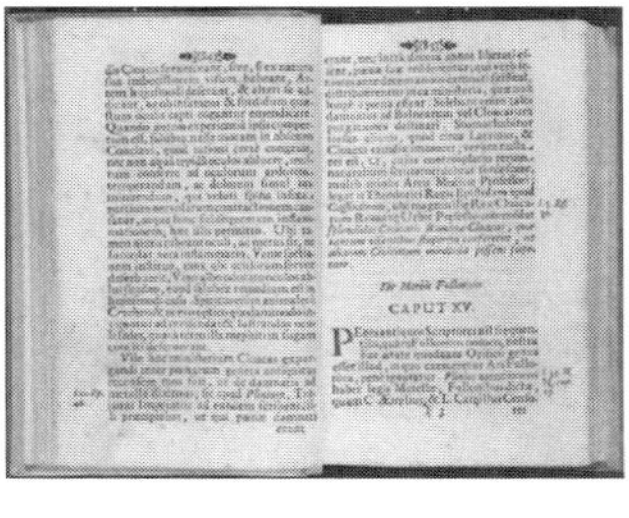
CAPUT XV.

の文章から拾い上げたかぎりでは、古代においてフーラーの仕事とは羊毛をきれいにし、とくに毛の衣服から染みを取り除くことであった。と言うのも、ローマ市民には白色のトーガ（toga）を着る習慣があったのだが、このトーガは染みが付きやすいため、染み抜きと漂白のために洗濯屋に出されていたのである。プリニウスが示しているように、フーラーは熱した硫黄でトーガを燻蒸消毒していたが、今でも、絹や毛織物の衣類を雪のように白くしたい時に同じことが行われている。硫黄の酸の蒸気はそのような衣類を驚くほど白くし、赤いバラでさえその色を消し、牛乳のように白くするのである。今でもそうだが、当時のローマは、ぬかるんで、埃っぽい町で、汚れたトーガは、一般の洗濯に出すかのようにしてこの布晒しをする洗濯屋、フーラーに出すのである。そこではまず、安いチョーク〔白亜質の白い粘土状の土〕で、次にシモリアン（Cimolian）と呼ばれるチョーク（一一七）を用いて汚れを落とした。婦人たちも同じで、うっかり衣服に油をこぼして染みができた時は、油がしみた部分に陶工が使う粘土を塗りつけ、油がそれ以上染み込まないように、また広がらないようにした。それから徐々に粘土を乾かし、油が自然に取れるのを待つのである。この方法で染みはほとんど見えなくなるか、まったくなくなってしまう。これは、目に見えない酸に満ちた油を、本質的に鉛の性質をもつチョークが吸収し、酸を沈殿させるからである。

このフーラーは衣服を赤紫色に染めるために人の尿を用いていた。マルティアリスはその機知に富んだ風刺のなかで、バッサ〔Bassa〕という名の不潔な女の臭いほどのひどさではないにしても、嫌な臭いのする物をさまざまに挙げているが、紫色に二度染められた羊毛をその中に入れている。別の風刺では、タイス〔Thais〕〔古代ギリシャの娼婦〕の臭いはひどいもので、「ほんの今割れたばかりの、道の真ん中に転がる強欲なフーラーの古い甕《かめ》よりもひどかった」と書いている。マルティアリスがなぜ二度赤紫に染められた羊毛にそれほどの悪臭があ

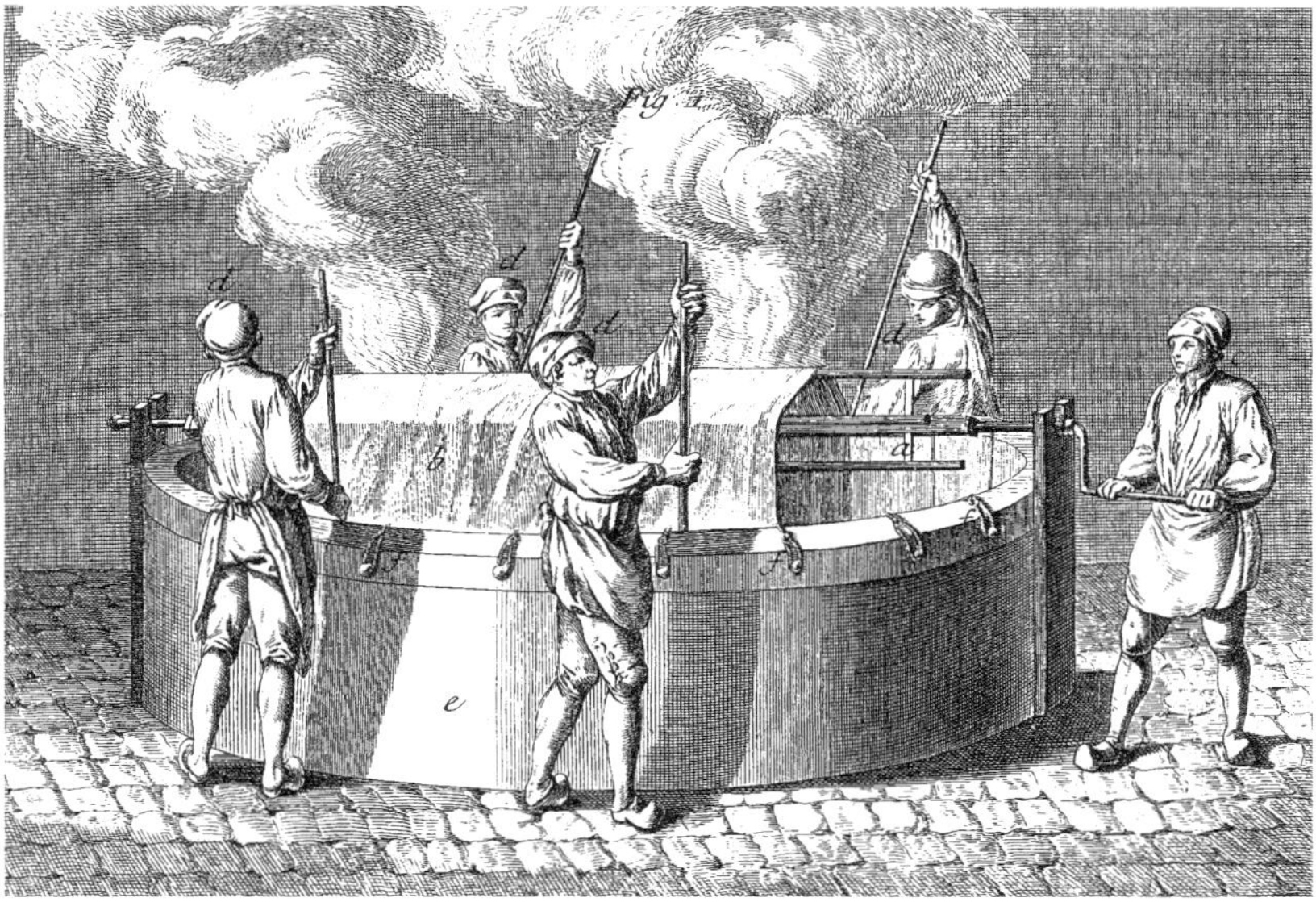

染色作業：流水中での洗浄作業

るとするか、また、強欲なフーラーの悪臭のする古い甕と言ったのはどういう意味だったのかについて、注釈者の巧妙な注解は省き、ここでは、ただ学者ツアロッティ(一一八)［Zarotti］がその著『マルティアリスの風刺における医学への言及』(*The references to medicine in Martial*)のなかで述べている独創的な見解のみふれておくことにする。

フーラー、それに羊毛を取り扱う作業者、そして染物屋も、仕事に人の尿を使っていた。プリニウスの記述に、「このおかげで痛風にかからない、とフーラーが言っていることからして、人の尿で痛風が治る」(一一九)とある。このことは、ガレノスが、同時代にかなり名声のあった医師クイントス(一二〇)［Quintus］について述べた嘲笑的な話からも同じように推測できる。今の時代にもいるが、その当時、まるで神託をうかがう鼎《かなえ》のように、室内の便器からどんな病症も予言することができると主張する者が多くいた。クイントスは、尿を調べるのはフーラーの仕事であって自分の仕事ではないと言っていた。同じくアテナエウス（一二）［Athenaeus］も、ぶどう酒を大量に飲んだ後に排泄された尿はふだんよりも苦くなるため、衣服の汚れをとる染物屋にはむしろ好都合だと、アテネの医師ムネシテウス［Mnesitheus］の自説を書き記している。

昔は、羊毛や毛織物の衣服の洗濯に、フーラーが尿を使うのはふつうのことで、現在でもそれがなくなったわけではない。羊毛をくしけずり、幅の広い羊毛地を織る人の作業場では、作業者が皆小さな樽に排尿するのを見るが、その尿を腐るまで保存しておいて使うのである。私がたまたまそのような作業者に会いにいくことがあったが、鼻につくひどい臭いがした。その理由を尋ねたところ、規則で作業者は皆この中に排尿するのだという、尿でいっぱいの樽を見せられた。わがフーラーは尿を次のように使っていた。布やその他の毛織物を織ると、油や汚れを取るために、そのように保存されていた尿と温水を等量、さらに一定量のベネツィアの石鹸を木の容器に入れ、その中に織った布を浸し、液がよく染み込むように足で踏みつけ、液を新しく替えながらこれを数回繰り返す。これが済むとプレスで液を絞り、最後にきれいな水とベネツィアの石鹸で洗う。どんな色にも簡単に染まるように、こういう方法で織物業者は布を漂白するのである。昔、フーラーはこの衣服を尿に浸し、裸足で踏みつけるというやり方を続けていた。このことから、フーラーは痛風にかからない、とプリニウスは述べたのだろう。

人口が多く、また絹の着用は非常に少ないか、ほとんどなかった古代ローマでは、汚れたトーガは再々洗濯の必要があり、また毛織物は何度も紫色に染められた。フーラーや染物屋は、尿を溜めていた石の容器が壊れればそれを道に投げ捨てるのが常で、その悪臭は通行人を不快にさせた。

暑い部屋で腐った尿と油の悪臭にまみれ、時に半ば裸で仕事をするフーラーや織物業者は、ほとんど皆悪液質で、血の気がなく、息苦しく、咳と吐き気に苦しんでいる。その有害な臭気が充満した空気が呼吸器の中に入り込むと、肺の重い傷害は避けられず、油とひどい悪臭を放つ微粒子で息が詰まる。同時に、この悪臭のする微粒子は循環によって主な内臓へ、そして全身に運ばれるため、血液も害を受けるのである。さらに、皮膚の毛穴が脂で塞がれてしまうことも多いため、そのために起こる病気にもかかる。マリネリ〔Marinelli〕の注釈によれば、ヒポクラテスの著作に(一二二)フーラーの患者の症病録が多数あり、「フーラーの首や頭……、シロス〔ギリシャ・キクラデス諸島中部の島〕のフーラーは、焼きごてで焼かれる間、気が狂ったようになって、その足は……」などといった記載が出てくる。しかし、最も興味深いのは、ヒポクラテスが書いている、フーラーにとって致命的な熱性疾患のような一種の伝染病についての「フーラーの股が固く腫れ、痛みはなく、恥部と首に同じような大きな腫れがあり、一〇日目に熱が出て、その後咳に苦しめられた」という記述である。ヴァレスはこの一節を注釈して、ヒポクラテスはただ一人のフーラーの病歴を書き、それがフーラーに非常に多い病気だと考えようとした非現実的な誤りだと述べている。しかし、他の注釈者フォー、メルクリアーレ〔G. Mercuriale〕、マリネリほかは、フーラーの多くに、というよりは、「フーラーの股の腫れ物」というギリシャ語の一節もあり、フーラー全体に当てはまる、と解釈している。フーラーが日頃食べている物が体に良くないだけでなく、劣悪な状況での作業が原因で病的な体質になり、それが他の作業者に比べて害を大きくしていることは、ありそうにないことでもない。そのために、すでに述べたように、フーラーを次から次へと病気が襲うのである。同じくヒポクラテスの記述に(一二三)、ある体質について同様の例が見られ、血清の悪い状態により民衆の間に多くの病気が広がったが、女より男のほうが多く冒された。女の場合、自由な女市民より奉公人の奴隷のほうが病気が重く、ほとんど皆死んでしまったのに対し、自由な女の病気は非常に軽いものであったそうである。「病気に襲われるのは、ある時は上流階級の人であり、またある時は奴隷である」とプリニウスも述べている。「モデナの疫病記録」[一二四]（*Epidemical Constitutions of Modena*）のなかで、私は田舎で流行した三日熱について記録しているが、これは一六九〇年には田舎でだけ流行し、翌年には都市部でのみ流行したが、この時ユダヤ人だけは免れた。シェンク[一二六]［Schenck］の引用によれば、ポールミエ[一二五]［Paulmier］にも似た記述があり、パリで疫病が猛威を振るったときに、皮なめし業者は免れたと書いている。ヒポクラテスは、フーラー全体を襲い、その原因は、ある不健康な気象条件、おそらく体液を拡散させ、薄め、股や首の腺に沈ませるのは、南風であり、また、このような人々は皆同じように汚い仕事に携わっているためにかかりやすい病気について述べていた可能性が非常に大きい[一二七]。

できるだけ簡単でしかも手っ取り早い方法でこのような作業者の健康を守り、身体や皮膚に付く汚れを取り除くために、薬学が提供する最も有効な治療薬を探し出す必要がある。この種の作業者に悪液質や微熱がある場合に私の経験上とくによいのは、吐剤が一番で、とりわけアンチモン剤である。強力な下剤は大量の体液を追い出すので確かに有用であるが、軽めの下剤では体液の過剰や停滞を処理できず、効くどころか悪くする。たとえばフェルネルの悪液質用シロップ、ウィリスが述べているアルカリ性のぶどう酒[一二八]、尿のエキス、またはひと飲みの尿などのような緩下剤や開通薬が非常に効果があるだろう。瀉血は、慎重に行う必要がある。病気が急性でしかも危急な場合には、私も瀉血に反対しないが、しかし私の意見ではこのような作業者の血液は不純で濃いので、他の者と同じように大量の血液を瀉血してはいけない。

昔は、とりわけ多くの公共浴場があったローマでは、汚い仕事をしていた人々が身体についた汚れをすぐにとることは重要な予防手段であり、そのようにして、消耗した力を取り戻すために、公共浴場は非常に役に立っていたと、『公共浴場論』（*On the public baths*）のなかでバッキオが述べている。しかし、今日では、この良き習

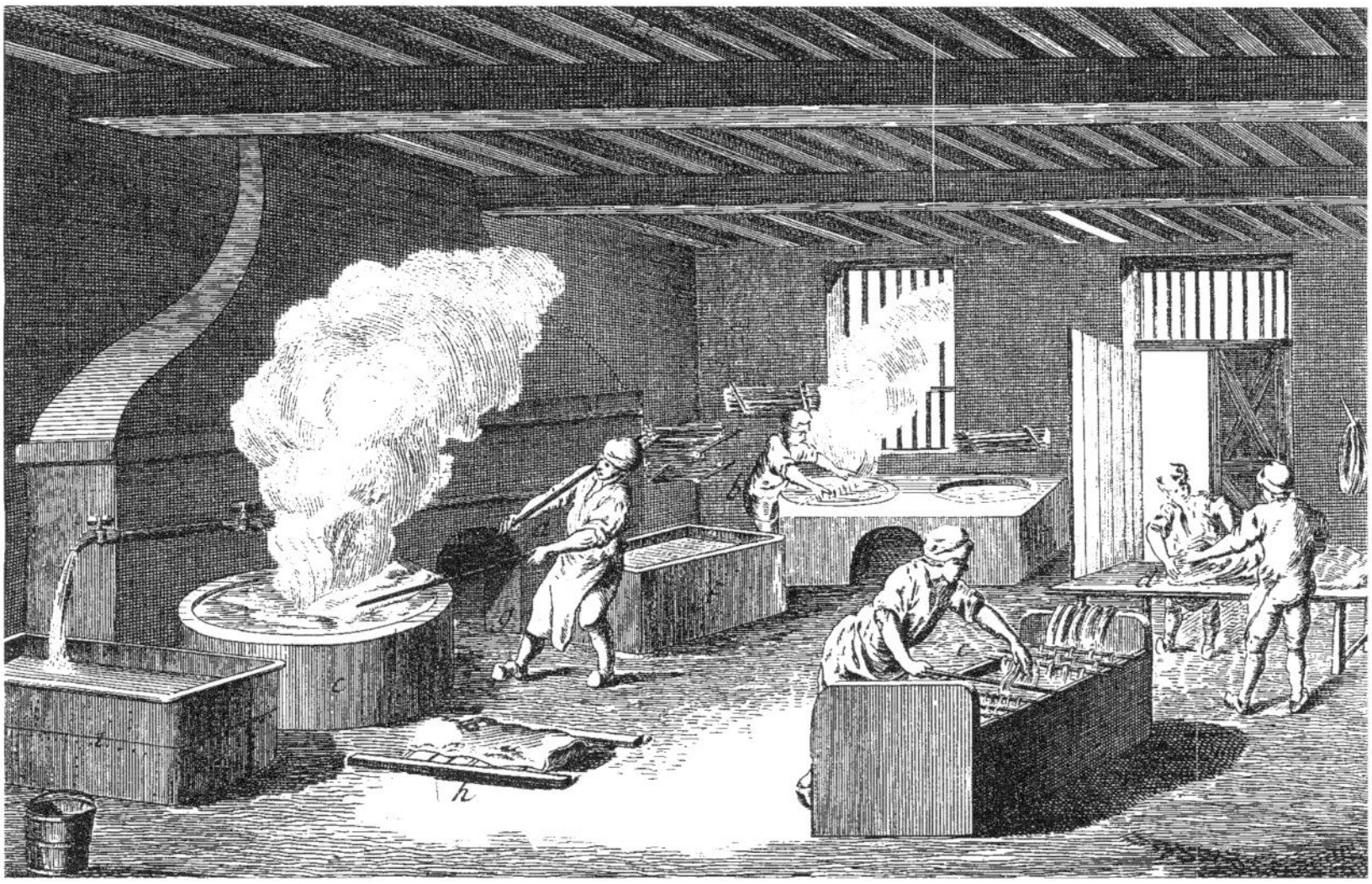

絹の染色：大なべで煮た絹をとり出す作業、絹を染色槽に入れる作業、カセ糸をほぐす作業

慣は過去のものとなり、都市部の作業者はみなこのようなすぐれた恩恵もなく過ごしていかねばならない。したがって、病気になったらすぐに、熱くした白ワインを浸した海綿で全身を洗わせ、発汗の妨げになる汚れを落とし、ひどい悪臭を取り去るために、よくこするように言い、予防法として常に勧めているのは、少なくとも休みで家にいるときは新鮮な水で皮膚を洗って清潔にし、出歩くときは清潔な衣服を身に着けるようにということである。こざっぱりとして清潔な服を着れば、精気を驚くほど活気づけるからである。寝ていなければならない病人は、体力を弱めないために、肌着や寝床の敷物を取り替えてはならないという俗説は、そう考える医師も一部あり、私としてもとくに反対する理由はない。この点については、優れた医師の見事な意見(一一九)がある。すなわち、「病人は、おいしく清浄な飲食物を喜ぶものであり、彼らの見るものすべては清潔で、触れるものすべては柔らかいものとする」と、ヴァレスはこの一節について充実した注釈をつけている。

メイソニエール[一三〇]［Meysonnier］はその『新・発熱論』（*New theory of fevers*）のなかで、発熱のある患者に対して肌着とシーツを替えるように命じた医師を非難している。彼の説明では、洗ったばかりのシーツには、肌着を堅くし、暑苦しくする灰汁が残っているからというのであるが、灰汁には洗浄力と柔軟作用があることを誰もが知っているのにと、これには驚かされた。メイソニエールはヴェルラム〔フランシス・ベーコンの別称〕の『生死論』（*Account of life and death*）から引用して自分の論拠としようとしているが、汚れた衣服に熱のある患者を丈夫にする作用があるとは、この偉大な人物への尊敬をもってしても、私には理解できない。ヒポクラテス[一三一]が「冬には清潔な衣服を身に着け、夏には油がしみ、汚れた衣服を着るほうがよい」と述べたことは確かであるが、ガレノスによればこの部分はヒポクラテスの書いたものではなく、ポリビウス［Polybuis］が書いたものだという。さらにそこでは、健康的な人の生活法について述べられていて、どのようにして痩せた人を太らせ、太った人を痩せさせるかが書かれている。痩せている人は、皮膚からの過度の発汗と精気の発散によってさらに痩せてしまわないように、夏の間は瀕回の入浴と着替えは避けたほうがよいだろう。

ここで私は、学者ヴァレスの次の言葉を示さないわけにはいかない。すなわち「あたかも自分の汚物の中を転げ回ることが病人のためになり、また、それが何にせよ腐敗を進めることがないかのように、病気が遷延性のものであっても、ふつうの医師が、病人に肌着や寝床の敷物を取り替え、手や顔を洗い、あるいは清潔にするなどの習慣を禁じたとすれば、それは間違いである」と彼は述べている。この点はリーヴェン・レンメンスとガスパル・デ・ロス・レイエスを参考にするとよい。それゆえに、フーラーの汚い仕事で生活している人々には、この不潔と汚物による病気への感染を防ぐために、できるかぎり身体を清潔にして、衣服の着替えをするよう助言すべきである。

フーラーから他の仕事へ話を移す前に、先に引用したマルティアリスの風刺に関する学者ツアロッティの素晴らしい注釈を引き合いに出すことを認めてほしい。マルティアリスの時代には、公道に捨てられたフーラーの甕から悪臭がして、通行人の鼻を傷つけた。スエトニウス［Suetonius］によれば、皇帝ヴェスパシアヌス［Flavius Sabinus Vespasianus］がローマ市民の尿に税をかけるようになった理由について、ツアロッティはかなり確度の高い推測をしている。当時、衣服を洗濯し、赤紫色に染めるために大量の尿が使われ、それを集める甕が捨てられていたらしい。出どころは何であれ金は甘い香りがするのだからと、皇帝ヴェスパシアヌスはそれに税をかける機会をとらえたとツアロッティは言っている。チェドレヌス［Cedrenus］が書いた物から、ギリシャの皇帝がそれをまねたことがわかる。「彼らの膀胱はいつも飲んだぶどう酒で満たされているから、どの小路にあるどの甕も尿でいっぱいである」と酔っ払った裁判官を非難したティティウス［Titius］のことを、マクロビウスが引用している。このように、尿を入れる甕が並べ置かれていたようである。

この機会を利用して、尿についてしばらく長々と書いているが、便通をよくする性質と月経を促す効果について、私が観察したことを書き漏らすわけにはいかない。数カ月間、月経が止まり、そのような場合に通常用いられる薬ではなんの効果もなかったが、自分の尿を飲んだところ健康的な顔色となり、障害物が取れて月経が通じるようになったことから、これが習慣になったという若い修道女を私は数人知っている。ケルススの記録によれば、自分の尿を飲んで死を早めたというアンティゴノス王［King Antigonus］のある友人の場合は致命的であったとはいえ、飲尿（療法）は、多くの病気、たとえば浮腫などにおいては、なにも今に始まったことではないことを私は知っている。最も、ケルスス自身が証言しているように、その男は有名な大酒飲みであった。尿が月経を促すという私の観察は、「思春期前の少年の尿が放つ蒸気は、女性の月経を促す」というプリニウスの記述が裏づけている。この療法は確かに合理的であり、ヘルモントが血液の尿と呼ぶ早朝排泄尿を用いて容易に試すことができる。内臓の障害を取り除くには、塩化アンモン石やその精が勧められる。人工的な塩化アンモン石は人の尿と食塩で作られ、昔アフリカから輸入され、またユピテル・アモン寺院近くの砂中に見出される天然の物は、ラクダの尿から作られる。[一三二]ところで、塩化アンモン石と同じように、人の尿は、血液からさまざまな塩類を吸収し、血清を除いた後に漿液の形で循環し、穏やかに便通をつける性質が備わる。ソレナンデル[一三三]［Solenander］は、肝臓や脾臓が硬い場合、田舎の人に自分自身の尿を飲むように指導してよい結果を得たと述べている。しかし、人の内臓という化学実験室のなかで熟成されたこの治療薬を用いようとする者は、病人の尿より、健康な人の尿のほうがはるかに有益であると私は考える。このことは、ドイツの医学誌『*Ephemerides*』のなかで医師ロシナス・レンティリウス[一三四]［Dr. Rosinus Lentilius］が論文「自分の尿を飲用する問題に関して」（*On the question of drinking one's own urine*）で詳細かつ明確に論じている。しかしそれでも、ふつう色も味もなく、精も揮発性の塩もわずかで、大人の尿より薄いと思われる子供の尿をたまに飲むのでもないかぎり、他人の尿を飲むよう説得するのは難しい。

　化学者のほぼ全員が、人の尿に関して何らかの化学分析を行っている。尿に含まれるさまざまな種類の塩により、尿には石鹸のような洗浄作用があることについては皆一致しているが、そのなかで主体となる塩が何であるかの判断はそれほど容易ではない。血液の水分と血清は、全身の血管を循環している間に、非常に多様で独得の風味をもつ食物や飲物にあるさまざまな種類の塩を吸収し、腎臓の管を通ってそれを膀胱へと運んでいる。そのため、尿はいろいろな風味をもつようになるが、ふつうは塩辛く、やや苦い味がする。ウィリスは「尿について」（*On the urines*）という優れた論文を書いているが、そのなかで、人の尿の大部分は水で、少量の塩分、硫黄、土と多少の精が含まれている、と結論づけている。人の尿には食塩が大量に含まれていることは化学実験により証明されており、尿からは酸性の精が抽出される。しかし、一流の化学者がこの問題に苦労しながら取り組んでいるが、尿中の塩類が何であり、本来の性質がどのようなものであるのかを突き止めるのはそれほど容易ではない。自然の枠組みには人の尿中の塩類に似たものはなく、「海の塩、泉の塩、岩塩、食塩とは違い、ソーダ、硝石、明礬《みょうばん》、ホウ砂、要するに自然界のどんな塩とも、また、動物の尿の塩とも違っている」とヘルモントは率直に認めている。あらゆる所でとれた種々雑多な食べ物を一時に腹に詰め込み、またホラティウスが言うように「焼いた肉と煮た肉、貝にツグミを同時に食べる」人間よりも、動物の食べ物ははるかに単純であるため、他のどんな種類の動物の場合よりも、人間の尿中の塩類についてその性質を知ることのほうがはるかに難しいと私は考えている。しかしながら、人の尿から多くの病気に、とくに慢性病に効果のある特別で強力な薬が得られることは周知のことで、今では、尿の産物である塩化アンモン石の精も多くの病気に効果のある薬だと考えられている。

フーラーが衣服の洗浄に使う悪臭を放つ尿に関する私の本題に戻ろう。健康な人の新鮮な尿と、馬糞のなかで長く熟した古い尿について、化学者たちが述べていることを私は知っている。しかし、私には、新しい尿と古い尿両方の塩と揮発性の精の間に特段の違いが見当らないが、ライデンの『化学全集』(*Collectanea chymica*)の著者たちは、実験に健康な人の新しい尿だけを使っている。しかしながら、フーラーは、理由は分からないながらも、長く置いて腐りかけた悪臭のする尿のほうが、新しい尿よりもはるかに洗浄力が強いことを知っている。アリストテレス[Aristotle]は、尿が長い時間体内にたまっているほど臭いが強くなる理由を不思議に思い、その理由として、排泄が遅くなればなるほど尿は濃くなるが、新しい尿は飲んだばかりの飲み物と同じだからと言い、この答えが別の疑問を提起した形になっている。長く体内にある尿は血液の尿であり、全身の血液から不純物を吸収してさらに臭くなるが、新しい尿の場合は、単に飲んだものの尿であると言っていれば、アリストテレスの答えはおそらくもっと納得のいくものになったはずである。フーラーが使うような、長い時間腐った沈殿物で一杯の甕の中で発酵させた人の尿は、水分（watery humors）が蒸発して刺激が強まり、フーラーにすれば洗剤としてさらに目的に適ったものになる。疥癬の羊の治療として、口と鼻からためておいた人尿を流し込むことをコルメラ［Columella］は勧め、さらに、羊小屋の入口に穴を掘り、膿疱だらけの羊をその中に寝かせ、他の羊に上から放尿させると良いと勧め、この方法で羊は治ると言っている。

ここで、人の尿にそのような素晴らしい効能があり、障害を取り除き、また慢性疾患に対して効力のある多くの薬が尿からでき、また昔のフーラーがこのおかげで痛風の痛みで苦しまなかったとすれば、それではなぜ同じフーラーが前に述べたように悪液質となり、微熱、体液の障害ほかの多くの病気になるのか、疑問を投げかける人がいるかもしれない。しかし、そのような作業者が前に述べた病気にかかるのはなぜかと言えば、悪臭を放つ尿の不快な臭いからではなく、むしろ油がしみた羊毛のせいであり、また長時間、半ば裸で閉め切った不潔な場所で羊毛を扱って過ごすからだと、私は答える。とは言っても、鼻や口から絶え間なく取り込まれる不快な発散物が、精気の清浄を損じることは間違いない。そして、本来心地よい香りの場所に長く居すぎるのも害になることを思えば、たとえ不快な臭いが、活気のない精気を一掃するのに使われることがあるとしても、不快な臭いに対しては精気の清浄を損じるという前述の判断を下さなければならない。

本章を終えるにあたり、今ではわずかに痕跡をとどめるにすぎないが、古代この町ではフーラーの商売が栄え、中には決闘の見世物をモデナの庶民に提供できるほど儲けて金持ちになる者がおり、同じ時代のボローニャでは、靴職人が同じような見世物を提供していたということを、ここで特筆しておきたい。マルティアリスは、人気を得ようと散財するこの両職人どもの狂乱ぶりを風刺のなかであざ笑っている。「学問の地ボローニャよ、靴屋がおまえに見世物を与え、モデナはフーラーからそれを受け取った。お次は宿屋の主人だそうだが、さてそれがどこになるやら祈るがよい」と。

モデナ地方の、とくに昔はパナロ川とセキア川の間にある平坦な土地で放牧された羊の毛が一番と評されていた。コルメラは、ガリアの毛織物のなかで、「パルマとモデナ付近のやせた牧草地で飼われている羊の毛から作ったものが最高」と位置づけている。

第一六章　油絞り職人、皮なめし職人と汚物を扱う人々の病気

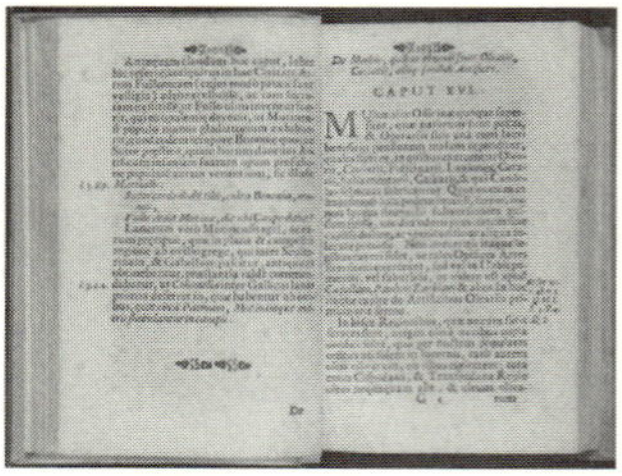
CAPUT XVI.

作業者にとっては結構な収入を得られるものの、同時にひどく鼻をつき、さらに悲惨なお給金までも必ず付いてくるという仕事場がほかにもたくさんある。それは、油絞り職人、皮なめし職人、楽器の弦を作る職人、肉屋、魚屋、塩漬け職人、チーズ職人、獣脂ろうそく屋の仕事場である。このような仕事場に足を踏み入れると、いつも胃の具合がおかしくなり、その臭いを長い時間嗅いでいると、かならず頭痛と吐き気を催したことを告白しておこう。このような作業者は自分の家で仕事をすることを法律で禁じられ、チェポラ（一三五）［Cepolla］、パオロ・ツアッキアほかの書物に見られるように、町境の外や郊外に制限されている。この章では、まず油にまみれ働く人について話すことにしよう。

この地方では大量のクルミが産出し、そこから大量のクルミ油が作られ、それを庶民がランプ用に使ってい

る。オリーブオイルは値段が高く、めったに使わない。ポー川の両岸の土地では、どこもオリーブの木は育たず、我われが使用するオリーブオイルは、すべてトスカーナから輸入されている。クルミ油は、オリーブオイルと同じ方法で実から抽出される。種を石臼で碾き、柔らかいペーストにして、大きな鍋に入れて火にかける。それからペーストを強く絞り、油を抽出する。この間、黒い煙と不快な臭いが立ち上るので、この仕事をしている人たちはこの有害な蒸気をどうしても吸わざるを得ない。とくに火にかけられた鍋の中で煙を出しているペーストを、大きな杓子で返しながら混ぜ続ける人たちは、このために咳、呼吸困難、頭痛、眩暈《めまい》、悪液質のような深刻な病気にかかる。そのうえ、常に汚いボロを着て汚れに覆われるので、皮膚の毛穴が詰まることに苦しむ。そして彼らは冬の間だけこの仕事をするために、とりわけ胸に、時として急性の病気を起こす。換気孔のない小さな閉め切った部屋で、クルミ油のランプを灯して読み書きやそれに類する仕事をする人は、その油の煙がどれほど頭に害があるか、よく知っている。部屋全体が煙でいっぱいになり、ひどい頭痛と眩暈とでぼうっとした状態で部屋からでてくる。私の知人の場合、換気がない部屋の中でクルミ油から出る蒸気は、石炭から出る蒸気と同じくらい有害だった。貧乏ゆえ、夜遅くに屋根裏部屋で勉強している間中この類いの油を燃やさなければならなかったある書生の場合は極端なケースで、数日間昏睡状態が続いた。これらの地方では、とくにクルミ油が不足しているときは、ランプに亜麻仁油がよく使われ、この油が作られる仕事場もまったく臭気がひどく、クルミ油職人とまさに同じ病気にかかる。

　地面に掘った穴の中に石灰や五倍子《ごばいし》とともに動物の皮を浸し、足で踏み固め、洗い、きれいにし、それをさまざまな用途に使用するために脂を塗る皮なめし職人についても同じである。私が言わんとするのは、彼らも悪臭と臭い蒸気に絶えず苦しめられ、死人のような顔つき、腫れあがった身体、血の気のない顔、苦しそうな呼吸

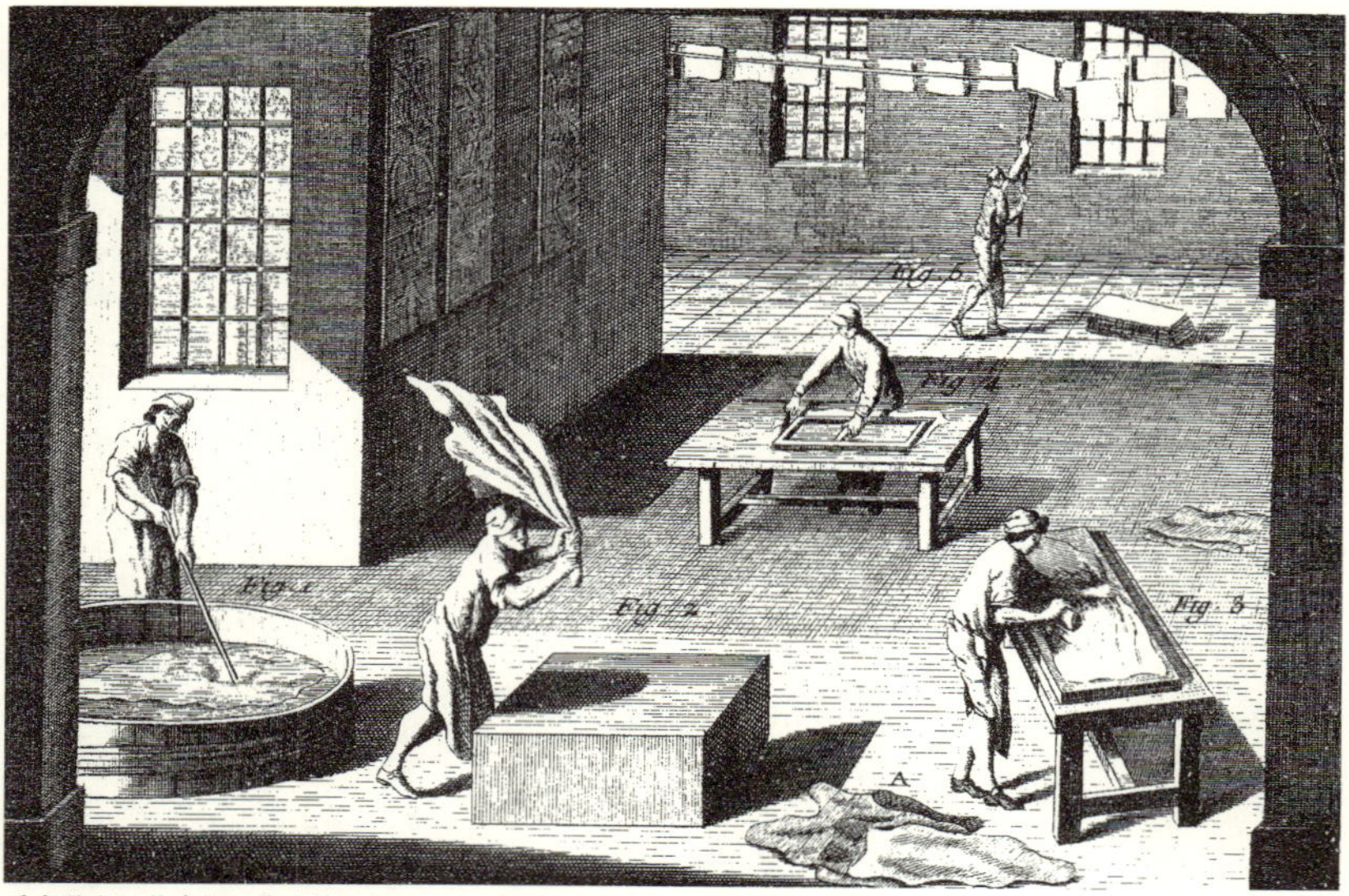

毛皮職人の仕事場：皮を液に浸したり引き伸ばしたりする作業

をしており、ほとんどが気分が悪そうである。私の観察では、この仕事につく作業者たちは多くの場合、水腫にかかっている。湿った仕事場で、腐りかけた皮から出る嫌な蒸気、その汚れた空気のなかで明け暮れる生活で、どうして肉体と精神の活力や活気が害されず、それとともに全身の組織が混乱せずにいられようか。どんなに拍車を当て、鞭を打っても、馬がそのような仕事場の近くを通ろうとせず、この悪臭を嗅いだ途端、手綱を振り切り、気が狂ったように馬屋に駆け戻るのを私はたびたび目にしている。このため、皮をなめす仕事場は、他の汚い仕事と同じように、城壁の近くか、あるいはモデナにおいてそうしているように、空気の汚染を避けるために城壁の外に置かれている。ヒポクラテスは、六日目に悪性の熱で死んだフィリスカス(一三六)[Philiscus]の記録のなかで、「フィリスカスは街の城壁の近くに住んでいた」と、患者が病に伏していた場所のことを非常に的確に記述している。学識あるメルクリアーレは、この記述への注釈のなかで、素晴らしき師が、「病人の住む地域が非常に不健康であるということを指摘せんがために『城壁近く』という言葉をつけ加えたのだ。その城壁近くとは、街の不潔なものすべて、動物の死骸やハタ迷惑なものは向こうに運べという決まりのごとくであったがゆえ、常にはなはだしく不健康であった」と記している。古えのローマでは、とくに皮なめしのような汚いことこの上ない仕事場はテベレ川の向こう岸の地区にあった。そしてマルティアリスは、タイスという女の悪臭のほうがよりひどいものの、さまざまな臭気を列挙しているなかに、トラステベレ地区の浸された犬の皮から漂う臭気を含めている。「交尾を終えたばかりの雄ヤギも、ライオンの息も、トランステベレで剥ぎ取られた犬皮も、あの女ほどの悪臭はない」といった具合に。ユヴェナリスもまた、最下層の人々が住み、汚い物を扱う仕事が行われていたあの地区のことをほのめかしている。「テベレの向こうに追いやられるような品だとて、嫌悪の情を抱きなさるな」と。こうしたことから、そんな汚い仕事と臭い品物から出る異常な悪臭ゆえ、その地区の空気はローマ人に悪評が高かった。フィロン（一三七）[Philo] が言うように、古代、ローマの最もさびれてみすぼらしい地域に寄り集まって生活していたユダヤ人が、なぜひどい悪臭を放ったのか。いまだに多くの人が、この臭いはユダヤ人特有の、あるいは生まれつきのものだと思っているが、私はそうとは思わない。

楽器の弦を作る者は、じめじめした悪臭のする有害な場所で長時間過ごさざるを得ず、そこで動物の腸を手にとり、水洗いし、そしてその腸を開く作業を行うゆえ、同様の病気に苦しむことから、皮なめし職人の部類に入れてよいだろう。こうしたことから、この種の作業者は、概して顔は土気色で、足は腫み、悪液質である。

チーズ職人も汚物を扱う作業者とみなされるべきで、彼らもまた「お約束の目に遭う」、つまりひどい臭いに苦しめられるのだ。私が言っているのは、牛乳を原料とした、車輪のような非常に大きいチーズを作るチーズ職人のことである。そのチーズはかつて月（Luni）と呼ばれ、マルティアリスが「エトルリアの月と刻印されたあのチーズは、奴隷に千回もの食事を与えるだろう」と言っていた。ここパルマ産のチーズ、ピアチェンツァのチーズ、ロディのチーズ、ポー川両岸地方のその他の町でチーズが作られているが、その悪臭と油っこい蒸気は作業者に非常に有害である。イタリアでは、町の中でこの仕事が行われることはまれで、チーズはどちらかといえば農場や田舎で作られることが多い。しかし、モデナでは、自らの手で用意した以外の食物を食べることは罪だと考えるユダヤ人が、近くの農場に牛乳を取りに行き、夏にはその牛乳で、自分のところ〔ユダヤ人集住地域 the Pale〕でチーズを作る。チーズを作る作業場の中は例えようもないほどの悪臭が充満していることは言うに及ばず、蝿も群がっている。ヨハン・ペーテル・ロティッヒ（一三八）〔Johann Peter Lotich〕は、その論文「チーズの有害な作用について」（*The harmful effects of cheese*）のなかで、「フランクフルトにチーズを作る街があり、そこから広がる毒気の悪臭こそが、街をひどく荒らした疫病の原因だと考えられる」と述べている。しかしながら、私の見るところ、獣脂のろうそくを作る作業場以上に悪臭に悩まされるところ、すなわち古代人が言うところの黄泉の国への渡し守・カロンの洞窟や、悪臭をはなつかき回された泥沼などどこにもないのだ。ツアッキアは、実際には作業者だけでなく、近隣の家も深刻な影響を受けるので、この種の仕事は町の中でもあまり品の良くない場所か、あるいは城壁の近くに追いやられていると正確に書き記しており、とくにこの獣脂ろうそくを作る作業場について言及している。真鍮の釜にヤギ、牛や羊、豚の脂が混ぜられ、それが沸騰し始めると、むかむかする悪臭が発散し、あたりに広がり、付近一帯が汚染される。沸騰している釜越しに働く作業者はとりわけ深刻な影響を受け、口や鼻から脂の粒子を吸い込み、その粒子が肺の管状組織をふさぐため、呼吸器の病気や頭痛を起こすが、何より吐き気と嘔吐を生じるのである。脂ほど、それが体中に取り込まれるまでもなく、見るだけで吐き気を引き起こし、脂ほど胃の繊維を痛めつけるものはない。多くの人は、太り過ぎの女性や、異常に胸の大きい女性を見ると身震いする。マルティアリスは、そのようなタイプの女性を遠ざけ、「肉は好きだが脂は嫌いだ」と言っている。隠れた酸を多く含んでいるとはいえ、脂や油っこいものは、食欲を強く刺激する性質のある胃酸の分泌を抑制する力があることを、誰でも知っている。脂や油っこい食べ物は、胃の細胞膜を傷めつける異常な量の酸の激しい作用を和らげる力があり、犬のようながつがつした飢えを鎮めるので、ガレノスが、それを勧めていたのはやはり正しかった。アヴィセンナは、獣脂を混ぜたスミレの油一パイント〔八分の一ガロン＝約〇・五リットル〕を飲んで、何の苦もなく一〇日間の絶食に耐えることができたという人の例を挙げ、旅人の常食には、牛や羊の脂のような脂肪性の食物がよいとしている。したがって、このような作業者が、慢性的な食欲不振と胸のむかつきに苦しむとしても、少しも不思議はない。

　私は、このような仕事場の近くに住んでいて、そこからの悪臭によってヒステリー症状を訴える婦人をしばしば見ている。ヒステリー性の障害について、ヒポクラテスは何か嫌な臭いをかがせることを勧めている。これはおかしいと思うだろうが、ヒステリー発作を引き起こすものがいつも良い香りであるとは限らないし、窒息しそうな発作を起こしている婦人には、実際にシナモン、ナツメグなどの香料が薬として与えられ、そのため、オラツィオ・アウジェニオ[一三九]〔Orazio Augenio〕は、そのような場合の確かなる気付け薬（infallible restorative）と呼び、学者エットミュラーもそれを批判してはいない。ヒポクラテスはその著書『女性の気質』（*The nature of woman*）のなかで、香りの強いぶどう酒を勧めている。フォリーストの指摘も納得のいくもので、嫌な臭いを嗅げば必ずヒステリーの発作がおさまるわけではなく、消えたランプの臭い[一四〇]がヒステリーの発作の原因となり、胎児を死なせるという観察は非常に古くからある。したがって、獣脂の悪臭の刺激により、動物精気が混乱したり、胃が収縮して胸がむかむかし、子宮の痙攣が起きても私はまったく驚かない。なぜなら私は、華奢な女性が夜の明かりに使われるろうそくの獣脂の臭いを嗅いだだけで気絶したり、ヒステリーの発作を起こすのを実際に時どき見ているからである。

獣脂ろうそくの蒸気がもたらす悲惨な影響については、ソレナンデルの言を参照するとよい。彼の兄弟であるジョンが獣脂ろうそくの明かりで一生懸命勉学に励んだ結果、肺と脳に重大な障害を引き起こしたと述べている。また彼は、雄牛の脂は雌羊や雄羊の脂よりも有害な悪臭を放つというようなことも言っている。しかし、イタリアでは成分の一つに豚の脂が含まれている獣脂ろうそくほど不快な臭いを放つものはないと言われている。『コペンハーゲン医学会報』にまさにぴったりの症例が記載されている。それは、市場で売るための獣脂ろうそく作りにせっせと励んだため、ひどい頭痛、眩暈、炎症性の眼の充血、呼吸困難に陥った、貧しい婦人の病歴である。オーレ・ボークは、まず婦人に嘔吐させ、次に胸の病気に効く海葱《かいそう》の蜜を含んだシロップを与えるという治療を施し、病状はよくなった。この治療法で、彼の言葉によれば敵を封じ込めたと思ったのだが、彼女が治療を受けるのを中断し、その後ほどなく呼吸困難（orthopnoea）に襲われ、再び治療を始めなければならなかった。彼女は自分の職業を憎み、大声で嘆いて、胸の病気になりたくなかったら、とにかく外気の中で働くようにと仕事仲間全員に警告して回ったそうである。

学者に対しても、できれば研究中に獣脂ろうそくの明かりで仕事をしないように、と忠告をしておきたい。もし蜜蝋のろうそくを買う余裕がなければ、古えの賢者が使ったオリーブオイル――女神アテナ〔知恵、芸術、学問の女神〕にとってオリーブは神聖――のランプを用いるべきである。ランプの香りがする著作と言えば、それは高い賞讃の言葉であった。フォルトゥナトゥス・プレンプ（一四一）〔Fortunatus Plemp〕も同じ助言をしており、また獣脂ろうそくの悪臭と煙は、プリニウスが言及したランプの煙と同じくらい簡単に流産を引き起こすと述べている。

前に述べた作業者の治療には、著名なボーク医師が処方したような薬、すなわち吐剤、いちばん良いのはアンチモン剤、強下剤と、峻下剤（acrid abstergents）では、とくに海葱の酢蜜剤（oxymel of squills）のような酢を加えて作られた下剤を使用すべきである。なぜなら脂肪物質を分解、一掃し浄化するためには、酢に勝るものはないからである。作業者の内臓と皮膚、つまり身体の外側も内側もあらゆる部分を油脂と油の粒子で詰まらせ、それが精気の流れと自由な発汗や発散を妨げるのである。そのため脂と油の粒子を身体から排出し、一掃するよう努めねばならない。前に列挙した病気だけでなく、季節の気候条件によって生じるあらゆる病気に対しても、症状が重くなったときには、この治療を施すべきである。私たち医者は、作業者が仕事場で空気とともに取り込む有害な粒子によって、彼らの体液と精気は害されているに違いはないと常々思っている。したがって、このような作業者に瀉血を施す際には慎重を期さねばならない。汚染された血液で養われている彼らの活力と精気は、必然的に弱く元気がなくなっているため、多量に血液を抜くと活力と精気は、すぐさま衰弱してしまうからである。

第一七章　タバコ職人の病気

さて、劣悪で悪臭漂う作業場から、今日では鼻にたいへん心地良い香りの場所、すなわちタバコ製造所に移ることにする。タバコという言葉は今では定着しているので（一四二）、私はそれを用いることにする。今世紀の一発明品と言うか、「ニコチアナ」（*Nicotiana*）〔ナス科タバコ属〕と呼ばれる植物から作られる粉の使用は、少なくともここイタリアでは悪習であり、男だけでなく女や子供にさえ普及しており、そのためタバコに使う金が生活費のなかに加えられるほどである。タバコを作って売る者は、その粉が（鼻から吸い込むと）頭や胃にどのような病気を引き起こすかよく知っている。トスカーナの港リヴォルノ（Leghorn）で輸入される他の商品に混じって、一本の縄状に巻かれたこの植物の葉があり、職人がこれを開き、解き、臼で挽いて粉末にする。目隠しされた馬が挽き臼を廻す間、職人はその傍らに立ってほぐした葉を投げ入れ続けるのだが、慣れるまではひどい頭痛や眩暈《めまい》、吐

CAPUT XVII.

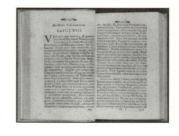

き気、くしゃみにのべつ悩まされる。粉に挽く過程で非常に細かい粒子の煙が広く拡散し、近隣の人々がその強い臭いを嗅ぎ、苦情を言い、吐き気を訴える。挽き臼を廻している馬でさえも、頭をたびたび振り、咳き込み鼻を鳴らすことが、この鼻を突く刺激的な噴煙の正体を証言している。私は巻かれたタバコを終日ほぐしていたユダヤ人の少女を知っている。イタリアではほとんどそうであるが、他の多くの政府供給品同様、タバコの販売はバスケットと干し草しか家財道具を持たぬユダヤ人に委ねられている。(一四三) 彼女は仕事の間中ひどい吐き気と激しい下痢に悩まされ、巻かれたタバコの上に座っているといつもおびただしい痔の出血があったと言っていた。

　私はタバコの利用と乱用、あるいはその理由についてここでは述べないことにする。読者の皆さんは、この問題について専門的な論文を書いたマーニェン(一四四)［Magnen］や、近頃フランクフルトで非常に正確なタバコの歴史とタバコを用いた薬物について多くの追加研究を発表した学者エットミュラーの研究を参考にできるからである。薬になるとはいえ、タバコを過度に用いればある種の独特な障害が生じることは例外なしに認められるところであり、この作用についてはさまざまな記述がある。喫煙の習慣をひどく嫌っているヘルモントは、胃がタバコの煙で黄色に染まることを発見し、それは潜在的な毒によると述べている。また、サイモン・パウリ(一四五)［Simon Paulli］とリチャード・モートンは、肺がタバコ煙のためにたるみきって、乾き、次第に萎びると述べている。

あるいは、多くの死体解剖例について述べているテオフィル・ボネは、深刻な肺や脳の損傷がタバコを吸うことだけではなく、嗅ぐことからも引き起こされるようだと述べている。実際にくしゃみを起こす物質がすべてそうであるように、タバコに強い刺激性があることは、タバコを嗅ぎ、または噛む時に鼻孔や口に起こる刺激や、タバコを用いている人の息を不快にする有毒な臭いから、十分に証明される。タバコを作る者は、そのひどい臭気と飛散する粉塵粒子を大量に吸い込み、その粒子が微細であればあるほど刺激は強く、そのために肺と気管の繊

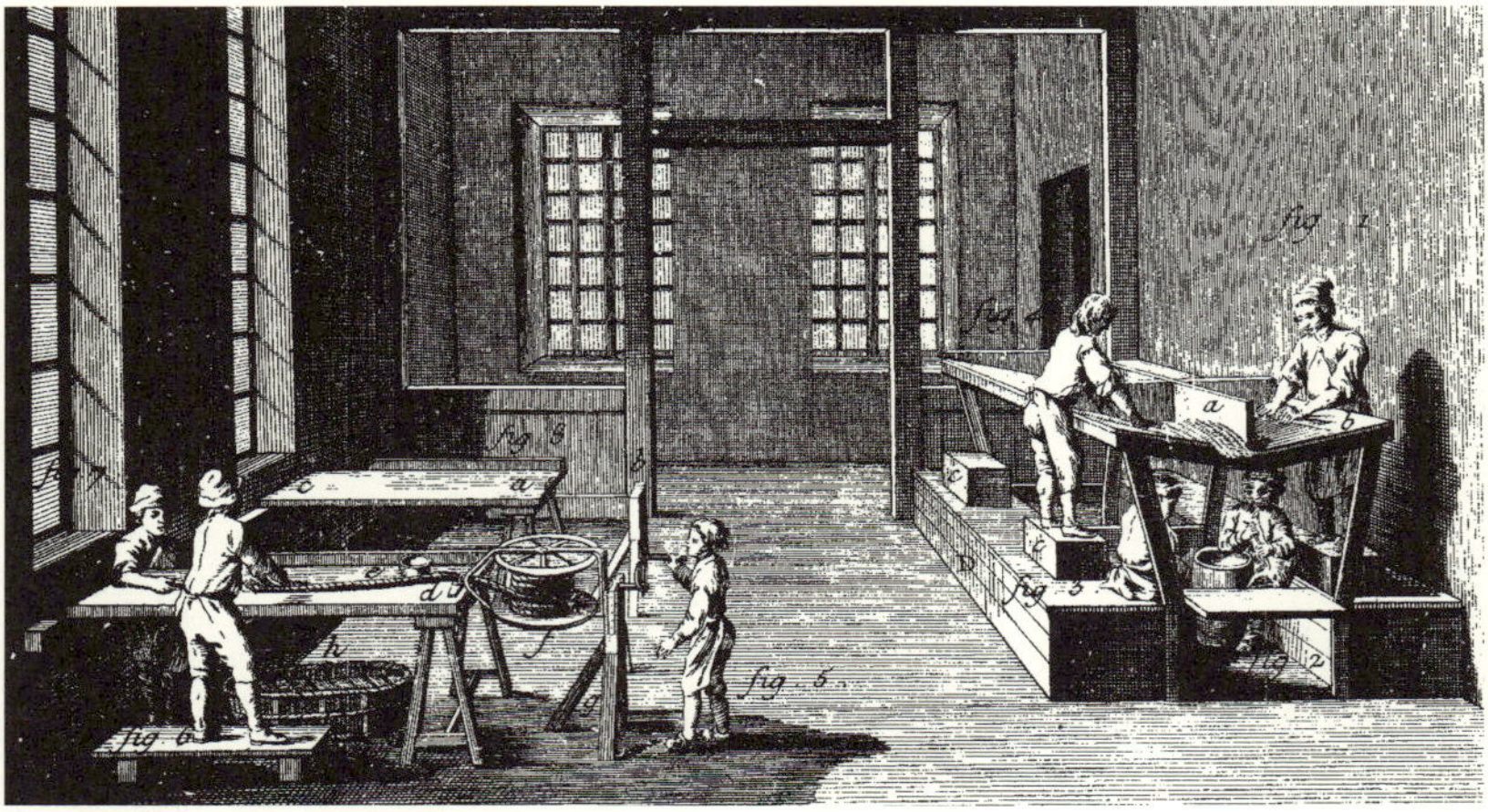

タバコをひも状にねじる（作業）

細な表面に突き刺さり、乾燥させる。悪臭が脳に在る動物精気を鈍らせ、麻薬のように麻痺させ、同時に胃酸も弱めて消化機能を阻害するのである。

しかしながら、ヨーロッパ中の人々に愛され、女王という尊称を与えられたほど名高い植物のことを、とくにその使用が国の大きな財源の一部となっている国々では、私が悪口を言いたがっているとは思わないで欲しい。有名な学者たちが「ニコチアナ」の効能について延々と述べているが、薬用植物としてタバコは価値ある存在である。非難すべきは過度の使用であって、そのため矛盾に満ちた評判、つまり良いものもあれば悪い評判も生じるのである。タバコの葉には、傷を清浄にし治す揮発性の塩類が相当量含まれていることが実験によって証明されており、酸の過剰分泌を阻止する。それゆえエピファニオ・フェルディナンド（一四六）［Epifanio Ferdinandi］は煎じ薬の形で用いる蓄膿症の秘伝の処方として大いに称賛し推奨している。タバコの葉をかむとおびただしい唾液が分泌されることは周知のとおりであるが、タバコを噛んで大量の唾液が分泌されることが身体に良いとはかぎらないので、それが良いことだと考えるのは重大な誤りである。太り過ぎで体液が濃く、過剰な人は、嗅ぎタバコを使う習慣が役立つことに気づくだろう。しかし、胆汁質で興奮しやすい人にとってはそうではない。ウィルヘルム・ピソ(一四七)［Guillaume le Pois］は最初にそれを観察した一人である。私自身、タバコを噛む習慣のために深刻なくらい衰弱した人々を数多く知っているが、そのような人たちは口から絶えず唾液が流れるのが健康に良いと思い違いしており、それがばかげた間違いでそのために唾液の源が枯れ、体中の栄養が失われていると納得させることは困難だった。このタバコの葉を噛んだり煙を吸ったりする悪い習慣は手のつけようがなく、多くの人が夢中になっているので、「この悪習は絶えず非難されるだろうが、けっしてなくなりはしない」と言って差し支えないだろう。

　タバコを噛んだり喫煙パイプで煙を吸い込むことは食欲を損ねるが、そのおかげで空腹の苦痛も胃からのどんな異議申し立ても感じず長旅ができる。砂漠を旅するのにタバコを噛み、疲労も空腹も感じなかったウィルヘルム・ピソはじめ、多くの作家がそう言っている。ヘルモントも同じ意見だが、「タバコが空の胃をなだめるのは、胃の空腹感を満たすためではなく、その感覚を取り除くためであり、また同時に肉体機能の働きを抑えるからだ」と説明している。エットミュラーもヘルモントと同意見だがタバコはすべての麻薬のように精気を鈍らせ、揮発性で油性の塩が胃の塩性の酵素を阻害して、飢えの苦しみを感じさせないようにするのだと付け加えている。実際によく気づかされることだが、非常な愛煙家や噛みタバコの常習者は、ぶどう酒の大酒家とまったく同様に、いつも食欲不振に悩まされている。ちょうどぶどう酒とその酒精が胃の酸性酵素を抑制し弱めてしまうように、あるいはそれ以上に、タバコの葉を噛み続け、煙を吸い続ければ、唾液の分泌や胃の働きが弱まり、食物が吸収される感覚はほとんどわからなくなる。また博学なプレンプもまったく同意見で、タバコには何の栄養もないけれど口の中に一定量の粘液を作り、それを飲むと飢えてひもじい胃がおさまるのだ、と言っている。

私が驚くのは、ちょうど料理の技術のように、さまざまの好みを満足させるため多くの術を用いて味付けを工夫し、タバコを作り出す鼻の巧みさである。粗いもの、細かいもの、香りつきのもの、無臭のものと選り取りみどりである。香りだけでなく味覚も吸い込む煙で満足させられる。煙は口と鼻から吸い込まれ、また吐き出される。非常にうまく工夫されているこの粉末が手放せず、絶えず嗅ぎ、あるいは煙を吸い、また吐き出す愛煙家を見ていると、アリオスト［Ariosto］が書いた〔『狂乱のオルランド』〕、知恵を鼻の穴から出したり再び吸い込んだりしたオルランドの話が思い出される。あるいはアヴェンティヌスの丘にある大洞窟でヘラクレス［Hercules］と格闘したカクス［Cacus］が「もうもうたる煙を吐き、奇妙な、真っ暗の目くらましの煙で洞穴を満たした」話を思い出す。

さて、医学はタバコを作る人々にどんな防護策を提供するのであろうか。その興奮を招く要素を除去することはできないので、利得という甘い香りがゆえにタバコの臭いに鈍感になり、それを不快と感じない作業者たちにぜひ次のことを勧めるべきである。挽いたり、篩にかけたり、あるいはどんな方法で取り扱うにしろ——タバコなしの生活はぶどう酒やパンなしで過ごすのと同様、精気が落ち込み、社会が活気を失うので——あらゆる手段を講じて口と鼻を覆い、できるだけ新鮮な空気を吸い、冷たい水で顔を洗い、酢水でうがいをするか、あるいは酢水を飲むのが良い。喉や胃に付着した粒子を洗い出し、またその刺激を弱めるには、酢を含んだものを用いるにかぎる。粒子が与える害は次のような療法で軽減できる。すなわちメロンの種の乳濁液（エマルジョン）、大麦粥、乳清、牛乳で煮た米粥である。この種の作業は換気が悪くじめじめした場所で行われるので、とりわけ挽き臼でタバコの葉を挽く作業では、作業者は頭痛と吐き気を訴える。そのような場合はそれ自体が悪心をもたらす、吸い込まれた粒子を迅速に取り除くために、私はいつも催吐剤を処方してきた。快、不快を問わず、臭いを嗅いだ作業者はひどくそれに悩まされるので、ここで本題から外れて、香り一般について短くとも興味深い一文を書き記したいという衝動に駆られるが、この分野は広範囲であり、ひとたび足を踏み入れれば抜き差しならない事態になってしまい、すっかり本題から外れてしまうおそれがあるので止めておくことにする。したがって、ここで少しだけ立ち止まり、考察することにする。臭いについては古代の人々だけでなく、現代の哲学者や医療従事者によって書かれたものも此処彼処に散見されるが、正確で完全な記述は自然科学の分野においていまだ存在しない。そこで、私は臭いの自然史や医学との関連について書く算段をした。臭いの性質に関する古代、現代の哲学理論を調査し、その種類、特質、特異性、原因、それを作り出す土壌、組成や結合別に区分し、分類する。古来の軟膏や香水についての議論から、臭い物質から抽出された薬品の話に移り、そこから現代におけるアルコール類の医薬品としての使用法について述べる。最後に、聖書の聖句に出てくるものやユダヤ人が生贄に用いる香りにも言及し、それからギリシャ人やローマ人、エジプト人、インド人などさまざまな民族が香りに用い、また神の慈悲を求める際や贖罪の際に用いた、古えの香りについて述べる。私は此処彼処に存在する臭いに関する論文を整理し、それに自分のさまざまな体験から観察した事実を加えて、香りの世界史を含んだ一本の論文をまとめる材料は十分入手できたと考えていた。昔ローマの内科医であるペトリュス・セルビウス(一四八)［Petrus Servius］が、臭いに関する面白い文献学的論考のなかで、この主題で医学論文を書くことを約束したが、知るかぎりでは彼はこの約束を果たしていない。とはいえ私自身も、この膨大な仕事を引き受けるには時間も労苦も並たいていではないので、ここで約束をするつもりはない。初めに遠目から見たときには平坦で簡単そうに見えた事柄でも、後になって非常に困難で平坦どころではないことがわかるものである。詩人の言ったことは当を得ている。「我われは崇高な決意をし、大急ぎで膨大な仕事に取り掛かる」。

第一八章　死体処理人の病気

古代では、死体処理人と葬儀屋の仕事は今よりもさらに手が込んでいた。彼らは丁寧に死者の身を清め、香油を塗り、火葬し、骨壷に遺灰（遺骨）を納めたのである。死者の身を清め、肩に担いで運び、火葬する仕事に雇われていたのは最も身分の低い階層の男たちであった。しかし、今では死者は教会か共同墓地へ運ばれ、葬儀屋に引き渡されて墓に埋葬される。少なくともイタリアの都市や町では、上流階級は主要な教会に一族の墓所を持っているが、庶民はその教区にある教会の大きな地下埋葬所に無秩序に埋められる。そのため死体処理人は運ばれてきた遺体を安置するために、腐乱しかけた死体から発する悪臭に満ちた洞穴に降りてゆかねばならない。それゆえ非常に危険な病気、とりわけ悪性の熱病、突然死に至るような病、悪液質、水腫、息の止まるようなカタル、その他の重病に曝され、その顔はいつも死体のように青ざめ、死が差し迫った病人のように見える。地下埋

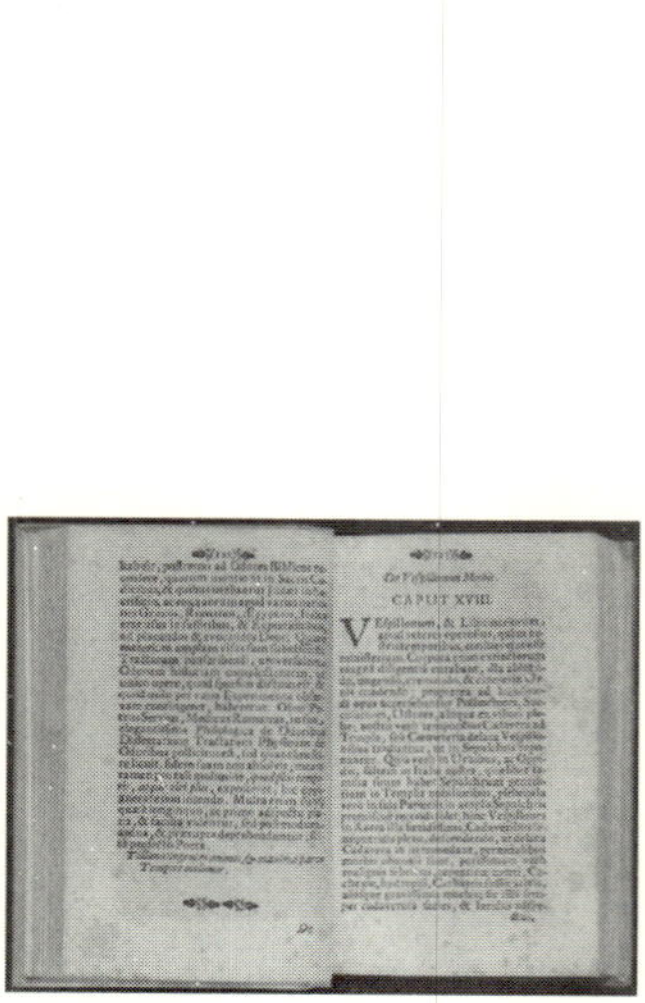

葬所に降り、その汚れた空気をしばらくの間吸い込むことよりも確実に疫病にかかる良い方法が他に想像できるだろうか。動物精気はその天空に帰属する霊妙な性質が維持されなければ、生命の維持に必要不可欠な身体の機能が正常に働かない。汚れた空気を吸うことは、その動物精気を汚すことになる。ヒポクラテスの言う「空気は人の生命、そして人の病いの根源である」。そのような地下埋葬所の空気が死体処理人にとってきわめて有害であることは間違いなく、体中の血液が汚染されずには済まされない。古代では鉱山や下水道の作業者と同様、公共奴隷がこの卑しむべき仕事をする運命にあって、彼らは頭の半分を剃られ、焼印を押された者（the branded）と呼ばれていた。マルティアリスは言う、「四人の焼印を押された奴隷が一人の乞食の死体を担いで来た。火葬用の薪の上にそんな死体が山と積まれる」と。

現在ではこの種の仕事は金儲けのためか、必要に迫られてか、あるいは貧困のために自由民が行う。しかし運命は彼らに微笑まない。私はこれまでに年老いた死体処理人を見たことがない。私たちは皆、どんな生き物でも腐乱しかけている死体がいかに空気を汚染するかを知っている。大きな戦争のあと放置された死体や不用意に開けられた古代の墓が恐ろしい疫病を引き起こし、住民全員が死んでしまうことはしばしば見聞されることである。したがって、死体処理人と葬儀屋が死体を扱い、埋葬所の扉を開け、あるいは地下埋葬所に降りてゆくことで危険な病気にかかることは何の不思議もないことである。ピスト［pisto］というある有名な死体処理人は、立派な服を着て新しい靴を身につけた若者の遺体を地下埋葬所に安置し、数日後の真昼時に教会の扉が開いているのに気づき、そこに入り、石を動かし、埋葬所に降りて行った。しかしその靴を脱がせるや否や、その死体の上に崩れ落ち、息絶えてしまった。まさしく墓荒らしの罰が当たったのであった。

教会には非常に多くの墓があって、しばしば扉が開けられるので、いかに香りや没薬や他の芳香でこの神聖な建物を燻らせても、この不快な臭いは消しようもなく、そこにいる者にとって害となるのは明らかである。リリオ・ジラルディ(二四九)［Lilio Giraldi］は、さまざまな埋葬習慣に関するその論文のなかで、死者を教会に埋葬するという現在の慣習を非難しているが、それは的を射たものである。遠い昔、キリスト教の初期の時代には、殉教者の遺体だけが教会に埋葬され、他の信者は教会の近くか共同墓地に埋められていた。我が国では、田舎の人々は町で行われているよりも丁寧に死者を埋葬する。家族の誰かが亡くなるとその遺体を細い木棺に安置し、自分の教区の教会に近い牧草地に深く穴を掘って埋め、大地に委ねる。これら人生最後の儀式は友人や親族等によって行われる。ヘラクレスの名にかけて賞讃すべきは陶工地区に死体を運んだアテネ人のように、ローマ人が死体を市外へ運び出していた習慣である。彼らは遺体を火葬にし、灰を石や真鍮の壷に入れてラティナやフラミニア街道に葬った。こういった軍用道路は墓碑が非常に多く、ローマ人の間ではとくに評判が高かった。そこでユヴェナリス曰く、「ラティナやフラミニア街道の下に葬られた灰（遺骨）の主について調べてみよう」と。尊敬すべきジラルディによれば、これには三つの理由がある。第一に、それらの墓標は旅人に善行を促すもので、それゆえ昔の墓に書かれた碑文は、旅人に向けたものがほとんどであり、第二に、もし市が包囲の危機にあるときには自分の祖先の灰を守って戦うからである。しかし第三の理由が最も大きなもので、腐乱しかけている死体の悪臭から市を守るためであった。女祭司（Vestal Virgins）と皇帝にかぎっては市中に埋葬するのを許されていた。さらにキケロ［Cicero］の書物を読むと十二表法に、市外であっても他人の家の近くで火葬をしてはならない、とある。曰く「隣人の意思に反して隣家から六〇フィート以内で火葬や墓作りをするべからず」とある。これは火事の心配からでなく、死体の焼ける耐えられないほどの悪臭のためであった。古代の人々は非常に用心深く、公衆衛生上、大気が清浄に保たれるようにたいへんな注意を払っていたので、不浄な物だけでなく、親族の灰さえ町の城壁の外へ追いやったのであった。ヘシオドス［Hesiod］は土地が肥沃であることより健康のほうがもっと大切だと考え、実際に畑に施肥することも反対した。皮革、すなわち皮からできたものは何であれ、寺院への持ち込みが禁止されていた。市の行政官による命令で、死体から奪った物は何であれ寺院に持ち込むことは神への冒涜として禁じられていた。

しかし、まず本題を済ませることにしよう。我われには死体処理人の健康を守る義務がある。彼らの仕事は必要不可欠なものであり、しかも死体とともに医者のミスをも葬ってくれるので、医者の体面を保ってくれる彼らに医術をもって恩返しをしようとするのは至極当然である。彼らに助言することは、死体を処理するときはできるだけ障害を受けぬよう、疫病の際に通常取られるのと同じ処置を取るべきだということである。すなわち、口と喉を強い酢で洗い、嗅覚を取り戻し、気分を高めるために酢に浸したハンカチをポケットに入れておき、墓に入るときはまず扉を開けて、閉じ込められていた空気が徐々に抜けるようにしておいてから入るようにする。作業が終わって家に帰るときは、服を着替え、貧しい生活であってもできるかぎり清潔を保つようにすると良い。何であれ病気になれば、細心の注意を払って治療しなければならない。私がこの作業者たちを治療せねばならないときには瀉血は控える。彼らの血液はその青ざめた顔と同様に死者のようであり、不潔で不健康な体液に苦しんでいる彼らは、あっという間にオルクス［Orcus］〔ローマ神話上の死の神〕の従者となってあの世へと行ってしまう。したがって、下剤を用いるのがより適切な治療法である。

第一九章　産婆の病気

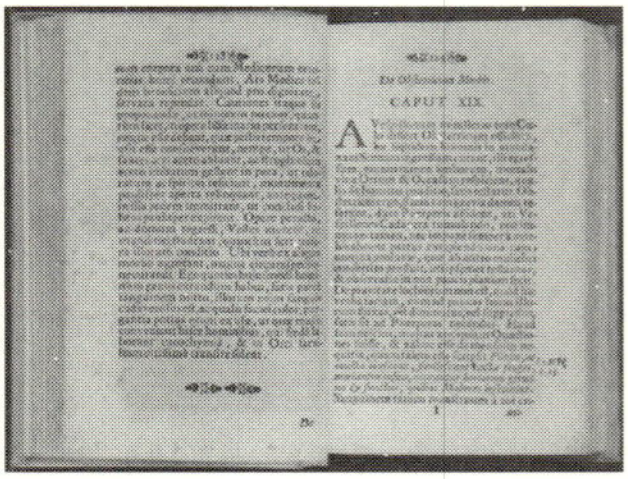

産婆の仕事は死体処理人の仕事の対極にある。産婆はこの世に生まれ出る生命に付き添い、死体処理人はこの世に別れを告げる生命の付き添いをする。人生の始まりと終わりに関わるという点で、両者とも人間の運命を象徴するような職業である。産婦に付き添う産婆は死体を埋める死体処理人がかかるような重病にはならないが、必ずしも安全ではない。赤子を取り上げる際に子宮から大量に排出される液に触れて病気になるからである。産婆はそのように確信しており、私自身もそういう実例を多数見てきた。ここで悪露《おろ》の有毒性について話す必要はない。悪露の排出を数時間止めたり抑制したりすると、それだけで母親が死んでしまうことからも明らかである。昔から、そして今でも月経の有毒な性質について議論が続いていることを私は承知している。プリニウスによれば、「月経は葡萄汁を酢に変え、トウモロコシを実らせず、植物を枯らし、婦人が庭の果物や若芽の上に座ると

それらは触れられた瞬間に枯れる」。ファロピオは月経血に与えられた数々の汚名を晴らそうとして、婦人が健康であればそれ自体は無害で有益なものであり、この血液こそが母親と胎児を養うものであり、血液の過多のために子宮からの分泌が起こるのだと言っている。ロデリクス・ド・カストロ[一五〇]［Rodrigo de Castro］も同様の意見であり、バイユーも月経血の問題はその性質ではなく量であると言い、ある病歴についての注釈で、ヒポクラテスの書物の重要な一節に触れている。それによると、この偉大なる医聖は月経の出血を開花と表現し、月の厄とは呼ばずに月の華と呼んでいる。さらにバイユーは月経血の性質も量も有害ではないとし、「自然は、何らかの神秘的でしかも驚くべき意図をもってこの一種の浄化をもたらしている。あるいは将来の子孫繁栄という神の先見性により起こるものである」と明言している。私自身、驚かずにはいられないことが多いのだが、婦人は長年の病ですっかりやつれ、憔悴しても月経を見る。特筆すべきはある身分の高い修道女の例であるが、一〇年も寝たきりで完全に衰弱していたにもかかわらず、毎月決まって少量の、ときには数滴でしかなかったが月経を見た。しかしながら、月経血には何らかの潜在的有害性があると考えても良いのではないだろうか。我われは月経血を排泄物とも分泌物とも呼ぶが、分泌物とは未知の有益な発酵によりもたらされるものであり、それにより塩粒子やその他さまざまなものが子宮の腺に沈着し、次いで体外に排出されるのである。

　この発酵の強力な作用と内臓の異常は、月経が近づいた婦人および月経中の婦人が感じるものであり、そのため時に月経熱と呼ばれている。しかしこれは恵みの熱であり、これにより身体の状態は改善し、活発になる。オリバシウス[一五一]［Oribasius］はこの厄介なものを当意即妙に表現している。すなわち、「女は喜びを気に病み、気に病むものを喜ぶ」。本に書かれている話を信じるとすれば、月経血は媚薬であり、正気を失わせる魔力があると考えられている。話ではガイウス・カリギュラ帝[一五二]［Gaius Caligula］はこれで妻のチェソニア［Caesonia］に夢中にさせられたということである。フラゴソ（一五三）〔Juan Fragoso〕、ランフランコ（一五四）〔Lanfranchi〕、その他の著名な外科医による、傷の手当てをする上での外科医の注意事項には、婦人が使用したシーツや下着を利用した包帯は、たとえ何回洗ってあったものであってもけっして使用してはならないとあり、今日の外科医も厳重にこの教えを守っている。これは月経血の有毒な性質のためである。さらに外科医は月経中の婦人を診ることもならず、強い好色な匂いを発する性交直後の男性も診てはならないとも助言している。したがって、ガスパル・デ・ロス・レイエスが引用したプリニウスやヤヒム・カメラリウス（一五五）〔Joachim Camerarius〕の言う、性交直後の男子が蜂に襲われやすいというのはまったくの作り話ではない。というのも蜂は甘い香りに目がなく、また、厳しく貞操を守っている生き物だからである。

　月経血の性質がどうであろうと、あるいはそれが一般に信じられているようなものであろうとなかろうと、出産前後の子宮からの排泄物が悪性で有毒であることに疑問の余地はない。なぜなら突然悪露が止まったり減少したりすると直ちに悪性の熱を併発し、やがて気の毒な産婦の命が消えてしまうからである。これは月経の場合には起こらない。月経が止まると病気になり、悪液質になることはあるが、さほど危険はなく、急死するようなこともない。実際には、胎児が血液や乳糜《にゅうび》から純粋で精気あふれる部分を吸収するので妊婦は栄養源を奪われ、その結果として身体中の体液と、妊娠中顕著に肥大する子宮自体の体液が滞るのである。実際、子宮が大きくなればなるほど厚みを増すことはグラーフ（一五六）〔Graaf〕もシルヴィウス（一五七）〔Sylvius〕も観察していることである。妊娠中はこの過剰な体液は静かで閉じ込められているので問題にならないが、出産時には、格言にもあるように悪臭のする泥沼（camerine）をかき回した状態となり、すばやく排出されなければ生命にかかわる。

　産婦は椅子に座り、産婆は赤子を受け止めるために手を伸ばして前かがみの姿勢で立つ。これが数時間も続く。このため産婆は滴る悪露を受け、両手にひどい傷を受けることがある。時に手に炎症が起こり潰瘍ができることがあるが、それは腐食性のある酸性の悪露のためである。伝染病の毒性に驚嘆したフェルネルは、お産の介助をして手にひどい潰瘍ができ、腐り、ついには手を失ってしまったある産婆の例を引いているが、この患者はフランス病、つまり梅毒にかかっていたと述べている。ちょうど乳母が梅毒に感染した乳児に授乳するとまず乳房に病変がでるように、また、梅毒に感染した婦人の乳を飲んだ乳児は最初の梅毒菌と痛みが口と喉に現れるように、その産婆も梅毒に汚染された悪露を受けた両手に恐ろしい障害が起きたのであった。経験を積んだ慎重な産婆はこの危険を熟知しており、梅毒に罹患した婦人に付き添うときは、両手をリネンの布に包み、両手を酢水でたびたび洗うのだと私に教えてくれた。性病やその他の病気が悪露で簡単にうつることを彼らは苦い経験を通じて知っているのである。産婆は滴る悪露のいやな臭いと蒸気を吸い込むことも付け加えておくべきだろう。彼らがそれから逃れる術はない。なぜなら産室に香水を撒けば産婦がヒステリーを起こすからである。英国、フランス、ドイツその他の国で産婆の病気が少ないのは、妊婦がイタリアで用いられている穴のあいた分娩椅子の上でなく、ベッドの上で出産するためであろうと思われる。分娩椅子の場合、付き添いの産婆は絶えず前かがみの姿勢で両手を伸ばし、子宮口に胎児が現れるのを長い時間待つが、このためにすっかり疲労してしまう。とくに難産の場合や、また身分の高い婦人に延々と付き添い、ようやく赤子が生まれた時は、気絶せんばかりに疲労困憊して帰宅し、自らの職業を呪うのである。

　古代の婦人が椅子に座って、あるいはベッドで出産していたのかを明らかにするために努力はしたのだが、未だに不明である。かの有名なトマス・バルトリン（一五八）［Thomas Bartholin］の書庫は、文壇の特権を妬んだ火の神に燃やされてしまった。彼の『古代の出産』（*Childbirth among the ancients*）というタイトルの完璧ともいえる著書が残されていたら、私の疑問はとうに解決していたであろう。この他にも貴重な多くの知識が火災とともに失われてしまった。しかし、ベッドで出産するという習慣はイタリアでも流行し始めている。長所が多い、望ましい習慣であると私は考える。非常に安産である場合を除き、赤子が生まれるまでに妊婦は何度も無益な努力を繰り返し、ベッドから椅子へ、椅子からベッドへと往復し、体力を消耗する。あるいはまた、出産後大出血し、分娩椅子に座ったまま気を失い、息絶えてしまうこともある。横たわっているほうが直立し、また座っているより楽に胎児が娩出されることは動物の例から知られている。動物は産婆の助けも借りず自然に任せ、地面に横たわって出産する。しかし、これは赤子が（高い所から）落ちて死なないようにそうせざるを得ないのだとも考えられる。あるいは動物の目が地面を向いているように、子宮も人間とは位置が違うので胎児を産み落とすのが容易なのかもしれない。しかし赤子が高い所から落下するおそれのない犬や猫、ねずみのような小動物もまた横たわって出産する。子宮を直立に保つことで出産が容易になるという話も私は信じない。いったん胎児がその住処を離れ、外へ出ようとするときに膣口へ猛烈な速さで落ち込むため、両手を差し出すなどの奇妙な姿勢をとり、不自然な体位で生まれることがよく見られるからである。

では、医学者は産婦が無事に出産できるよういかにして彼らを守り、どのような手助けができるだろうか。唯一の方法は、陣痛の合間には両手、両腕を水またはぶどう酒で洗うことである。仕事が終われば顔を洗い、酢水でうがいをし、帰宅時には清潔な衣服を身に着ける。つまり清潔第一である。ある年寄りの産婆から聞いたのであるが、梅毒にかかっている疑いのある産婦や病気の産婦に付き添うときは、生まれるぎりぎりの瞬間まで産婦を分娩椅子に座らせず、汚染された悪露に自分の手が濡れる時間を最小限にするということである。

第二〇章　乳母の病気

産婆が任を終えると、次はその新生児を受け取り、乳を与える乳母へと仕事は移る。そして乳母もまた、授乳期間に多くの病気にかかる。乳母と言うとき、私は、雇われて他人の子供に乳を与える婦人ばかりでなく、自分の子に授乳する婦人も含める。乳母がよくかかる病気には、漸進性の衰弱、ヒステリー、膿疱、疥癬、頭痛、眩暈《めまい》、呼吸器の病気、視力低下などがあり、その他にもかかりやすい病気は多いが、とくに乳汁の分泌過多、凝固、炎症、膿瘍や乳首の亀裂などが多い。長い間乳を与えていると萎縮し、消耗することは容易に理解できる。新生児が成長するにつれて吸う乳の量も増え（昔の人が考えていたように乳が血液から生じるのか、あるいは現代のより正確な考え方からいって乳糜《にゅうび》から生じるのかはともかくとして）、乳母の身体の滋養物となるべき栄養液を失い、消耗から次第にやせ細り、プラウトゥスが形容するように、葦のようになる。双子に授乳していた

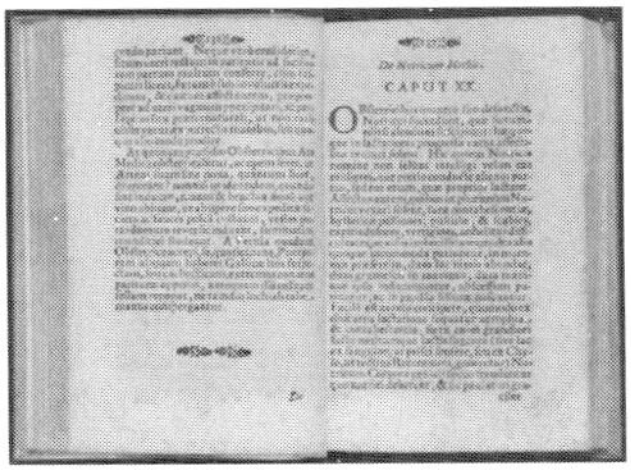
CAPUT XX

り、お金のために我が子とともに他人の子供に乳をやる場合はとくにそうである。乳痂や頭皮に発疹のある乳児に手を触れ、腕に抱き、ひざに乗せる乳母には痒みのある発疹がうつる。実際、このような乳痂発疹を浄化しないと、ヒポクラテスが言うように重い病気にかかりやすい。繰り返すが、血液あるいは乳糜の有益な部分が乳房に流れ込んで乳汁に変わるため、身体を養うためには水のような塩分を含んだ液だけが残り、これが皮膚に膿疱や乾癬を生じさせるのである。ヒポクラテスは、「授乳している女の身体中に膿疱ができていたが、子供が乳離れすると夏には治まった」と述べている。この一節について我がマルチアーノ[一五九]［Marziano］がうまく説明している。私が我がと呼ぶのは、マルチアーノがこの地域で生まれ育った、すなわちサッソオロの出身者であってローマ人ではないからである。マルチアーノは、授乳婦人が無月経となるため、乳糜に異常を来たし、それで膿疱が生じるのだと想像するヴァレスの解釈に反対し、膿疱が生じるのはむしろ、「乳の出がよくなると信じて、ほしいままに貪る乳母の間違った飲食に原因があるが、これは同時に乳母によく見られる旺盛な食欲のせいでもある」と述べている。それに加えて授乳中の睡眠不足とそれが原因の消化不良、また塩分を含む体液も膿疱の原因と考えられよう。

ヒポクラテスの著述のなかに別の乳母の例がある。「軽いリンパ水腫の傾向がみられるテルサンドル［Thersander］の妻は、授乳中に急性の熱病に襲われ、舌は熱で炎症を起こし、雹粒のようなぶつぶつができて荒れ、口の中には虫がいて、二〇日経っても治らなかった」。ヴァレスは、前述した例と同様、急性の熱病は月経停止によるものとし、「授乳中の婦人は、通常であれば毎月排出される不純物が滞るためにひどく苦しむ。放置しておくと子供に飲ませる清浄な乳が出なくなる」と述べている。しかしながら、授乳中の婦人に月経が起こるのが通常であるならともかく、授乳中の無月経を異常な状態だと考えるべきではないことから、誤った食事や睡眠不足、体液から養分が奪われるといったマルチアーノの説明にはより妥当な根拠がある。この婦人が、いわゆる体内の主な導管をはじめとする全身の体液過剰に苦しんでいることが、マルチアーノの言葉から明らかであり、彼女はリンパ水腫で、虫を吐いたと述べている。

したがって、これらが乳母、とくに長年授乳を続ける乳母に多い視力低下、頭痛、眩暈や呼吸困難、また白帯下を起こしやすくする原因である。彼らの時代の最も経験を積んだ医師であったバイユーは、「長い間乳母をつとめている女性の大半が、やせ細るか、後々病気にかかりやすくなる、あるいは一生病気がちになるか、白帯下を起こしやすいということを私たちは経験上知っている」と述べている。これは、そのような婦人の体液は移動が起こりやすくなり、それを受けて脈管は弛緩するためである。実際に、三人の子供に長い間母乳を与えた婦人の脈管は空になり、衰弱したと彼は述べている。バイユーの乳母の例は、乳母への適切な治療法について得るところも大きい。彼によれば、「脊椎のうっ血で硬直を起こしたある婦人は、乳母であったが、非常に熱心に授乳し続けたことが原因であろう。私は彼女に強い薬を与え、油に浸した綿花を患部に当てると間もなく良くなり、瀉血はしなかった。寝床の暖かさと油の塗布により薬の働きが促進されたのである。他の医師なら静脈を切開し瀉血したことだろう」という。医者は乳母の病気となれば無月経が原因だとし、直ちに瀉血を命じるためにこのような間違いをよく起こす。この婦人のような場合、近ごろの、少なくともモデナの医者は、一回と言わず二度三度と静脈を切開（瀉血）したことだろう。この治療を怠るなどということは神への冒涜であり、極刑に値する大罪であるかのように考えているのである。乳母が前述した病気や他の病気にかかっていれば、授乳している間、乳母は毎月の浄化がないというだけの理由で、医者は治療の要として瀉血に大きな期待をかける。しかし、これは重大な誤りである場合が非常に多い。単に無月経と過剰な血液が病気の原因であると考えるべきではなく、むしろ乳糜の障害や長期の授乳による衰弱だと考えるべきである。治療が必要な乳母は珍しくなく、診察することも多いが、少なくともモデナでは金持ちの家で乳母をして優雅に暮らす者は少ないので、さらに身体を衰弱させて病気を重くしかねない瀉血には慎重でなければならない。どうするか迷ったときには、時宜を得ず性急に瀉血するよりは、下剤をかけるほうが安全である。

乳母に乳房の病気が多いことはよく知られている。乳汁過多、乳汁が薄すぎる時の分泌過多、それによる衰弱と萎縮、乳汁の凝固、乳房の炎症、膿瘍そして乳首の亀裂などである。このような病気の原因についてさらに詳しく調べ、また治療法を述べることは控えることにする。必要がないからではなく、経験豊かなエットミュラーの著書を始め、多くの実用書に治療薬を含めて詳細に書かれているからである。

乳母は圧迫されるような背中の痛みを訴えることが多いが、これはとくに最近子供を産んで乳汁過多の乳母に多い。乳房が柔らかく緩んでいるためか、あるいは乳児が虚弱で十分乳を吸えないことによるものかのどちらかである。いずれにしても、乳母はたいていこの背中を締め付けられる痛みに苦しむ。それは脊椎上を走り、腋下や乳房に乳糜を運び、乳を形成する胸部の乳管が腫れるためである。この治療法としては腹八分目を守り、とくに強いぶどう酒を避けること、さらに痛みが激しい時は多少瀉血する場合もある。時に発熱を伴うこの圧迫痛は、どんな気質であれ頑丈な婦人によく見られるからである。

前にも述べたが、乳母はヒステリー性の障害を起こしがちで、とくに金持ちの家に住み込み、贅沢な多汁の食事をし、夫との交わりを厳しく禁止されている者に多い。腹一杯に食べると精液で満たされた子宮は反発し、暴れて乳房中の乳糜が著しく失われる。乳母の摂生に関する著述の大半は、乳が台無しになるので性交を控えるようにと書いてあり、それはまるで神のお告げのようである。「性交は月経を呼び起こし、乳の臭いが悪くなるので、乳を与える婦人には性交を完全にやめるように私は勧める」、とガレノスは述べている。こう勧める人を挙げればきりがないほどであるが、私の観察ではこれは理屈に合わないばかりでなく、健康に悪く、また経験則に反する。乳母が妊娠すると乳の質が落ち、乳児を直ちに離乳するか、もしくは別の乳母に渡す必要があることは否定しない。興味深い注目すべき話をレイネル（レニエ）・ド・グラーフが書いている。デルフトの一人の男が、太った雌犬を一匹飼っていた。さかりがついている時は家から出さず、交尾しないように気をつけていたので子供を産んだはずもないのに猫が乳を吸っていた。ところが知らないうちに雄犬が近づいて以来、その猫は乳を飲まなくなったという。無節操で頻繁な性交が乳に害を与えるということを否定はしないが、実際は他人の家で授乳する乳母が夫との交わりを奪われ、夫に会うこともできないでいるほうが、乳に与える害が大きいのではないだろうか。禁じられれば性への妄想は強くなり、それに昼夜悩まされて激しいヒステリー発作を起こす。乳母が正気を失うことによって犠牲になるのは、無邪気な乳飲み子である。いやむしろ、乳母を家から引き離し、自分の妻より厳しく監視する者のほうにこそ狂気がある。著者たちには好きなように考えさせ、ガレノスの言葉にしたがって乳母を夫との交わりから離し、女だけの牢獄に入れるも同然にするも良し。だが高名な彼らには失礼ながら、私には違った考えがある。何をもって優れた演説とするかの基準について、ある雄弁家が述べたことだが、「私は民衆に訴えかけるものである」。庶民は昔から、何か支障でもないかぎり母親は自分の子供に乳を与え、夫とともに休んでふだんの交わりを控えることはない。性交が母乳を傷め、健康に悪いと医師は貴族や王族の家の乳母に厳しく禁欲を命じるが、そんな証拠はまったくない。したがって、どれほど多くの著名な開業医が賛成しても、私は禁欲が安全で有益な療法とは考えない。この町では貴族でも住み込みの乳母を雇う者は少ないのが実情である。それは、乳母が贅沢な暮らしのため、とんでもなく下品で生意気になるからである。それに、町や田舎の庶民の子供より貴族の子供が良く育っているわけではなく、貴族と庶民の違いと言えば、貴族の子のほうが弱く、病気にかかりやすいことが知られているからである。そのため、ほとんどの貴族は自分の子供と一緒に育ててくれる乳母の家に我が子を託する。その場合、町の婦人より母乳の豊かな田舎の婦人に託すことが多い。

私の知るかぎりでは、乳母に性交を禁じることが有益だと誰もが信じ込んでいるなかで、唯ひとりマルチアーノだけはまったく認めていない。母乳が出産前後に作られる過程について説明した後で、彼は次のように付け加えている。「私の理論が正しいとすれば、乳が悪くなると考えて性交を禁止している者は間違っている。母乳形成に関わる子宮の動きは性交で起こり、ヒポクラテスが言うように婦人は快活になり、細い血管が広がり、このため母乳の質、量ともに改善される。さらに、さまざまな病気に悩む未亡人を毎日見かけるように、日頃このような交わりをしている者が禁欲で非常に苦しむのであれば、乳母をその夫から完全に引き離してしまうのは安全な方法とはいえない」。これが学識豊かなマルチアーノの考えである。確かに、よく考えてみると、子宮が母乳形成の主因である。交わる喜びで子宮が刺激され、身体全体がその刺激を感じて血管が拡張する。これは結婚式で乳母が行った古代の習慣を思い起こさせる。花嫁の乳母は、花嫁が新婚の床入りをする前に紐で彼女の首周りを測り、翌朝その紐が首を一回りするに十分な長さかどうか、巻いてみるのである。もし足りなければ、乙女は女になったと大喜びで宣言するのである。カトゥルス［Catullus］は「ペレウスと海の女神テティスの婚礼」（*Wedding of Peleus and Thetis*）という詩のなかで、それとなくこの習慣をほのめかしている。「乳母が夜明けに彼女に会いに行き、紐を首に巻いたなら、昨日の紐では回らない」と。これは、処女を失って花嫁の首が太くなり、血管が膨張したことを示している。

胎児の娩出に合わせて、あるいは出産前にでさえ、まるで何か知性が働くかのように乳房に母乳が機械的に作られる自然のしくみについて何度も考えてみた。しかし納得のいく説明はみつからず、ディメルブルク（一六〇）〔Diemerbroeck〕、カスパー・バルトリン（一六一）〔Kasper Bartholin〕と息子のトマスなど、この問題を取り扱った学者や、その他のディメルブルクが引用した学者の説は私の好奇心を満足させるものではなかった。余談であるが、幸いにも今世紀にアセリー（一六二）〔Gasparo Aselli〕が始め、ペケ〔Pecquet〕が完成させた乳糜管の記述――ヒポクラテスがそれとなく示していたようであるが――は、今ではよく知られていることで、新米の医者でさえ乳糜が乳糜管の中を流れて血管に入ることを知っている。乳糜の源から乳の成分が流れてくると考えられている。ディメルブルクが多くの例でその経路を示したと信じていようと、観察力がどんなに鋭い死体解剖者でも、その経路を明確にするに至っていない。したがって乳は血液と混ざった乳糜の一部であって、乳房内で分離されると考えることができよう。これが『解剖学叢書』（*Bibliotheca Anatomica*）の著者らの見解であり、十分あり得る推測だと思われるが、初めてこれを考え、発表したのは我がマルチアーノであった。彼はヒポクラテスの優れた注釈者であったが、もし今生きていて、想像の目でしか見ることのできなかった数多くの乳糜管を自分の目で見ることができたなら、どんなにか誇らしく思うことであろう。こういった母乳の成分に関する学説は当時は議論の的であったが、今では単に事実である。しかし私の意見では、出産の直前、また出産後に悪露《おろ》が大量に出ているにもかかわらず、乳糜が大量に乳腺に流れ込む機序について、我われはいまだ無知である。乳糜が勝手にその方向に動いていくのではないことも、何か見えない力に引き寄せられて動くのでもなければ、何かの知的な能力に導かれるのでないことも良く分かっているからである。

この問題について今日の観察では満足のいく回答が得られていないので、古代の賢人たちの言葉に耳を傾け、真実の光明に近づくことができるか試みてみよう。プラウトゥスがこう言っている。「古いぶどう酒を飲み、古い芝居を見に行く者は賢明である。上演されたばかりの新しい芝居は、新しい貨幣と同等か、あるいはそれ以上に良くはないからである」と。偉大なるヒポクラテスは、我われの身体の驚くべき仕組みを説明する自然という言葉をしばしば用いたが、現代の学者がたいそう鼻にかけている、力学的な力の存在を認識していたことは多くの箇所から明らかである。たとえば、かつてしばらくの間学者が夢中になっていた酵母は、今ではすっかりパン屋の手に渡ってしまい、すべては機械的、人工的な仕組みで説明されるようになった。さてそこでだ、ヒポクラテスは、「胎児を包む膜が破れた後に、子供の勢い（子供を動かす力）が全面的に頭部に方向づけられた場合は安産となる。しかし、もしその力が傾いて方向づけられると、斜めに、あるいは足から先に出てくることになる」と述べている。翻訳家はギリシャ語の *ροπη* を「動かす力」（*momentum*）、また「傾度」（*inclinatio*）〔共に羅和辞典より〕と適切に訳している。そしてさらに彼は、乳が生成される道筋について自動機械論（automatism）でもって説明し、「乳は次のような力によって作られる。子宮が胎児によって膨んで、妊婦の胃が締めつけられると、食物や飲み物の最も脂肪に富んだ部分は腸網膜や肉の中に流れ出る」。この力によって（by complsion）という言葉を用いたコス島の古老〔ヒポクラテス〕は、乳が生じる現象が機械的なものであると考えていたことがわかる。

　胎児が成長し始めると、子宮が小腸、胃、横隔膜、その他上半身のすべての器官を圧迫し、狭い場所に押しやる。と同時に乳糜を、腹部の乳糜管と胸部の乳糜管を通って乳房に向かわせる。このように、乳糜は乳糜管を通って組織が柔らかく弛緩した乳房に運ばれる。乳糜管が十分開いていない場合でも、乳糜は乳房の動脈を通じて入る。これはリチャード・ローアー（一六三）[Richard Lower]、ピエール・ディオニス（一六四）[Pierre Dionis] やその他の学者の説である。必要なのは圧力だけであるが、ヒポクラテスが言うように、胎児の動きで強化されるのかもしれない。というのも胎動が始まる頃、乳房に最初の乳が形成される兆しが現われるからである。これは最初に胸部の乳糜管を発見した秀才ペケの、横隔膜の動きによって乳糜が腹部の乳糜管から胸部の乳糜管に押しやられ、そこから血液に流れ込むという意見と一致する。ヘロドトスに興味深い注目すべき話がある。そこにはスキタイ人が常食とする馬乳の量を増やすために会得した方法が述べられており、次のように書いてある。「フルートのような中空の骨を選び、雌馬の性器に突っ込んで口で息を吹き込む。一人が息を吹き込むと同時に他が乳をしぼる。こうすれば雌馬の血管が膨れ、乳房が下方に押されるのだと彼らは言う」。この話からも、（人間は）直立していない動物とは異なり、妊婦の子宮は乳房に近くはないが、胎児の成長によって近接した器官に強い圧力が加わり、血管に含まれる液を上部へと押し上げることができるようになるらしい。子宮に負荷がかかることで起こるこの圧力は、内部の胎児の動きで強化される。

しかし子供が生まれ、子宮が元の大きさに戻ると、この圧力と押し上げる力がなくなるので、ヒポクラテスはこう付け加えている。「子供に乳を吸わせるなら乳は乳房に流れ込む。授乳を続けるかぎり乳房の細い血管は広がり、このため胃から脂肪成分を引き出し乳房に運ぶことができる」と。したがって、子供が乳を吸えば乳糜の流れを維持できる。しかし授乳を止めると乳糜の源は枯渇する。この偉大な老人は、このような仕組みで乳が乳房に生成されると信じていたのである。ヒポクラテスが考えたこの圧力の仮説は、一度に複数の子供を産み、腹部の両側に多数の乳を持つ動物を観察することにより、強力に援護される。私自身も田舎でしばしば観察した事実であるが、豚、犬、猫などの動物では、子宮の端部に近い場所の乳房のほうが他の場所に比べ出産前後を通じて圧力が強く、乳が豊富に出るため、中央部の乳を吸った子（犬）は両端の乳を吸った子（犬）に比べて力強く、大きいのである。

ヒポクラテスは、乳房に乳が生成される体液の動きを物理的に説明しようとした。その後継者が忠実にヒポクラテスの志を継いでいれば、さまざまな分野で医学は高い完成の域に達していたであろう。しかし、彼らはさまざまな問題が起きると、自然という自然哲学の用語のなかで最も有害かつ無知の隠れ蓑に乱用される言葉に逃げ込み、医学を見捨ててしまった。ディメルブルクが長々とこの問題について解説し、ふつうなら心臓に流れ込む乳糜を乳糜管に流す力とは、また乳糜を乳房に運んで乳を作る力とは何であろうかと問うている。彼はまず、体内の液体を発酵させ、希釈する何らかの性質によるとするディージング[一六五]［Deusing］の説を論破し、次に自説を展開するのだが、唯一の根拠といえば想像力でしかないという、はなはだ心もとない説である。つまり、彼は乳ができるのは妊婦が生まれてくる子供の栄養のため、乳を出すことばかり想像するからだというのである。この説はバルトリンによって学問的に論破されている。だが私は、ディメルブルクの説を論破するにはただ一つの事実で十分だと考える。それは身分の高い婦人や潔癖症の婦人で、胸の形が崩れるのを嫌って授乳しない者にとっては乳を出す想像など思いもよらぬことで、考えることといえばいかに乳が出ない工夫をするかということである。ところが意に反して、また出ぬように手を尽くしても、出産後三日目か四日目には乳が出るという事実である。しかしながら、バルトリンは問題の解決に何ら満足のいく答えを提供していない。何の確証もなく自説を展開している。まず、乳房が乳を出す準備段階の外的要因として、彼は少女が初経を見る頃の突然の変化を挙げている。外陰部に毛が生え、声変わりし胸が双子の姉妹のように膨らみ始めることである。次に男性の精液を要因に挙げている。受胎するとそれは血液の塊を発酵させ、乳房の乳糜分泌を盛んにする。出産後三日か四日で乳房が乳で膨れる内的要因として、胎児を養うために子宮に豊富に流れていた乳糜血が逆流してくることを挙げている。オルトロブ（二六六）〔Ortlob〕も同じ考えで、次のような原理を述べている。「胎児が生まれ、子宮が収縮すると、今まで胎児を養っていた物質は再び血液に吸収され、通常より拡張した乳腺が子宮で不用になったこの体液を新たに引き受ける」。こういった推測は確かによくできている。処女で乳が出る場合があるにはあるが、不妊の女性や修道女、未婚の婦人には乳が出ないのが通常であるから、妊娠しなければ乳は出ず、したがって乳ができるのは子宮に原因があるというのは事実である。しかしながら、なお疑問は残る。なぜ子宮が空になった後なのか、なぜ胎児を養うために下腹部動脈を流れていた乳糜を含む血液が静脈に吸収され、初め心臓の右腔、次に左腔という定められた経路を通り、また動脈に入っていった後に、一体いかなる知性により乳房に導かれ、乳という形態をとるのか。さらに、なぜこれは出産後悪露があるときに起こり、妊娠していないため身体の具合が良く、栄養状態が良いときに起こらないのか。なぜ妊娠、出産、とりわけおびただしい悪露の流出で体力が消耗した状態で起こり、通常の状態では起こらないのか。我われは疑問を解決できないままでいる。どのような力で、どのような仕組みで、乳の成分は母親の乳房に入ってくるのであろうか。これについて我われはまったく何も知らないのである。

　我われは、我が神なる造物主が、未だ理解できない仕組みで子宮と乳房をお創りになり、子宮に胎児が宿ると乳房に乳ができるように工夫されたと信じるべきである。ちょうど胎児が子宮の外に出、口から外気を取り込むと、九カ月の間仕事が無かった肺が空気の弾力で膨らみ、その活動を開始し、同時に血液が別の経路で循環を始め、卵円孔が不用になるという、現代の我われが知っている仕組みから類推されるように、神の巧妙な技で作られているのだと。したがって、我われは乳房と子宮には驚くべき調和が存在すると認めざるを得ないが、人間の知恵でも解剖学者の目でもそれを説明できないでいる。ヒポクラテスはこの調和を認め、次のように述べている。「乳首が赤みを失えば、子宮は健康ではない」。かのバルトリンは、子宮と胎盤が乳房と交感することを、子宮胎盤と乳房の腺組織が似ているからだと説明した。このため胎盤に流れていた乳糜血が乳房に流れ込むと、言わば古巣に帰ったように落ち着くのだというのである。しかし、時に処女に乳が出ることがあるように、胎盤が無い場合でも子宮と乳房に調和が存在することを認めねばならない。子宮に障害が起きると癌性の腫瘍が乳房にもできる可能性が非常に高いことは経験上知られている。このような腫瘍は他の女性に比べ、とくに修道女に多い。私見では、これは月経が停止していることに原因があるのではなく、独身のためである。私は乳がんで哀れな最後を遂げた修道女をたくさん知っているが、健康な顔色をし、正常な月経周期を持つ女性たちだったのだが、生まれついての多情であった。イタリアの町という町には修道院があるが、この恐ろしい厄病、癌が隠れていないような場所はめったにない。なぜ子宮の障害で乳房が害を受けるのか、なぜ身体の他の部分には影響しないのか、あるいは影響を受けてもそれほど頻繁ではないのか。何か神秘的な調和がこれらの器官に働いているのは確かであるが、今のところ解剖学者の研究では解明されていない。おそらくいずれ時が明らかにしてくれるのだろうが、真理の領域は未だ征服されていない。

驚くべき快楽の源である乳房と子宮の交感は、乳首が刺激されると欲情するという、女性が認める事実からも明らかである。カルピ［Carpi］は乳房、とくに乳首は触れられると陰茎のように勃起することから、沈黙した欲望を目覚めさせるという。彼の言葉をそのまま引用しよう。「乳房に触れられると男も女も、とくに女は性欲を刺激される。外陰部から乳房に通じる静脈があり、乳首に触れると陰茎のように勃起するのは事実である」。これらの器官の交感や同調は、バルトリンが述べたように組織が似ているというよりは、おそらくは血管の力に負うものであろう。なぜならば悪露が止まり、元の大きさに戻った子宮は粘膜だけの組織となり、腺組織できている乳房とは似ても似つかぬからである。

他のいかなる時でもなく、なぜ出産後に乳房に乳があふれるのかということについての現代の学者たちの主張、というよりむしろ絵空事は、まったくもってヒポクラテスの説に比して受け入れうるものではないのだ。今では目で見ることのできる血液と乳糜がどのように循環するのかをこのコス島の古老は知らなかったのだが、乳房と子宮の素晴らしい交感と交互作用（reciprocity）については細心の注意を払って観察し、しっかりした論法で子宮の圧力と胎児の動きによる乳の形成を説明している。この説を受け入れられない人はこれに勝る説を考えて欲しいものだ。この問題の解決を見ないまま今世紀は終わりを告げようとしている。全能の神はおそらく後世にこの問題が解決されることをお望みなのであろう。

しかし、これまで多くの優れた人々が知恵を絞ってきたこの神秘を理解しようとする代わりに、乳母の病気に話を戻し、その苦しみを解決する薬を医学の知恵の蔵から取り出すことにしよう。どんな病気であっても、重篤で、過度の授乳が原因であれば離乳させることである。どんな対策よりまず原因を取り除くことである。全身が徐々に衰弱していく、食欲減退、不眠、蒼白といった消耗性疾患の兆候が多少でもあれば直ちに授乳を止め、消耗性疾患を予防する薬を与え、栄養状態を回復することである。過度の授乳による消耗性疾患については、この種のゆっくりとした衰弱の治療法について述べているリチャード・モートンの著書を参考にするのが良い。しかし急性の熱や胃酸過多、その他の症状が無い場合は、ロバの乳または牛乳を用いてよい。乳を失うことが消耗の原因である場合は、乳を飲めば回復するというのは理に適っている。そこで、まずロバの乳を与えて悪液質を除いた後に、やせ衰えた肉を養う牛乳を与えるのが良い。これが消耗性疾患のために乳を処方する際の正しいやり方であり、エラトラウス［Eratolaus］の息子の症病録から、偉大なる医聖が用いたことがわかる。エラトラウスの息子は長引く重症の赤痢で極度に衰弱し、やせ細っていたが、ヒポクラテスはまず毒消しにロバの乳を与え、その後牛乳を栄養補充に与えた。「煮沸したロバの乳、九・五パイント〔約四・七リットル〕を二日間で飲むと、激しい胆汁の瀉下が起こり、痛みが止まり、食欲が戻った。その後生乳を一度に四・五パイント〔約二リットル〕、一日に二カップ、はじめは水を六分の一カップと少量の辛口の黒ぶどう酒を加えて与えた」[一六七]。プロスペロ・マルチアーノがこの箇所に優れた注釈をしている。「現代の医療とは異なり、ロバの乳は体力の回復には使用されていなかったことは良く知られている。今では消耗性疾患の治療にはロバの乳が好まれているが、消耗性疾患には滋養豊富で濃厚な牛乳が体力回復に適しているとして与えられていた」。この方法に従えば、乳の食事で二つの目的を果たすことができる。まず、蓄積した悪液質を取り除き、その後体力を取り戻す。モートンは、四カ月間の授乳後ひどく衰弱し、食欲が無くなり、ヒステリー性のむせる発作に襲われたある婦人の例を挙げているが、彼女は授乳を止めて乳の食事を始めるべきだという医師の忠告を聞こうとしなかったため、やがて咳、重篤な呼吸器病、消耗熱（hectic fever）を伴う肺病（pulmonary consumption）になった。

しかし、ヒステリー発作が貴族や王族の乳母に見られるように過食が原因であれば、何らかの方法で排出を図らねばならない。とくに瀉血を繰り返し、血液過剰になっている血管の負担を軽減する必要がある。同時に食事を厳しく制限し、ヒステリー発作に通常用いられる鎮静剤を処方する。こういった薬なら開業医は十分もっている。だがヒステリー発作が、そのような乳母によくある過食による子宮液の充満が原因であれば、つまり現在の専門用語で言えば、卵巣が膨れ、ファロピーオ管が召集ラッパを鳴らし、性欲を刺激しているのであれば、乳母の職を解くかあるいは夫との交わりをある程度許すことである。さもなければ乳母は欲望で狂乱し、その乳を飲む子供にきわめて有害であろう。注意が必要なことは、解雇されて貧乏な我が家に戻されるのを恐れて、愛の欲望を表には出さずに隠れて悶々と悩む者があり、また必ずしも全員が明らかなヒステリー発作を起こすというものでもないことである。しかし、秘めた感情は兆候となって現われる場合がある。たとえば以前ほど快活でなくなったとか、不自然に押し黙っているかと思えば、顔立ちのいい魅力的な男に会って話をしたとたん陽気になってはしゃぐなどの兆候が見られる場合、そのような婦人の心は艶めかしい性交への思いでいっぱいになると確信してよい。しかし、だからといって彼女らをあまり責めてもいけない。それなりの言い分もあり、昼夜悩まされる自分ではどうすることもできない自然の欲望なのである。聖ヒエロニムス［Saint Jerome（Hieronymus）］が性欲のうつわ（vessel of concupiscence）と呼ぶ子宮が熱く燃えると、身体全体、さらに心も影響を受けるのである。こうして乳母たちがなまめかしい欲望に刺激されると、それを子供の心に刻みつけることになる。ヘルモントはこれについて、好色で興奮しやすい乳母に乳を与えられた子供には、乳母の誘惑に弱い性質が伝搬される、と述べている。前にも述べたが、こういったことは非常に肉付きが良く、色が白く、乳房が豊富な乳で膨れている乳母に多い。彼女たちは肩こりを訴えるが、それは乳を鎖骨静脈と乳房に運ぶ胸部の管を流れるおびただしい量の乳汁のためである。そのような場合には食事を制限すべきで、乳の量を増やすような食物は何であれ控えるべきである。この病気のことをヒポクラテスが承知していたことは、「両肩が食物と飲み物で膨れている」という自身の言葉からわかる。これは彼が妊婦のことを話題にしたときに用いた言葉である。私が前に述べたように、マルチアーノは、すべてから受け取り、すべてに（栄養を）与える、身体の主要な栄養源の供給器官である胃で乳の材料ができると考えた。そして先ほどのヒポクラテスの言葉への注釈に、彼は乳母の言葉を証拠として引用している。それによると乳母は食べたり飲んだりすると、直ちに乳が肩から鎖骨を通って乳房に流れてくるのだと言い、とくに子供が乳を吸っている時は、よけいにはっきりとそう感じると言っている。このことから、背中に吸い玉をあてがうのが乳の過剰分泌を抑えるのに最も適した治療法といえるだろう。乳母はこの治療の効果を知っており、そのため乳がまったく出なくなるのを恐れて、ほとんど例外なくこの治療を嫌がる。

乳母に非常によく認められるそう痒を伴う丘疹（itching eruptions）については、腕に抱いて授乳する子供の頭には乳痂が付き物ゆえ如何ともし難い。その治療法としては局所的な疥癬の軟膏を用いるほうが、下剤を使用したり、皮膚病に通常使用されるさまざまな治療法より効果がある。したがって、下剤を用いず、疥癬止めの軟膏を塗ることである。もちろんそれが体液の不健康によるものでなく、子供に絶えず接触しているために起きている場合に限られる治療法であるのは言うまでもない。皮膚に寄生した疥癬の毒を消すことができればもう心配は無用である。しかし、長期の授乳で体液が腐敗したために疥癬になったのであれば、違う方法を取らねばならない。まず病的な体液を取り除き、その後局所治療によって疥癬を治療する。しかしながら、私は授乳を止めて後数カ月を経て、すっかり健康になった後で、皮膚病のある子供に接触する人のみがかかる疥癬でひどく醜くなった乳母の例を数多く知っている。したがって、授乳で乳児に触れるときは、その乳児と自分をできるだけ清潔に保つことである。そうすれば今のように不潔で潰瘍だらけの、泣き喚いてやせ細った乳児を見ることも少なくなるだろう。ガレノスが挙げている症例に、一日中泣き喚き、乳母がどうあやしても、乳を与えてもけっして寝かしつけることができなかった子供がいるが、汚れた服を着替えさせ、暖かい風呂に入れてやるように助言すると、むずかるのを止めて長時間すやすやと眠ったということである。[一六八]

この章を終えるにあたり、乳母と乳児のためにこれだけは書いておきたいことがある。それは、乳をのべつ、子供が泣くたびに与えてはならないということである。これは乳母が犯しがちな過ちである。子供が泣くのが嫌で一日に一〇〇回も、夜にはそれ以上も乳をやるのだが、その結果乳母はやせ細り、子供は乳の飲みすぎで両者ともに重病になる。か弱い小さな胃に大量の乳が入れば、消化不良、胃酸過多、凝固、頻繁な嘔吐を起こさずに済むはずはなく、のべつ授乳して乳母が痩せ衰えずに済むはずもない。我が国の百姓女は授乳にはもっと賢明で、一日に三回か四回しか乳を与えず、野良仕事の間、子供は泣くに任せている。彼女たちは一日に三回しか乳を吸わない子牛から教訓を得たのだと言っている。おそらく乳母が子供に乳を与えすぎる良くない習慣があるために、イギリスやドイツでは子供に牛乳、卵の黄身、砂糖で作った乳児食を与える習慣ができたのであろう。こうすれば子供の食事管理が容易になるし、五感を用いて必要な栄養量が正確に測れる。これについてはZodiacus medico-gallicus（一六九）誌や、ヘルモント、エットミュラー、その他の著者による優れた解説がある。

第二一章　ぶどう酒職人、ビール職人、およびその他の蒸留酒職人の病気

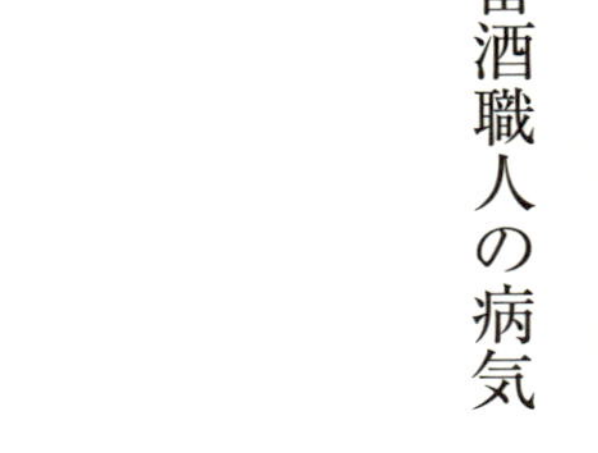

この世に生まれたときに私たちに栄養を与えてくれる液体の起源について長々と述べてきたが、今度は食卓や宴席をにぎやかにする別の種類の液体に注目してみよう。そのためには、秋になるとぶどう酒職人が、一般に「命の水」（*aqua vitae*）と呼ばれるぶどう酒を蒸留し、酒精を込める倉庫や貯蔵庫を訪ねて、これらの仕事をしている作業者の多くがどのような病気に苦しんでいるかを見てみなければならない。しかしここではぶどう酒をたらふく飲み過ぎた酔っ払いは放っておいて、空気中に漂い、空気とともに口と鼻から吸い込んだぶどう酒の香りと酒精から生じる酩酊について考える。一日中ぶどう酒を絞り、大きな桶からブドウの絞りかすを出す仕事をしているかわいそうな人たちは、しばしば酩酊し、たとえ酒を慎んでいても、仕事に熱心なばかりに、酩酊のあらゆる症状に苦しんでいる。

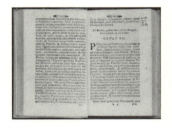

モデナ地方、極めつきはセキア川とパナロ川に挟まれた地域であるが、その地域の最も有名な収入源のなかに、ぶどう酒、すなわち火の酒があり、実際ポー川の両岸のどの地域よりもたくさんの火の酒が造られている。毎年何千もの巨大な樽が、ベネツィア、ミラノや他の街に送られるので、秋には大きな酒蔵、巨大な桶、長い樽の列と、ぶどう酒の蒸留場は一見に値する景観を呈している。絞りかすからぶどう酒の精がたくさん採れるということが経験上わかっているので、かすを長い間、大きな梁で押しながら大桶の中に保存し、数カ月間、冬の間中も、ぶどう酒と一緒に泡立たせて発酵させる。ぶどう酒が樽に移されるときに、ぶどう酒の一部とともにかすを銅の容器に入れ、蒸留する。以前はかすの中に残っている汁を圧搾機で絞ったものであったが、蒸留することによってもっと多くのぶどう酒を得られることがわかった。蒸留は骨の折れる作業ではあるが、蒸留所から圧搾機は姿を消している。この仕事に従事している者は、蒸留が終わると、煙が出ているかすを銅の容器から外に空け、新しいかすを入れて、たくさん入った容器からぶどう酒の精を樽の中に入れるが、ほとんどの作業者が酔っ払ってしまう。この仕事は、地下の穴蔵であるとか、閉じ込められた場所ではなく、広々とした回廊で行われ、ぶどう酒の精の揮発性粒子が広く拡散するので、そこに入る者は、慣れていない場合、長い間そのにおいを我慢することができない。容器から空けられた、煙の出ているブドウの絞りかすを食べるめんどり、家畜、豚やその他の動物は、みな酔っ払ってしまう。何カ月もの間、ほぼ冬中この仕事をした者は、仕事を終えると眠くなって、元気がなくなり、やせこけて、気持ちが沈み、眩暈《めまい》がして、食欲がなくなる。酩酊を引き起こす本当の原因を知ろうとするならば、どのような性質によって酩酊が起こるのか、酸性によるのかアルカリ性によるのか、濃縮によるのか、あるいは希釈によるのかといった、無視するわけにはいかない問題がある。エットミュラーは学識をもってこの問題を論じ、さまざまな見解について言及し、彼自身としては、タッヘンやベッケ[一七〇]［Becke］らのぶ

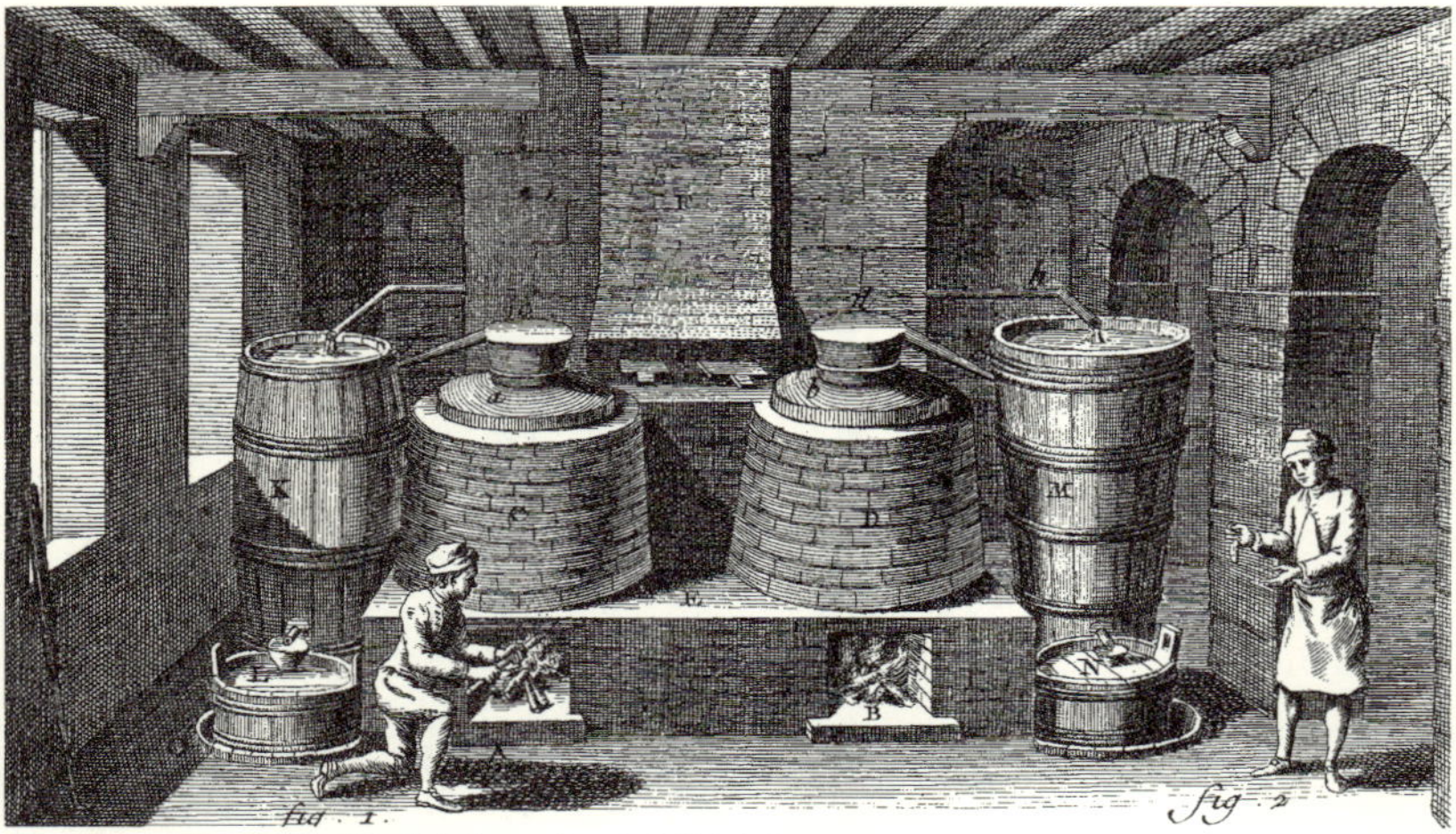

ブランデー薫留の様子：炉と薫がま、レトルトを備えたたる

どう酒の酸が酪酊を起こすとする主張をはねつけた後、ぶどう酒がアルカリ性であることと、硫黄を含んでいることが酪酊を引き起こすと結論づけた。私はかつて、この問題について、たいへんに学識ある経験豊富な化学者と話をする機会があり、彼によれば、ぶどう酒が酪酊を引き起こす原因は、ぶどう酒の中に大量に含まれていて、ぶどう液をまさにぶどう酒に変える揮発性の酸にあると聞いた。彼はこれを証明するために、非常に重要な推論と論拠を私に示してくれたが、その要点は次のようなものである。

彼のいうところでは、ぶどう酒が酸の仲間であるという証拠は次のとおりである。一．ヴァン・ヘルモントの詳細な研究によると、塩化アンモン石の精がぶどう酒の精と混じり合うと、あっという間に白色の凝固物が生じ、その凝固物は尿の精が純粋であればあるほど濃厚になる。[一七二] 二．温かい血液にぶどう酒の精を混ぜると泡立つが、それはまさに硫酸の精を血液中に注入したときに見られるものである。三．ぶどう酒の精から調合されたビーバー香（castor）〔海狸香〕や没薬《もつやく》〔動物性、植物性の香料〕などのチンキからは、塩化アンモン石の精によって沈殿が得られる。つまり、ぶどう酒の揮発性の酸が飽和したアルカリの精と反応し、液体の状態にあった物質を解放することを意味している。四．硫黄、カニの目、卵の殻といったアルカリ性の吸収剤が加えられると、濃厚なぶどう酒は弱まり、鉄を侵さなくなり、蒸留しても弱い精を、しかもわずかな量しか出さなくなる。五．化学実験で証明されているように、酢そのものから燃えやすい精が抽出される。六．酩酊の治療方法は、予防であっても治療であってもアルカリ性物質を用いる。たとえば、空腹な状態で食べるからしの種は、よく知られた簡単な治療法である。あるいは、プリニウス（一七二）が勧める焼いた家畜の肺、あるいはにんにくであるが、これはヒポクラテスが「酔った者に、あるいは酔いたい者に」勧めたものである。このようにいずれも酔った者によく行われる治療法であるが、これらには大量のアルカリが含まれており、ぶどう酒の酩酊させる性質が、硫黄とアルカリの部分にあるとした場合、酩酊を予防することなどできないし、その原因を除くことはできず、むしろ酩酊をひどくすることになる。これらの点は、ぶどう酒の酸の部分が酩酊の原因だとする学者の議論である。私は、相反する意見をもつ者の推論と論拠を挙げ、次に学識のある、かの化学者が示した論拠に答えることにしよう。

　ぶどう酒の中の硫黄やアルカリの部分が酩酊を引き起こすという証拠は次のようなものである。一．ぶどう酒の精は可燃性であるのに対し、硫酸、硝酸、酒石の精といった明らかな酸性物質はそうではない。こういった酸性物質の精は、火薬を硫酸の精に浸し、そのあと乾かしてももう燃えないように、他の物質の可燃性をなくしてしまう。しかし、ぶどう酒の精に浸してもそうはならない。二．潰瘍には腐食性の酸が過剰にあり、それが潰瘍を進行させるので、潰瘍と壊疽にぶどう酒とその精が用いられる。もしもぶどう酒が酸であるなら、潰瘍の治療にぶどう酒を用いるのは最悪のことであろう。三．古くなると弱くなるだけである一方、ぶどう酒が酸敗する場合、たいていその精の部分が弱まるというよりは、むしろなくなってしまうのである。このことは、よく目にすることであり、疑う余地のないことである。これまたよく知られた事実であるが、ぶどう酒に酸味が出てくると、わずかにしかぶどう酒の精を得ることはできないが、古くて、かび臭いぶどう酒はそうではない。そのため「命の水」（*aqua vitae*）を蒸留、販売する特権をもっているものは、その精からある程度は抽出できるので、気の抜けたぶどう酒や腐ったぶどう酒には金を出すが、さんざん苦労した挙句、まずい粘液[一七三]と刺激性の液体しか得られない酸敗したぶどう酒は絶対に買わない。四．硫酸、硝酸などの鉱酸の精にぶどう酒の精を混ぜると、そのような精は中和される。しかし、ぶどう酒の精（酒精）が酸であり、その酸度が酩酊を引き起こすというのであれば、性質の似た物質は、一方が他方の力を弱めることはなく、強めるのだから、酸性の精が中和されることもなければ、弱めることもないだろう。五．ぶどう酒の精（酒精）に硝酸の精を混ぜるとたくさんの泡が出る。このことは、ぶどう酒の精の性質が、硝酸の酸の精とは明らかに反対の性質をもっていることを示している。六．蒸留しなくても、酒石塩、石灰、棒の灰に繰り返し浸すことによってぶどう酒の精を精製できる。ぶどう酒の精が酸に属するとすると、代表的なアルカリ物質である酒石塩、石灰は確かにぶどう酒を精製することはできないし、それを強めることもできず、ぶどう酒の酸を吸収して弱めるだろう。酒石塩は粘液を吸収してぶどう酒の精を精製するのだと反対されそうであるが、なぜ酒石塩がぶどう酒の精の中にあるとされている酸を吸収しなくて、粘液ではなく酸で飽和されるのかはわからない。七．袋で濾し取られたぶどう酒は他と比べて容易に酸敗する傾向がある。他の条件が等しければ、袋で濾し取られていないぶどう酒よりも常に弱い。プリニウスは「ぶどう酒の強さは袋を使って濾すことで弱められる」と述べているが、酸性に変化する主な原因は夏の暑さであり、このことは、精の粒子をより多く含んでいるために酸敗することのない、濾されていないぶどう酒では見られない。八．ライン地方のぶどう酒のように濃厚なぶどう酒は、弱い酸味のあるぶどう酒よりも痛風患者には害が少ない。ライン地方のぶどう酒は揮発性の精が少ないので、関節炎の原因であるということから、シルヴィウスによって禁止されている。随分前にクラトー[一七四]［Crato］が同じ観察をしている。彼は『医学的慰み』（*Consolatio medica*）という本のなかで、関節の痛みには軽いぶどう酒を使うほうが害がないと考えている者は間違っている、と言っている。軽いぶどう酒をたくさん飲むよりも、ハンガリー産のぶどう酒かあるいは強く甘いぶどう酒を少し飲むほうが害はないと書いている。ヘルモント、ウィリスなど著名な大家はこの見解を支持し、酸度の軽いぶどう酒は身体の酸を多くし、関節炎の痛みを強めるとしている。

さらに、かの化学者が、酩酊を引き起こす酸がぶどう酒の中に含まれているということを証明するのに私に示した議論に対して、次のように答えることができる。まず最初に、尿の精と混ぜた時にぶどう酒の精が固まって泡が立つという経験から、ぶどう酒の精が酸性であると証明することはできない。一方、有名なボーンの実験報告にあるように、酒石の油の上に酒石塩を投げたときと同じように、多くのアルカリ性物質は混ぜ合わせると泡立つ。酒石塩に水を混ぜると同じことが起こるので、その液の中にある酒石によって吸収される酸性物質を想像し説明をするべきではないと言っている。同じように、多くの酸性物質は混ぜ合わせると泡が立つことが観察され、酸とアルカリを混ぜても凝固物は作られないと見られている。したがって、一般的な法則を見出すことはできない。

「硫酸塩の精が血液の中に注入されたときと同じように」、まさに抜いた直後の血液にぶどう酒の精を混ぜたときには沸騰が起こる。この沸騰は多様であり、いつも同じ反応が起こらないということを私は観察している。なぜなら、血液の状態は変わりやすく、欠陥があり、酸性すぎたり、あるいはアルカリ性すぎたりするからである。だからぶどう酒の精が注がれたときにかなりの泡立ちが見られるが、この種の血液の中では酸が過剰であると考えるのが自然だ。ぶどう酒の精で作られるチンキは、塩化アンモン石の精による沈殿物であるという事実は、私にはさして重要とは思えない。なぜかと言えば、沈殿物は冷たい水のみでもできるもの、たとえばヤラッパやその根(一七五)の沈殿物のようなものがあるからである。よって、ぶどう酒の精が酸に入れられるべきであるということになると、酸で溶けるものは皆アルカリで沈殿するという化学の法則に従い、水はアルカリ性だということになる。ところが誰もが知っているとおり、水には味がなく、刺激がないばかりか、酸とアルカリのいずれの性質をも正すものである。

さらにぶどう酒の中の酸が酪酊の原因であるという主張を証明するのに、アルカリを加えることによってぶどう酒の酸味が弱められるということは十分な証拠ではない。実際、さまざまな物質を混ぜ合わせると、異なった性質を持った新しい混合物ができるからである。このように、水は酸もアルカリもその性質を弱め、また、どんな激しい性質をも弱くする。繰り返すが、強酸から蒸留することによって火の精をいくらか得られるという化学者に賛成するが、この火の精が酸のなかで一番強い性質をもつものから得られるということを証明するものではない。酸にしてもアルカリにしても、どんなに純粋でも、反対の力をもつものが潜んでいないものはない。治療に関する最後の議論について、病を治し予防する物質は、一般にアルカリのなかから得られるが、そのような物質は、病気それ自身よりもむしろ病気の原因に関連があるということを指摘しなくてはならない。すなわち尿の通路にたくさんの血清を送り、酪酊の解消を助ける。これは同じく酪酊を予防することにもなり、これについてはヒポクラテスの言葉に次のようなものがある。「病的な状態を治すものは、その状態を未然に防ぐ」。また、酸も、たとえば酢であるが、酪酊を治すのに使われる。エットミュラーなどは、頭に酢の湿布をはり、大きなヤネバンダイソウの汁を睾丸に湿布することは、酪酊の諸症状を解消するのにたいへん効果的な治療方法だとして勧めている。

エットミュラーらは、酩酊の原因はぶどう酒の中の揮発性アルカリか、麻酔作用のある硫黄であると主張している。ぶどう酒には気質や精神の体液と精気の流れを妨げる性質があり、これが麻薬を使ったときに見られるような症状に似た震えや、意識の朦朧、昏睡を引き起こすと推論している。しかし、このぶどう酒を凝固させ、濃厚にする性質を念頭から捨てることは難しく、ぶどう酒ほど血液や体液と比べて精がたくさん含まれる物質はなく、飲みすぎたとき、静脈を通って広がり、脳に達し、液化して体液を増し、動脈の入口を開放し、脳全体に広がり、そのために神経の緊張が緩和され、これまで述べてきた症状が起こるのではないだろうか。同様のことが麻薬についても言えないだろうか。つまり、麻薬は体液と精気を固まらせ、濃くすると一般的に考えられているが、むしろ揮発性で蒸発するアルカリによって溶かし、液化するのではないだろうか。発汗と利尿の性質は議論するまでもなく、この推測を支持している。このことについて議論するに際して、博学なるウィリスは「麻薬が血液を固まらせるとされているが、私はそれを見つけることができなかった」と言っており、この点では行き詰まっている。麻薬に凝固させたり、液化させたりする能力があるのかないのか、このことは今議論するようなことではないが、ぶどう酒とその精については、麻薬とは作用する点が異なるにも関わらず、麻薬と同じような、震え、意識の朦朧、昏睡、失語などの症状を引き起こすということを私はあえて断言する。麻薬を使用して眠りに入っている者は、脈がゆっくりとしており、まるで死体のように青ざめた顔で、手足もとても冷たい。ところが、ぶどう酒あるいはぶどう酒の精（ブランデー）を飲みすぎた者は、脈が強く、顔が紅潮しており、目が輝き、静脈が膨れている。ウェルギリウス［Vergil］は酩酊したシレヌス［Silenus］について、次のように述べている。「彼の静脈は、昨日のぶどう酒によっていつものように膨れ上がっていた」と。さらに検死解剖の結果から、ぶどう酒の精の力によって、血液の塊の広がりが脳にまで見られることがわかった。泥酔して死んだ者の頭を開いて解剖してみると、脳が乳白色の血清によって覆われている状況が見られ、このことはテオフィル・ボネの記録に見ることができる。血清の広がりは、酩酊を治す方法でも証明されている。このことについてヒポクラテスは書いている。すぐに嘔吐すれば酩酊の悪影響を軽くすることができるが、多くの血清を尿路から排出し、たくさん排尿することによって、真の治癒となる。ぶどう酒はぶどう酒それ自体が引き起こす影響を治す、とよく言われているとおり、すなわち、体液を希釈し、尿を生成する性質が大いにある。アリストテレス(一七六)は、薄めたり、混ぜられたぶどう酒を飲む人は、純粋なぶどう酒を飲む人と比べると、飲みすぎたときに悪影響を感じる人が少ないのはなぜかを論じたときに、このことをほのめかしている。そのさまざまな理由のなかから、彼は「純粋なぶどう酒は、他の食品とぶどう酒それ自身を消化するからだ」という理由を挙げている。ヒポクラテスの書のなかには、古代の人間が酔うことで役に立つことがあるということを認めていた、という記載を見ることができる。アテネの医師ムネシテウス［Mnesitheus］は、アテナエウス(一七七)とランゲ［Lange］により引用された「大量飲酒に関する書簡」のなかで、「ぶどう酒をがぶ飲みする人は心身ともにひどく害を被ることは事実である。しかしながら、私は、たまに飲むことは身体に活力を与えて、気分をさっぱりさせると考える。日々の飲酒で蓄積する体液中のある種の酸は、尿として排泄するのに最も都合がよく、飲酒による便通は、便を体内から洗い流すのに最適である」と述べている。古代の医師ムネシテウスによれば、スパルタ人は酒を飲んでは、排尿や嘔吐によって身体を浄化し、精神を高揚させていたようである。

私が秋にたびたび驚かされたのは、「大桶いっぱいに収穫されたブドウが泡立ち」、桶からぶどう酒が樽の中に注がれるときである。酒蔵でこの仕事に従事している者たちは排尿が尋常でなく、日に一〇〇回を数えるほどで、さらにその尿は水のように薄く透明であったことだ。これはぶどう酒の精の強力な放射物によると思われ、気道に入ることにより大量の血液の中に血清を浸出させる。このように、新しいぶどう酒は、たとえ古いぶどう酒が濃厚で重厚であったとしても、古いぶどう酒よりもはるかに早い排尿を促すということを見つけた。よって、尿路から多くの血清を排泄しようと思ったならば、私はためらうことなく古いぶどう酒よりも新しいぶどう酒を好む。しかし、その新しいぶどう酒は濃厚な部分がろ過され、浄化されていなくてはならない。

　最初の問題に立ち戻って考えてみると、次のような結論に達する。空気が飽和状態のぶどう酒の、揮発性の部分によって、こうした職人たちの身体の大量の血液がまず影響を受け、血液中で発酵が起こり、次に動物精気が影響を受けるのである。ぶどう酒と血液がたいへん密接な関係にあることは誰もが知っており、賢者アンドロシデス（一七八）［Androcydes］が、アレクサンダー大王［Alexander the Great］の飲みすぎをやめさせようと、「あなた様がぶどう酒を飲もうとするときには、大地の血（液）を飲もうとしていると思ってください」と戒めたが、これは当を得た言葉であるとプリニウスが述べている。まさにこの親和性のために動物精気は影響を受ける。次々と多くのぶどう酒の精が注ぎ込まれると、動物精気はあまりに多くなり、脳の狭く仕切られた場所に留まっていられなくなり、身体全体（一七九）の自然の調節に乱れが生じる。これは、蜂の社会において繁殖過剰により巣が過密になり動揺やいざこざが起こるのとよく似ている。作業者に眩暈《めまい》、意識の朦朧、頭痛が起こるのは、重篤な多血症と同様に血管の拡張が原因である。最終的には、全身の組織が害されてやせ細り、衰弱し、前述したような諸症状が現われてくる。これら症状は、すでにこの種の仕事に慣れている者では当然の如くあるが、初めて仕事をする者ではより重くなる。ポルトガル人の作家ザクト（一八〇）［Zacut］の逸話によると、ある廷臣が田舎の自分の家に行き、たまたま地下のぶどう酒の穴蔵に入ったところ、ぶどう酒の強烈な匂いに襲われて雷に打たれたように倒れ、数時間の内に死んだという。

これと同じ類いの話は、ぶどう酒の代わりにビールを醸造しているドイツ、イギリスなどの北方のほとんどの国々では、よくある話である。これらの国々では、ブドウの木には花は咲くが、実はほとんど成熟しない。そのため豊かに実る大麦やその他の穀類からビールなどの飲料を作るのである。大麦やその他の穀物を発芽するまで発酵させてホップの種の皮を加える。こうしてできた飲料をぶどう酒の代わりに飲み、リンセストリア(Lyncestis)河の水を讃えるオヴィディウスの詩のなかにある「まるでまったく薄めていないぶどう酒を飲んだかのようによろめかせる」のである。北方の国々でこのような飲料を古代から醸造していたことは、大熊座の下に住む民族について語っているウェルギリウスの詩から知ることができる。「彼らは、麦芽やすっぱい実(berries, sloes)〔リンボクの実など〕で作ったぶどう酒を真似た飲料を飲みながら、長い夜を遊びに興じ、陽気に過ごす」。

地下の穴蔵でビールを醸造している作業者が、我国のぶどう酒の醸造や蒸留の仕事をしている者とほとんど同じ病気で苦しんでいることは、事情をよく知っている人たちから聞かされているし、またこのことについて書かれたものもいくつか見うけられる。この種の飲料は強力に人を酔わせるし、実際、燃える精が抽出される。プラッター(一八二)[Platter]によると、これはホップに原因があるとして、次のように述べている。ビール作りの準備をする者は、頭痛、眩暈《めまい》、身体不調などを引き起こしがちになる。実際、ビールとぶどう酒には、類似点が多い。春にブドウの木に花が咲き始めると空気はブドウの花の強い香りで満ち、誰もが知っているように、この香りが発散する気がぶどう酒に作用し、変化を起こす。同じことがビールでも見られ、大麦の花が咲いているとき、強く刺激され変化が起きると言われている。ヘルモントは、この意見に賛成している。そしてヘルモントによると、ぶどう酒やブランデーを飲みすぎたときとまったく同様に、ビールを食前に飲みすぎたときに完全に食欲を失うのは、ビールが胃の中の酵素を弱めて壊すからだそうである。プリニウスは、大麦から作られた飲料が酩酊させることができることに驚き、「水で酔う方法を見つけるとは、何とも素晴らしき悪徳の巧みさよ！」と興奮して叫んでいる。

「命の水」であるぶどう酒は、生命維持のためだけではなく、より快適でより効果的な薬を調合するために、この上なく重要で必要不可欠なものである。その大事な仕事に全精力をささげるぶどう酒職人と蒸留酒職人を、医術はどのような薬で救うことができるだろうか。実際、薬製造人（薬屋）の実験室にぶどう酒の精が存在しなかったとしたら、化学は、今日受けている高い評価の域にまで進展していなかったであろう。ガレノスは、ぶどう酒を蒸留して多くの異なった成分を分離する素晴らしい術を夢想して自分でやりたいと心から願っていた。「現在、牛乳でしているのと同じように、もしぶどう酒を相反する成分に分解することができる機械、あるいは方法を発明できるなら、どんな危険もいとわず、何でもやってみる用意がある」と言っている。この種の仕事をしている人を治療する際には、前に述べた病気で床に臥している患者にしても、仕事場に作業者を訪ねるにしても、ブランデーは言うまでもなくぶどう酒も飲まないように、それから少なくともこの仕事で雇われている間は、完全に禁酒するようにと言っている。またぶどう酒の蒸気をなるたけ顔に受けないようにすること、顔を冷たい水に頻繁につけること、とりわけ、時どき外に出て新鮮な空気を吸うことといった助言もしている。しかし病気が重く床に臥すようになり、仕事をやめざるを得なくなったときには、酩酊癖のある人や飲み過ぎの習慣から病気になった人によく与えられる治療薬を処方すべきである。このような薬については何冊か参考になる本があるが、とりわけエットミュラーのものが優れている。薬の例を挙げると、酢、ビーバー香（海狸香）、塩化アンモン石がある。ぶどう酒を飲みすぎる悪習による病気を治すのには、尿の揮発性の精を含む薬の一つである塩化アンモン石が最も良く、きわめて効果的である。

プリニウスは、酩酊を予防する物をいくつも挙げているが、そのなかにはよく知られている物もある。たとえば、苦扁桃《くへんとう》、キャベツ、そして甘い物であれば、ほとんどすべてである。現代の専門家は、これに、さらに多くの物を追加している。その一人プラッターは、『実践医学』（*Praxis medica*）のなかで、あきれるほどたくさんの物を長々と挙げている。彼は、祝い事や祭の集まりでの酒飲み競争は、上流階級の風習として始められたと記しているが、同国人のこの状態を哀れみ嘆いている。そして酩酊を予防する物や薬を並べ立てている。それは、にがよもぎ（苦艾）、ヘンルーダ（芸香）、牛乳、焼いた動物の肺、酢と水、酸味のある果実、そして舐剤《しざい》やさまざまな混合物からなる調合薬などである。しかし、この種の仕事に従事している労働者はとても貧しく、このような贅沢なものを用いることができないので、彼らにはありふれていて容易に入手できるものを勧めている。たとえば、キャベツは、予防や治療にすぐれているとして何世紀にもわたって知られている。それに、二十日大根と、プラッターが飲んだくれの解毒剤（the drunkard's antidote）と呼ぶ水で薄めた酢がある。

第二二章　パン職人と製粉職人の病気

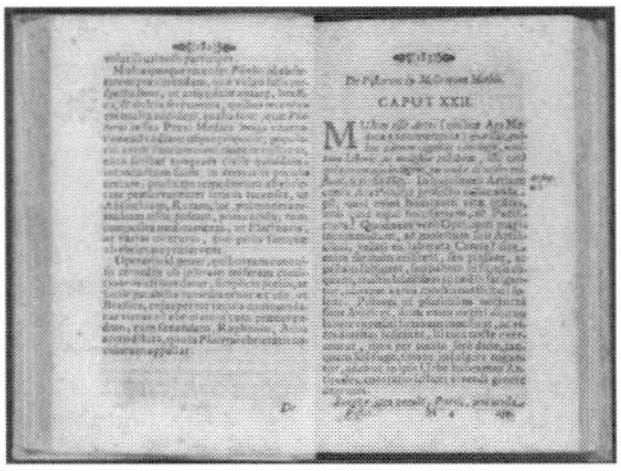

その仕事に熟練した者にはたいへんな苦役や災難をもたらすが、逆にそれを必要とする人にはありがたく、また役に立つ技術はたくさんある……医術（the art of healing）はその中の一つである、とヒポクラテスは書いている。言うまでもないが、そのような職人の技術や商売の中に、パン焼（baking）を入れるべきである。パン職人の焼く日々のパンほど、生活に役に立ち、また必要な物がほかにあるだろうか。だが同時に、パン焼ほど不快で、面倒な仕事がほかにあるだろうか。粉を篩《ふる》う、生地を練る、かまどでパンを焼く……きつい仕事で疲れ果て、さまざまな病のえじきとなるのである。パン職人は夜中に働くのがふつうで、他の人々がその日の仕事を終え、眠りで活力を回復している間に、コウモリのように夜通し働き、そして昼間はずっと眠る。だから同じ一つの町のなかに、生活の仕方がまったく反対の対極世界の住人がいるのである。「起きろ、パン屋が奴隷に朝食を売り始め

た」とマルティアリスは言っているが、このことはパンが夜のうちに作られ、焼かれていることを意味している。空が白み始め、人が仕事を始める頃にはパンが十分に用意されていなければならない。さもなくば、腹が革命を起こし始めかねない。歴史の教えるところによると、大都市ではパンが不足したために時折深刻な暴動が起こっており、スペイン王室が、同じ理由で民衆が暴動を起こしはしないかと慌てたのはつい最近のことである。人心の収攬には「パンと遊び」を、すなわち、たっぷりの穀粒と見世物を与えるのがよい、とユヴェナリスは勧めている。

最初の場所、すなわちふるいで小麦粉とふすま〔小麦の糠〕を篩い分け、袋の中身を空ける作業者は、どんなふうに顔を覆っても、空気中に漂う粉の粒子を吸い込まざるを得ない。粒子は唾液と混じって発酵し、糊状になって咽喉だけでなく胃や肺に詰まり、その塊が気管や気管支をふさぎ、空気の通りを妨げるために、咳や息切れ、声のかすれが起きやすく、ついには喘息持ちになる。また、粉の粒子が付着し目に深刻な影響を与え、ただれ目（lippitude）を起こすことが多い。

実を言うと、私はこのような有害な影響から彼らを守る事前の策を何も考えつかない。彼らがふだん布で口を覆って作業する習慣は良いが、吸気とともに粉の原子が肺の深奥に侵入するのを防ぐに十分ではない。パン職人のこの手拭いで口を覆うという慣習は非常に古くからあるもので、ピニョーリアの優れた著作『奴隷について』（*On slaves*）にあるアテナエウスの引用に見ることができる。しかし、これは働く人を気遣ってのことではなく、練り粉に顔から汗が落ちないように、また息がかからないように、という贅沢な理由からであった。次のことはこのような作業者に役立つはずである——水で顔をよく洗い、酢水で何度もうがいをし、オキシメル（酢蜜剤）を飲み、何らかの方法で日頃から通じをつける。また、息苦しい場合には、気道の粘性の付着物を取り除くため

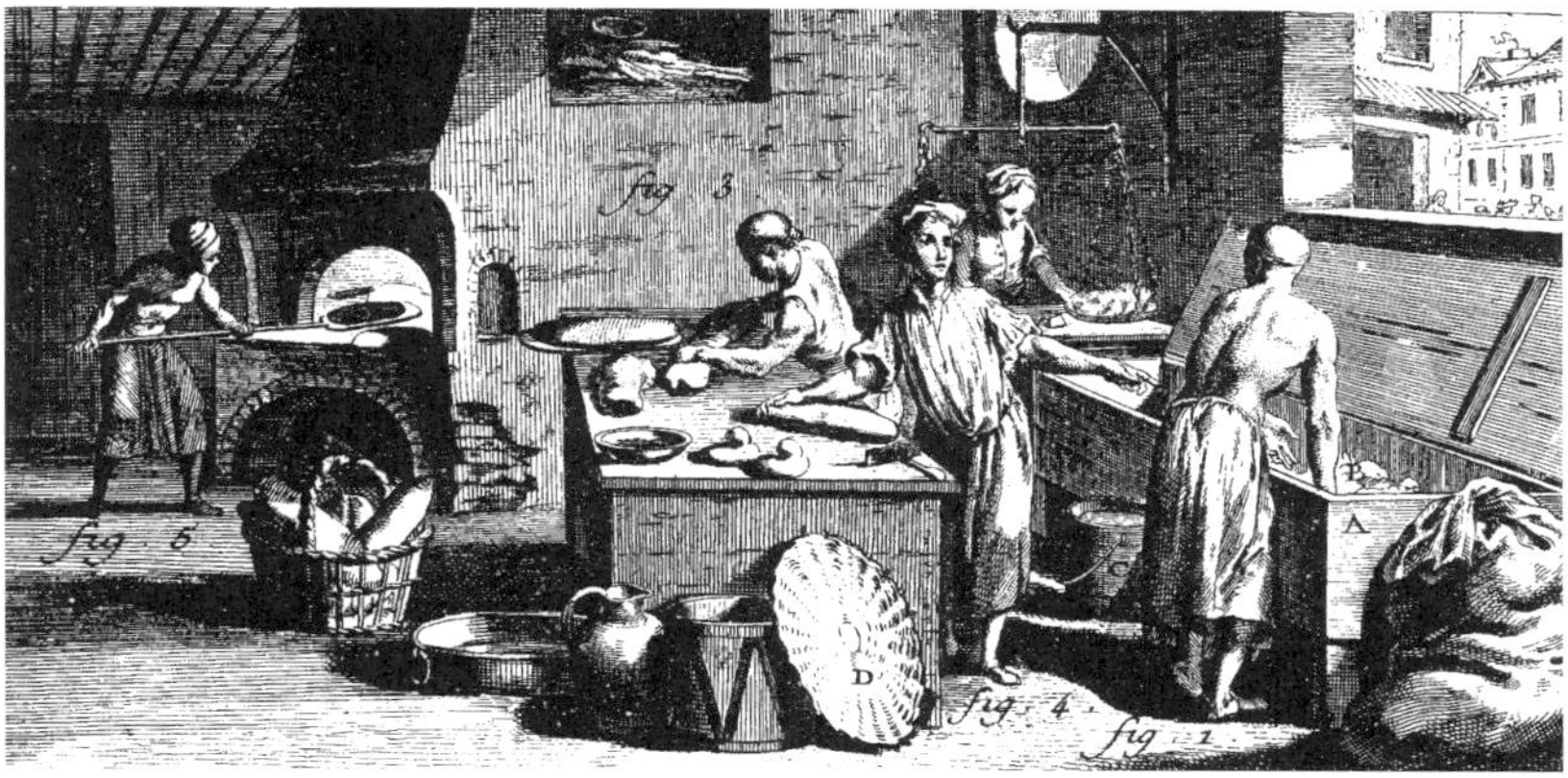

パン焼き窯

に吐剤を飲むとよい。吐剤で治った人を見たことがあるが、なかには死にかけていた者もいた。

手で練り粉をこね、四角やロール状に形を整えて焼く作業をする者は、とりわけ冬には、パンが十分に膨れ上がるようにたいへんな暑さの場所で作業するのがふつうである。そんな過熱状態の場所から戸外に出るときや、合間に家に寝に帰るときに、皮膚にある小孔（毛穴）が急に強く収縮し、ひどい風邪や喉の痛み、肋膜炎や肺炎のような胸の病気にかかる。このような病気はよくあることで、治療方法を知らない人はいないが、原因を正確に知ることは大いに役立つはずである。まず最初にすることは、病人を暖かい部屋のなかに入れ、油でマッサージをし、同時に何か発汗剤を与えて、改めて自然に発汗させることである。これら作業者のほうが、なぜか他の作業者よりも、病気の初期でほとんど痰が出ない状態であっても、大量に汗をかいただけで、重篤な肋膜炎となり危険な状態になることに私は驚いている。このような症例では、脇腹の痛みを伴った急な発熱、すなわち原発性の疾患は外的原因、つまり、突然毛穴が閉じたためであって、体液の調和の乱れによるものではない、と私は考える。毛穴を開いて発汗をうながせば、ほどなく断たれていた流路が回復し、胸部に流れ込んでいた膿は再び吸収され、熱や肋膜痛が同時になくなるのである。スチマルゴ［Stymalgos］の女奴隷に関してヒポクラテス（一八二）が警告しているように、「原因とその起源を確認すること」は、非常に重要なのである。

手が腫れ、疼痛もあるパン職人を時どき見ることもあった。実際このような作業者は皆、いつも手に力を入れて練り粉をこねるため、手が異様にふくれあがる。動脈入口部から大量に漏れ出た栄養液は、袖口の繊維の締め付けのせいで元に戻ることができずに、手に留まるために起こるのである。手を見るだけでパン職人だとわかるほどで、他のどんな道具を使う作業者もパン職人ほど厚く太い手を持っている者はいない。アヴィセンナが「身体はどこであれ動かせば大きくなる」と言っているが、他の職業を見ても、この言葉が正しいことがわかる。灰汁や強い白ぶどう酒、それに類するもので手を洗うことは彼らのためになろう。

パン職人はまた別の病気にかかる。見れば皆、カニやトカゲの足に似て、膝から下が外側に曲がるO脚になっている。それは、ポー川両岸の地方では、作業は次のような方法で行われているからである。厚い板か、あるいは三本脚のテーブルの上に三脚の枠を組み、その先端から表面をなめらかにした円錐形の木塊を回転するように下げる。木塊の下に大きな練り粉を置き、その上に木塊を落とし、一人は腕と膝に力をこめて木塊で練り粉をこね、もう一人が練り粉をひっくり返す。膝の関節はそれほど丈夫ではないので、脚が外側に曲がるのである。この病気に薬はなく、若くて丈夫であってもすぐに曲がり、やがて足が不自由になる。パン職人のなかでいちばん健康なのはおそらくパンを焼く者であろう。パンを出し入れするときには高熱に曝され、とくに夏は汗まみれになるが、焼き立てのパンの香りで大いに元気は回復する。ウェデルが『植物の揮発性塩類について』（*Volatile salt in plants*）第四章で言うように、できたてのパンは、体力を回復する滋養のある食べ物であり、その香りはそれだけで気分を浮き立たせる。ビーチャー[一八三]［Becher］は『地下の自然学Ⅰ』（*Subterranean physics* Ⅰ）のなかで、パンの香りは、真珠の身体を強くする性質にもまさると述べている。

私の経験では、誰もかれもが我が家のパン職人で、家でパンを焼くような小さな町や村よりも、パンが安く、しかも簡単に買える都会では、他の作業者よりも病むパン職人のほうが多くなる。ローマが建設されて後五三〇年の間、ローマにパン職人はおらず、ローマ市民は家でパンを焼き、それは女性の仕事であったことが、プリニウスの記述から分かっている。その後、ローマの人口が急増し、パン作りは公共奴隷の仕事となった。そうとなれば、そのような作業者を治療しなければならない場合、病気が何であれ、彼らの働く状態によってどんな病気にかかるのか、良く考えることが最も大切である。

漂う小麦粉の粒子で、絶えず真っ白にならずにはすまない製粉職人についても、この章、すなわち白の章で述べるのが適切であろう。穀粒は最小にまで微細な粉にひかれ、舞い上がる粒子は製粉小屋全体に充満し、否応なしに口、鼻、目や耳ばかりか、全身に粉を浴びることになる。私は、多くの人がこのために喘息になり、ついには肺水腫になることを知っている。また、穀物や小麦粉の袋を肩にかつぐことによって、腹膜が破れ、緩んでヘルニア（脱腸）にもなる。それのみならず、昼夜を分かたず車輪や挽き臼の騒音、高いところから落ちる水の音のなかで暮らす彼らの鼓膜は、常に耐えがたいほどの強い振動を受け、張り（tonus）を失ってほとんど皆、難聴になる。製粉職人もパン職人も、「虱《しらみ》症」（*phthiriasis*）、つまりシラミの病気にかかる。そのため、このことを人々が冗談に、製粉職人の白いノミと呼んでいるのは、特筆すべきことである。これは、彼らがいつも埃だらけで、寝るときもめったに服を脱がないからか、あるいは汗と皮膚の汚れが混じった小麦粉が、微小な動物の繁殖にはおあつらえ向きであるからかどうかは、はっきりとは分からない。しかし、製粉職人のほとんどがこういった護衛隊に守られているのは事実であって、もしダニエル・ハインシウス（一八四）〔Daniel Heinsius〕がこのことを知っていたならば、「シラミを称える乞食たちの集会」という、機知に富んだ演説のなかで、製粉職人についても当然言及していたに違いない。

　昔の製粉職人は、現在よりも重い病気にかかっていた。当時は我われが使っているような、溝を流れる水の力で大きな車を回して穀物を挽く水車はなかった。けれども古代の作家パラディウス（一八五）〔Palladius〕の作品のなかに、水の力で穀物を挽くという記述が若干見られる。彼によれば、「しかし、もし十分な水があるとするなら、製粉職人は浴場からあふれる排水を使うはずで、そこに水車を設置し、動物あるいは人の力を使わずに穀物を挽くだろう」。昔は搗《つ》き臼で砕いていた。それは今日、穀物を搗き砕くか、あるいは種皮をとるために使われているようなものである。この挽き臼は、動物だけでなく、男や奴隷、女たちによって回され、非常な力で押し回すことから、押し臼（push-mill）と呼ばれた。罪人をその臼に足枷でつないで挽かせる刑もあった。プラウトゥスの著書では、押し臼という言葉ほど脅しに使われる言葉はなく、奴隷にとって、これほど不吉な言葉はほかにないという。アプレイウス（一八六）〔Lucius Apuleius〕によれば、彼がロバに変えられたときに、押し臼に繋がれ、目隠しをされてどこを歩いているのか分からないようにされたと言っている。また、聖書でも、サムソン〔Samson〕がフィリスティア人から目を見えなくされたとあり、挽き臼を回したのではないかと考えられ、またそれは押し臼だと推量できよう。この仕事を当てがわれた奴隷は、眩暈《めまい》を起こさないように目を見えなくさせるのが常であった。

　このように、この仕事はひどく疲れる労役であり、これに割り当てられた奴隷や下女はすぐに致命的な病気により、命を落とすことになる。このことが、他にも呪いの言葉があるなかで、ヨブ〔Job〕が「私の妻が別の男のために臼を回したら」と言い、苦悩の杯を満たした理由である。これを卑猥な言葉と取る者もいるが、ヴァタブラス[一八七]［François Vatable/Vatablus］や、他の注釈者によれば、これは「私の妻が哀れな下女になったら」という意味であり、これについてはアウグスト・ファイファー[一八八]［August Pfeiffer］の『ヘブライ人の遺物』（*Hebrew antiquities*）を参照してほしい。ローマ人も多くの穀物の製粉場を持ち、各地区には決まった数の製粉場が割り当てられていた、とビクトール[一八九]［P.Victor］は彼の著書『都市の一角で』（*On the quarter of the city*）で述べている。しかし、水の豊富にある所はほとんどどこでも水車が使われるようになり、挽き臼はただ穀物を搗き砕くのに使われた。そのうえ、キリスト教によって奴隷のくびきが解かれたので、製粉職人の仕事は昔のように、それほど辛く、また病気の多い仕事ではなくなった。製粉職人が浮遊する空気中の小麦粉を吸い込んだために健康が害された場合、パン職人と同様の処置が必要である。しかし、重い荷を運んで起こるヘルニアには、私がいつもそうするように勧めているが、ヘルニアを防止する帯を予防のために着用させるべきである。

シラミのような生きている害物から身を守るには、何よりも身体を清潔にし、衣服をたびたび替えなくてはならない。私はとくに、ニガヨモギやモモ、シマセンブリの一種、セントリー〔リンドウ科〕、ヒエンソウ、ハウチワマメの葉を煮出した外用水薬を勧める。セレヌス[一九〇]［Quintus Serenus］は、この害には酢にふすまを混ぜた物が非常に効果があると勧めている。しかし、最も効果があるのは少量の水銀を唾液でうすめた塗り薬である。また、金細工職人が金メッキを施した皿を磨くために用いる布も効果がある。

第二三章　澱粉製造職人の病気

澱粉の製造に携わる人々もまた尋常でない病気にかかりやすい。澱粉はリネンの衣類やシャツの襟を白くするのによく使われているため、貧しい女性たちも知っているほどその作り方は一般によく知られている。この地方では澱粉は修道士や修道女が作り、薬店その他に売る。澱粉作りは夏に行われる。小麦を水に浸して発芽させ、大理石の容器に入れる。次に、柔らかくなった小麦を、ぶどう酒の仕込みでブドウを足で踏むのと同じように、使用人の一人が裸足で踏むのである。この作業は野外で行われるが、その泡立つ小麦から立ち上る臭いは、それを踏み、あるいは監督する者、絞り出した液を天日干しするために、踏んだ小麦を手で集める女の召使たちもひどい頭痛や重度の呼吸困難を訴えるほど耐え難いもので、咳で危うく窒息しそうにならないように、時どき仕事を中断しなければならないほどである。私はこの状況をしばしば見ることがあって、実際その臭いは私には耐え

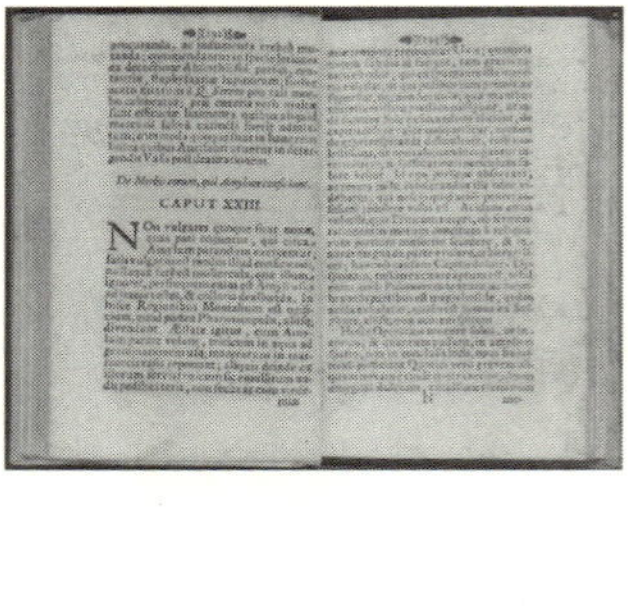

難く思われる、刺すような酸に似た臭いのようであった。小麦にしみ込んだ揮発性の酸が発酵によって動き始め、他の物質から分離し、大部分が空気中に飛び散ると思われる。硫黄の蒸気、あるいは酸を発散する他の物質のヒューム（fumes）など、酸性の蒸気以上に肺の柔らかい組織や膜全般に有害なものはないため、頭痛、呼吸困難そして咳を引き起こすことが十分考えられる。私は常々このような作業者に、こうした仕事は狭い場所ではなく、晴れた日に、できれば広々とした場所でするように忠告している。この仕事で何らかの重い病気にかかっているのであれば、甘扁桃油（oil of sweet almond）、メロンの種の乳剤、大麦の滋養煎汁（barley ptisan）、強いぶどう酒、塩化アンモン石の精のにおい、テリアカ（theriac（a）水、糖蜜水）などが有効である。

この機会に澱粉の性質、特性について手短かにではあるが、少々詳しく述べたいと思う。医師の説明があまり正しいとは思えないことがよくあるからである。昔も今も、澱粉には苦みを帯びた体液を和らげ、その奔流を止め、潰瘍を治す力があると考えられている。プリニウスは、吐血や膀胱の痛みに澱粉を勧めている。ガレノスは、下痢、気管の炎症、流涙、また必要であれば、潰瘍を生じた部分の病変を緩和するのに良いと強く勧めている。ヴァレスはその『聖なる哲学』（*Sacred philosophy*）第三六章のなかで、予言者エリシャ［Elisha］が、コロシントウリ〔苦味スイカ〕を煮ている鍋に粉を入れて苦味を消したのはどうしてなのか説明し、赤痢の治療に、またさまざまな刺激を和らげるのに澱粉が他のどんな治療薬より好ましい、と述べている。これは澱粉について書いている人は誰でも認めるところである。

私はおそらくそのとおりであろうと考えてきた。ひとつには、澱粉には味がなく、風味も欠いているために、苦い物質の吸収に優れていると考えられることもあって、前述した病気にとくに良いという理由であり、また、澱粉の製造過程で、発酵した麦（corn）の刺激物と灰汁《あく》〔苦み〕が空気中に消散すること、さらに夏の日差しで

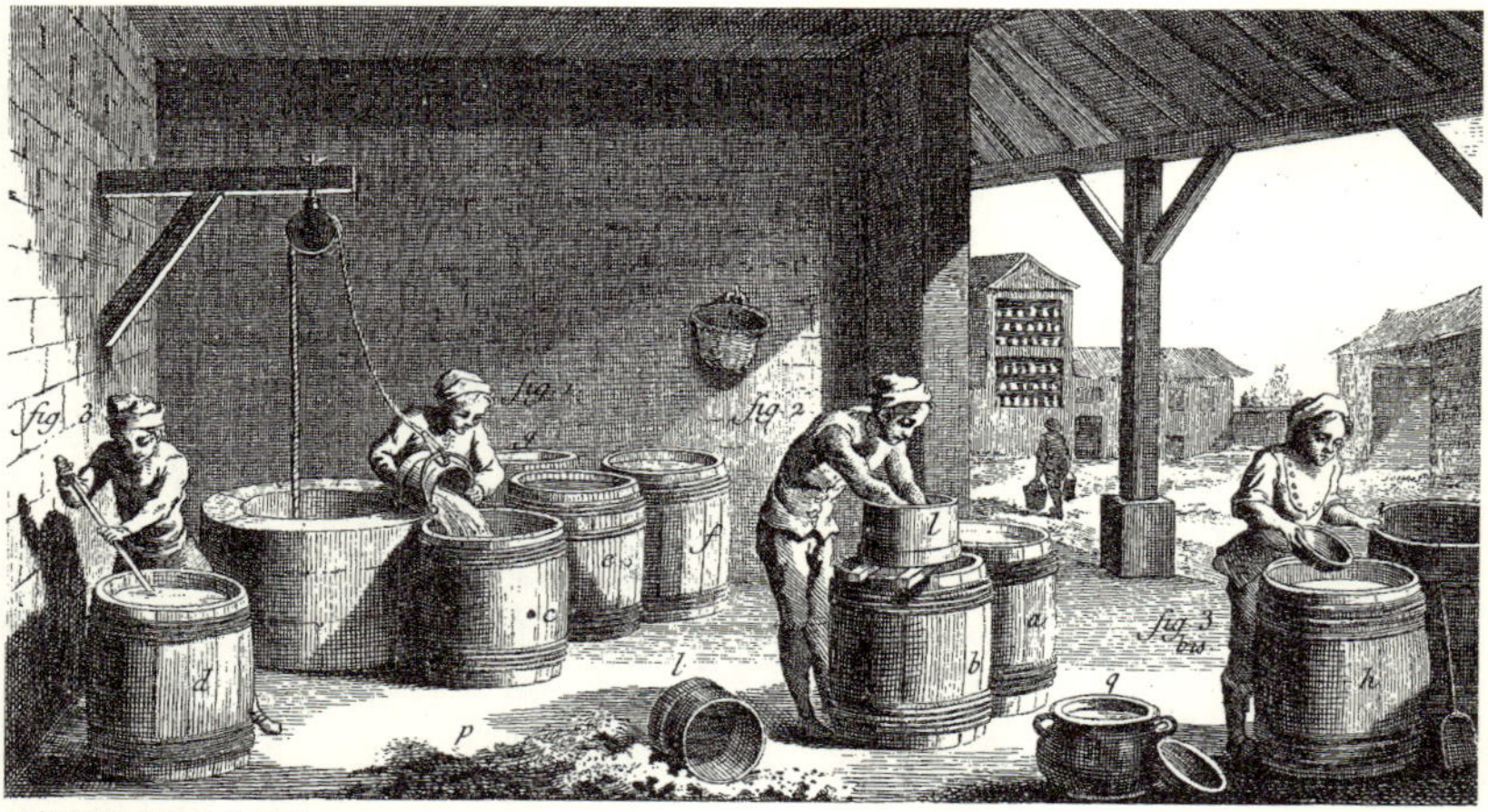

澱粉製造業者の仕事場

よく乾かせば、水分に含まれる苦みが消えると確信しているからでもある。ゴリス（一九一）［Gorris］が言うように、「水分がまったく残らないように、強烈な日差しで乾かす必要がある。さもないと苦汁になるだろう」。しかし、女性の経験を聞いて、私は澱粉の性質に疑問をもつようになり、そのまばゆい白さを当てにしすぎてはならないと思うに至った。この地方では、ほぼどの家庭でも澱粉が使われているが、とくに修道会が、ひだや折り目などでさまざまに飾れるように、布を白くし、堅くして用いている。この作業をする女性は、リネンの衣類をしばらくの間澱粉に浸けておくと、すぐに傷み始めるのに気が付くことが多い。これを防ぐために、白さがなくなり始めたらきれいな水で澱粉を洗い落とし、洗濯女に出すときまでそのままでしまっておく。このことは、それ自体がすぐに味に現われることはないとしても、澱粉にはかなりの刺激物が伏在していることを十分に示している。しばらくすると澱粉が衣服や襟、どんなリネンの布も傷めるのだとすれば、胸の病気、喉の痛み、赤痢、すなわちガレノスが言う苦痛を緩和する必要がある場合に、どれほど信頼して、また自信をもって与えられるだろうか。またプリニウスは、今私が言ったように、このような愁訴に澱粉を勧めているが、彼自身「人が何と考えていようが、澱粉は視力を弱め、咽喉には役に立たない」と、その本当の性質は疑わしいことを認めている。アラビアゴムを澱粉に混ぜてリネンが傷まないようにする婦人もいるが、これは非常に適切な予防法である。

一般によく使われている物のなかに、少しずつ、忍びやかに害を現わすために、何かの異常で隠れていた有害な性質がはっきりと姿を現わすまで無害だと思われているものが多くある。食べ物のなかには、胃で消化が良いように思われるが、有害な液を静脈のなかに残す物が多くある。アヴィセンナが「体に悪い食べ物を、消化できるからといって思い違いをしてはいけない。何日か後に、体内に有害な体液が産生され、病気を引き起こし、死に至ることもある」と正確に述べている。ガレノス（一九二）もその論文「食物の性質」（*The properities of foods*）のなかで、「我われが知らぬ間に、有害な液が静脈のなかに蓄積し、そしてそれが些細な原因を機に腐敗し、悪性の熱を引き起こす」と述べている。

第二四章　穀物を篩にかけ、計量する人の病気

トスカナ地方では穴や壕の中に、ポー川流域全体では穀物倉庫や屋根裏に保存されているあらゆる種類の穀物、とりわけ大麦には、非常に細かな粉塵が常に混じっている。この粉塵は脱穀場で打穀の際に混じるものばかりでなく、長く保存されている間に穀粒そのものから剥がれ落ちた、より有害なものもある。穀物の種には揮発性の塩分が豊富に含まれている。夏に天日でよく乾燥されずに保存されると、過熱状態になり、すぐにぼろぼろに崩れて粉になってしまう。これは種を包んでいる皮から細かな破片が絶え間なく落ちるためである。それ以外にも、残存している粉塵や、穀類を食べ荒らす地虫、キクイムシ（borers）、ゾウムシ、その他の穀類の害虫とその糞で腐敗が生じる。したがって、麦（大麦、小麦）やその他の穀粒を挽くために篩《ふる》う必要があるときはいつも、あるいは穀物商人があちらこちらに運ぶために計量する必要があるたびに、篩い、量る作業をする人々はこの種

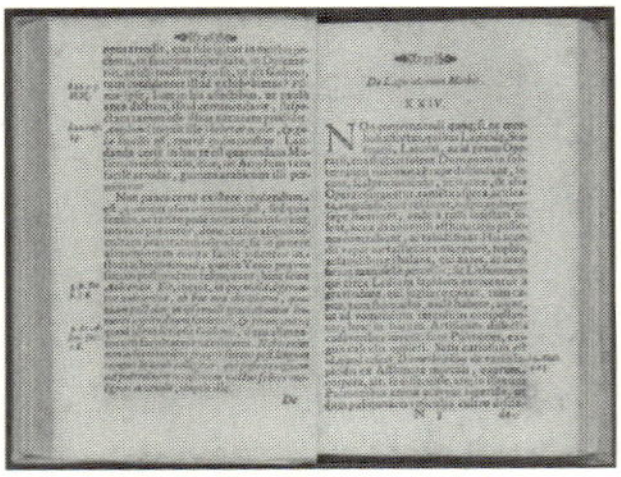

の粉塵に苦しめられ、仕事が終わったときには、彼らの天職に対して千度の呪いを浴びせかけるほどである。咽喉、肺、目は深刻な被害を受ける。粉塵で息は詰まり、咽喉は乾燥し、粉塵がかさぶたのように気管の表面を覆うため、乾咳がなかなか治らない。目は激しい炎症を起こし、涙が出る。この仕事で生計を立てている人のほとんどが呼吸困難、そして悪液質となり、老齢になるまで生き長らえることはまれである。実際に、起坐呼吸となりやすく、最後には水腫をきたす。そのうえこの粉塵は、時に蕁麻疹（一九三）で見られるような強い痒みを全身に起こさせる。

小麦のように健康に良い穀物の粉塵がなぜそれほどに有害なのか、あれこれ思いを巡らせてきたが、この粉塵のなかに、我われの感覚では気づかないきわめて小さい虫が潜んでいて、それが篩いや計量で突き動かされて空気中に広がり、すぐ皮膚に付いて例の強い痒みを全身に引き起こすのではないかと考え始めた。有名なアントニー・レーウェンフック（一九四）[Anthony Leeuwenhoek] は、彼が製作した顕微鏡で穀粒の中に小さな虫がいることを見出し、彼はその虫をそれに相応しくオオカミ（狼）と呼ぶと記録している。したがって、このような作業者をひどく苦しめるのは虫の一種だと考えて間違いないだろう。

トスカナ地方では地下に穀物を貯蔵する風習があるが、そういった閉ざされた場所に長期間貯蔵された小麦からそのような有害な蒸気が出るのはなぜなのか、これもまた不思議なことである。そのような貯蔵所から穀物を運び出すときは、しばし覆いを開けたままにして有害な空気を外に逃がさないかぎりは、人を死に至らしむるに足るほどである。ツアッキアが、このような穀物貯蔵用の穴を近くに作ることを禁じるべきと考えるだけでなく、すでに作られた穴を壊すべきだと考えるのはこのためである。また彼は、そのような穴を住居から遠く離れた日当たりの良い場所に作るようにすれば、都市の健康にとってより良い予防手段となるであろう、とも述べている。私が聞いたところによると、ルッカ共和国には賢い習慣があって、毎年八月に、公共の穀物貯蔵所から小麦を運び出し、それを篩い、数日間日光にさらし、また同じところに蓄えるそうで、このようなやり方で、自国民の利益のために、数年間穀物をキクイムシや腐敗から守っている。

テオフラストゥス(一九五)［Theophrastus］は、小麦が他の穀物に比べて粉末状になりやすく、また長く保存することができないことに疑問を持ち、その原因は、表面を平らにするために貯蔵所の内壁に石灰と砂の漆喰《しっくい》を塗るという作りつけにあると言う。すなわち石灰塗料が高温を助長し、小麦はかなりの熱に曝され、熱く乾燥した粉塵となる——このような原因により、小麦は腐り、ぼろぼろに崩れて粉塵になるのだ、と。しかし、ユリウス・カエサル・スカリゲル［Julius Caesar Scaliger］はこの一節を評釈してこうした推論をはねつけ、熱さや乾燥は、腐敗の原因どころか物を腐敗から保護するのだと述べている。彼は、山と積み上げられた小麦は通気が悪く、そのために粉末状（dusty）になると考え、「ぎゅうぎゅうに詰めると熱を持ち、腐敗する」と言う。しかしながら、この主張では私は十分な得心がいかない。というのは、穀粉が乾いていて、貯蔵した後の管理が良く、隙間なくしっかりと詰め込まれて、動かしたりしなければ長期間保存できることを、我われは経験的に知っている。私としては、小麦にしみ込み、ふやけさせる大量の揮発性の塩分によって、他の穀物はもとより、小麦もすぐに崩れて粉末になり、長くはもたないとみる。そのうえ、組織が他の穀物より粗めでもあるということが原因だと言いたいところである。

本題とはかけ離れているからと私自身躊躇しなければ、またそうすることによって批判も確かにあるとは思うが、ぜひ論じてみたい興味ある問題がたくさんある。たとえば、小麦は三年も経てばぼろぼろに崩れて粉末になるのに対して、ドクムギは二〇年以上も良い状態を保つのはなぜなのか、調べてみる価値はあると言えよう。このドクムギは、最近になって、春の大雨で小麦がドクムギに変性することが分かり、ほぼ間違いなく変性した小麦の派生物だと思われる。ドクムギは小麦より木目が細かい硬い素材でできているからだろうか。確かに、割って、砕いてみれば明らかに緻密である。豆、ヒヨコマメ、カラスノエンドウなどの穀類が小麦より長くもつのも、そのためだろうか。あるいは、ミミズやキクイムシは苦くてまずいドクムギを嫌うからかもしれない。

昔、この地方で癰病（carbuncular disease）により穀物が被害を受けたときは、大きな容器の中に清水を入れて小麦をよく洗い、天日で十分に乾燥させなければならなかった。そのときに気づいたのは、この洗った小麦で作られたパンが、雪のように白かったことである。したがって、私は小麦や大麦など穀物の状態が良い場合でも、臼で挽く前によく洗い、乾かす手間は無駄ではないと考えている。このような作業者には、粉塵による窒息を防ぐために口と鼻をハンカチーフで覆い、咽喉や目を冷たい水ですすぎ、衣類を払う習慣があるが、こういったことで安全が保証されるわけではない。

彼らの皮膚についた埃や泥、汗が混じりあった汚れを洗い流すには、入浴が非常に効果的である。しかし公共浴場は次第になくなり、もはや利用されていないため、この不運な作業者たちは、入浴というとても効き目のあるものなしで仕事せざるを得ない。都市を建設し法律を定めた昔の人たちが、あのような豪奢で壮大な浴場を大都市のみならず、小さい町にも作ったのは、女たちの贅沢や楽しみ、怠惰な男たちの「勘違い甚しい見栄のため」だけとは、私には信じられない。そうではなく、運動後の入浴で気分をさっぱりさせ、また働く人々がわずかな金額で入浴し、垢と疲労を湯に流して疲れきった身体を回復させるように作られたものでもあった。あんな素晴らしいものに汚名を被せたふとどき者たちめ！　周知のように、この浴場の利用を廃止したのは敬虔なキリスト教徒であるが、男女が浴場に持ち込んだありとあらゆる不道徳な振る舞いのためである。

私は常日頃、この種の穀物の腐食でひどく苦しめられる作業者には大麦の（滋養）煮出し汁、メロンの種子の乳剤、乳漿、ゼニアオイの煎剤をたびたび摂るように勧めている。それで、潰瘍を生じさせる粉塵の毒気（acrimony）が緩和されるからである。その他、喘息や前述の愁訴（complaints）には、病状に応じた治療薬を与えるようにする。他の病気で寝込んでいる場合には、病気の勢いが最も弱い部分に突然向かっていかないかと、常に気を付けておく必要がある。

第二五章　石工の病気

石工、彫刻家、石切り工、その他この種の労働者を襲う病気を軽く見てはならない。地下の大理石を切り出し、あるいはのみで像を彫るときに飛び散る粗く、鋭い、尖った大理石の破片を吸い込みがちである。それゆえ、たいていは咳に悩まされ、ある者は喘息様疾患に罹患し、肺病患者になる。そのうえ、間違いなく鼻や脳に深刻な影響を及ぼす金属蒸気が大理石や石灰華、そして石から発出している。試金石(一九六)を扱う作業者も絶えず発散される悪臭で頭や胃が冒され、吐くことさえあるほどである。このような作業者を解剖してみると、肺が石で一杯になっていることがある。ディメルブルクは、喘息で死亡した数人の石工について興味深い記述をしている。彼がこの石工の死体（cadavers）を解剖したときに、肺には砂がたまり、肺胞を切開するときにはまるで砂の塊を切っているかのようであった、と述べている。また、石工の親方によると、石を彫るときに出る粉塵は仕事場に吊さ

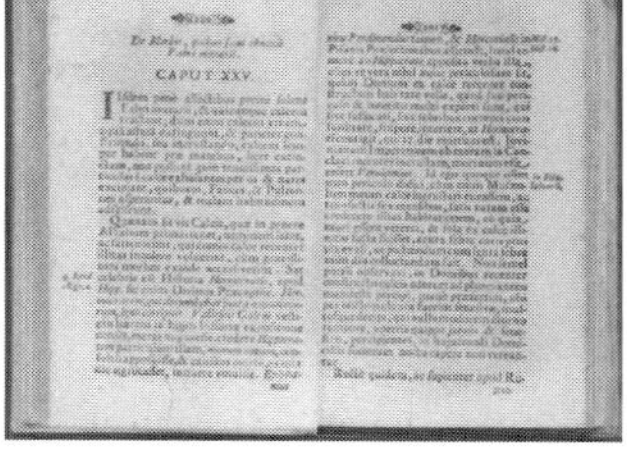

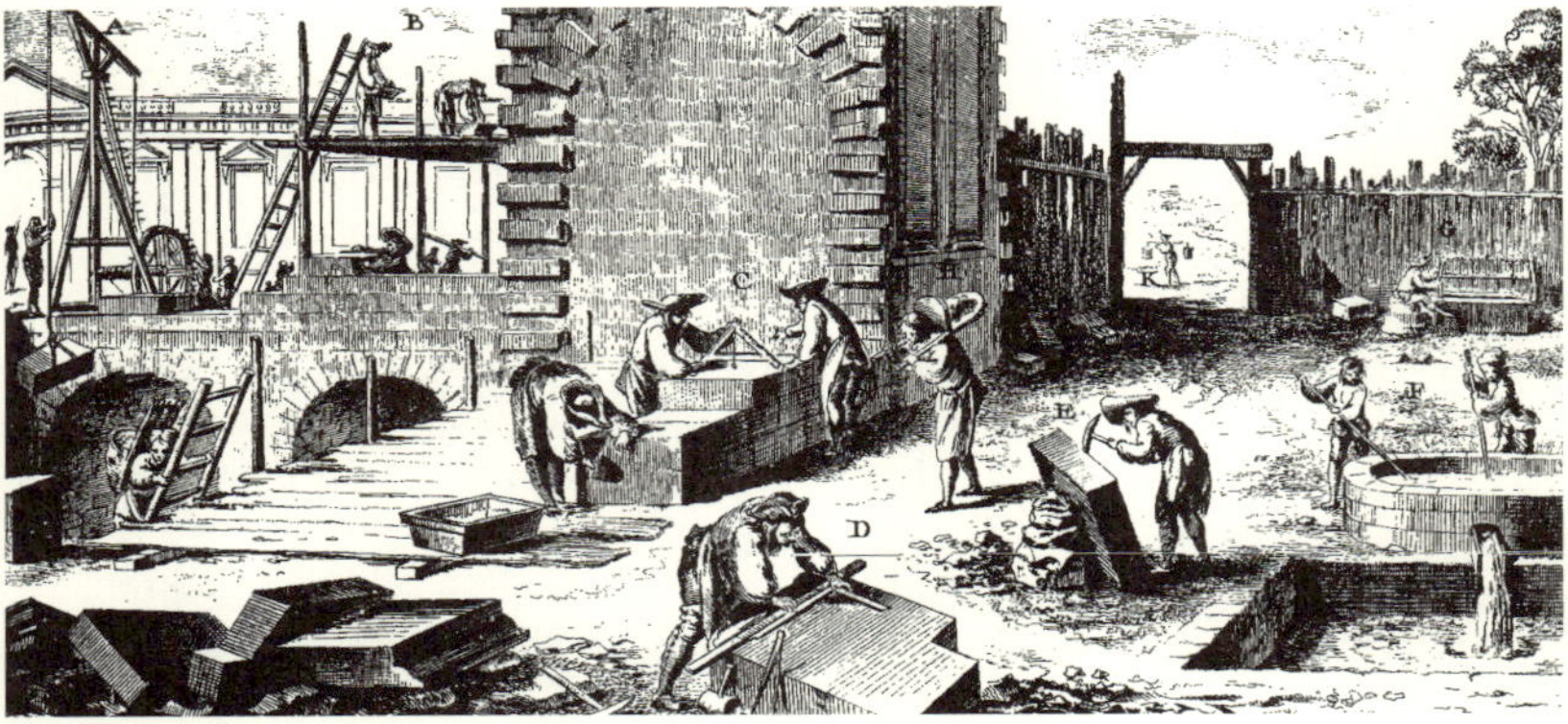

石工の現場作業風景

れている去勢牛の膀胱に染み込むほど細かく、現実に、一年もすれば膀胱に一握りの粉塵が蓄積していることを観察している。ディメルブルクは、まったく用心をしない石工には、この粉塵が、時間が経つにつれて致命傷になると断言している。

症病録では、このような作業者の胃や腸の中に石が見つかったという記載が多く、また口から入った粉塵粒子が、時間が経つにつれてひと塊になったという以外、他に物質的な原因を見出せない。詳しくは人における結石の起源に関するオーレ・ボークの著述を参照してほしい。人間の体内にできる石が常に身体内の原因、あるいは石化を起こす液によって作られると考えてはならない。実際のところ、内臓には原因がなくても、時に外部からこの災難に襲われることがある。ウェデルには、左官材製造人の女の召使において外的要因により生じた石に関する小論があるが、肺の中に石灰の粒子で形成された石が見つかり、彼によれば、口を通って取り込まれたと記載している。

肉屋が雄牛の胃や腸の中で石を見つけることはよくあることで、これは、人間以外どんな動物も石に悩まされることはないという、アリストテレスの説が必ずしも真実ではないことを示すものであるが、アリストテレスがただ腎臓の結石のことだけを述べていると考えれば、話は別である。スカリゲルは、馬において同じことを観察し、スカリゲルが保存しているものの一つであるが、馬が非常に硬い石を排出したと書いている。馬に見られる馬石（hippoliths）と呼ばれる石について、またその性質については多くの著述があるが、著者らは事実に対して責任をもたねばならない。馬や牛について言えば、夏に舌をダラリと垂らし、埃の立つ砂混じりの道沿いに車を牽いているときに飲み込む粉塵やかけらが、胃の中で石を形成するのだと推断するならば、真実から大きく反れるとは私は思わない。

このような作業者の場合、胃や腸に溜まっている、新しい物質が加わればすぐに大きい石になるこの有害な粒子を排出するには、大便や嘔吐で取り除くことが最も適切な治療法であろう。また、作業者には、そのような細かいかけらを口から吸い込まないようにできるかぎり注意するように警告がなされるべきである。

第二六章　洗濯女の病気

仕事中にさまざまな不調を来し、病気になった洗濯女を診ることがよくある。このような女性たちは、ずっと湿気の多い場所に居て、始終手足が濡れているため、悪液質となり、この仕事を高齢まで続けるならば全身水腫になってしまう。私はこの種の症例を数多く経験している。また、彼女らのほとんどは月経が減少し、そしてそれは数々の災いを引き起こすことになるのだが、それもそのはずで、月経の間中裸足で歩き、あるいは冷たい水の中で足を洗う女性たちの月経は抑制され、突然止まってしまう場合が多く見られるからである。ましてこの仕事で暮らしを立てる洗濯女では、このような例はさらに多くなる。ずっと湿った空気のなかで、滴がしたたり落ちるほど身体がびっしょり濡れたままになっていることが原因である。毛穴は塞がれて皮膚からまったく汗が出ず、そのため全身の血液は濃い液（gross juices）でいっぱいになる。ゆえに、悪液質、月経停止、そしてそれに

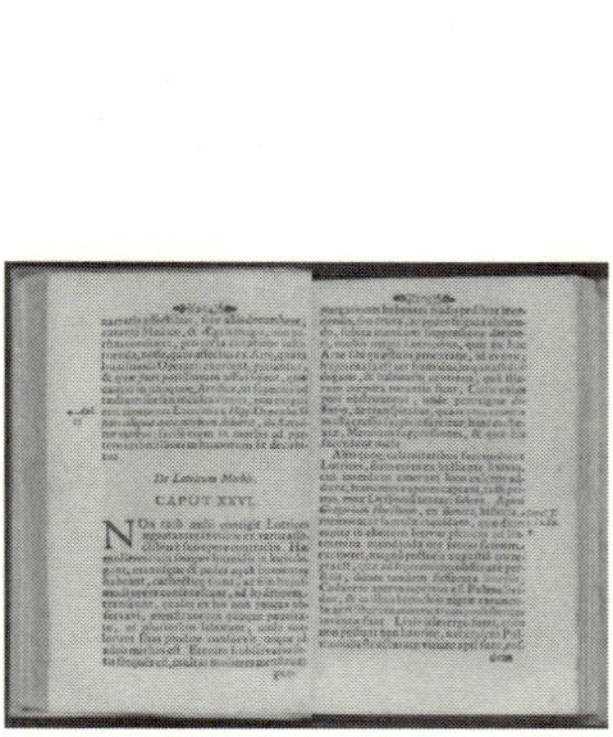
De Lotricum Morbis.

CAPUT XXVI.

伴う障害が生じるのである。

また、洗濯女たちは他にも深刻な病気にかかりやすく、たとえば、灰の代わりに石灰を入れることが往々にあり、沸騰している灰汁から立ち上る蒸気を吸い込んで、咳に始まり、呼吸困難となる。ボネの書いた物のなかで、グレゴリー・ホルスト［Gregory Horst］は、亜麻布（リネン）を洗うために灰汁を一杯に入れた深鍋の上に身をかがめている間にその蒸気（ヒューム）を吸い込み、すぐに胸を強く締め付けられるような感じに襲われて、それが七年間頑固に続き、最後は窒息で死んだ一人の女の召使の例を挙げている。死体を解剖したところ、肺は鉛色で、気管支は黒い結節で空気の自由な通り道が塞がれていた。この女性たちが吸わざるを得なかった灰汁のヒュームは肺を非常に乾燥させ、その自然の構造を傷害し、機能を阻害する。また、疥癬患者の汚れでひどく不潔な、あるいはフランス病（梅毒）で汚染され、また月経中の女性の汚れた敷布、枕カバーや下着を洗うときに、鼻や口からありとあらゆる有害な蒸気を吸い込むことになり、それが脳や動物精気を蝕むことを言い添えておかねばならない。さらに、灰汁の刺激性が原因で起こる手のひび割れは激しく、しばしば手に発熱を伴う炎症を起こすほどである。

私たちはこれらの女性のおかげで清潔を保つことができるのであり、したがってその女性たちを前述の病気から守るために、医学ができることは何かを考えてみるべきである。私が常々強く勧めているのは、彼女たちはほとんど頓着していないのだが、仕事の後はすぐに濡れた衣服を脱いで乾いたものに着替え、沸騰する灰汁のヒュームをできるだけ吸い込まないように横を向き、手にいつもバラ油かバターを塗り、日常の食事の誤りだけでなく、濃い液の食べ物を避けることである。発熱やカタルといった何かの病気で安静にしていなければならないときは、濃い体液を排出する少々強めの下剤を服用させ、また病気が急性でない場合は、アンチモン剤も役に立つだろう。また、閉塞物を除去する薬や、ふつう悪液質の患者に処方する、自然の体温維持を強化する薬も適切であろう。

第二七章　亜麻、大麻および絹のくしけずり職人の病気

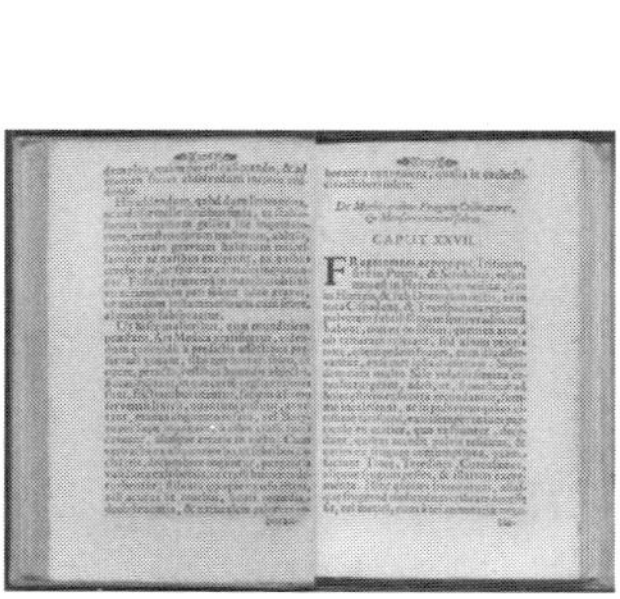

この世がまさに始まらんとしたとき、我われの始祖が神の恵みたる衣服を失い、自らの裸を隠したいと感じ始めたとき、まさに衣服と食物は必要となった。暑さや寒さから身を守るために、毛、亜麻、大麻、綿など、天は多くの恵みを与えた。その後、絹がこれに加わるが、絹の場合は身体を覆って守るというより、婦人も、また男も自分を美しく見せるためのものであり、なくても済むものである。これらは衣服の材料であり、それを作る人々は重い障害を受ける。秋には、大麻や亜麻を水に浸す不快きわまりない臭いがかなり遠くまで漂う。亜麻や大麻のくしけずり職人は布を織る織物工に渡すため、同じ病気にかかる。この作業の過程で、悪臭紛々たる有害な粉塵が舞い上がり、口から喉を通って肺に入るため、作業者は絶え間なく咳をし、次第に喘息性の病気になる。

イタリアの労働者は麻のくしけずり法を知らないので、冬の初めになると、イタリアとの国境に近いフランス

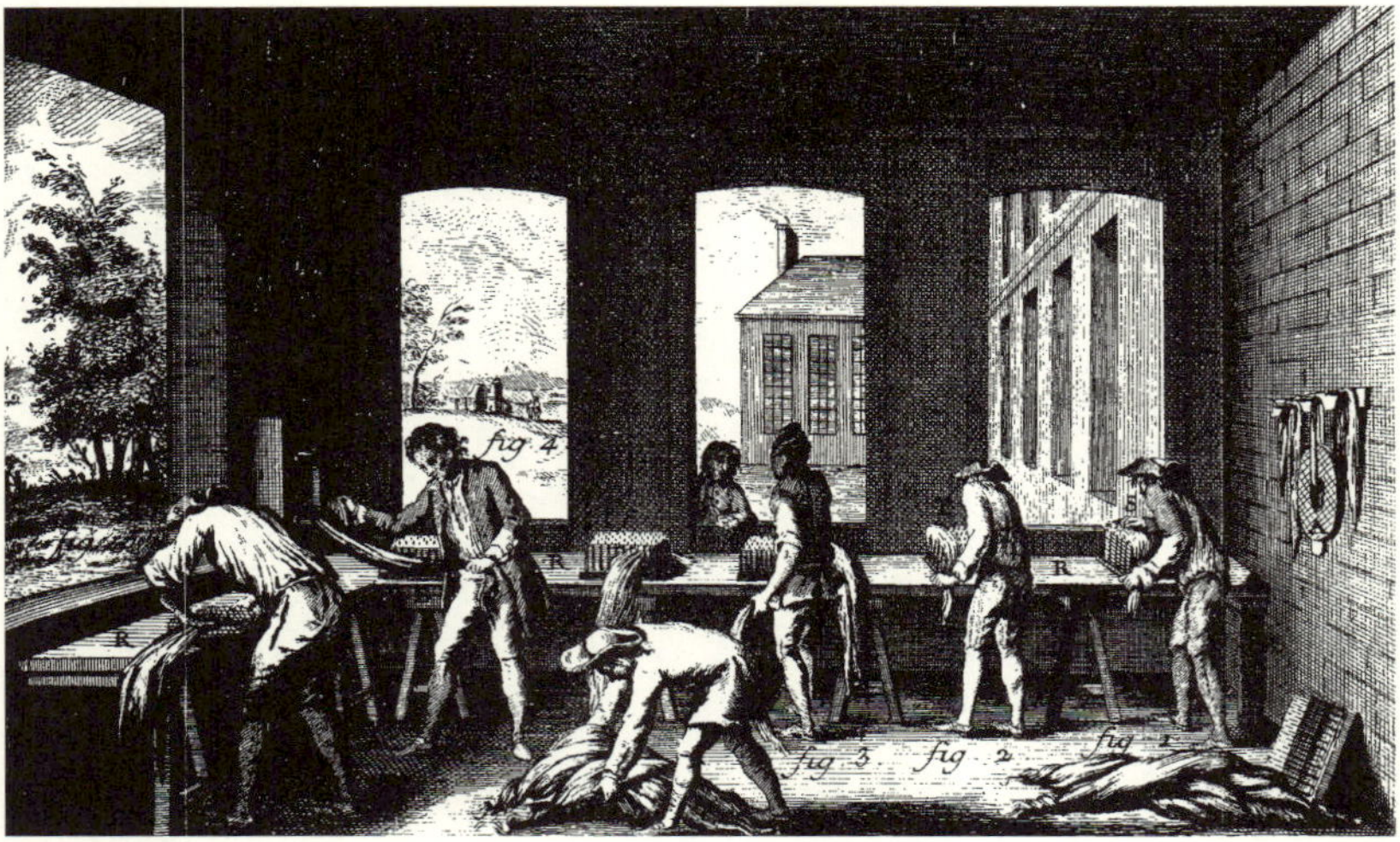

すき職人の様子

の地方から麻の毛羽立て職人が集団でやってきて、ポー川両岸の地方に散らばる。その職人はいつも麻の粉塵をかぶり、顔は蒼白く、咳に苦しみ、喘息様でただれ目をしているのですぐにそれとわかる。そのうえ、彼らの仕事が通常行われるのは冬の極寒の時期であるため、ほとんどを閉ざされた場所で働かなければならない。そのため、グリースでひどく汚れた麻をくしけずる一方で、悪臭のある粒子が口から入るのを避けることができず、気は滅入り、呼吸器官を詰まらせ、重篤な病気を引き起こす。さらに、水に浸して柔らかくするという必要な工程を急ぐために、麻や亜麻はよどんで腐敗した水に浸され、まず汚物で汚される。そのため、毛羽立て職人が吸い込む粒子は、間違いなく人体にとって有毒であり、非常に有害である。作業者は麻よりも亜麻をくしけずるほうが呼吸が苦しくなるという。これはおそらく亜麻の粉塵が、麻より細かいために呼吸器官に入り込みやすく、その有毒な物質を吐き出そうとしてよりいっそう強く刺激するからである。

しかし、絹から生じる糸くずは、庶民にとって本絹より安価で多岐に利用できるため、作業者はこの糸くずをくしけずる。それは作業者にとってさらに具合の悪い状態を引き起こす。イタリアの女性たちは、熱湯に蚕の繭を浸した後、繭をほどく。あたかも女性のためだけに絹が作り出されたかのように、この仕事は女性だけがやっている。非常に細い糸にほどき、糸巻きに巻き付ける。この過程で、蚕の死骸が混ざったきめの粗い繊維がたくさん残る。これから一種の糸球を作り、天日で乾かし、つぎに細かいくしで梳いて糸にする職人に渡す。細かいくしで糸を梳く作業では、ひどい咳と重度の呼吸困難に陥る。この仕事を年老いて続ける者は少ない。この作業による有害な影響は、すべて絹球の中に、死んだ蚕のかけらが散らばり残っているからである。この小さな虫が、桑の葉を食べていたときの排泄物の塊が何日も放置されて腐敗し、誰かがそれを動かそうものならひどい悪臭を放ち、そこら中に臭いが広がることは、記しておかねばならないことである。したがって、町によっては、この汚物の街路への投棄が禁じられており、また城壁から外に持ち出すように命じられている。

この虫、そして森全体をむさぼり食って繭の中に隠れる青虫や毛虫などは、肺に有毒な何らかの、また腐食性の強い有害な物質を有している。モデナでは、この仕事で多くの富を得たが、気の毒に全員が肺病で死んだ家族を私は知っている。医者はその原因について、彼らがこの仕事を続けてきたからであり、その冷酷な運命なのだとしていた。

腐食性があり、潰瘍を生じる性質を和らげる、より効果的なものがほかにはないため、作業者にはいつも牛乳を勧めている。アオイ科の植物、スミレ、キクヂシャを煎じたスープ、あるいはその種の植物の澄まし汁も効果的であろう。しかし、彼らの健康がひどく害されている場合は、いちばん大切な財産、すなわち健康を損なうような金儲けは価値がないので、他の職業で生計を立てるように勧めている。

第二八章　風呂番の病気

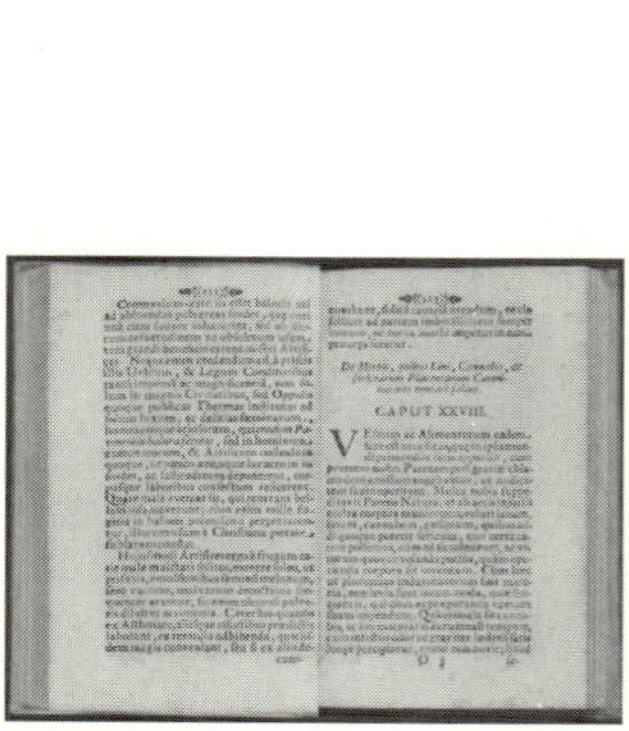
CAPUT XXVIII.

古代ローマは、豪奢な公共建造物によって一際目立ったが、中でも公共浴場ほど壮大な光景はなかった。その大きさは、現存する骨組みや半分埋もれた遺跡から今でも想像することができる。ローマにかぎらず他の諸都市でも、個人の家や田舎の別荘でさえ、金に糸目を付けず浴場が作られていた。そのため厳格な道徳の批評家セネカ［Seneca］は、人民のこの贅沢を非難して、「もし浴場の壁が大きくて高価な鏡で輝かなかったら、アレキサンドリアの大理石に北アフリカのモザイクがはめ込まれていなかったら、丸天井が硝子で覆われていなかったら、ひねると水が出る銀の蛇口がなかったならば……我われは、我われ自身を貧しく、みすぼらしいと思うのか」と言っている。公共浴場は、随分昔から使われなくなっているが、もし名著『公共浴場論』（*On the public baths*）の著者アンドレア・バッキオが、また『体操書』（*Gymnastica*）のメルクリアーレが、さらに『古代ローマ法』の我らがシゴニオ［Sigonio］が、古代ローマの浴場の埋もれた歴史を掘り起こし、綿密な調査研究を行わなかったならば、昔の医者は浴場をどのように用いていたのか、その専門用語や建築構造、その他貴重な事柄は、今ではほとんどわからなくなっていたことであろう。皇帝は庶民の健康のために公共浴場を作らせたので、ローマ市内のどの地区にも公共浴場があった。そのため入りたいとき、それは毎日であるが、男も女も安い料金で入浴できた。ユヴェナリスが言っているように、誰もが「一ファージング〔イギリスの最少額の旧銅貨。今の日本でいえば約七〜八円〕で入浴」でき、子どもはただで入浴ができたのである。この風刺詩人の教えるところによると、「子どもでさえそのありがたさ（安さ）を分かっているのに、風呂代を一銭も払わない輩ときたら」といった具合である。そして浴場には、昼も夜も働く無数の、不特定多数の相手に応接する男女それぞれの奴隷がいたと思われる。彼らは、風呂番（bathman）とか雑用係（water-boy）と呼ばれていた。この水仕事をする人たちは皆、湿気のある丸天井の部屋で他人の身体を洗うのにいつも忙しく、あるときは熱浴、またあるときは微温浴、そしてあるときは冷浴室で汗や汚れを落としたり毛を抜いたり、そのうえ入浴する人の汚れた膏薬を取り除いたりと、辛苦の連続であった。このかわいそうな水の使者（アクエリアス）は、悪液質や足の腫れ、潰瘍、腹の張り、全身の水腫のようなさまざまな病気に曝されていたと思われる。ルキリウス［Lucilius］の詩から、入浴に頻繁に訪れる客に対し、風呂番がどんなことをしなければならなかったのか窺い知ることができる。「私は汚れを落とされ、毛を引き抜かれ、膏薬を剥され、軽石でこすられ、身支度をされ、顔の毛を取られ、化粧をされる」といった具合だ。古代ローマでは運動をするために浴場が作られたようであるが、その運動自体が今では廃れてしまったからか、あるいは一部の人が考えているように、昔は、今のように亜麻布（リネン）のシャツや下着を着る習慣がなく、毛の衣服を素肌に直に着ていたために、頻繁に入浴して汚れを落とす必要があったからかはわからないが、この浴場に行くという昔の風習は廃れて久しい。とはいえ、ローマや他の人口の多い都市では、古代の浴場とは比べ物にならないが、今でも病人用の浴場らしきものがあり、また、美しく上品な状態を保つため、夏に真水浴に訪れるという習慣がまだ残っているのも事実である。最近は、疥癬、乾癬、梅毒疹などのような皮膚病にかかっている人が、それ専用の浴場や蒸し風呂を訪れる。そこでは風呂番は、まず客を微温湯でざっと洗い、しばしば吸い玉（small cupping-glasses）を当て、全身を無数に切開し、大量の血液を抜くこともよくあった。そして、洗い流した後、激しく擦り、半殺しの状態で家に帰す。これが安全か否かは、彼ら自身の問題ではあるが、病人も風呂番も医師の助言なしでこのようなことを頻繁にしている。自分から進んでこの治療法を選択し、非常に危険な状況に陥り、実際に吸い玉によって過剰に血液を失ってほとんど死にかかった人を私は何人も知っている。それは、時に、三〜四ポンドもの血液が抜かれるのである。皮膚に近い血液は、大きな静脈から抜かれた血液に比べて質的にずっと劣っているという説を一部の人は信じていて、あたかも吸い玉によって毛細血管小動脈から抜かれる血液が、静脈を切開して出る血液よりも赤くないと言わんばかりであるが、実際には、静脈の血液は常に暗い赤に見える。

この仕事に雇われている風呂番は、私の経験から言えば、肌の色ははなはだ悪く、黒みがかり、悪液質で、時として彼らがまさに治そうとしている入浴者と同じ病気にかかってしまう。悪液質やそれと同類の病気の治療に関しては、前述したことを繰り返すとくどくなるので、ここではこれ以上は触れないことにする。作業者が、その職業によって特異な曝露を受けることで起こる病気が何であるかということを示すことだけで、私は自分の義務を果したと考える。この短い章のなかで前述の病気についての完全な論文を書いて、完全かつ詳細に治療法や数多くの処方（一大処方集）を提供するという意図はなく、臨床医が作業者をよりうまく治療することができるように若干の手掛かりを提案することを望むだけである。

第二九章　塩田労働者の病気

プリニウスは、この世に太陽と塩ほど役に立つものは存在しないと言ったが、これは賢明で気のきいた表現である。私は、これ以上必要なものはないと付け加えてもよいと思っている。自然あるいは創造の神が、人間にとって塩は生命維持に不可欠であると見通して、この世の始まりに塩の貯蔵と配給役（一九七）として海を創り、地下の水路を通じて海から山の頂上にまでも海水が運ばれ、一定の時間が経過したあと井戸や泉から塩水が渾々と湧き出るようにした。そのため、さまざまな場所で岩塩抗が見出される。塩水の通り道に沿って塩が自然に凝固するためである。もう一つの仮説として、神が地球の構造物の中に塩の山をあちらこちらに蓄えとして組み入れたとも考えられる。しかしながら、より一般的に使われている塩は、人の手によって製造されている塩である。くぼみ（溝）や平坦に整備された地盤に、満潮を利用して海水が導き入れられ、夏の熱い太陽熱によって乾かされ、そ

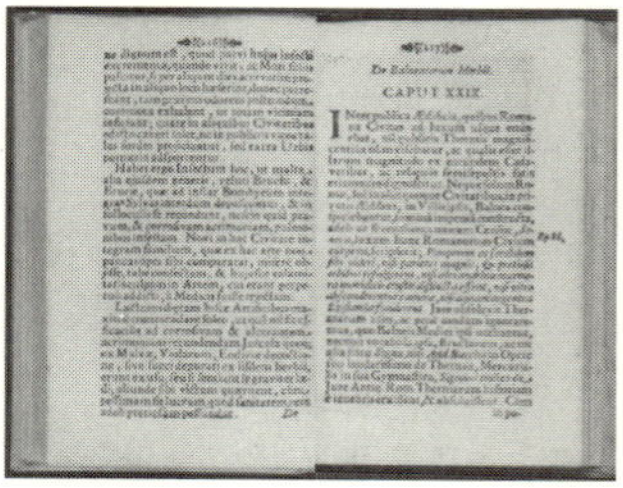
CAPUT XXIX

こに沈殿物として多くの塩が残る。

　アドリア海の沿岸にあるチェルビア（Cervia）の町、以前はラベンナ（Ravenna）の教会の権威下にあったのだが、ここで作られた塩が私の住んでいる地方も含め、ほぼイタリア全土に豊富に供給されている。チェルビアを訪れたかったが、あいにく仕事上長期の休暇がとれず、行くことができなかった。そこで、手紙という手段で知りたい情報を得ようと試みたところ、フェラーラ（Ferrara）の著名な医学部教授ジュゼッペ・ランツォーニ博士（一九八）［Dr. Giuseppe Lanzoni］は、誠に親切に詳しい情報を提供してくれた。教授からの手紙が間に合わず、本章で以下に述べることを、これより前の章、鉱物を扱う作業者の病気について述べた章のなかに含めることができなかった。教授が送ってくれた情報のなかで、チェルビアで開業している医師が書いたものからわかったことは次のとおりである。「チェルビアの町やその塩田では、空気は腐食性の精で満ち、鉄さえも腐食し、徐々にろうのように柔らかくなり、ぼろぼろに崩れて粉のようになる。塩田作業者は、ほとんど皆悪液質で、水腫をきたし、足には汚いただれがある。また、作業者は、とても激しく食物と水分を切望するが、たとえ、いくら摂っても満足感が得られない。それゆえに、作業者には多くの突然死が発生している。チェルビアではありとあらゆる種類の医者が雇われては矢継ぎ早に代わるため、治療する方法には一定のものがない。以上の原因は、アルベルティ（一九九）［Frate Leandro Alberti］が、チェルビアについて書いているように、実際に見て驚異の目を見張った文字どおりの多量の塩の山にあり、いずれにしても、傾眠と鈍麻を常に伴うような急性疾患に対しては、役立つ治療方法はほとんどない」と最後にこの医者は締め括っている。これらのことから、多量の塩の精が蒸発し、鉄を腐食させてしまうほど腐食性の強い酸で町全体の空気が満たされてしまっている。そのうえ、作業者の甘味があって健康であるはずの血液は、それによって、非常に強い酸性の傾向をもつようになる。そのために、やがては悪液質、

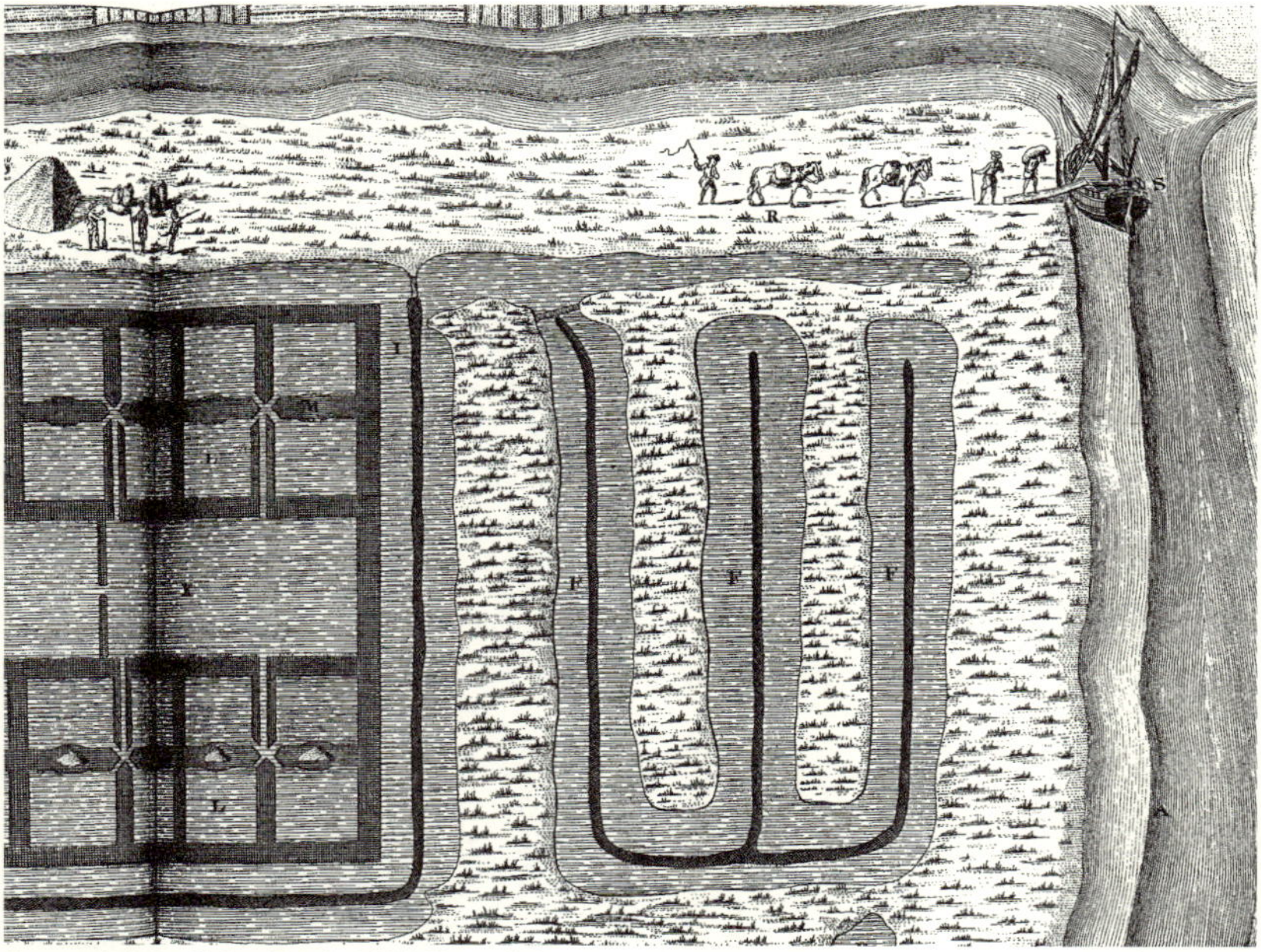

塩田の平面図：数人の男たちが馬を使って塩をボートに積み込んでいる

水腫、足の潰瘍といった病気にかかってしまい、病気の性質上、その過度の酸によってさらに進行してしまうのである。

　過食症に冒されているかのような飽くことを知らぬ彼らの食欲と大食の原因は、胃の酵素を刺激する、前に述べたのと同じ酸性の塩の精（acid spirit of salt）にあることはほぼ確実である。ヒポクラテスが『箴言』（*Aphorisms*）のなかで、ぶどう酒によって和らげることができると述べている犬のような飢え（canine hunger）〔凄まじい飢え〕は、胃に不自然なほど多量の酸があることにより生じることを古代人も知っていた。それゆえに、このような病気に対して、水で割らない濃厚なぶどう酒をたっぷりと、それに脂肪分の多い食物、油をたくさん使って調理した食物を薬のように処方していた。ガレノスは、ヒポクラテスの神託のような箴言について注釈を付けていて、このような濃いぶどう酒や食物は、酸の精がぶどう酒の精によって和らげられるように胃の酸性の酵素を和らげ、弱めるのに適していると述べている。抑えられないほどの喉の渇きの原因は、塩気のある蒸発物か、あるいは渇きが持続するときには、ふつう、水腫を伴っていることから、作業者の体内に多量に溜まっていて、水腫を起こしがちにする漿液性の不純物である。

しかし、このような重い病気が本当に、作業者が吸う空気とともに取り込まれる塩の精のみで生じるのか、あるいは他に原因があるのかどうか、たとえば非常に評判の悪いチェルビア全体の不健康な空気によるものなのか、私には判断がつかない。私が受け取った手紙のなかの一通から知ったのだが、チェルビアでは多くの住民が町を去り、ほとんど見捨てられたも同然であるということである。そのためローマ教皇は、どこから来た追放者であってもそこを避難場所とすること、また、チェルビアに住むことを選んだ債務者は、債務の支払いを強制されないことといった特権をチェルビアに授けてきたが、これらの人々も最後の債務を、自然に対する死をもっていとも簡単に払わされる羽目になる。事実、他にも多くの塩生産地があるが、チェルビアのようにそんなにも重い病気で苦しんでいる作業者は見当たらないので、酸の精の蒸発のみがチェルビアの状況の原因とは言えない。アドリア海の女王と呼ばれているベネツィアは、人口が非常に多い都市で、周り全体を海からの蒸発物によって取り囲まれているが、その風土は十分健康的である。このことに関しては、ベネツィアの有名な医学部教授ルードビッチ・テスティ博士［Dr. Ludovici Testi］による立派な論文を読むことをお勧めする。[一〇〇] ピアチェンツァ［Piacenza］の田舎には塩水の井戸があり、塩水を煮詰めて塩を抽出した後、雌牛の血を添加混合し粒状の結晶塩を作っている。ここでは製塩は、公爵領の主要な収入源の一つであるので、作業者の数は非常に多いが、私は、彼らが重い病気にかかっているということを聞いたことがない。

その重い病気の原因は、取り扱う物質による可能性が高い。また塩作りは重労働なので、疲労困憊が原因の一部である可能性も高い。作業者が曝される艱難辛苦は、ゲオルギウス・アグリコラの著述から知ることができる。彼は、詳しくその苦難について書いており、また、塩水を煮詰めたり、海から塩田に塩水を引き入れるためのさまざまな仕掛けについて記述している。さらに、その作業場が著しく暑いために、作業者は麦藁帽子をかぶり、腰だけを覆い、それ以外は裸であると述べている。そのため、作業者は、その他の苦難はもちろん、猛烈な火の勢いと夏の炎暑も我慢せざるを得なくなる。

しかしながら、私は、塩の製造過程がそれ自体、作業者にとって非常に有害であるということは、否定しない。そのうえ何と、塩がチェルビアからモデナへ移出され、後にエステ公爵領全土に供給するために保存されている倉庫の壁が半分壊れかけているのをこの目で見て気づいたのである。煉瓦の間には割れ目やヒビがあり、その原因は、海水の塩分の腐食性の精であるに違いない。なぜなら、塩の精はとくに石灰のアルカリに作用し、それとともに飽和されるからである。これは、まさにピアチェンツァで塩を作るときに起こっていることなのである。すなわち、塩と、去勢していない雄牛の血または去勢した雄牛の胆汁を混ぜること、この作業により、塩の酸は血液のアルカリで固定され、その結果、粒状になるのである。このことは、また、公営の店で塩の小売りをして生活している人々に見られる蒼白で、弱々しい状態を説明できる。

確かに、塩を製造する作業者の状態が悲惨であると言っても差し支えない。イタリアの場合、海水が流れ込み溢れていて、塩田の中に導入することのできる海岸を有する場所でほとんど塩が作られており、そこでは、塩水が塩田に閉じ込められて溜まっている。そのため、空気は毒され、そのような場所で医業を営むことに同意する医者を見つけることは容易なことではない。これら哀れな作業者は、急性疾患にかかり、治療をほとんど受けずにすぐに死んでしまうこともしばしばである。あるいは、ゆっくりと進行する疾患によって消耗し死んでしまう。医者がこのような場所に任命され、作業者を治療するときに、とくに、瀉血を施す場合には、非常に慎重であるべきだということは、道理に適っている。血液は、塩気のある蒸発物で悪くなっており、腫む傾向にあるため、瀉血してしまうとすぐに倒れたり、気を失ったり、病気がさらに悪い方向に向かうであろう。より優れた治療法は、漿液の不純物の蓄積を排泄させるのに十分強力な下剤を与える方法で、またほとんどの下剤においても主要な成分であるアルカリによって体液の酸（性）の中和を促すためでもある。こくのあるぶどう酒、香辛料や揮発性の塩分を含むもの、噛みタバコ、タバコの葉の煎じ汁を摂るようにさせるとよい。つまり、血液の酸性を中和するものであれば何でも良いのである。ポリュクレイトス［Polycleitos］の著『カノン（規範）』から、塩田で働く人々の治療において活用すべき治療方法を学ぶことができる。一方で、一般的に行われている精留ぶどう酒の精で塩の精を和らげる方法は、ポリュクレイトスの『カノン』（二〇一）と同様に、絶対に間違いのない治療の手引きとなるはずである。

第三〇章　立ち仕事をする人々の病気

取り扱う物質の有害な性質ゆえに病気にかかる作業者についてはこれくらいにして、次はそれ以外の原因で、たとえば手足の無理な使い方や、不自然な身体の動きによって次第に病気を招いてしまう職業に従事する作業者に目を向けたいと思う。すなわち一日中立っているか、座っている、前かがみの姿勢や、二つに折り曲げたような姿勢をとっている作業者のことであり、また、走ったり、馬に乗ったり、あらゆる無理な動き、つまり何らかの無理がかかる身体の動かし方をしている作業者のことである。斧やノコギリで木を切るときの大工、彫刻師、鍛冶屋、石工など、このほかにも挙げていくと非常に長くなるので省略するが、まずは立ち仕事をする人から始めよう。立ち仕事をする職業では、作業者はとくに静脈の腫れを形成しやすい。立ち作業による筋肉への負荷、筋肉の収縮は、血液の流入や流出といった循環を妨害し、その結果、下肢の静脈や弁には血液が溜まり、静脈瘤

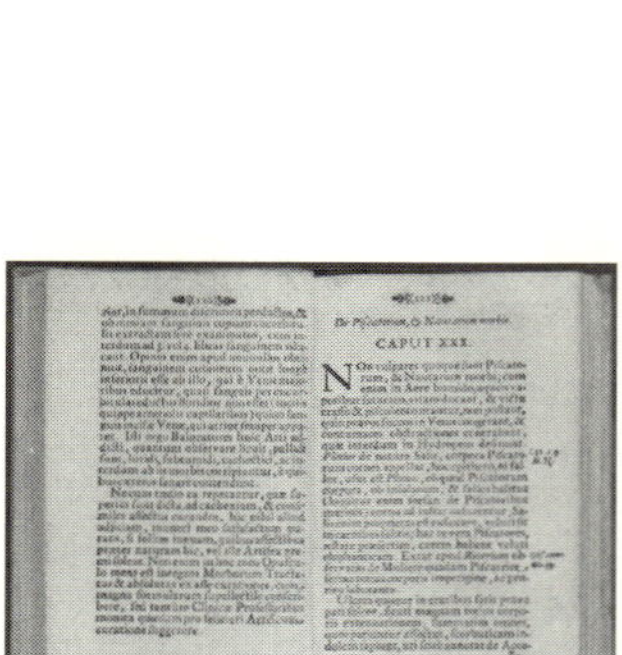

と呼ばれる腫れを起こす。筋肉を伸ばすと、血液の流れがどれほど遅くなるのかを実感するには、自分の腕を伸ばして脈に触れてみると、非常に弱くなっているので誰にでも容易にわかる。立ち作業によって足腰の筋繊維が張りつめると、その下部の動脈が圧迫される。したがって、歩いているときは交互に筋肉の活動があるので血液はその力で押し出されているが、それと比較して、筋繊維の緊張で圧迫され細くなった動脈の血液を押し出す力は弱くなる。そのため、動脈から静脈へと戻ってくる血液は、垂直に上昇させるために必要な力を動脈から受けることができなくなる。後方からの下肢の後ろ側への刺激が奪われ、血液は停滞し、下肢に静脈瘤をつくる。ちなみに、ユヴェナリスが「占い師は、やがて静脈瘤になるであろう」と言っているのは、このことからである。つまり、占いのために動物の内臓を調べる間、長時間立っていなければならなかったからである。根が生えたかのようにしっかりと立って、動かそうとしても誰にも動かせず、長時間立ち続けるのは、古代においては、一種の肉体の鍛錬と見なされていた。メルクリアーレの『体操書』(*Gymnastica*)によると、これはローマ軍兵士の特別な訓練であった。その中で、マリウス［Gaius Marius］は、勇猛果敢な司令官にふさわしく、戦いの前線で勇ましくずっと立っている習慣があり、静脈瘤になっていたと、多分にありそうな推測をしている。事実、スエトニウスによると、ヴェスパシアヌス帝は、皇帝は立ったまま死ななければならないと常に言っていた。マリウスは、立っていることにたいへん慣れていたので、何と片足で立ったまま、もう一方の足の静脈瘤を切らせたのだった。詩人の大家［ウェルギリウスのこと］は、詩作のなかで、医師のイアピス［Iapis］がアエネアス［Aeneas］に刺さった矢を傷口から引き抜こうとしている間ずっと立たせている。「アエネアスは、自分の巨大な槍に寄りかかり、憤怒の形相で立っていた」が、その一節である。アウルス・ゲリウス［Aulus Gellius］はソクラテスについて興味深い話をしている。「昼も夜も、そして夜明けから次の夜明けまで、けっして目を閉じることなく、

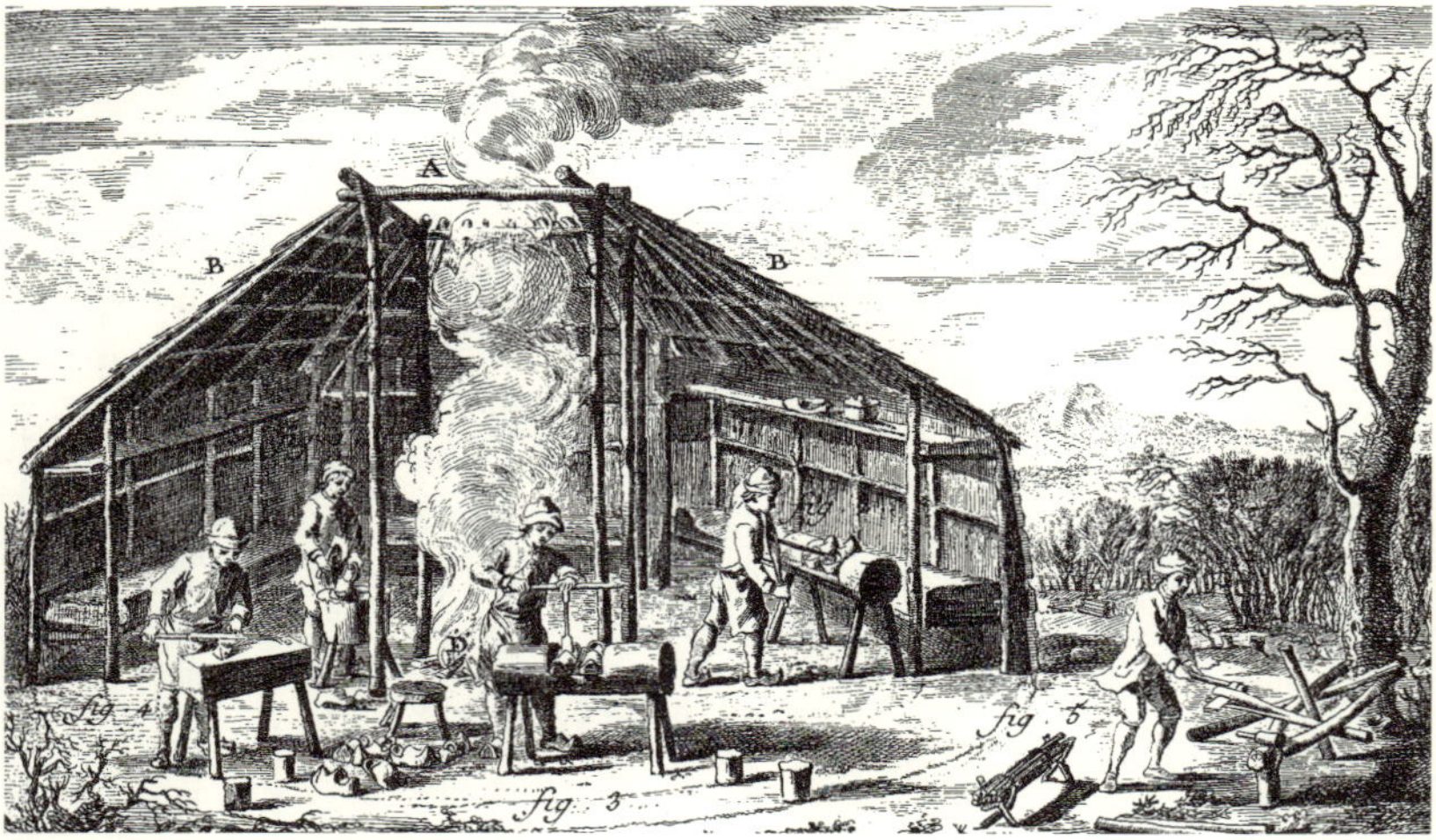

木靴[サボ]を作っている仕事場(での立ち仕事)

あるいは足を動かすことなく、顔と目は一点を見据え、まるで心は身体から解き放たれてどこかへ行ってしまったかのように思索に没頭し、いつも同じ姿勢で立っていることが常であったという」と。

立っていなければならない仕事では、足の潰瘍、関節の衰弱、腎臓の障害、血尿が起こる。君主の宮廷の召使の多くは、腎臓の痛みをしきりに訴えている。貴族たちも同様である。スペイン国王の宮廷には、椅子の類いがまったくないのである。痛みの原因は、ひとえに立ちっぱなしでいることにあると、彼らは思っている。まさにそのとおりである。直立姿勢をとっている間は腰部の筋繊維が伸張していると考えられ、腎臓にも同様に負担がかかるため、血液は自由に、そして自然に流れず、血清も分泌されないので、前述の病気が後になって起こってくる。

立った姿勢での生活により、胃の衰弱を来すこともある。直立の状態を保持することにより、胃が重みで下がることを強いるからである。一方、座ってあまり動かない生活や前かがみの状態では、胃は腸の上にある。そのため、胃に不調を来すとたいてい、我われは膝と足を引きつけて前かがみに身体を丸めるのである。

学者ベーコンの観察によると、ガレー船の奴隷は、多大な苦難にさらされているにもかかわらず、頑強で健康状態が良い。彼らが座って漕ぎ手となり、腹や胃よりもむしろ手足のほうを動かしているからである。手と足を同じ時間動かしている織工にも同じことが見られる。つまり、内部の器官が休息している間に、身体の外部器官が動きつづけているなら、立ったり歩いたりしてひどく疲れやすい人よりも、身体は肥えて丈夫になる。

立っていると、たとえそれが短時間でも、長時間歩いたり走ったりすることに比べて、なぜそんなに疲労が大きいのかについて論じることは価値がある。人が直立姿勢を続けるには、拮抗筋の持続的活動が不可欠であるが、疲れの原因として一般的に考えられているのは、拮抗筋である伸筋群と屈筋群の双方すべての筋肉の持続的緊張運動である。しかしながら、学者ボレッリ(二〇二)[Giovanni Alfonso Borelli]は、腕をまっすぐに伸ばした状態に保っているとき、屈筋群はその活動に関与せず、伸筋群だけが関わっているということを示して、これに反論している。同様に、直立姿勢をとっているときも、屈筋群はすべて活動しておらず、伸筋群だけが活動していると述べている。この賢明な学者によれば、立っていると疲れ切ってしまう理由は、同じ筋群が持続的に活動しているからである。自然は、交互の働きや変化に富む働きを好み、変化によって疲れを回復する、と彼は言っている。歩いても激しい疲労が起こらないのはこのためである。立っている人が、体重を交互の足にかけている場合には、それほど疲れないということも事実である、と彼は記している。この自然の本能は、動物でも観察することができる。ニワトリは、時どき片足で立ち、もう一方の足をあげているし、また、四つ足の動物では、ロバが長時間立たされているとき、後ろ足の一方をあぶみにのせて休んでいるのを時どき見かける。交互の働きが快いのは、身体の動きだけでなく、ほとんどすべての自然の働きのなかに見出される。一心に一つの物を見つめ続けたり、同じ音を聞き続けたりするとき、いつも同じ料理が食卓に並んだり、同じ臭いを嗅ぎ続けたりするとき、我われは苛立ってしまう。交互の働きや変化は、何と心地良いのであろう。だから砂漠にいたユダヤ人は、天からの神与の食物を食べた後でも、エジプトのニンニクとタマネギを欲しがったのである。ホラティウスは言う。「いつも同じところで間違った音を出す奏者は笑われる」と。

立ち仕事をする人には、座ったり、歩いたり、あるいは何らかの方法で身体を動かして、長時間の直立姿勢をやめるように、あらゆる機会を捉えて忠告すべきである。このような作業者に対しては、疲れを取り除き、患部の緊張を元に戻す治療、すなわち、マッサージ、温湿布、入浴などが役に立つであろう。なお、静脈瘤、潰瘍、腎障害、ヘルニアやその他の病気の治療については、これらの病気を扱った内科の専門書の筆者に相談すればよい。ここで病気の特別な治療について述べるつもりはないし、その必要もない。私はただ、作業者がどんな病気にかかる危険性が高いかということに関して、相当な臨床経験を積んだ医師に、先ほど述べた単なる提案を示したいだけである。

第三一章　座仕事をする人々の病気

靴直し（cobblers）や仕立て屋のように、座って仕事をする人は、腰掛け労働者（chair-workers）とも呼ばれ、彼ら特有の病気にかかる。「靴直し」とは、靴を縫ったり繕ったりする作業者に用いられる言葉である。マルティアリスは、剣闘士の試合を見世物として民衆に提供できるほどの富を運良く得るまでになった一人の靴直しについて、風刺を込めたエピグラム（寸鉄詩）を書いている。マルティアリスは己の詩神をからかって言う、「喜劇の女神タレイア［Thalia］よ、汝の値打ちのない筆を折り、本を引き裂いてしまえ。靴は靴直しにこれほどの物を与えることができるのだから」。仕立て屋は、衣服を縫う。この両者は座って仕事をする他のすべての職人と同様に、男も女も腰が曲がったり、猫背になったりする。そして地面に何かを探しているかのように頭を下げている。店内で一日中座って縫い物をするので、前かがみの姿勢ではほとんど動かない生活となるためこうなるのである。

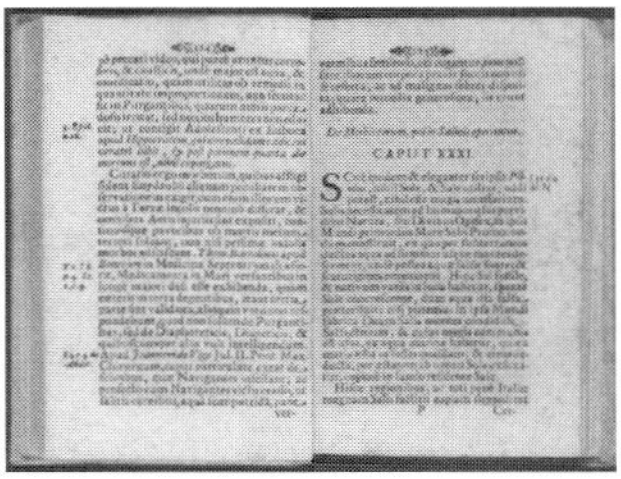

本当の猫背というよりはむしろ猿のように丸い肩になっている。猿は、胸椎が均等に突き出しているので、両肩が一様に丸くなっている。座業者は仕事柄前かがみにならざるを得ないので、最も外側の脊椎靱帯は、引き伸ばされ硬くなる。そのため、自然な姿勢に戻すことができなくなる。ウェデルは、年を取った靴直しの例を挙げて、猿のように丸くなった肩に注目して、その病気は若いときに放置されていたから治らないと言っている。仕立て屋は衣服を縫っている間、仕事の性質上足をずっと組んでいなくてはならず、足の痺れ、びっこ、坐骨神経痛にかかりやすい。プラウトゥスは、「仕立屋は、一晩中眠らず、昼間はまるでびっこの靴直しのように一日家で座っている」と言っている。ギルドの祭日に二人ずつ並んで町中を練り歩くときや、組合員の葬式のときに墓まで付き添うときの、靴屋と仕立て屋の同業者組合一行は、外見にはおかしな光景である。猫背の者、背を丸めた者、左右に揺れるびっこの者の一群を見ると笑ってしまう。皆、まるでこれらの欠陥の見世物になるために、特別に選ばれたかのように見える。

　座って仕事をするすべての作業者、とりわけ仕立て屋と、生計を立てるために昼夜を分かたず家で針仕事をする女性は疥癬を患っており、顔色は悪く、虚弱である。運動をしない人々は、身体が動いていないため、血液は汚れ、その老廃物が皮膚の中に留まり、全身の状態が悪くなるので、いつもこのような病気に付きまとわれる。また、ヒポクラテス[二〇三]が指摘しているように、十分身体を動かしている者に比べ、座業者の腹は緩く、体を動かしている人の便は、量が少なく、色は黄色で固い。ヒポクラテスは、クレオティモス［Cleotimos］という一人の靴直しの事例を書き留めている。「長い間下痢をし、肝臓に熱を持った結核性の腫瘤をもち、それが下腹部に広がっている。そのため、便は水っぽくなっている」と。また、仕事場で寝込んでしまったもう一人の靴直しについては、激しい鼻血に急に襲われ、その後柔らかい便が出た、と記している。

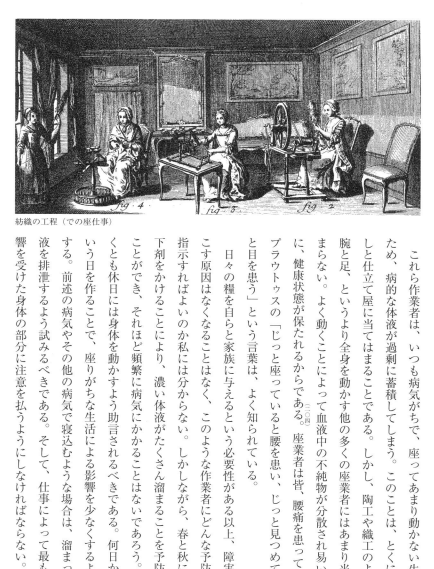

紡織の工程（での座仕事）

これら作業者は、いつも病気がちで、座ってあまり動かない生活のため、病的な体液が過剰に蓄積してしまう。このことは、とくに靴直しと仕立て屋に当てはまることである。しかし、陶工や織工のような腕と足、というより全身を動かす他の多くの座業者にはあまり当てはまらない。よく動くことによって血液中の不純物が分散され易いために、健康状態が保たれるからである。(二〇四)座業者は皆、腰痛を患っている。プラウトゥスの「じっと座っていると腰を患い、じっと見つめていると目を患う」という言葉は、よく知られている。

日々の糧を自らと家族に与えるという必要性がある以上、障害を起こす原因はなくなることはなく、このような作業者にどんな予防法を指示すればよいのか私には分からない。しかしながら、春と秋に腸に下剤をかけることにより、濃い体液がたくさん溜まることを予防することができ、それほど頻繁に病気にかかることはないであろう。少なくとも休日には身体を動かすよう助言されるべきである。何日かそういう日を作ることで、座りがちな生活による影響を少なくするようにする。前述の病気やその他の病気で寝込むような場合は、溜まった体液を排泄するよう試みるべきである。そして、仕事によって最も悪影響を受けた身体の部分に注意を払うようにしなければならない。病気はその部分に簡単に移動するからである。この移動について、引用するに値するヒポクラテス(二〇五)の一節がある。手の病気になった二人の作業者について次のように述べている。そのうち一人は、細枝を編む仕事をしていた。二人とも咳に苦しんでいたが、「二人とも右手が麻痺すると、咳が治った」。ヒポクラテスは、「遠くまで馬に乗り、あるいは遠くまで歩く人々は腰や足の麻痺にかかった」と付け加えている。これは、過度な運動により体力と活力を失ってしまった身体のその部分に体液が集まる傾向があるからである。

第三二章　ユダヤ人（二〇六）の病気

ユダヤ人は、世界でもごく特異な人々である。決まった居住地を持たないが、どこの国にもいる。怠惰な人種であるのに、商売に対しては熱心である。畑を耕さず、まぐわでならすこともせず、種もまかないが、収穫だけはする。ユダヤ人が病気にかかるのは、一般に信じられているように虚弱な民族性や粗末な食事からではなく、彼らが従事している仕事に原因がある。さらに、吐き気を催すようなにおいを、まるでユダヤ人の生まれつきの民族的な特徴であるかのように思うのは間違っている。ユダヤ平民の臭いは、貧しい住環境や貧困によるものだからである。ユダヤ人が芳香で満ちているエルサレムに住んでいたときには、きっと清潔で、こざっぱりして良い香りだったであろう。

ユダヤ人のほとんどは下層階級の人であるが、座って行う仕事または立って行う仕事に就いている。多くが仕

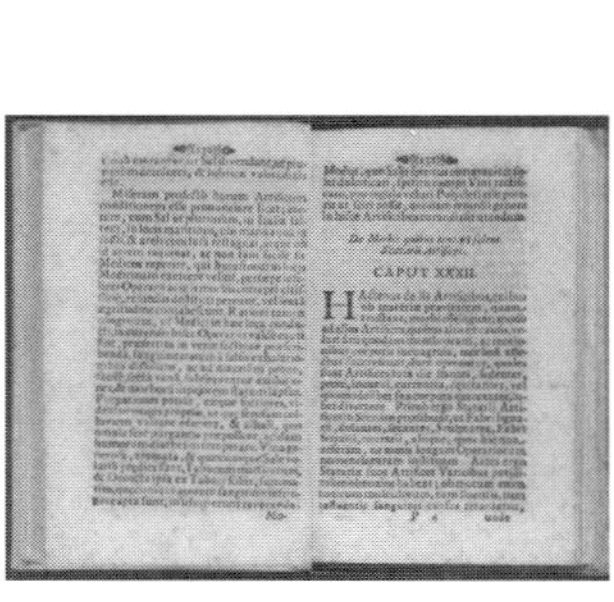

立て、あるいは古着を繕う仕事をしている。なかでも女性は、既婚者も未婚者も針仕事で生計を立てている。糸を紡いだり、梳いたり、織物を織ったりはしないが、縫い物をすることは、ユダヤ人が理解する唯一の家政技術なのである。針仕事に関してはユダヤ人は達人で、毛、絹その他どんな生地でも縫い合わせ、繕うことができ、その縫い目はほとんど見えないほどである。ローマでは、これを「精密縫製」（*renacciare*）と呼んでいる。端切れをうまく縫い合わせ、うかつな大衆を欺いて売りつけ、生計を立てている。

この仕事は、目を酷使し、ユダヤ人の女性は皆、墓場のランプに使うような、芯が糸のように細いろうそくのランプの明かりを使って一日中、そして夜中まで仕事をする。そのため、ほとんど動かないことが原因によるあらゆる病気になるばかりか、やがて、視力が非常に弱くなってしまう。四〇歳の声を聞く頃には半盲、または、強度の近視になる。そのうえ、ほとんどのユダヤ人は狭い路地に住み、貧しい生活をしており、女たちは光を取り込むため一年中窓を開けて立ち仕事をする。これが原因で、頭痛や耳の痛み、歯の痛み、風邪、喉の痛み、目の痛みのようなさまざまな頭部の病気にかかる。多くのユダヤ人女性、とくに貧しい階級の者は耳が遠く、かすみ目である。実際、靴直しに関して前述したことが、彼女らにそのまま当てはまる。男性について言えば、小部屋で一日中座った姿勢で衣服につぎはぎをしているか、あるいは見張り台に立ち、古いつぎはぎ細工を買うお客を探している。ほとんどが悪液質で、憂鬱で気難しく、おおむね疥癬持ちである。裕福なユダヤ人においても、ほとんどが何らかの皮膚病を患っているため、この不快な病気が、民族特有の病気であり、一種の遺伝病で、かつてユダヤ人の間によく見られた象皮病（二〇七）の名残であると信じられている。

ユダヤ人は、仕立て業などのほかに、少なくともイタリアでは、何年も寝床に使用されてすっかりつぶれて硬くなった羊毛のマットレスを打ち直す仕事をしている。やなぎ細工の編み垣の上に広げ、棒きれでたたき、強く振り、柔らかくして、気持ちよく眠れるようにする。町中の家を回り、この仕事であちこちから結構な報酬を得る。しかし、その古い毛は、尿やその他の排泄物で何度も濡れ、大いに汚れているために、振って梳いていると口から汚いほこりを大量に吸い込む。これが原因で、咳、呼吸困難に苦しめられ、胃の障害などの重い病気になる。このような仕事に就くことで高い代償を払い、ついには不治の肺病になってしまった人をたくさん知っている。彼らは悲惨な結末をもたらす原因が自分の仕事であることを認め、それを呪った。恐ろしいのは古い羊毛からのほこりよりむしろ、寝ていた人々の身体から出て、マットレスのなかに残った不潔な物から出るほこりだと、私は考えている。家族の誰かが死んで葬式を行った後に、敷布や下着、その他病人が床についていた間に使用したものを洗濯女に渡し、洗って汚れを落としてもらうのと同様に、ユダヤ人を呼んで、羊毛のマットレスを太陽の下で打ち直し、清潔にするのは身分を問わずこの町の習慣である。こうして、ユダヤ人は葬儀屋と同様に、ある程度は腐肉の毒気を吸い込むことを避けられず、その際、肺はかなりの傷害を受ける。

　誰もが知っているように、筆記用紙は古い敷布や使い込んですり切れたカンバスの布から作られる。これらをまず水に浸して柔らかくし、腐らせ、次いで強く打ちつける。それは、古代人には知られていなかった巧妙で素晴らしい方法である。古代人は、ロウを塗った平たい板や羊皮紙、エジプトからもたらされたパピルスを筆記用紙として用いていた。ユヴェナリスが示しているように、ユダヤ人は昔から金に貪欲で、いつでも公益事業を請け負う。町中を「古いぼろきれはないかね」と叫びながら歩き、ただ同然で莫大な量のぼろきれを買い集め、紙作り業者にそれを売る。ユダヤ人は、買い上げたぼろきれの束を積んで家に帰ると、それをひっくり返して紙作りに不要な毛や絹を丹念に取り除く。しかしながら、セッタラ（二〇八）［Settala］の博物館の収蔵品のなかには、絹で作られた中国製の紙も展示されている。次に、店の中で、汚れたぼろきれの大きな山を作る。そして、この汚いゴミの山（camarine）を崩して、この不潔な売り物を紙作り業者の作業場に運ぶために大きな袋の中に詰め直すときには、想像を越えた身の毛もよだつような悪臭が立ち昇る。

このような仕事によって咳、喘息、吐き気、眩暈《めまい》が起こる。男や女、そして死骸の汚れが集積して捨てられた、ぼろの塊以上に、不潔でおぞましいものが存在するであろうか。貧困と人の浅ましさの成れの果てを積んだ荷車を見ることは、哀れでもあり寒気のする光景でもある。

どのようにしたらユダヤの人々を助けることができるのか、そして、その特異な仕事から生じる苦しみを防ぐことができるのか、我われはよく考えなければならない。裁縫を生業とする人は男女に関わりなく、まず何よりも身体を動かすことである。便秘を解消し、自然に体温を上げ、消化を促進し、発汗を促し、潰瘍を浄化する。とくに女性で絶え間なく縫い物をし続けている者は健康のため、そして、体力を取り戻すために、数時間休憩を取るべきである。後に目が見えなくなり、仕事もできず、役立たずの無益な人生を長々と送ることにならぬよう、諺にもあるように「ときには手や目を休ませ、仕事を中断したほうが良い」。頻繁に下剤を用いることも効果があるが、それには、鎮静舐剤、アロエの丸薬、ダイオウの根茎下剤の一種のような緩やかなものを用いるべきである。これにより大量の体液が蓄積するのが防げる。私の経験によればユダヤ人の場合、瀉血は下剤ほど効果がない。それは、彼らの血液には精気が不足しており貧血気味なためである。瀉血は弱った視力には最悪であるという彼らの信仰は別に置くとしても、その考え方には真理に近いものがある。ユダヤ人は、喜んで腕や足を焼灼してもらうが、それは出口ができて汚物が徐々に自然排泄され、身体に良いと彼らが考えているからである。

古い衣服を集め、マットレスをきれいにする仕事を持つ人々に対する思い切った治療法は、吸い込んだ粒子を一掃することである。下剤をかけるか、あるいは急ぐときには吐かせることである。アンチモンを含んだ調合剤は、これらの事例では効果的であり、解毒用のテリアカ酢やテリアカそのもの、あるいはその類いのものでも良い。この仕事に従事している間は、酢を入れた水で頻繁に口を洗い、顔や鼻の穴を覆って浮遊粒子が容易に身体の奥底に侵入しないようにするべきである。

第三三章　走者（従者）の病気

かつて運動は芸術のうちに数えられ、走ることは他の運動技能と同等であり、その視野には競技のみならず軍事目的も入っていた。男の子は皆、奴隷も自由な身分の子も公立の体操学校で訓練を受け、指導者に走り方を教わり、名誉ある賞を目指し、試合や、公衆の見守る競技大会で走った。このような訓練で男子は戦闘に適した身体になった。ウェゲティウス（二〇九）［Vegetius］がこう述べている。「彼らは、全力を挙げて敵に突撃し、戦略上有利な位置を先取またはそれを占拠しようとする敵を出し抜き、退却する敵を容易に襲えるように走る訓練をする」。トルコ人の間では、この目的を考慮して今なおこの賞讃すべき軍事訓練が続けられており、軍隊は疾走訓練を受けている。プラトンは女性もまた、軍務を手伝い、先祖からの家を守ることができるよう、走る訓練を受けることを望んでいた。スエトニウスによると、ローマでは皇帝や皇族のみならず貴族も、フットボーイ（foot-boys）

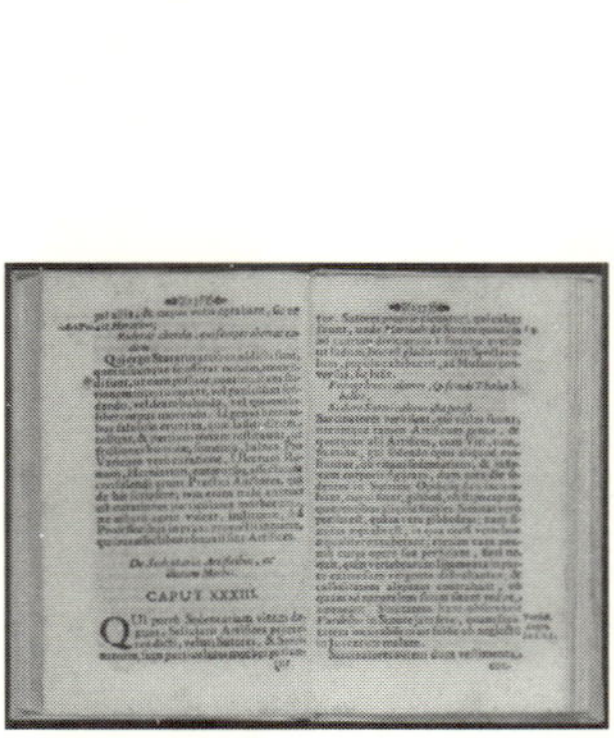
CAPUT XXXIII

と呼ばれる走者を使っていた。しかし、現今ではこの種の訓練は、廃れてしまっている。現在残っているのは皇族や貴族がラッケイ（lackeys）と呼ぶ従者で、四輪馬車や旅行用の大型馬車の前を全力疾走し、時には手紙を運び、返事を誰よりも早く主人に届けるのがその仕事である。

このような仕事に就く人々は、さまざまな病気にかかることとなる。その多くはヘルニアや喘息にかかっているが、こういった病気は競走馬でもよく見られる。喀血することもまれではない。プラウトゥスの著作のなかで、奴隷のアカンティオ［Acanthio］が全力疾走を続けたため消耗してしまい、息をすることもできないと、主人に訴えている。「あなたのおかげで私の肺の血管はぼろぼろだ。以前からの吐血が止まらない」。これに対して主人のクレメス［Chremes］は言った。「エジプトの蜂蜜に含まれる樹脂を飲みなさい、そうすればすぐ治るだろう」。古代の人もまた、胸の病気の治療に樹脂を勧めていたことがわかる。さらに走者は衰弱し、葦のようにやせ、猟犬のようになる。それは血液中の揮発性の強い要素と養分を含むリンパ液が発汗とともに失われるからである。また、使者は、頭の病気にもかかる。「運動をすれば排泄物は下のほうへ動くのに、どのようにして、速く走ることで頭の病気が起こるのか」とアリストテレスは疑問を述べている。セッタラ［Settala］、ガスタヴィーニ[二一〇]［Guastavini］や他の解説者の意見には触れないが、人が速く走りすぎると肺の小嚢が過度に膨張し、心臓の上方の大静脈から戻ってきた血液は途中でいわば滞留し、肺の血管の中へと自由に流れ込むことができなくなるのが真の原因である。そのため、必然的に頭に血液が滞り、重い病気を引き起こす。人がふつうの速さで走っているときには、体液を下のほうへ運ぶ傾向にあるので、このようなことは、起こらない。

また、走者は風雨に曝され、保護の意味をなさない衣服をまとっているため、肋膜炎や肺炎のような急性で重い胸の病気にかかることがまれではない。汗だくになり、それから身体の芯まで冷えて、皮膚の毛穴は塞がり、そのため致命的な病気、とくに走っているとき最も激しく働きかつ熱くなる呼吸器官の病気にかかることは避けられない。腎臓の小さな血管が破裂し血尿が出ることもある。このため、ケルススは、すでに腎臓の病気にかかっている場合は、走らないように助言している。行き場を失った空気の圧力によって腹膜が膨張したり破裂するため走者はヘルニアになりやすい。そのため、アエギナのパウロ（二一）［Paul］は、横根鼠径リンパ節炎やヘルニアのある人は走ることを避けなければならないと書いている。

走るときには吐く息より吸い込む空気のほうが明らかに多い。走り続ける力を維持するためには胸腔内に空気が留まる必要がある。息を強く吐くと胸郭の筋肉が弛緩し力が抜けるが、胸郭が膨らみ肺が拡張すると筋肉と全身の筋は緊張する。しかし、非常に速くもしくは長距離を走るとき、肺は空気で充満するため、肺の小嚢が膨らみ、右心腔から肺の血管を通って流れる血液は血管の収縮と狭窄のため突然に停滞してしまう。こうして、ガレノスも観察した如く、血管の破裂と吐血が起こる。同じ理由で、走者は一次的および二次的、すなわち痙攣性、または周期的な喘息発作を起こしがちになる。それは酸性の血清が肋間筋中に広がり、激しい痙攣を伴って筋肉が引きつるためである。プラウトゥスの著作のなかで、「息ができない。この息苦しさにはもう耐えられない」と奴隷の走者が言っている。このため現在では四〇歳にもなった走者は仕事ができなくなり引退し、公共の病院へと捨てられる。主人の四輪馬車の前をあえぎつつ疾走する走者はこの町でもよく見かける。私としては、彼らの運命はアエリウス・スパルティアヌス（二二）［Aelius Spartianus］が『ウェルス伝』（*Life of Verus*）のなかで見事に描いた奴隷のそれに等しいと考える。それによると、皇帝は自分の特使の肩に翼をくりつけ、彼らに風の名を付けた。我らが走者の肩、というよりは足に翼を与えたのは奴隷は足が速くないと使い物にならなかったからに他ならない。ここで、スパルティアヌスの言葉をそのまま引用すると、「皇帝の取るに足らない罪のうちの一つに、気まぐれに自分の特使にまるでキューピッドのような翼を付け、北風、南風、北東風、西北西風などの風の名を与え、休息も容赦も与えず走らせ続けたことが挙げられる」。

走者はまた時に脾臓肥大を患う。それは、全力疾走のため脾臓の疎な組織に排出能力を上回る血液が流れ込み、血清液がその腔の中に滞り、膨張するためである。プリニウスによると、昔は、腫れた脾臓は、走ることに邪魔なので、走者の脾臓は焼き切るのが習わしであったそうである。プラウトゥスによると、前述の奴隷は言っている。「この膝は、もう使い物にならない。私はもうおしまいだ。脾臓が言うことを聞かない」と。これが走者の病気であり、彼らは過食で病状を悪化させ、重篤にさせている。よく知られているように、ヘルニアになる前に脱腸帯を付けることによって簡単に予防ができる。憔悴し肉が落ちた身体には適度な水分のある食事を摂ったり、油で静かにマッサージしたり、時間があれば入浴することである程度は回復が望める。これらの治療法によって、長い間走ったり、汗をかいたりした後に起こる皮膚の毛穴の閉塞を予防することができるであろう。また、時どき瀉血を行うことで血管の破裂や喀血を防げるであろうし、重い病気で寝込んだらこの治療法を絶対に欠かすべきではない。走者の肺は、他のどの器官よりも働くために衰弱している。「関節のためには運動、肉体のためには食物、内臓のためには睡眠」と、ヒポクラテスは言っている。実際、関節は動かし、走ることで鍛えられ、怠惰と運動不足で弱り、衰える。肺の場合はそうではなく、疾走すると熱くなり、自然の緊張を失ってしまう。

以下は、使者の健康を守るのに役立つ治療法であり、助言である。しかし、この階級の者は、本当に床に臥してしまうか、あるいは走るという仕事によって起こる前述の病気のどれかに襲われでもしないかぎり、医師に助言を求めたり、防衛策をとるようなことはけっしてしない。このような場合、最も重要なのは、どのような種類の運動に携わっているかを知ることである。彼らの病気は内臓の障害、とくに脾臓の障害が原因であるため、まずは溜まった物を排出する、鉄剤などを与え、その後、薬に代えて適度な散歩をさせると良いであろう。プラウトゥスの著作のなかに、カッパドキア人の斡旋人がパリヌルス［Palinurus］に、ガードルのように脾臓が自分を締め付け苦しめると訴えた。「私の脾臓が破裂しそうだ」。それに対し、相手はこう答えている。「散歩なさい、それが脾臓にいちばん良い」と。

第三四章　馬丁の病気

前述の走者と同じ病気になりやすいために同じ範疇に入れられる職業に、競馬場で馬を馴らし、調教する馬《ば》丁《てい》と、馬を乗り換え、公用私用の書状を各所へ運ぶ飛脚郵便屋がある。彼らはヘルニアや喘息になりやすく、とくに坐骨神経痛になりやすい。ヒポクラテス(二二三)によると、それは馬上で生涯を過ごすスキタイ人に特有な病気であり、彼らはまた生殖不能になるとも述べている。さらに、バイユーは、いつも馬に乗っていると胸の血管が破裂することがあり、さらに腎臓にも重い障害が起こり、そのため血尿を見たり、腰部麻痺に苦しんだりする馬丁がいると言う。「遠くまで馬に乗ったり、歩いたりする人は、腰と脚が麻痺する」と、ヒポクラテスは言っている。また、馬丁は裂肛や痔になりやすい。とくに、激しく揺れる馬や鞍なしで馬に乗るとそうなる。マルティアリスがその風刺詩にほのめかしているのは、この病気のことである。「猟師よ、駿馬に乗るなら馬具、裸馬に乗るな

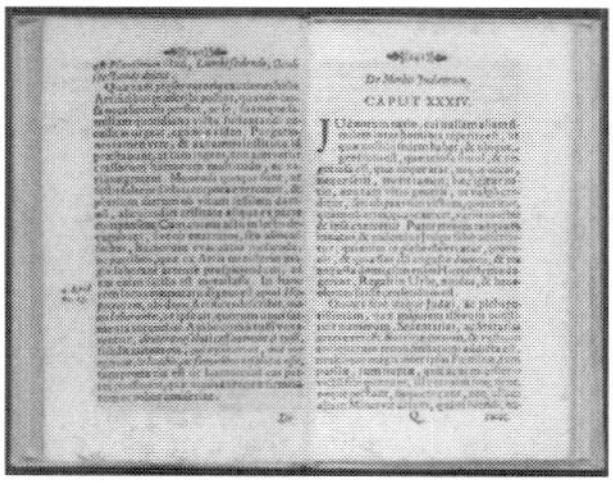
CAPUT XXXIV.

ら痔」。少し前に、我らが競馬場の馬丁を診察したことがある。彼は、立派な若い馬丁で、とても恥ずかしそうに、神に誓って潔白であると断言してから長い間、肛門の毛瘡にかかっていることを私に告げた。そこで私は、彼に元気を出すように言い、君に何もやましいことがないのは百も承知である、これは君の職業が原因であるのだから、と言った。

尻や大腿の内側にも馬丁は瘢痕化せず、硬化した難治性の潰瘍をよく起こし、足の静脈瘤にもなる。これに関して興味深い事例がヒポクラテスの書いた物[二一四]のなかにあり、フォーの翻訳から引用する。「エレアルチスの泉のそばに住むある男性は、六年間『ヒプリス』(*hippuris*)、すなわち鼠径部の腫れ物、静脈瘤、腰や関節部の慢性的な充血に苦しんでいた」。ヒポクラテスが、過度の乗馬が原因となる病気をヒプリスと呼んでいることがわかる。ヴァレスの解釈によれば、それは、臀部の硬い潰瘍を意味する。いかに多くの病気が馬丁や乗馬に熱中する人を襲うかがわかる。これらすべての病気の因果関係を明らかにするのは容易である。激しい揺れのため身体の硬い部分も水分の多い部分も含めて全体の組織が乱れるのである。実際ルキリウスによると、「怠け者のろくでなしの暴れ馬」は内臓という内臓を激しく揺らすそうである。そして、内臓は元の位置からずれそうになり、体中の血液も自然の流れが乱され、上下左右に攪拌され、次いで関節内に充血と血清の停滞が起こり、肺や腎臓の血管が破裂し、足脚には潰瘍と静脈瘤が起きる。これは、血液の循環が悪くなるからであり、その理由は馬を調教するときは、とくに太股や脚に力を入れて振り落とされないように踏ん張らねばならぬからである。襲歩《しゅうほ》〔全力疾走時の歩様〕している馬に乗ったり、さまざまな足並みを教えたりしているとき、どれだけ力が必要とされるかを考えると、確かに、馬丁が前述の病気にかかっても少しも不思議ではない。なぜならそのとき、筋肉の激しい力に対抗して全身が極度に緊張した状態を維持するからである。

ヒポクラテスの著書の優れた注釈者であるマルチアーノは、（二一五）ヒポクラテスが緩やかなカーブを延々と回り続けると、身体の状態がどれだけ激しく変化するかを考察している一節にたいへん独創的な注釈を付けており、円形のコースが有害な理由を馬丁の経験を引用して次のように説明している。「円形コースを走ると身体の体積と重量が一方向に傾き、異常に下方に圧迫されるため身体は極端に疲労する。そのため、この種の走行をする者は他と比べて体重が減り、身体が衰弱する。直線を二時間走るよりも、方向の定まらない円形のコースで一時間訓練されるほうが馬ははるかに疲労するということを馬丁も保証してくれる。さらに円形のコースは馬を非常に消耗させ疲れさせるため、どんな強健な馬でも円形コースでは三〇分ももたない」。ヒポクラテスが、方向の定まらないと呼んだ円形コースで馬を慣らし調教する人はたいへんな苦労をすることになる。

先にヒポクラテスにより引用されたスキタイ人のことを述べたが、馬に乗り続けると男は無精子症になり、陰嚢萎縮となる。これは、絶えず揺さぶられることで腰と生殖器が障害を受けるからだといえる。一方アリストテレスの見解は正反対で、生殖器に絶えず熱や摩擦が加わることで騎手は好色になると明言している。しかしこれは、アンブルや緩やかな速歩の馬に適度に乗るような人に対して当てはまることであると解釈しなければならない。この種の運動の結果は深刻なようである。揺れの激しい馬、カッシオドルス（二一六）［Cassiodorus］の表現を使うなら急使の馬（courier-horse）、つまり我われが言うところの「郵便屋の馬」（*cavalli da posta*）に乗る人はとくにそうである。テオドリック大王は速さが要求される動物に重荷を負わせることは不合理と考えて、馬に一〇〇ポンド以上の荷物を運ばせることを禁じた。しかし、適度な乗馬、緩やかな乗馬には多くの利点があることを、私は認める。実際、慢性疾患の治療にしばしば薬代わりに用いられている。ヒポクラテス（二一七）によると、適度な乗馬は身体を温め、乾かし、体重を落とす。アヴィセンナは、腎結石の排出と利尿に乗馬を勧めている。最近の学者では、トーマス・シデナム（二一八）〔Thomas Sydenham〕が肝臓や脾臓の障害の治療に乗馬を熱心に勧めている。私の患者であった若い馬丁は急性の熱から回復した後に脾臓が冒され、水腫になりかかった。たいそう弱って死人のようであったが、私の助言で馬丁の仕事に戻り、一カ月で、すっかり健康を回復した。

　馬車を操るのは楽な仕事ではないので、馬丁と同じ仲間に御者を入れてもよい。御者は、馬の力に対抗して両腕の筋肉を持続的に緊張させ、馬に仕事をさせるため、両手で手綱をしっかりと握っていなければならない。もし、これが確実にできなければどうなるかはヴァージル〔ウェルギリウスのこと〕が述べている。「二輪戦車の御者は馬に引かれ、二輪戦車は手綱の言うことを聞かない」。古代において、二輪戦車を駆る技術は、競技や見世物でたいへん人気があり、皇族は戦車を駆ることを名誉と考えていた。スエトニウスによれば皇帝ネロ〔Nero〕は自らよく戦車を操り、大衆の見世物に出場することもあった。また皇帝カリグラも同様であり、他の御者も全員が元老院議員の階級でなければならなかった。今でも、貴族のなかには自らの娯楽に車を駆り、その技術に卓越した者もいる。

　私は、馬丁と御者がかかる病気の治療法について述べることで読者を煩わせたくない。そういったことは、こういう病気を治療する人が入手できる臨床医学の本に載っている。何よりも原因を取り除くことが優先であるから、私の考える有益な予防策を助言するに止めたい。脱腸帯を身に付ければ激しい乗馬で腹膜が破裂したり、緩むのを予防することができる。いたって簡単な予防法である。いくぶん短めの鐙を用いる馬丁や御者がいるが、素晴らしい習慣である。ヘルニアになっていても、時おり馬に乗らなければならない人は短い鐙が必携であることは言うまでもない。胸や腎臓、膀胱の血管が破れる兆候が少しでもあれば、乗馬で悪化する可能性があるので馬に乗ることをあきらめなければならない。かつて、ミランドラの生まれでルドビコ・コルベリ〔Ludovico

Corbelli］という有名な馬丁がいた。彼は、馬を馴らし、調教する技術の達人でメサプス［Messapus］の再来とも呼ばれ、その優れた腕を買われてスペインのフィリップ四世［Philip IV］の宮廷にまで招待されたほどであったが、長年の馬上生活が祟って、ついには口から血を吐き、数カ月後には、医師があらゆる治療を行ったにもかかわらず効果がなく、今にも死ぬかと思われた。どんな食べ物も受け付けなかったが、おそらく本能的にだが、豚肉を食べたいと言った。そして、豚肉を食べると明らかに回復した。その後はふだんの食事に乳離れしていない子豚の肉を煮て食べ、一年以上も生きながらえた。

第三五章　荷役の病気

人が多く行き交う町、とくにベネツィアのような港町では方々からたくさんの人や荷物が集まるため、貨物船からの荷物の積み下ろしをする人がなくてはならない。プラウトゥスが荷役夫（packmen）と呼ぶ彼らがどのような病気に悩まされているかを見てみよう。彼らはあまりに重い荷物を肩にのせて運ぶため、しばしば万病に苦しみ、時にはとても重い病気にかかる。彼らはあまりに重い荷物のため、息が吸い込めず、このために、胸や腹の筋肉に強い力がかかって、胸部の小さな血管が破綻することもまれではない。ポーターは荷物を担ぐとき、深呼吸をするが、その後はわずかしか吐き出さない。それゆえ、肺の小さな袋（肺胞）はパンパンに膨らんでしまい、その圧力のために、肺の小さな血管は血液のやり取りができなくなる。血管があまりにも拡張しすぎると、それが破綻を来しても不思議はない。

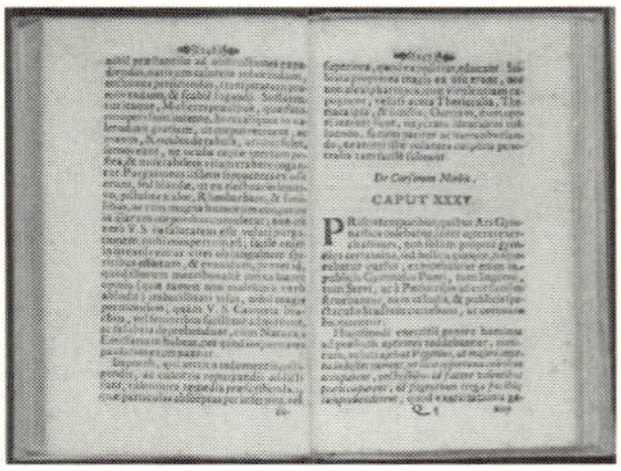
CAPUT XXXV

同じ理由から、胸部の筋肉の緊張が保てなくなり、肺の正常な構造が崩れると、ポーターは早晩、喘息にかかる。実は私は何度かポーターの死体解剖を観察したことあるが、あまりに長く呼吸を止めているため、肺が肋骨にくっついてしまっていた。また、彼らの下肢には大きな静脈瘤ができることがある。これは下腿や大腿の筋肉が膨隆することにより、上半身に向かう血流が妨げられ、静脈弁が広がってしまうために起こる。さらには、ポーターたちは皆、やがて猫背になってしまう。これは、彼らが荷物を背負っている間、常に背骨を前かがみに曲げているので、そのうちこの姿勢で固まってしまうからである。彼らは身体の運動のメカニズムについては何も知りはしないが、直立した姿勢より前かがみにして肩に荷重するほうが楽であることを自然に学んでいるのである。ポーターはしばしばヘルニアを患う。これは、呼吸をグッと止めるため、腹膜がその拍子に破裂したり、引き伸ばされたりするためである。ヒルデンのファブリはある大工の症例――彼は重い荷物を持ち上げようとして大網が陰嚢内に落ち込み、七日後に亡くなった――を発表している。フェリックス・プラッターはポーターたちが肺結核にかかりやすいと言い、石工などを含め、重い荷物を運ぶために喀血した人々の例を発表している。ヒポクラテスの書いた書物（二一九）のなかには、注目すべき例の記載がある。それは、賭けのためにロバを持ち上げた男が、すぐに発熱し、三、四、七、八日目に出血し、さらに悪いことには下痢が起こった。力自慢のポーターは、間違いなく、たいへん重い荷物を持ち上げたことで発熱したにちがいない。しかし、ヒポクラテスはどの部分からの出血であるかを示していない。ヴァレスはその注釈のなかで、出血は鼻からのもので、これが危機的状況のきっかけとなり、また下痢を伴った、と述べている。これは、「身体のどこからであろうと多量の出血があるときは、便が下痢傾向となる」というヒポクラテスの金言に基づいている。ヒポクラテスは伝染病症例の歴史（epidemical case histories）に言及する際、常に「鼻腔から」というフレーズを付け加えている。しかし、身体のどの部分から出血が起こっているかという議論はさておき、ポーターたちは胸、鼻、そして痔疾部から出血しやすく、それが後に重大な病気につながることも明らかである。

以上見てきたように、ポーターたちは仕事が原因のさまざまな障害に悩んでいるが、臨床家にとっては、彼らならではの病気、彼らしか罹らない病気が何かを知っておくことは、治療に役立つのではないだろうか。彼らが来診したときや、病床で診察するとき、初めは病人に対していつもどおりの注意を払うべきであろう。この種の作業者はふだんから力を保とうとして、まるで運動家のように腹いっぱいに食べるため、まずは瀉血を先に行い、続いて胃を空にする薬を飲ませ、また入浴や身体をマッサージするというような疲労回復の施術を行うのが良い。彼らはヘルニアになりやすいので、脱腸帯の着用を勧める必要があり、ミロ［Milo］のような危険を冒さないことや、時どき彼らがやるような誰がいちばん重い荷物を運べるかを他人と競争するのを止めさせる必要がある。さもないと、賭けのためにロバを持ち上げて痛い目にあった男の轍を再び踏むことにもなりかねない。

ここで力学の問題を提起したい。荷物を運ぶとき、身体を前に曲げ、前かがみになり、片方の肩に荷物を載せるほうが、真っ直ぐ立っているよりなぜ彼らには楽なのだろうか。垂直に置かれた柱は非常に重い重量を支えることができるので、真っ直ぐ立った状態で最大の力を出すことができ、倒れる危険を避けられるはずなのだが。わが国の田舎の女は一〇〇ポンドもの荷物を頭の上に載せ、数マイル先の町まで運ぶ。彼女たちは、荷物の重みで倒れないように真っ直ぐに、垂直からそれないように注意して歩いている。直立の姿勢では、荷物の重みが小さい骨の鎖骨の端よりも中央にかかり、壊れやすくなるが、前かがみになることにより、荷物の重みは、大きく、広く、強い肩甲骨に分散されるので、痛みは少なく、簡単には骨折しないと考えるべきなのだろうか。より安全に、また、より楽に重い荷物を運ぶために、ポーターたちはおそらくこの理由から、前かがみになって歩いているのだろうか。重い物体を持ち上げるのに、手全体のほうが指一本でやるよりも痛みが少ない。同様に、一ポンドの金の球は同じ重さの木の球に比べて、手のひらに与える圧迫感は大きい。これは大きさが小さい金の球は、同じ重さの木の球よりも手の表面の圧迫する部分が小さいからである。このような例をポーターにあてはめて考えると、前かがみになると過重は肩にかかるが、載っている部分がより強い部分であり、荷物の重みは直立の姿勢でいるより身体の多くの部分に分散される。これは、どんな荷物、材木のような硬いものにも、小麦袋のような変形しやすいものにも、あてはまる。これで、重い荷物自体と、そしてポーター自身を支えるのが容易になる。荷物がつぼに収まり、前かがみになって、尻を後ろに突き出すことで重心が直線状に保てるからである。私は、ベネツィアやフェラーラの町で、小麦袋などの重い荷物を運ぶ衆は私たちがするように片方の肩に載せるのではなく、首と背骨に載せ、重みが背中全体にかかるようにしているのを見たことがある。彼らに言わせると、このほうが片方の肩で担ぐより重みを感じなくてすみ、疲れも感じにくいそうである。詩人が言うように「上手に担げば重荷も軽い」わけで、これは理屈にあっている。しかし、頭の上に重い荷物を載せる女たちは直立の姿勢で歩かざるを得ない。頭がどちらかに動くと、その上に載っている重い荷物が垂直からずれて、落ちそうになるからである。ほんとうに楽らくと頭上に大きな籠を載せて真っ直ぐに、やすやすと歩いている姿は見事である。加重は、きわめて強くアーチ状をした骨、頭蓋骨にかかり、かつ、頭蓋骨は椎骨のすぐ上にあるからであろう。

第三六章　運動家の病気

時代はあまりにも変わり、古代の風習の多くは廃れてしまったが、その中に昔、競技とか娯楽とか呼ばれた運動競技会と剣闘試合の見世物がある。剣闘試合は、信じ難いが、人間が殺されるのを何と民衆の見世物とし、それがあたかも競技か楽しい余興のように行われたのである。しかしながら、ここで運動家とその病気について少々述べてみたい。そうすることで、少なくとも遠い昔、職業に起因する病気の診断と治療にあたって、医師が殊のほか注意深かったということ、また優れた技量を発揮していたということを明らかにできると考えるからである。医学の道の初心者でさえ、いや医学校に足を踏み入れたことのある者なら誰でもヒポクラテスの神託のような金言(二二〇)「運動する人々の状態は、云々……」が、繰り返し言及されるのを聞き逃した者はいないはずである。今まで、多くの人々がこの金言の真意を解き明かそうと必死に考え抜き、知恵を絞り、数多くの注釈書が出版されており、

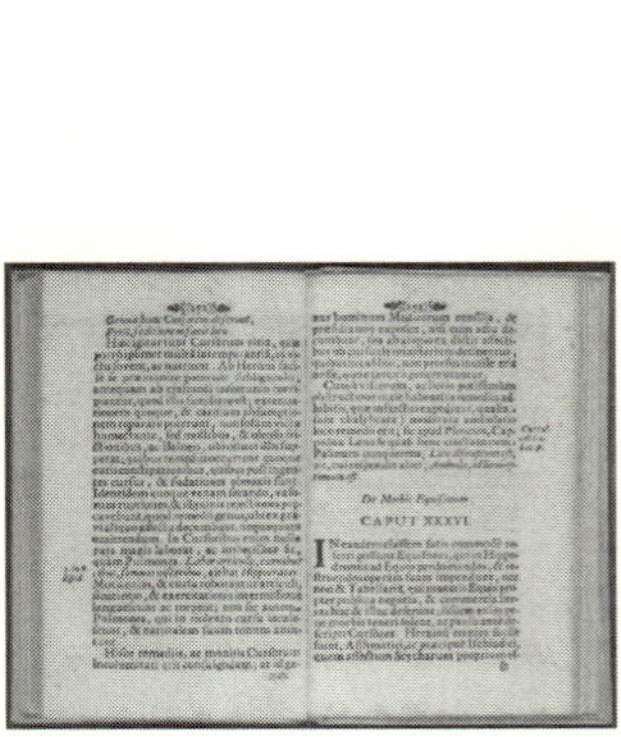

また最近では、教皇の元侍医長であった著名なルカ・トッツィが現代の権威ある学者、医師の見解に基づき、ヒポクラテスの『箴言』（*Aphorisms*）の正確で信頼できる注釈書を執筆し始めた今、私があえて私独自の解釈を付け加える必要はないと考えている。

古代には、頻繁に競技会が催されたため、数多くの運動家や格闘家と、それを指導する者がいた。訓練は、奴隷のためだけではなく、自由人や上流階級の若者もさまざまな競技種目の指導員から指導を受けていた。テレンス［Terence］の著した文芸作品（戯曲）のなかに、次のような場面が登場する。パルメノ［Parmeno］副司令官がタイスに一人の若者を捧げて「この若者を文学、運動、芸術の何についても試してみてください。育ちの良い若者であれば、これらに精通していなければならないものです。優秀なことは私が請合いましょう」と言っている。こんなことであったから、医術の助けを必要とする不運な事故が頻繁に起こった。彼らがよくかかった病気は、脳卒中、心原性失神、窒息性カタル、胸部血管の破裂、そして突然死も頻発した。このような病気の根本的原因は、体液の過剰と血管の拡張にある。そのため血液循環が極度に遅くなり、あるいは完全に妨げられ、この後ヒポクラテス独特の用語を借りれば、静脈の流れが途中で止められた状態（interceptions）に陥ったのである。これはすなわち、血液のうっ滞とすべての体液の停溜を意味し、突然死が避けられない結果として起こったのである。ある一定期間ぶらぶらと、体力をつけるために栄養価の高いこってりした食事ばかりで過ごした後、養成所に戻ってすぐ格闘技の練習をしたことが突然死を多くした原因であった。ヒポクラテスの金言「ぶらぶらと何もしない生活から心身の酷使へと移行するほうが、心身の酷使からぶらぶらと何もしない生活へと移行するよりも危険である」が示すとおりである。これは、非常に激しい運動により全身の血液が熱くなり、希薄化して、血液は速やかに動脈から静脈へと流れることができなくなり、また静脈を流れる際に、動脈を流れていたときのように速やかな流れを確保できなくなってしまうのである。とくに血管が異常なまでに血液で満ちているときには、なおさら流れはゆっくりである。コス島の古老（Old Man of Cos）〔ヒポクラテス〕の、バイアスという患者の病歴についての詳細で優れた記録を読むと、運動家の食事とその健啖ぶりがよくわかるのである。「拳闘家バイアスは、生まれつき大食で、そのため胆汁性の嘔吐と下痢を繰り返した。これは肉、とくに火のよく通っていない豚肉を食べ、香りの強いぶどう酒を飲み過ぎた後に起こった。同時に、ケーキや蜂蜜入りの砂糖菓子、牛乳と新鮮な精白丸形大麦に加えきゅうりや南瓜などを食べていた」。さて、これで運動家たちが名実とも筋骨たくましくなるために、また強く、健康に見えるようにいかにがつがつと食べていたかが分かったであろう。「運動家がさまざまな形で不恰好なのは、あまりにもいろいろな種類の食べ物を食べるのできちんと消化できず、またバランス良く身体に配分されないからだ」とアリストテレス(二二二)は言っている。したがって、プラトンが「運動家は眠たそうで、反応も鈍く、眩暈《めまい》を起こすこともある」と述べたのは正しかった。

ガレノス(二二三)もまた、いくつかの著作のなかで運動家の職業を繰り返し非難し、肉体、精神ともども破壊すると記している。ガレノス自身がひどい目に遭って、このことを悟ったのであろうことがその著述から窺われる。彼が三〇歳でローマに住んでいたとき、筋骨逞しい格闘家として賞賛されたいという虚しい名誉欲におそらく惹かれたのであろうが、体育場で鍛錬していて上腕骨を脱臼してしまった。そのとき受けた治療とそれについての彼の説明から、危うく命を落としそうになったことが分かるのである。痙攣から失神の一歩手前までいき、そして連日連夜、素っ裸で皮の敷物に横たわって脱臼した部分を熱い油に浸けていなければならなかったそうである。ちょうど真夏のいちばん暑い盛りでもあり、熱気は息苦しく耐え難いものであった。

古代の医者が、どのような治療法を用いて運動家の病気を治そうと努力していたかは、よく知られている。ためらうことなく静脈切開をして瀉血をすることが、主な治療法であった。この治療法は、患者を再び元気にするというより、突然死を引き起こしていたかもしれない肺や頸動脈の血流のうっ滞を解消するためのものであった。この職業に従事する者の治療を頻繁に引き受けなければならなかったため、病気が小康状態のときには強い下剤をかけ、食事はほんの少量だけ与えるなど、自然と数多くの療法を治療あるいは予防のために行ったものである。運動家が精力を保つために、指導員は性交を禁じ、実際、性器を締め具で締めさせていたのである。マルティアリスの作品の一つに、ユダヤ人メノフィロス［Menophilus］について述べた機智に富んで面白い風刺詩がある。「養成所の全員が見守るなかで運動をしている最中、可哀想にも締め具が落ちてしまった。嗚呼、それは割礼を施したユダヤ人であった！」。とはいえ、大食に加えて禁欲生活が続くと彼らは無気力になった。ゆえに、プリニウス曰く、「指導員は締め具を外し、性交を許したものだった」。これにより、彼らは以前の気力と活力を取り戻した。ケルススによると、「性交を過剰に求めすぎてもためらいすぎてもいけない。時どきであれば、身体への良い刺激になるが、頻繁では男を軟弱にする」。そして、ヒポクラテス曰く、「仕事、食事、酒、睡眠、性欲、これらはすべて中庸が肝心である」。

第三七章　細かい職人仕事をする人々の病気

多種多様な職業のなかに、精緻の極みといえるような技能を職業にしている人々がいる。それは、自動機械の製造者、つまり時計職人のことであり、宝石の絵付け職人、キケロの言を信じるならばであるが、木の実の殼に入ってしまうほどの大きさの羊皮紙一枚にホメロスの叙事詩を書き上げた写字生のような職人たちである。いつも座っていると健康に害を及ぼすが、それよりはるかに深刻な障害が、このような職人を待ち受けている。それは誰も知っている近視、物体をはっきりと見るために、目に物体を近づけなくてはならなくなる視器の変調である。ゆえに、この仕事をする職人はとくに精緻な仕事をする際、ほぼ全員が眼鏡をかけている。ウェデルは彼らに特別な関心を払い、職人たちが視力の低下で苦しむのは、どの器官でも使い過ぎれば弱くなるからであると述べている。しかし、光学原理の観点からは、別の説明に辿り着くと思われる。

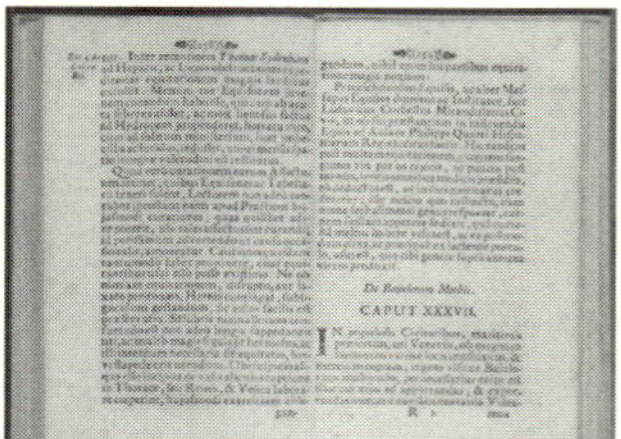

視機能がどのように働くかを説明するとき、暗室の中の白い幕（紙や壁など）の上に外界の物の像が再現されるという事実を用いて説明することが、最も分かりやすい方法であると私は常々思っている。この考えは、まずプラッター、次いで『眼球運動論』（*Ophthalmography*）を書いたフォルトゥナトゥス・プレンプに負うところが大きい。さて、カメラ・オブスクラ〔暗箱／ラテン語で「暗室」〕の開口部に凸レンズを装填して、物の像を幕上にはっきりと写し出すには、開口部に対象物を近づけるほど、幕を遠ざけなければならない。一方、対象物を開口部から遠ざければ、幕を近づけなければならない。そうしなければ、像はぼやけてしまう。目（眼球）で言えば、あたかも画家の絵筆で網膜上にはっきりと像が描かれるように、はっきりと像が写し出されるのは、光が集まる所だけだからである。目とカメラ・オブスクラは、似ているのである。しかしカメラ・オブスクラよりずっと良くできていて驚嘆する私たちの目には、即座の可動性と可変性が不可欠である。それは、対象物が近くても遠くても、はっきりと見るために網状の層や水晶体が容易に前後に動くことができなければならないからである。誰でも経験していることであるが、遠くの物は光線がほぼ平行に目に入り、瞳孔のすぐ後ろで像を結んでしまうために、物体は最初のうちはっきり見えない。その時、目の周囲の筋肉と瞼を収縮させ、目を細めれば、最初ぼやけていたのがよく見えるようになる。これは私たちが目を細めて形を変えているからである。

では、技術にたけた職人について考えてみよう。一日中座って非常に小さな物体を作ることに勤しむ職人は、目を一カ所に据えて、筋肉を絶え間なく緊張させ、凝視し続けなければ、小さくて繊細な物体をよく見ることができないのである。したがって、生まれつき柔軟でよく動く目を持っていたとしても、先ほど述べたように、この可動性は、はっきりと遠くを見たり近くを見たりするために不可欠である。しかし筋肉は緊張の連続のため、目にある偏った癖がつき、網状の層が同じ位置を取り始め、その後、その状態にしっかりと固定されてしまい、

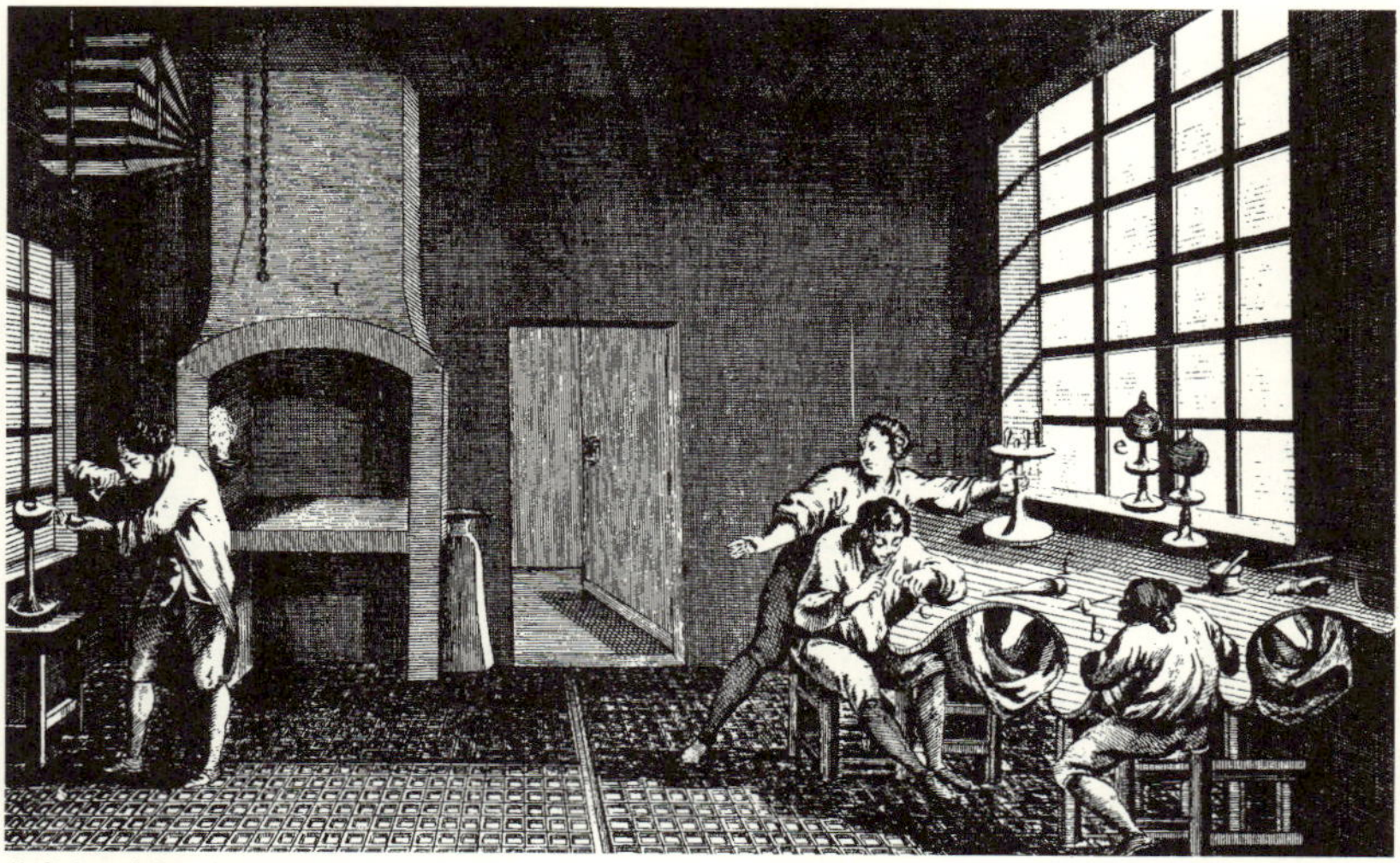

仕事中の金細工師たち

もはや遠くの物をはっきりと見るための随意の動きができなくなってしまうのである。以上の理由で、この種の職人のほとんどが近視と呼ばれる視力の衰えを避けて通れないのである。そのうえ、目は動かさずに小さな物体にくぎ付けになって懸命に働き続けることにより、体液が濃くなり、また同時に滑らかな流れと透明性も失われる。こうなると職人たちの視力低下は徐々に進み、視力の良い立派な目を授かっていても、やがて近視になり、さらには半盲になってしまう。

非常に小さな物、凝った飾りを施した精巧な物を作ること、とりわけ時計作りであるが、これらの職業が職人に及ぼす害は甚大であり、視力障害の痛手はたいへん大きく、老人になる前に事実上失明に近い状態になってしまうこともしばしばである。私はモデナで、かつて真珠に糸を通す作業に並外れた技能を持ち、評判だったユダヤ人の女性を知っている。彼女は色や大きさの選別、配列が見事で、難点のある真珠玉でも見破られないようにたいへん上手に糸を通すことができたので、このまやかしの取引で、同業者と比べて桁外れの蓄財をしたが、四〇歳になったとき、どんな眼鏡をかけても仕事ができなくなり、この神経を使う難しい職を辞めたのであった。

残念ながら、私はこのような悲しい運命から職人たちを救う手立てを知らない。かなり良い報酬と生活水準が得られる職人の仕事を、説得して辞めさせるのはたいへん難しく、また一旦この近視が進んでしまうと、医師でも以前の柔軟な動きと働きを取り戻し、視力を回復させる治療法がないのである。このような場合、下剤（purging）の使用、瀉血などの医療行為（medical aids）は不適切である。他の点では、職人たちは十分健康で元気なのだから、体液の濃縮や暗く物憂い気分にその原因を求められず、したがって、健康な器官を瀉血や薬で傷めるべきではない。しかし、眼鏡をかけるのは良いことである。それ以外には、作業中にずっと頭を傾けて細工をしている物だけを凝視し続ける習慣を止めて、時どき手を休め、目を他に向け、また数時間休憩を取っていろいろな物を見て目を休ませるなどすれば、職人たちの目にとって非常に良いことであろう。にわかには信じがたいかもしれないが、できるかぎり多種多様な物、たとえば近くの物、遠くの物、そしてまっすぐ前を見たり、次には横を見たりと、つまりあらゆる方向を見るならば、網膜などの眼球の薄膜の柔軟な動きと水様液の流動性を保つのに大いに役立つのである。この方法によって、目が自然から授かった習性が保たれ、その結果、遠近どちらもはっきりと見るために瞳孔の収縮と拡張が滑らかに行われ、また水晶体の周りの水様液は、日常生活で必要な働きに応じて瞳孔に寄ったり離れたりが自在にできるのである。さもなければ、目も身体の他の部分と同様に、同じ位置を取り続けて硬張り、徐々にその柔軟な動きを失っていく憂き目を見ることになるであろう。これには、次のような良い例がある。長い間暗い牢獄に繋がれていた囚人が、自由の身となって外に出た後は、徐々に光に自分自身を慣れさせていかなくてはいけない。なぜならば、暗い所で長い間瞳孔は開いたままになっていたため弾力性が損なわれており、以前は当たり前だった瞳孔の速やかな収縮ができない、言わば学んだことを忘れてしまったかのような状態になっているからである。

第三八章　弁説家や歌い手など声を使う人々の病気

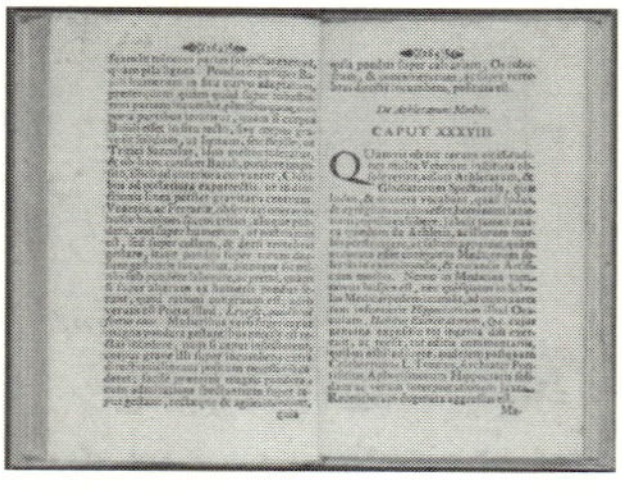

適度な運動は無害で健康的なものであるが、どのような運動でも度を越せば重い障害をもたらすのである。これは、発声法の指導者、歌い手、伝道師、教会で一日中聖歌を歌う修道士、修道女、大声をあげる弁護士、布告を触れ歩く町役人、大学の講師、声が嗄れるまで議論する哲学の教授など、他にも歌うことをはじめとして声を使うことを職業としている人に共通する体験であり、多くの者が大なり小なり障害を経験している。去勢された者は例外として、一般的に鼠径ヘルニアになりやすい。歌や暗誦で声の調子を変える時、吐く息を長く保ち、絞り出すように息を出すので、呼吸の補助機能を有する腹筋と腹膜が弛くなってしまうからである。そうしている間に、泣いて大暴れする子どもの鼠径部がぽっこり膨らむのと同じように鼠径ヘルニアを起こす。われらが同胞ファロピオは、歌い手や修道女にこの病がよく見られると言っている。「太くて低い声のいわゆるバス歌手

や修道女は、いつも大きな声を出しているため、たいてい鼠径ヘルニアを患っている。あなただって腹筋を使わなければ大きな声で叫んだり、歌ったりすることはできないでしょう」。学識の高いメルクリアーレもまた、これが事実であると断言しており、昨今の歌い手はよくヘルニアを患うが、正しい発声法を身に付けた昔の歌い手にはそのようなことはなかったと記している。「昔は、頻繁に入浴したので睾丸を包む腹膜や陰嚢、そして小嚢に適度の湿り気を与えるという良い効能を得て、柔軟に保たれ、引き伸ばされてもおそらく危険は少なく、今のように簡単に破れることは少なかった」、ということである。私自身気づいたことであるが、修道女はふつうの女性よりはるかに高い率でヘルニアを患うのである。修道士と同じように毎日夢中になって聖歌を歌いすぎるからである。メルクリアーレの『体操書』(*Gymnastica*)のなかに「高い声を出すと、頭が膨らみ、こめかみが拍動し、脳が脈打ち、目が膨らみ、耳鳴りが起こる」という所見がある。これは低い声を出す者には起こらない。誰でも、音階にそって歌ってみるとわかるのだが、高音を歌い続けるためには、息を深く吸い込み、その息を長く保たなければならないのである。音階で最も高いところにきたら、胸と腹のすべての筋肉を伸ばさなければならず、突然血液の戻りが悪くなる。これが原因で、頬の紅潮、こめかみの拍動、その他先にも述べたような症状が出てくるのである。同じ理由から、歌い手と役者は唾液腺から異常に多くのリンパ液(lymph)が分泌されるため、とくに、重い風邪や嗄声になりやすい。私は、モデナのオペラ座に所属するあの有名な美声の女性歌手マルガリータ・サリコーラ・セビーナ［Margarita Salicola Scevina］に知己を得ている。自分の長いパートを歌い終わると、ひどい嗄声を起こすことが多く、長時間歌った後は決まって嗄声になると言っている。健康そのもののときでさえ、彼女が口の中に大量の濃厚な唾液を思いのままに一瞬にして出すことができるのには驚かされる。これは彼女の唾液腺が大きく拡張しているからである。歌う声の調子を変えるときに激しく筋肉を使うことが原因であると、彼女は考えている。舞台で大きく口を開けて息を吸わずに高い音域を歌い続けると、たいてい直後の眩暈《めまい》に襲われるということも私に語っていた。大声で歌い、また話をすると、頭を過剰な血液で満たし圧迫するので、頭痛など諸々の頭の病気があるときには、医師が大きな声を出すことを有害とみなし禁じるのは正しいことである。

　他のどの運動と比べても、大きな声を出すことほど身体を熱くするものはないと、私は確信している。伝道師が一時間あまり大きな声で説教をした後、全身汗びっしょりになっているのを見たことがあるからである。そのうえ、肺は走っている時以上に働かされているに違いない。なぜならば、歌、暗誦、朗読などにおいては、場面場面に応じて、時には低い調子で囁くように、時には強い調子でと自在に言葉を発しなければならず、呼吸が速くなったり、ゆっくりになったりして一定ではないからである。道理で、このような人々は息切れを起こし、時に胸の血管が破裂し、喀血することがあるはずである。私は最近そのような症例に出会った。それは、イエズス会に所属する卓越して雄弁な神父で、最近重い病がかなり良くなったのだが、まだ回復期であるのに説教壇に上り賛辞を述べたところ、口から大量に喀血してしまった。パドヴァ大学の高名な教授が学生たちに時間丸々講義をした後、同じようになったのも私は見たことがある。[二一四] これに関連して、プリニウスの人柄が偲ばれる愉快な手紙は、一読に値する。手紙はパウリヌス［Paulinus］に宛てたもので、プリニウスの解放奴隷ゾジマス［Zosimus］を紹介し、褒め言葉を書いている。ゾジマスは重い病気を患っており、喀血したので肺病の疑いがあるが、多芸でとくに朗読と暗誦に非常に優れている。あるとき、力を込め熱心に暗誦していて喀血してしまった。そこでプリニウスが、療養のため彼をエジプトに行かせたところ、健康を取り戻して帰ってきた。しかし、また声を数日間精力的に使った後、軽い咳が出はじめ、前の病気がぶり返すのではないかと警戒していたのだが、結局、喀血してしまった。今度は、この解放奴隷を空気の良いフレジュス（Fréjus）にあるパウリヌスの農園に行かせるので、ゾジマスが心地よく暮らすことができることなら何でも用意してやって欲しいとパウリヌスに頼んでいる。

論議に値するヒポクラテスの金言をここに引用する。「声を出そうとする努力は皆、たとえば、話すことも朗読することも歌うこともアニマ〔ラテン語の魂、息〕を活気づける」。精力的に声を出すことは、全身の血液を激しく揺り動かすので、ヒポクラテスはアニマという言葉で血液を意味しようと考えたのであろうか。さらには、一般的に血液が魂の在り場所であると考えられており、血液という言葉が魂そのものとして用いられることもあるのは、確かである。「彼の唇から深紅色の魂の流れが、勢いよく吐き出された」と表現したのはヴァージル[二二五]〔ウェルギリウス〕である。公演が終わり、舞台を降りた後、時どき血尿が出ることがあるという歌い手本人の告白からもわかるように、歌うことは、全身の血液を熱くしすぎるのである。先ほどのアニマに戻るが、アニマとは、呼吸で吸ったり吐いたりする息のことであると理解してもよいのであろうか。こちらのほうが、ふさわしいかもしれない。いずれにしても、他のどの運動と比べても呼吸器を最も激しく揺り動かし調子を狂わすのは、声を使いすぎることである。アニマと息に関して言えば、プラウトゥスの有名な言葉を思い起こす。「我が妻の『吐息』は、ひどく臭い」。

フルートやトランペット奏者、つまり頬を膨らませて吹奏楽器を吹く奏者は皆、同じ病気を患うのである。トランペットやフルートを懸命な息遣いで吹くため、前に述べた病気は言うまでもなく、それよりはるかに重い疾患、たとえば胸の血管が破裂して突然の喀血に襲われることもある。ディメルブルクは、彼の著書『観察記録』(*Observations*)のなかで、周りでトランペット奏者が演奏しているときに、欲張って彼らより大きな音を出そうとしたあまり、大静脈が破裂してしまい、大量に喀血し、二時間も経たないうちに息絶えた、ある可哀想なフルート奏者の例を記している。

ここからは、治療についてである。先に述べたような職にある人々は、非常にヘルニアになりやすいので、脱腸（ヘルニア）帯を装着するべきであり、いよいよヘルニアになってしまったら、必ず着けるべきである。他の治療法、たとえば軟膏、蝋膏《ろうこう》、膏薬などは馬鹿げている。きれいな水で入浴すると声を良い状態に保ちやすく、また声荒れを和らげる効果もある。キプロス島のテレピン油やこれから精製されるシロップも同じような効果が期待できる。しかし、ガレノスは、他のどんな治療より入浴を勧め、次のように言っている。「入浴は、職業上、声をよく使う者が行う良い慣わしである。竪琴に合わせて歌う歌手、触れ役、悲喜劇を演ずる役者は、競演で声を酷使したとき、頻繁に入浴し、柔らかく通じを良くするような食べ物をとる」。しかし、軽い咳や、全身の状態から胸部に重大な病気が疑われるときには、説得してこれらの職業を辞めさせなければならない。

第三九章　農民の病気

「おのが無上の喜びを知るだけで農民は運命に祝福される」。このように古えの詩人の王は叫んだ。おそらく、先祖伝来の土地を自分の雄牛で耕してきた太古の人々はそうであったと思われるが、今日の農民はそうはいかないのである。なぜなら、彼らは他人の所有する土地で、厳しい労役とひどい貧困に苦闘しなければならないのである。少なくともイタリア、なかでもポー川の両岸に住む小作農は、肋膜炎、肺炎、喘息、激しい痛み、丹毒、眼病、扁桃膿瘍、歯痛、虫歯にさいなまれる。これらの原因は主に二つで、それは気候と劣悪な食事である。彼らは畑では常に悪天候にさいなまれ、あるときは北風、あるときには南風を身に受け、雨や夜露に濡れ、夏の太陽に身を焼かれる。どんなに頑強であっても、どんなに力を蓄えていても、このような激しい変化には耐えられない。あるときは汗びっしょりになり、あるときは寒さに震え、さらには栄養が充分でない食事ゆえ、濃厚なグ

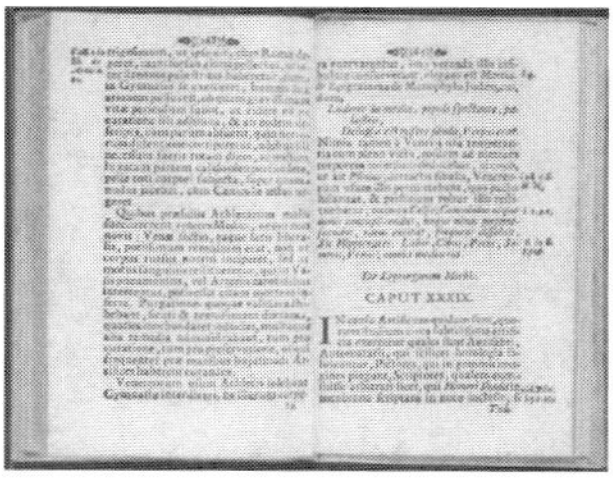

CAPUT XXXIX.

ルテン状の体液を身体に溜め、これが次から次へと身体の不調を引き起こす原因となる。いったん体液全体に発熱が起こると、続いてすべての静脈血を流す肺の血管内に粘着質の濃い体液が貯留する。私がたびたび指摘したように、流感等流行性の肺の疾患が農村地帯に端を発する（一二六）のは、そのような理由によるのではないだろうか。同じような理由で、農民はしょっちゅう腹の刺しこみである疝痛《せんつう》やヒポコンデリーに見舞われる。後者は親方の病気（the master's disease）と呼ばれていた。と言うのも、このような病気の人は何らかのヒステリー症を持っているからである。粗末な粘着質の食べ物が、胃や腸に大量の粘液や酸性の液を溜める原因となる。そして結果的には、腹痛や腸の膨張が起こる。農作業は、地域性や季節性に規定されて、多種多様である。このため、冬から早春にかけては肺の病気や涙目、扁桃膿瘍を患う傾向がある。私が今までにも述べてきたとおり、こういった病気は濃縮された体液と血液により循環が悪くなり、血液が滞留して身体のあちこちに炎症を起こすことにより発生する。実際のところ、この時期、静脈切開により瀉血された血液は、そのどろっとした感じといい、色といい蜜蝋そっくりである。

　私は、田舎の農民階級ほど、その血液の性状が劇的に変わる人はいないと思う。春、瀉血された血液はネバネバと濃く、初夏、同じ人が何らかの病気にかかり、たまたま瀉血されたとすると、その血液は鮮やかな赤い色をしているであろう。運動や厳しい労役の強い影響により、体液の質と量はあっという間に正反対の変化をとげる。しかし、これは町に住む人では、見たことがない。

　私は小作農、なかでも子供に起こる、奇妙な事象にも気づいていた。三月の春分の頃、一〇歳前後かそれ以下の子供の視力が、極端に低下するのである。日中はわずかに見えるか見えないかの状態になり、野で暴れ、まるで盲人のようにさまよい、そして迷子になってしまう。しかし、夜が訪れると再びよく見えるようになる。この

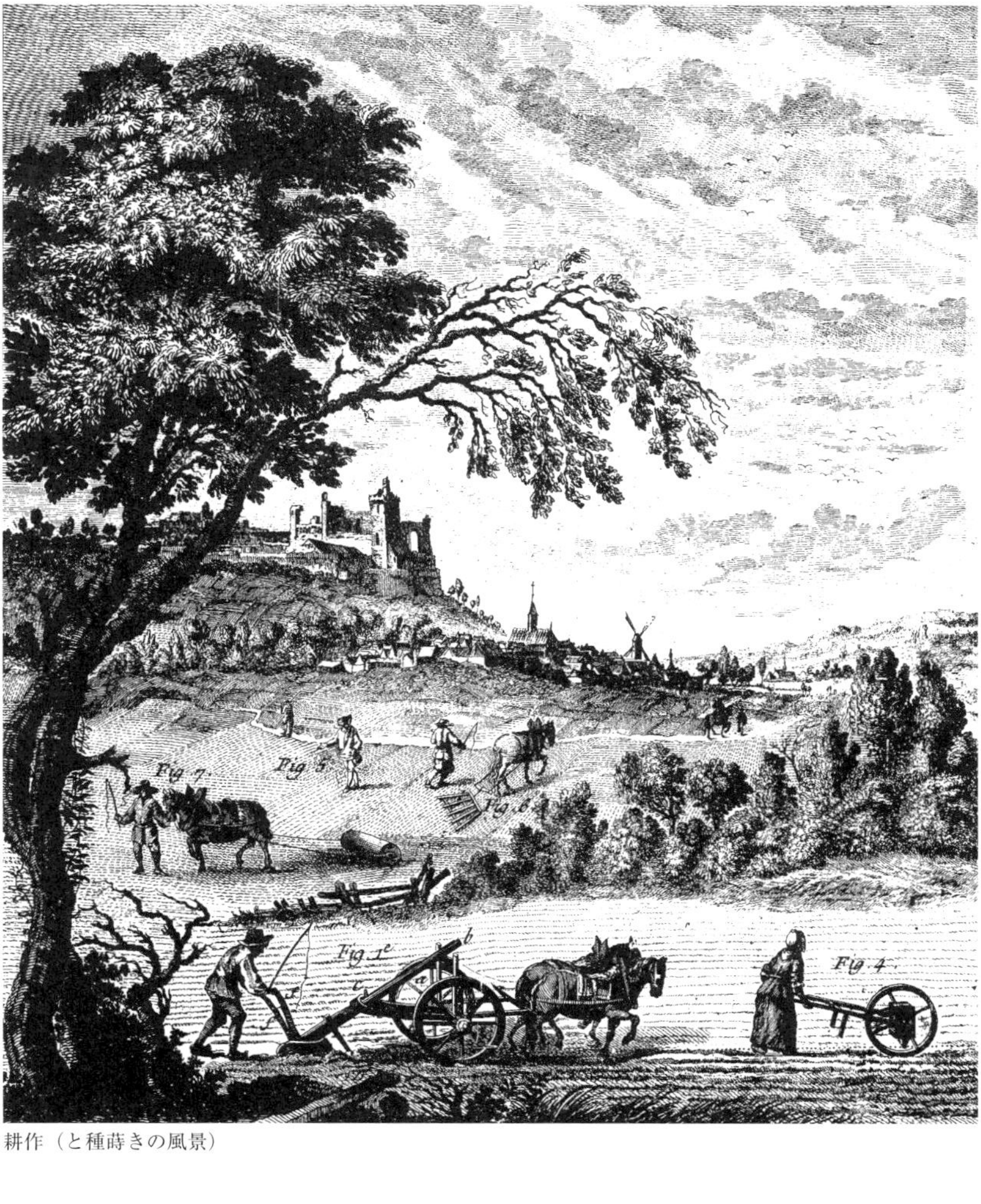

耕作（と種蒔きの風景）

病気は、何も治療をしなくても四月の中旬には、元どおりはっきりと見えるようになる。私はことあるごとに、こういった子供たちの目を調べ、瞳孔が著しく拡大していることに注目してきた。医者たちはこの病気を瞳孔散大（mydriasis）と呼ぶが、その原因については、セネルト、リビエール、プラッターの著述をみてもわかるとおり、意見の一致をみていない。ゴリスはこの障害は瞳孔の麻痺に近い状態であると記している。私は、三月の日光により脳や視神経の一部が液化を起こすため、ぶどう膜の緊張が弱まり、目の調節機能が失われるからだろうと思っている。こういう病気にかかる子供は、冬の間ずっと暖かくて湿った馬小屋に閉じこもっており（二一七）、冬の終わり、つまり春分とともに、ここから飛び出して、むきだしの頭が太陽の光に曝される。そうすると、体液が流れ始め、同時に、強い日差しを浴びるために瞳孔が散大して、弱視が起こるのである。四月の終わり頃には、たまった体液が太陽の光線の効果により身体全体に分散され、瞳孔は収縮し、緊張は元どおりに戻り、何の治療をしなくても視力は回復する。

さらに、夏には農民は急性の激しい熱病にかかる。これは、とくに土用の灼熱（ranging Leo）が彼らの身体をじりじりと焼きつける頃、よく起こる。秋には赤痢にかかる者がでるが、これは彼らがよく食べる季節の果物など食べ物に原因があることが多い。秋は麻や亜麻を沼地の水に浸す季節でもある。この仕事は主に女の仕事であるが、麻を洗浄するには溜池や湖に腰まで浸かって作業せざるを得ず、あまりにも不衛生なために、急性の熱病を思いやすく、ときには死に至ることもある。この原因は、毛穴が縮まって皮膚からの蒸発が抑制されるためばかりでなく、近隣一帯にただよう臭気により、精気が失われるためでもある。この時期、都会の人間が田舎に行くのをためらいがちになるのは、故なきことではない。どの農場からも恐ろしい臭気が漂ってくる。キルヒャー神父は、時どき、特定の町が決まってタチの悪い疫病流行に悩まされるのは、この悪臭に原因があるのではないかと、考えている。麻を浸軟した水から立ち昇る蒸気に毒気が含まれることは、シェンクが『観察』[二二八](*Observations*)という本のなかで、またペドロ・カストロ[二二九]〔Pedro à Castro〕やパウリなど多くの人が立証している。ヒステリーの持病のある女性には、悪臭がどれほど強烈な作用を持つかが誰よりも良く分かる。畑に施肥するための厩肥(糞)を積み上げておくという長年の慣習も、農民たちの健康に重大な影響を与えている。彼らは厩肥の山を豚小屋や牛小屋の前、はては自宅の前にさえ積み上げる。実はこれは不潔さの代名詞とも言うべきアウゲイアース王〔Augean〕の牛舎とでも言えるような代物で〔ギリシャ神話のヘラクレスの伝説の一つに由来〕、夏中それを、香りを楽しむ花束みたいに置いておく。当然のことながら、そこから絶えず立ち上る不潔な蒸気により、空気が汚染される。このことを、ギリシャの詩人ヘシオドスは詠う。農夫よ、汝自身の身体をいたわれよ。肥をまくのはその次じゃ。

パオロ・ツアッキアは、庭師がしばしば悪液質や水腫になると述べている。庭師は常に庭に水をまき、その湿った庭で仕事をしなければならず、身体は大量の水分を排出しきれないために、このような症状に悩む。私も家庭菜園を作っている人が身体の一部に麻痺をきたし、その治療にあたったことがあった。彼の麻痺は部分的で、一方の足は感覚が正常なのにまったく動かず、もう一方の足は感覚がまったくないのに動きは正常だった。ユソウボクの煎じ薬をはじめ、多くの薬と二、三年の歳月をかけてついに彼は回復した。ヒポクラテスの本から[二三〇]、私は以下を引用しようと思う。「デリシス〔Dealcis〕の庭に横たわる病める男は、ひどい頭痛と右こめかみの痛みに長いこと苦しめられていた。彼は何らかの刺激的な原因で熱を出し、床につくことになった」。この症例に対する注釈において、ガレノスは、サビナス〔Sabinus〕がヒポクラテスのテキストには改竄がなされていて、庭という言葉が勝手に入れられている、と言っていることに怒っている。ガレノスの考えでは、庭がキーワードであり、この病気の本当の原因は、庭にまかれた肥料やつげなどの庭木から放出される有害な空気であろう、としている。牧草地の近くに住む人もまた上述の病気にかかりやすい。牧草地の空気も同じように汚されるからである。「法律家」ツアッキア（Zucchias under *Jurisconsult*）は――『牧草地とその意味するもの』（*Meadow and what the word signifies*）のなかで、隣人が耕地を牧草地に変えようとするときには、差し止め訴訟を起こし得るとしている。牧草地で働く人は、たとえば草刈をして、重い病気にかかることがあるとされる。

農民の仕事はたいへん大事なのだが、医学は土を耕す農民を守るために何ができるだろうか。健康に導こうとして、イタリアの農民に医学的な注意をあたえることは、ほとんど馬鹿げている。彼らはまず医者のもとを訪れないし、注意をしても耳を貸そうとはしない。前述のような病気により、たまたま金が払える農民が町の病院に連れてこられて入院したり、また医者に往診してもらった際、彼らを診る医者が払うべき注意点は以下のとおりである。最初の注意点は、肋膜炎をはじめとする病気では、都会の人々にするようにたくさんの瀉血を行わないことである。というのは、彼らの身体は際限ない労役で疲れきっており、消耗しやすいからである。さらには、彼らの血液は全体的にゼラチン状になっていて、揮発性の成分を使いきってしまっているため、大量に瀉血すると体力がなくなり、喀出や嘔吐によって病気を洗い流すこともできなくなる。血液が濃縮されているときには循環を促進する意味で、もっと強力に瀉血を行うべきだと考えがちだが、それは安易に過ぎる。そんな人は、博学なベッリーニ（二三二）［Bellini］に相談するが良い。脈々と血が流れている部位から瀉血する際に、どれだけ細心の注意を払っているかが書かれている。血液は血管内を自然に流れるのではなく、また重力の力で流されているわけでもなく、その循環の源は精気であり、それを支えるのが心臓の働きである。だから、精気が萎えているときに瀉血を行うと、循環は改善されるどころか、逆に悪くなってしまう。

バイユーは、次のような疑問をなげかけている。およそ、男女を問わず召使の身体は頑強で引き締まっており、主人のようにすぐに体調が悪くなったりはしないものである。それにも関わらず、彼らはいったん病気になってしまうと、下剤や瀉血によって、体格が貧弱でデリケートな人よりも衰弱するのが早いのはなぜであろうか。この疑問に対して、バイユーはいくつかの理由を挙げている。最も重要なものは、彼らの身体が大きく頑強で、身体の中が硬い内臓でいっぱいであるため下剤に反応しにくく、瀉血しても効果が期待できないことである。これは田舎の農民にも当てはまる。ヒポクラテス(二三二)もまた、自由民の娘たちにとっては致命的ではない扁桃膿瘍にかかり、死んでしまった女奴隷の体格について記述している。ここから言えることは、病気の診断や治療に当たっては病人の体質についてばかりではなく、病人のふだんの生活や職業の様子を知った上で対処すべきである、ということである。

私が知るかぎり、じつに多くの人が誤解ゆえに、田舎の人々に間違った治療を施している。つまり、頑強そうなみかけゆえ、町の人より強い治療薬にも耐え得るのではという誤解である。公立の病院に入院させられた(二三三)ものの、大学を出たての未熟な医師に治療を任されたため、じつは強い薬に対して弱いことに配慮をしてもらえず、瀉血と下剤を繰り返され、ついには弱ってしまったかわいそうな農民を何人も知っている。だから、彼らの多くは病院に入って瀉血や下剤を繰り返された挙句、血管も腸管も空っぽにされて、憔悴しきって死を迎えるより、むしろ自分のあばら家で死んだほうがマシだと思うのも無理はない。例年、ローマ平野で収穫が終わる頃、ローマの病院も収穫者つまり病人でいっぱいになるが、実際のところ、よりたくさんの人を殺すのは、死神の鎌か医師のメスなのか、定かではない。

薬の効果をまったく否定するわけではないが、驚くべきことに、分不相応に贅沢な食事をとって、急性の病から何とか回復してきた農民を、私は数多く見てきた。農民はどんなに貧しくとも、誰かが病に倒れれば、近所の者が駆けつけ、滋養をつける卵や鶏肉などを置いていく。そのおかげで、何とか病を克服し、惨めな生活から少しでも早く抜け出せるようになる。町に住む人々は、医師の拷問とも言ってよい施術による飢えと栄養不良で惨めに死んでいくが、小作農階級は満腹感に満たされてお迎えが来る、とは良く言ったものである。

農民たちは回復期に入ると、ニンニクとたまねぎのふだんの食事に戻るが、まるでお菓子か何かのように貪り食う。彼らは滋養強壮の食べ物と思っているからであろう。私はこのような香辛性の食品は薬の役目をすると信じている。(二三四) というのは、彼らの胃の中や血液は酸性になりやすく、とくに夏の仕事が終わった後の秋はその傾向が強いので、たまねぎやニンニクは他の壊血病薬と同じように粘着質の物質を溶かしたり、酸性度を調整するのに役立つ。冬の真っ只中に、たまねぎとニンニクと濃いワインで四日熱（quartan）を吹き飛ばした人を私はたくさん知っている。

ガレノスは、次のような方法で腹部の刺しこみ、つまり疝痛を自分で克服した、ある田舎の人の話を記述している。すなわち、「彼はベルトを締め上げ、ニンニクとパンをたっぷり食べ、一日中ふだんどおりに働いて、そして疝痛はよくなった。だから、私はニンニクを農民の万能薬と呼ぶ」。ガレノスが言うように、トラキア人やゴール人など、寒い地方に住む人々にニンニクの食用を禁止することは百害あって一利なしであると私は思う。別の民間療法で、疝痛を治す方法としては、ヒカゲカズラの葉を取り、つぶして卵の黄身と混ぜ、これを湿布にして腹に貼るというものがある。

ヒポクラテスの著述のなかから、興味深い事例を引用する。「痛みを和らげる姿勢というものがある。小枝を編む細工職人が激痛に見舞われた。その痛みはたいそうなもので、彼は床につくことになった。しかし、頭上に固定されたベッドの柵をぎゅっと握ると、その痛みは薄らいだのである」。ヒポクラテスは身体のどの部分の痛みなのかは明言しなかったが、ガレノスはこの部分の注釈として、その痛みは手だったのではないかと書いている。しかしヴァレスは、この患者の痛みは疝痛だったのではないかと考え、何か尖ったものを突き刺したかのように、最も強く痛みを感じるところに、木の棒の先端を当て、強く圧迫を加えたのでは、と推察している。というのは、この種の痛みは「強い圧迫、運動、姿勢の変化」で大部分は良くなる、と彼は言っている。これは、我われが腹痛を起こした際に自然と学んだことであり、こうして手や拳で痛む部分を強く押さえることにより、痛みが広がったり、重症化するのを防ぐのである。これは、女性がヒステリー発作を起こした際に、子宮をふだんの位置にとどめておくために、手で圧迫しておくよう、ヒポクラテスが勧めていることに通じる。そして、この種の治療法はたいへん効果があり、実際のところヒステリー治療では、どの方法より効果的であると思っている。

私はこのような農民に対して適当と思われる治療法を長々と書いてきた。ここでまとめを行いたい。どんなに実際の治療経験を積み、その方法が理にかなっているように思えても、彼らが厳しい労役と不充分な食事による栄養不良状態で衰弱しているのなら、大量かつ繰り返し行う瀉血や下剤で、彼らをさらに疲弊させてはならない。催吐剤であれば、もう少し身体にも楽であろう。発熱を繰り返す場合には、乱切法による吸角療法が驚くべき効果を示すことがある。これは、農民たちがこの治療法を信頼しているせいか、それとも我われも知らない何か未知の力によるものなのかは定かではない。時に解毒剤の投与が必要なことがあるが、そのときには発汗作用のある薬（volatile）を選ぶと良い。彼らは夏に限らず、冬でも汗をかくことには慣れているから、自然の摂理に合っているであろう。彼らはいつでも、仕事で汗をかくことに慣れているから、容易に発汗が始まるであろう。闘病が終わって回復期に入ったら、自分の家に帰し、今までどおりの食事に戻したほうが良い。職人に食餌療法を処方しようとした医師ヘロディクス〔Herodicus〕を、プラトンが極《ご》く憫笑したのは当然のことである。

結論を言うと、この階級の人々はごくふつうにかつ簡単に治療するが良い。田舎の小作農に長い間ややこしい治療を行うと、彼らは徐々に衰弱し、まさに「治療しようとして、かえって悪くする」という皮肉な結果になりかねない。

第四〇章　漁師の病気

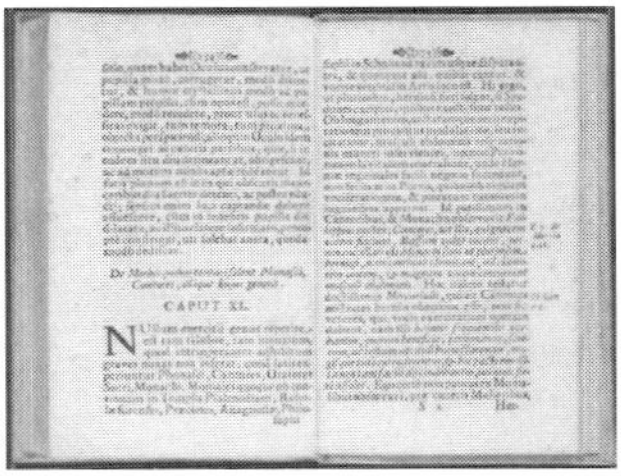

農民が土地を耕し、種を蒔き、豊かな実りを収穫し、作物を食糧として人々に供給しているように、漁師は海や川で魚を探し求めて捕らえることで、食糧供給に大いに貢献し、また食卓を海の幸の美味で豊かにしてくれている。もし海が魚を供給して陸を補わなければ、陸だけでかくも膨大な人口を養えるものではない。そのため、穀物の価格が上昇しても、海沿いの都市や港町は、内陸の町や地域ほど苦しむようなことはないのである。ちなみに、魚しか食べないことから魚食民（Ichtyophagi）と呼ばれている人々が存在することはよく知られている。一例を挙げると、紅海の近くに住む魚食民は、照り付ける太陽でかんかんに熱くなった石の上で魚を焼き、パンのようになったものを食べている。かくして、ヒポクラテスの言葉を借りれば、「すべての人々を救う」医術は、漁師が病気になったときにはいつでも、それはよくあることであるが、農民に対するのと同じように医療を

施すべきである。そこで、医師が漁師の治療を委ねられることになった場合には、漁師の仕事がどんなに過酷で辛く、無慈悲な風に翻弄され、冬の凍てつく寒さや夏の焼けつく暑さなどに耐えなくてはならないかということを、肝に銘じておいてもらわねばならない。また漁師はどんな食べ物を食べ、どんなに不規則な生活を送っているか、また他の労働者が一日の仕事を終え、疲れて帰宅し、夜心地良く眠り、活力を取り戻している間、漁師はふつう漁に出ていて眠れないということも医師は考慮に入れておかねばならない。キリストの弟子たちさえも夜通し精を出して漁をしたが、何も捕れなかったとキリストに嘆いて訴えたという話からも、このことはよく理解できるのである。漁師の多くは、気の毒にも小船しか住む所がなく、一旦病気にでもなれば病院に入院するしかなく、それももし医師が患者の職業について詳しく知らなければ適確な治療に入ることもできないのである。

漁師の衣服は常にびっしょり濡れていて、皮膚からの老廃物の排出が妨げられるために起こる急性の発熱、胸の病気、肋膜炎、肺炎、咳、呼吸困難などの病気にかかりやすい。彼らの食物のほとんどは魚、しかも質の悪い魚である。ユヴェナリスが風刺詩集第四巻に書いた大型のヒラメの物語にあるように、上等な魚は、上流階級の食卓に持っていかれてしまうからである。彼らの食生活は悪液質の傾向をもたらし、最終的には水腫を引き起こしてしまう。ヒポクラテスは、「あまりに栄養のない食物は、短命を携える」と言っているが、これに対するヴァレスの優れた解説によると、寿命を延ばしたいのなら、このような質の悪い食物は役に立たないという意味である。魚はすぐに腐敗するので、魚を食べるときにはパンを多めに食べたほうが良いとリーヴェン・レンメンスは言ったが、これは正しい。漁師は一日中じめじめしたところにいるので、難治性の足の潰瘍を患いやすいのであるが、川や沼の漁師の潰瘍は、海の漁師の潰瘍とはまったく違うということを知っておかなければならない。ヒポクラテスが『液体（水薬）の使い方』（*On the use of liquids*）第七巻のなかで説明しているとおり、淡水で漁を

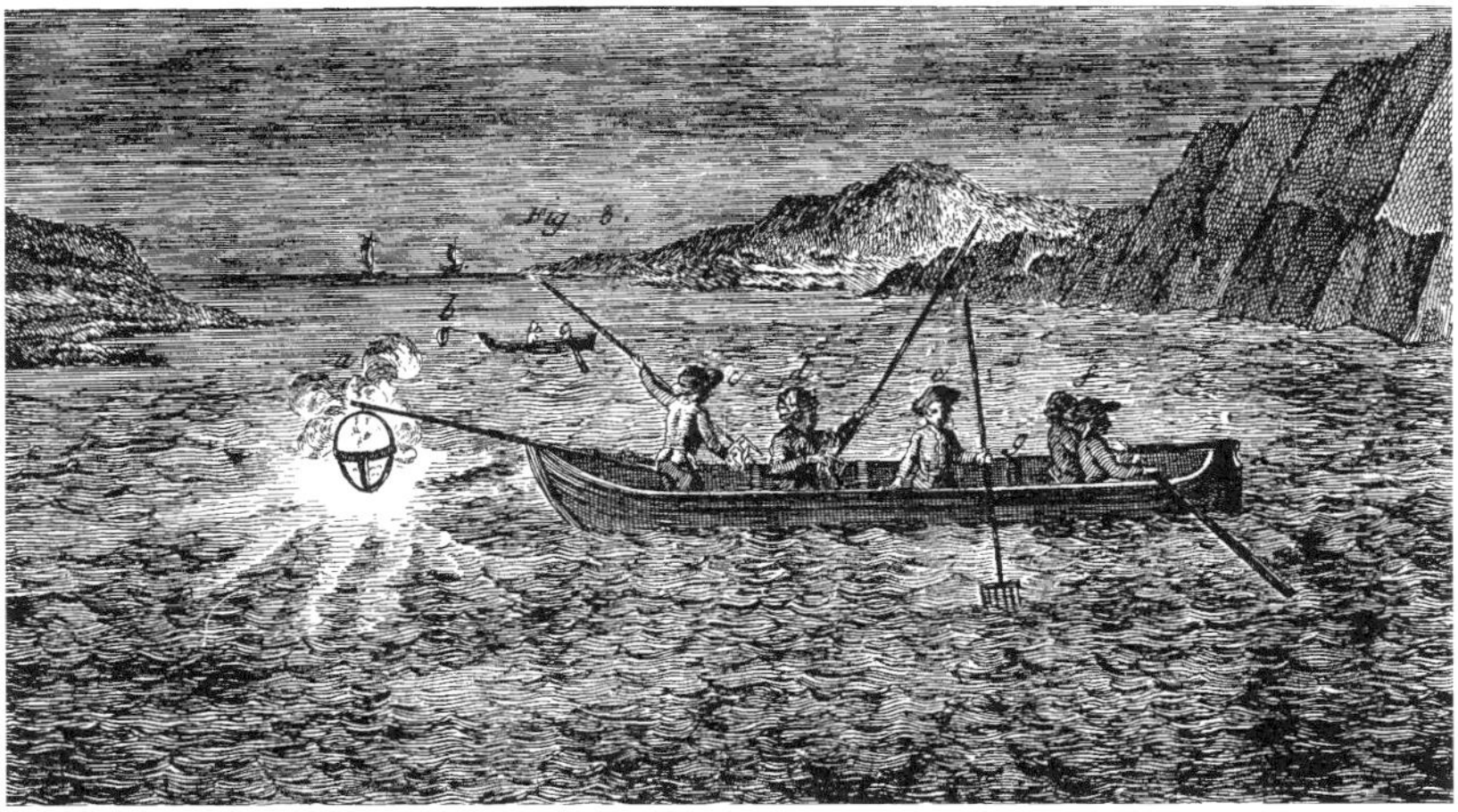

灯火と三叉やすによる夜間のダツ漁

する漁師の潰瘍は化膿性で、簡単に壊疽にまで悪化することもあるような種類のものであり、一方、海の漁師の潰瘍は乾いていて硬い。ヒポクラテスはこの種の乾いた潰瘍の治療として海水[二二五]の湿布を処方している。この一節に対して、マルチアーノは次のような優れた注釈を残している。乾いて硬い潰瘍に対して、刺激物である海水の湿布を施すことは、激しくヒリヒリ痛んで滲出液を増やすため、はなはだ不合理なことのように思われるが、次の理由でヒポクラテスの処方が正しいと述べている。海の漁師の潰瘍は乾いていてとても硬いので、化膿を起こすまで刺激する必要があり、なぜなら化膿しなければ治癒しないからである。ガレノスも同様のことを記している。しかし、川や沼で漁をする人々の潰瘍の治療には違う方法をとらなくてはいけない。化膿性の潰瘍には刺激のない、乾燥を促すような湿布が最も適している。まさにヒポクラテスは、「乾いた潰瘍は治癒間近で、滲出性の湿った潰瘍は治癒にはほど遠い」と言っている。海の漁師は、陸に住む人々よりはるかにたくさん食べるにもかかわらず、便秘に苦しむこと甚だしい。ヘルモント[二二六]はこれに関して次のように説明している。海の漁師が吸う空気は塩気を含む蒸気で満ちており、これが食欲を刺激し、同時に腸管を硬くする。また波の動きで常に新鮮な空気に入れ替わるため食欲が増し、血液の発酵が促される。これらのことが便秘の原因であると述べている。海水による浣腸について言えば、便通をつけるには非常に効果的なのだが、実際には後に乾燥傾向になってしまう。ヒポクラテスの著作[二三七]にある注目すべき一節を紹介する。「人々は経験不足から、塩水が腸管を緩ませ便通を促進するという誤った考えをもっている。実際には塩水は甚だしく便通を妨げるのである」。したがって、便秘に対してたっぷり食塩を含んだ刺激の強い浣腸を処方する者には、我われの偉大なる師、ヒポクラテスの歩んだ道からいかに外れているかをこのことから学んでもらわねばならない。つまり、漁師の便秘に対しては、通じを柔らかくするような脂性の浣腸を処方するのが、より理に適っている。また緩下剤を服用するとよい。

　プリニウスが記録に残しているように、陸と同じように海にも毒をもった生物がいるが、網にかかった魚の中にたまたまシビレエイ[二三八]が入っていると、時に漁師は腕や足の痺れ感や麻痺に襲われることがあるという。ディオスコリデス、プリニウス[二三九]、マチオーリ［Mattioli］、その他多くの者によると、この現象はシビレエイを直接触ったときばかりではなく、釣り糸や、やすを通じて毒気が腕に伝わっても起こるということである。しかしロレンツィーニ［Stefano Lorenzini］の数々の実験により、シビレエイに直接触れた場合にしかこの現象は起こらず、それも魚のどの部分でもというわけではなく、鎌形をした筋肉に触れたときにのみ起こるということが、今では確かなことになっている。シビレエイの麻痺毒の性質や治療法は、セネルトが詳しく著述している。

第四一章　軍務における病気

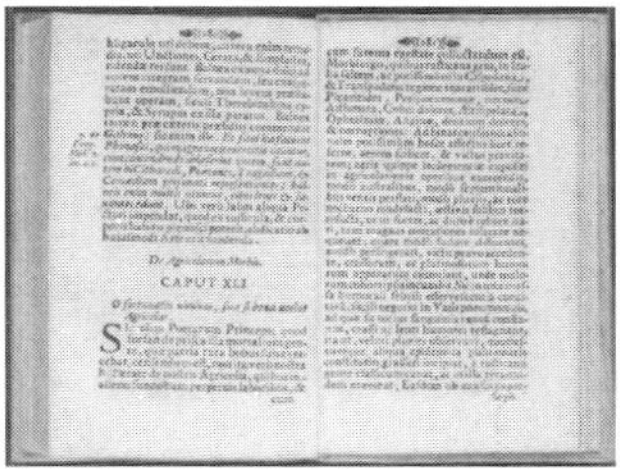
CAPUT XLI

名誉と重要性の点で、また、後世に名を残すという点で、学問の専門家と軍務のいずれが勝っているかについて長い間論争されているが、軍務は他のどんな技術や職業ともある一点において違っている。すなわち、他の仕事はどれも命を守ろうとするものであるのに対し、軍務は明らかに命の犠牲を目的としている。たしかに今の私たちにとって、戦場に出たり、要塞を包囲していたり、また、たとえ冬の兵舎にいるとしても、その兵士以上に悲惨な状態というのは想像もつかないものである。おそらく私たちは軍務に対して無関心になっていて、以前のようには軍隊における健康ということを気にも留めていないことは問題である。だいたいにおいて、出征した気の毒な兵士は戦火をくぐりぬけて帰還したとしても、結局はさまざまな病気に襲われ、ほとんど一〇人に一人は何らかの悪性の伝染病にかかってしまうのである。野営地に発生する熱病や他の致命的な伝染病が有名、というよりむしろ悪名が高い。一五六六年、皇帝マクシミリアン二世［Maximilian II］のトルコ皇帝スレイマーン［Solyman］に対するオーストリア・ハンガリー遠征時にはじめて起きたハンガリー熱という熱病があるが、セネルト[二四〇]はこの熱病を正確に記述しており、野営での不衛生な食事と汚れた水によって起こることから、軍隊熱、あるいは野営熱と呼んでいる。しかし、そこにはセネルトが述べているように、不眠や、過労、雨、暑さ、寒さ、非常呼集といった原因のほかにも多くの艱難辛苦がある。

しかしながら、野営で生じる病気はすべて、主として一つの原因、すなわち野営自体の不潔と、個人が清潔さを無視することによるものだと私は考えている。昔ユダヤ人は、神の掟により野営内での排便を禁じられていた。外へ出て穴を掘り、用を足した上に土をかぶせるのである。そのために、兵士はみな先のとがった棒をいつも携行していた。私が聞いたところでは、今でもトルコ人はこの戒律を忠実に守っているそうである。トルコ人の兵士は我われよりも清潔にいっそうの注意を払っているのである。これは『旧約聖書』の申命記の一節である。「陣営の外に場所を設け、用を足すときはそこに行き、武器のほかに木へらを用意し、外でかがむときには、それで穴を掘り、向きを変え、出たものを覆いなさい。汝の神が陣営のなかを歩まれるからである」。私自身、軍隊での医療経験はないことを言っておかなければならないが、大部隊付きの医者から、夏の野営は時に悪臭が漂い、カロン〔ギリシャ神話上の冥府の河の渡し守〕の洞窟でもこれほど臭くはないだろうという話を聞いたことがある。したがって、野営内において特別で耳慣れない病気が突発しても少しも不思議はなく、そういう病気は独特の病名で呼ばれ、特殊で適切な治療が必要とされる。「軍事医学」（*On Military Medicine*）の論文を発表したライモンド・ミンデラー[二四一]［Raimund Minderer］や、野営地に発生する悪性の熱病について優れた著述をしたハインリッヒ・スクリタ[二四二]［Heinrich

Screta］、そして、「野営でいかに兵士の健康を守るか」（*How to preserve the health of soldiers in camp*）を著したポルツィオ[二四三]［L. Antonio Porzio］など、多くの学者がこの問題を取り上げている。

軍隊における医療は、都市でみられるものとはまったく違った独特なものだと私は考えていた。通常とはかけ離れた、変則的なもので、兵士が野営に留まっている時間は非常に短く、時間のかかり過ぎる治療はできないはずであるから、すばやく、しかもまったく準備もないまま治療をするのだと思っていた。事態が緊急を要する分だけ、どんな試みも危険をはらんでいるものと思っていた。つまり、医者はいくら意識していても不測の事態や、野営の頻繁な移動により、決まった治療方法を行うことはできないし、患者のほうも十分な治療はしてもらえないものと思っていた。しかし、ハノーヴァー［Hanover］公爵夫人の侍医長として名高いジョージ・エリック・バーンストルフ［George Eric Barnstorff］がモデナ[二四四]に住んでいたとき、野営における医療は一般に考えられているほど単純なものではないし、またふつうと違ったものでもなく、皇族や自分自身だけでなく部下の兵士にも、十分な医薬品を備えた腕の良い医者を置き、高給を支払っているそうである。トロイア戦争記には、名医マカオン［Machaon］がギリシャ軍に同行していたと書いてある。バーンストルフは、ハンガリーでブラウンシュヴァイク［Brunswick］やリューネブルク［Lüneburg］の部隊とともに、ものすごい人数の兵士がいる野営地にいた経験があり、その彼から貴重な話をいろいろと聞いた。私はそれをここに記録することで私の務めを果たそうと思う。自分の経験ではないにしても、他人の経験をもとにして、軍職について得るものがあると考える[二四五]。

兵役に就く者の勲章である負傷は除いて、この著名な友人バーンストルフは、野営での病気を主として二つ、すなわち悪性熱と赤痢に大別し、その他の病気はこれら二つの病気の前兆か、あるいはその結果であると述べている。悪性の熱病の直接の原因は、血液中に侵入し、そこに滞留した有毒な瘴気であるが、誘因は、野営が一カ所に長く留まること、人や動物の死骸や埋めないまま放置された排泄物であり、それらはみな危険な蒸気で空気を汚染し、身体の奥に悪性の粒子を送り込むのだと述べている。彼はこの毒性を、発酵して体液も精気も破壊する、不純で揮発性の、きわめて活性のある酸であるとしている。彼によれば、こういった悪性の熱病はだいたい夏の終わり頃に発生し、その結果、頭痛、一時的精神錯乱、痙攣、下痢などが続いて起こるのである。彼の経験では、夜冷え込むようになると、悪性の熱病は、野営地から退却し、そしてどこかへ行ってしまう。太陽が沈むと、空気は濃縮され、悪臭を放つ蒸気はもとの穴ぐらに戻る。強烈な悪臭を発散し、太陽によって揮発した酸は活動を停止し、毒気も活性を失うのである。

それゆえ彼は、野営熱を生み、育てる病根が、[二四六]腐敗し汚染された空気に潜んでいると結論づけている。ヒポクラテスの一節[二四七]を用い、神聖（divine）な病があるとすれば、この野営熱よりも相応しいものはなく、また、治療に用いられた薬にも同じことが言えるだろう。古代の人が、何か神聖なものを認めていたこの病気の原因（origin）は空気であることが、ヒポクラテスの記述から明らかである。すなわち、ヒポクラテスは、病気の第一因を天、つまり空気と考え、これこそ我われの体内であらゆることを引き起こすものであり、支配者と呼んでいる。しかし、ヘルモントは、この神聖な何か（divine something）ものとして発酵という驚くべき力のほうを選んでいる。また、ヒポクラテスは『疾病論』（*On diseases*）のなかで、空気によるこの病気の第一因を不適当性（unsuitability）と呼び、『古代医学』[二四八]（*Ancient medicine*）のなかでは、塩分のない体液に相対するものとして、酸性の体液に不適当な（unsuitable）という言葉を用いていることを、この学者（ヘルモント）は指摘している。したがって、この空気による感染（contagion）は、揮発性の酸の作用でよく説明されることになる。

野営熱の始まりを示す徴候は、病人が痛切に感じる一種の動揺と精神的不満感で、次いで一～二回のぞくぞくとする発作があり、それは明らかに悪性の瘴気のしるしである。この熱に伴う症状は不眠、一時的精神錯乱、高熱、胸部の圧迫、耐えがたい眠気、頭痛、そしてしばしば病気の峠まで続くひどい発汗である。病気の結末の良し悪しを予測するには、発汗の有無に注意する必要があると彼は述べている。患者に激しい症状があっても、病気の初期に脈が強く発汗があれば、ほぼ確実に回復の望みがある。これに反して、発汗がないと、病気が軽そうだと考えられていても、突然目の前で死んでしまう患者が多くいた、ということである。ヒポクラテスが[二四九]述べているように、病気をしのぎやすくする汗は有益であるが、病気が峠にあって発汗がみられなくても、それほど気にすることはない。

　このような熱病の治療については、ヒポクラテスは自身の経験から、瀉血は通常ほとんどの場合命取りになり、厳重に控えていると述べている。また、一〜二回のぞくぞくとする発作の後、毒性の瘴気がさらに深く命にかかわる部分（急所）に浸透する前に、バーンストルフはすぐウェデルの解毒チンキのような揮発性の解毒剤を、精留した鹿角精とともに与えていたが、つぎの日には、イラクサの根、[二五〇]雄鹿の角、毒蛇の塩の粉末のような、もっと穏やかな強壮剤を六時間ごとに、汗がたっぷり出るまで与えた。汗がではじめると、徐々に薬の量と回数を減らし、それほど極端でない治療にした。その間には、差し迫って必要な場合以外は、通じをつけることをしなかった。発汗と蒸発を強めようと、引割燕麦の粥（オートミール粥）にフタミナソウの根、雄鹿の角の削り粉などを入れたものを与えても、下痢をすると、発汗も蒸発も止まることを観察していたからである。とくに三つの症状、すなわち、眠気、頭痛、そして「病原体」[二五一]（*peticulae*）が皮膚の下に隠れている場合などにも、発疱剤を腕や腿に使って良い結果が得られた、と述べている。

　彼はまた、野営での赤痢にも同じ方法で治療をすべきであり、病気の最も早い段階に少量の鎮痛剤を加えた、

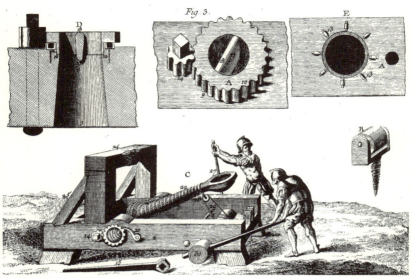

投石機とその部分の詳細

先にも述べた解毒剤を患者に二～三回与えるべきであると考えている。それは体液が急速に腸に向かう流れを止め、神経部分の繊維を鎮め、その結果、発汗口が大きく開くからである。と同時に、身体を毛布でしっかりくるみ、熱いぶどう酒の精に浸したパンをひとかけら臍の上にのせる必要がある。しかし、望みどおりに十分汗が出ていて、下剤をかける必要があれば、下剤であるダイオウの粉末、調製した赤さんご、焼いた雄鹿の角を入れた薄いスープを与えた。これを二、三回繰り返して病気が治るのをたびたび見てきたが、必要であれば食欲を出すために健胃薬を与えた。ひどい腹痛を和らげるためには、有名なウェデルが『阿片論』(*Opiologia*)のなかで書いている多用途の調合薬のような、阿片を混ぜた鎮痛剤と駆風薬を、また、鎮痛剤としてはカミツレの花、亜麻仁、ふすま、塩の小袋を用いることを勧めている。血液の流出が長く続くようであれば、吸収剤や止血剤も効果的であると述べている。このような治療を行えば、野営熱を非常に楽に治すことができ、とにかく野営では瀉血をしてはいけない、と述べている。

　離断から生じる病気、すなわち、よく起こる創傷について、この有名な友人（バーンストルフ）は、奇妙な、驚くべき事実に気づいた。それは、傷はごく軽いもので、困った事態になるなどまったく考えもつかない場合でも、野営特有の、悪性の何かが傷に潜んでいることである。長く続く攻囲戦で、たとえば小火器によるような挫傷など、負傷自体は軽いものでも、とくに頭部の場合は治すのが難しく、どんなに注意して治療しても炎症を起こし、次いで壊疽に陥るので死に至ることが多く、外科医にとってはたいへん不名誉なことになる。それで、包囲された敵が、鉛の弾に毒でも塗っているのではないかと疑うことも時どきあった[二五二]が、脱走兵の話から、彼らも負傷から同じ目に遭っていることを知ったので、悪性のものが空気によって傷に伝染するのではないかという疑いをもち始め、それを、吸収する解毒用の土や傷薬を処方することによって、より実のある傷の治療法を用い始めた。傷の部分には同じ性質の薬を必ずつけて、ニガヨモギ、フタミナソウ、ヘンルーダの煎汁に蜂蜜を混ぜたものを注射器で傷に注入するか、オトギリソウの油、ペルーバルサム[二五三]などを混ぜた消化薬を調合した。

　何事においても非常に鋭い観察者であるこの有名な医者（バーンストルフ）から、野営ではよく起こるというたいへん奇妙で面白いことを聞いた。兵卒だけでなく高貴な身分の人々もかかる病気がある。すなわち、ドイツ人が「郷愁」（*Hiemweh*）と呼ぶ、故郷を恋しく思い、親愛なる者たちにもう一度会いたいという突然の激しい思いであり、そしてそれはほとんどいつも悪い前兆である。この思いに駆られたものは、何かしらの病気で死ぬか、あるいは戦いで死んでしまう。一〇〇人に一人としてこれをまぬがれるものはなく、野営の兵士の間では、「兵士、故郷を求めて、死に出会う」という諺になっている。さらに、ふだんは勇士にして颯爽たる人であるのに、遠征の通知を受けただけで、雷に打たれたかのように突然、死が近づいているという幻想を抱き、つぎの戦争で自分は死ぬと予言し、前日に友人に一期の別れを告げたばかりでなく、埋葬についてものものしい指示を与え、自分の持ち物を分け与え、はたして戦いで死んでしまった身分の高い人々を知っていると話している。この心の病は、深く刻み込まれた恐怖感と、心にとりついた暗澹たる死の想像物から生じたゆえ、その反対を暗示するお守り、すなわち、自信の神秘的な象徴によって治すことができるが、これは時期を猶予することなく、あまりに深く根付いてしまう前にやらなくてはならないと、彼は言っている。その魔よけのお守りを首から下げていると、言わば捕われていた動物精気が解き放たれ、死の幻想は消えるのである。

これは自然にそうなるのであって、そのようなお守りが何か力をもっているわけではない。兵士の心をひどく滅入らせるのは、想像の力と死の影への不安であるのと同じように、彼らが信じているお守り（signs and symbols）の力で、たとえそれに何ら力はなくとも、同じ想像の力が恐怖と死の幻影を心から追い出すのである。お守り〔護符や呪符〕については、信じやすく騙されやすい人は、護符や呪符に物的な力があると考えるが、そんな力は何もないと多くの人が書いている。[二五四] セネカが言うように、「患者をだますだけで治る病気もある」というのは本当である。これに関連して、かつてデカルト[二五五]の著書のなかに想像の力について書かれていたのを思い出す。想像から気持ちをそらすことが、病気や悲しみの一番の治療法であると彼は言っている。「実際のところ、落ち着いた心の人であっても絶えず悲劇を見ていれば、悲しみに取りつかれ、その心は嘆息しがちになる。彼の心臓と神経は病みがちになり、そのため血のめぐりが悪くなり、肝臓と脾臓に障害が起こることになる。逆に、さまざまな病気に悩まされている場合は、心が浮き立つ愉快なことだけを考え、できるだけ気をそらせば、健康を回復する道が開けるであろう」と。

博識な私の友人は、同じような非常に注目すべきことを私に話してくれた。戦闘後に地面に横たわる死体が、慣習により衣服を脱がされると、彼は、ほとんど皆あたかも性交の用意ができているかのように生殖器が勃起し、持ち上がっているのを観察したということである。同じく殺された女たちの場合も、あたかも欲望によるかのように性器（muliebria）が硬くこわばっているのを見て彼は驚いた。彼らの行く手にいる敵を倒そうと、激しい怒りと憤怒に燃えて戦場に勇み出た兵士は、身体の内奥から外に向かってすべての精気と血液が押し出され（これが怒り、憤りによる通常の影響）、屍を戦場にさらすとも、顔は激しい怒りと挑戦を現わし、その気魄は死してなお残っていることから、外性器が痙攣した状態にあるとは考えられないだろうか。急性または慢性の病気により寝床の中で死んだ人の表情は、非業の死をとげた者とは、ましてや軍神マルスの生贄として戦いで殺された者とでは、その表情がずいぶんと違っていることはよく知られている。ヴァレリウス・マクシムス〔Valerius Maximus〕のカンネーの戦いでの、あるローマ兵の話で、「不具にされ、もはや武器を手に取れなくなったローマの兵士は、武器を取り上げようとしたヌミジア人の首につかまり、鼻や耳を噛み切り、醜い顔にしてやった。こうして彼は復讐を完了し、最高の見せ場のなかで息を引き取った」と語っている。

これらが私に知らされた事実であるが、私は、これらの事実が、野営で医術を行いたいと望む人だけでなく、都市や町で開業している人にとっても役に立つと考え、引き合いに出した。というのも、戦争で地方や王国が荒れ、夏の軍事行動が終わると、軍隊は近くの都市や町に設けられた越冬のための兵営に退くことがよくあり、こうした状況下で、野営における病気を治療する機会が頻繁にあるからである。数年前に(二五六)、ドイツ軍が地方で越冬の陣を構えたときに、私は、先の著者により記載された熱や赤痢を観察する機会に恵まれた。軍事医学や兵営に起こる病気の特殊性について何ら知識のない医者のせいで、多くの優れた人たちが、有毒な激しい瘴気を克服し、毛穴から追い出すことが最も大切なことであるのにもかかわらず、このことにはまったく注意が払われないか、あるいは気づかれず、瀉血や強い下剤などの不適当な治療が処方されて死んでいったことを私は知っている。経験は人を知識に導き、経験こそこの特別な性質をもつ病気の正しい治療法や手順を指し示してくれている。いかなる出来事が起こったときでも、助言を求めるべきは、前述のミンデラー、スクリタ、そして博学なヘルモントである。ヘルモントは、熱という感覚がまったくないままに通り過ぎていってしまう、彼が野営熱と呼んでいる熱の一種についても述べている。その性質や様子についてはグラーフ、コルネリウス・ボンテクー（二五七）［Cornelius Bontekoe］、エットミュラーほかが記述している。この問題について書いた人は皆、これらの病気は揮発性、腐食性の鶏冠《けいかん》石（二五八）に似た酸性劇物（savage acid）が原因であり、この種の毒物を中和し、破壊し、最後に揮発性の塩を用いて皮膚の腺を通してそれを外に出す必要がある点で一致していることが分かった。

学者の病気（学位論文）

働く人々の病気に関するこの本に、学問的専門職（learned professions）に就く人々に特異の病気に関するこの論述[二五九]（dissertation）を加えるのは、意味のないことではないと考える。職人に多くの恵みを与える源は、また多くの病気の源でもあり、これは学者にも確かに当てはまるからである。私は、単に完全無欠を目指して学問に一身を捧げようと欲する者は非常に少なく、名誉、尊厳、また謝礼金（honorarium）という立派な名前の付いた結構な報酬を当てにしない者はほとんどいないと考えている。この世から貧困の神と富の神（Plutus）を追い払ったとすれば、何もかもがめちゃくちゃになり、哲学や技芸を修める人など誰一人としていないだろうというアリストファネス〔Aristophanes〕の言葉は正しい。アリストファネスが貧困の神を舞台に立たせ、語らせている詩がある。Justinopolis のアンドレア・ディバス〔Andreas Divus〕によるラテン語訳の詩は、次のとおりである。

「富の神プルートスが視力を取り戻して富を平等に分けたとしたら、地上の者はだれも仕事を覚え知恵を求めようとはしないだろう。我は問う。我ら両名が追い払われたなら、だれが鍛冶屋になりたいと思うだろうか。あるいは船を作り、縫い物をし、車を作り、靴を作り、壁を作り、着物を洗い、皮をなめす者はいるだろうか。だれが鍬で土を耕し、作物を刈るだろうか。怠惰に暮らし、そんなことを気にもかけずにいられるのなら、一体だれが」。

さて、優れた才能のある者は、たいてい貧に迫られ財を成したいという望みを抱いているときにのみ学問の追求に全力を傾注するものであり、実際にいい収入を得るだけでなく、助言を求めてその扉を叩く貴族の間で大きな名声を得る。しかし、学問を修める者は富や名声という豊かな実りを手には入れるが、彼らの職業にはまた困難や多くの災厄が生じることも少なくないのである。まず第一に、フィチーノ[二六〇]〔Marsilio Ficino〕が言うように、「精神や頭脳を使うほど、身体は動かない状態になる」学者は、医師を除いて座りがちの生活による障害に苦しむ。学者になるには座り続けなければならないことはよく知られている。昼となく夜となく学問に没頭して座り、自分の身体に受ける害には気づかず、顧みられなかった病気の原因がいつの間にか身体に入り込み、ついに病の床につくのである。私は前に座りがちな生活が引き起こす障害について述べているので〔第三一章〕、これ以上長々と話すのはやめることにする。

学者は立った姿勢での生活がもたらす弊害を経験することも多い。これほど評判の良くない座りがちな生活による害悪を避けようとして、何時間も、一日中でも本のページをめくっている人々をどこでも見ることができる。これも同様に有害で、しかも座った状態で研究に専心するのであれば、なおさらそうに違いない。

学者というのは概して胃が弱いようである。「都会人の大部分、それに学問への情熱をもっている者はほとんど皆、胃が弱い」とケルススは述べている。真剣に学問の追求に専念している学生は、ほとんど皆、胃の弱さを訴えている。知識への情熱と学問への渇望によって満たされたものを脳が消化している間は、胃は食物をうまく消化できないのである。これは、動物精気が知的な作業に向けられたままになるか、あるいは難解な研究に没頭しているときには、神経線維および神経系全体に大きな負担がかかり、胃に必要な大量の動物精気が送り込まれないためである。内臓全体の自然な機能が正常に働くには動物精気の流入がどれほど重要であるかは、麻痺した部分が衰えていることから明らかである。神経液の流入はそれほど重要でないとしても、これについてはまだほとんど分かっていない。動脈血が常に流れ込んでいることから、麻痺した部位は生命の維持に必要な液を得てはいるが、そうした液と言うか、神経によって運ばれてくる物が不足すると、その部分はだんだんやせ細り、衰えるのである。

こうして器官の栄養液が奪われると、消化不良、ひどい腹の張り、顔面蒼白、そして全身が痩せ、要するに不完全な乳糜《にゅうび》の悪い影響をすべて受けることになる。このように、たとえ生まれつき陽気な気質であっても、学者は次第に陰気で憂鬱症（ふさぎ症）となる。それゆえ、憂鬱症の人は才能があるとよく言われるが、才能のある人は憂鬱症になるのだと言うほうが当たらずとも遠からずであろう。知的な労働では、血液のより元気のよい部分を使い果たし、汚れて土のような部分だけが体内に残るのである。しかし、他の体液は適度に混ざり合っているのに、徐々に憂鬱症に傾いていく生来性の気質が重要な原因であることを私は否定しない。フィチーノが学者のために書いた本のなかで、なぜ学者が憂鬱質であり、あるいは憂鬱質になるのかについてさまざまな理由を挙げている。一部は彼がとくに傾倒していた天文学に、他は自然哲学に基づいたものであるが、そのすべてを、血液を黒く変える精気の激しい攪拌と消散に関係づけている。したがって学者は概して憂鬱な気分に陥りやすく、生まれつきそのような気質であれば、なおのことである。真に学問に没頭している者は痩せて、青白く、鉛色で、気難しく、隠遁生活を好んでいることが分かる。

それのみならず、視力が徐々に弱くなる。読み、また書く物を凝視するため視力の衰えは切実で、そのうえ、往々にして頭の回転が速い人がそうであるが、学者も非常に小さい字を書くのでますます視力は損なわれる。これが事実であるとすれば、目のよく見えない人の字は決まって小さく、字が詰まって読みづらいのはいかなる理由によるものかというアリストテレスの問い掛けは興味深い。「視力の弱い者が視力のよい者とまったく同じことをするのは驚きである」とアリストテレスは言い、その理由をいくつか挙げている。プレンプも、果たしてこれは視力が良いと見られるための見せかけではないかと、時どき疑ったと言っている。私自身、近視でかなり大きい字を書く人を大勢知っている。しかし、目がただ近くの物を見ることに慣れ、網膜が瞳孔から遠い位置で固定されて硬化し、目が自然の可動性をすっかり失うために、いつも小さな字を書く人の視野は狭くなり、次第に近視になることは疑いない。

あまりにも多く読み書きをする人は、近視とは逆の障害に苦しむことがある。そのうちに、見たい物を目から遠く離さなければならなくなるが、これは老年者の特徴的な障害の一つで、前かがみでうつむいた状態で読み書きをするために、房水（crystalline humor）が瞳孔のほうに下がり、瞳孔をふさぎ、盲目となる。プラッターによれば、これが、馬や他の四肢動物によく起こる目の障害の原因で、四足で歩くと目の液が段々に前方に下がり、そこに留まるためである。学者は、本の上に前かがみになって読み、また物を書く際に胃と膵臓を圧迫し、これが胃を傷害し、膵液が膵管を流れるのを妨げるため、いずれ内臓[二六一]本来の働きが損なわれる。ドリー（ドラエウス）[二六二]［Johann Dolaeus］は、このような姿勢による膵液の遮断は、ヒポコンデリー[二六三]の場合には非常に有害であると述べている。腎炎と関節炎[二六四]は座りがちの生活をする者に付きもので、学者の病気の病名として必ず挙げられている。関節炎患者が腎炎を免れることがほとんどないのは、長い間床や椅子から動けない彼らは、絶えず横になり、あるいは座っているために腰と腎臓にひどく負担がかかるというより、この二つの病気は同じ肉体的な原因があるからである。エラスムス[二六五]［Desiderius Erasmus］は、関節炎の友人への手紙のなかで、彼を苦しめているもの、すなわち腎石について不平たらたら書いた後に、彼と友人は親類で、実際に彼と友人は姉妹と結婚しているので血がつながっていると書き、また彼は友人の妻（関節炎）と非常に親密ではあるが、不倫を疑う者はいないようだと書いている。

学問的職業に就く者のなかで、最も疲れ果てている者は、自分の研究を書物にして出版し、後世に名を残そうと心に決めた者である。ここで私の言う学者とは、真の学者のことである。なぜならば、書かずにはいられない、まとまりなく寄せ集められた、知の成果というよりはむしろ、未熟な知識を著すことに性急な学者が多くいるからである。ホラティウスの言う「片足で立って」百篇の詩を即座に作る詩人のようなものである。自分の名誉と名声を長く残したいと願う真の学者は、昼となく夜となく仕事をするために疲れ果て、成果を見る前に死んでしまうこともある。しかしながら、他者が発見し、書いたことのみを知れば満足する者、新しい家を作ることをせず、他人がすでに建てた家を買って住む人々についてプリニウスが言った、「他者の狂気を利用する」ことが最も得策だと考える者にとっては、学問はそれほど有害ではない。

プリニウスについて述べてきたのだから、私の主題と関わりがあり、これまでに多くの人に影響を与え、また悩ませもした彼の注目すべき言葉を略してやり過ごすべきではないだろう。プリニウス[二六六]は、「知恵によって死ぬ病気がある」と述べている。果たしてプリニウスの心のなかにある病気は何であったか、学者が二人として一致するものはない。有名なガスパル・デ・ロス・レイエスはその『悦ばしき問いの楽園』（*Elysian field of Pleasing problems*）のなかで多くの学者の意見を載せているが、メルカド［Mercado］、メルクリアーレ、ジュアン・ピネダ［Juan Pineda］、ソメイズ［Saumaise］、ダルシャン［Jacques Dalechamps］、チェルダのルイス神父［Luis de la Cerda］などの非常に巧みな解釈が記されている。たとえばメルカドは、分別のある老齢における死を指しているのだと考え、ジュアン・ピネダなどは、知恵か、ある種の知性的存在によって操られているかのように決まった日、決まった時間に起こる四日熱だとし、またメルクリアーレは『脳症について』（*On phrenitis*）のなかで、「知恵」（*sapientia*= wisdom）とは不注意な写字生の誤りで、「知恵のために死ぬ」の代わりに「愚かさのために死ぬ」と読むべきではないかと考えている。さらに、チェルダの神父は、プリニウスは死の時に起こることを予言する、人が死にぎわに得る予言的な力を暗示している、と考えている。最後に、前述のガスパル・デ・ロス・レイエスなどは、横隔膜の傷ないしは横隔膜への激しい衝撃による横隔膜の炎症のことをプリニウスは言っているのであり、古代には身体のこの部分は知恵の座と考えられていたからである。これだけ多くの有名な人々の意見がある中で述べるに値するかどうか分からないが、私の考えを付け加えさせていただきたい。おそらくプリニウスは、絶えず我われの生命を脅かす危険や事故、そして病気のなかに、多くの場合死に至る誘因、すなわち、従事する者を若くして死に急がせることの多い学問への情熱を加えたいと思ったのであり、実際には、病気の項目で医師が書き損ねたもの、すなわち「学問による死」がある、と私は考えている。

この点について、学問の追求がいかにさまざまな病気を惹起するかを見事に説明しているプラトンの金言を引用せずにはいられない。この天賦の才を授かった哲学者は、人間の美と健康は、心と身体がいわば完全な（exact）均衡（balance）と調和（proportion）にある状態であると確言し、さらに語を継いで、「精神が身体をはるかに凌いで強く、身体を打ち負かし、激動すれば、精神は身体の内から全身をかき回し、衰弱で満たす。また精神がその力を一つに集め、学問や研究だけに専心するならば、身体を完全に衰弱させ、破壊してしまう。最後に、内輪で、あるいは公開の席で熱心に教え、烈しく討論するとき、精神は過度に興奮し、身体を衰弱させる。カタルを生じさせ、滲出させることがあれば、医者はたいてい惑わされ、まったく逆の原因を考える」と言っている。いかにして、小さく弱々しい胸のなかで偉大な魂が働いている学者が、無節制に研究に専心し、精神と精気(spirits)の働きに耐えられないほどにその身体を衰えさせ、病気がちにしているか、おわかりだろう。事実、精神と身体は強く連関しているので、良いも悪いも何事も互いに一方から他方に伝わり、変化させる。すなわち、身体を酷使すれば、精神は知的な作業を行うには衰弱しすぎて気力を失い、また知識を求めて精神に過重な負担をかければ身体の衰えは避けられない。これは、精気、すなわち精神と身体の活動に充てられるべき共通の力を心が使い果たしたためである。「人間は、関節には仕事、肉には食物、内臓には睡眠、精神には思惟が必要である」と主キリストが言っている。この一節に対するガレノスの注釈、あるいはヴァレスの論評を引用することはやめておこう。ヒポクラテスによれば、思惟は精神にふさわしい働きであり、学者は思惟と瞑想にふける。事実、現在では思惟が精神と魂のまさに真髄であるとさえ考えている者がいる。そうであれば、御者を失った身体は道をそれ、多くの痛みや苦しみ、すなわちプラトンの言ったカタル、四肢の麻痺、萎縮、そして早老（症）にかかることは避けられない。

一般に学者の病気はこのようなものである。しかし、学者のある者は職業に特有の病気にかかる。たとえば、大学代表弁士、学校でいつも議論ばかりしている哲学者、法廷で弁論する弁護士、なかでもパドヴァ大学の教授たち[二六七]は、冬と春の間中、若い学生を教えるために声が嗄れるまで教壇から講義をし、季節の終わりには、息苦しさや喘息状態の声といった使いすぎによって起こる重篤な病気にかかる。これは、声を酷使せざるを得ない職業の人すべてに言えることであり、またカタルや胸の血管の破裂が生じやすい。しかし政治家や判事、さらに王侯の宮廷に仕えている人々は研究や重労働、徹夜で疲れ果て、ヒポコンデリー（心気症）になり、徐々に衰える。ここに、ブラバント（Brabant）宮廷のスペイン国王顧問官ペーテル・キシランデル［Peter Xilander］の優れた手紙[二六八]がある。この手紙のなかで、この偉大な法学者は度重なる苦難を細々と記し、法曹職に就いているがための哀れな生活を述べている。この手紙にはフォルトゥナトゥス・プレンプの論文「法律家の健康を保護する方法」（*How to preserve the health of lawyers*）が序文として付けられている。私自身、ローマ教皇庁[二六九]（Papal court of Rome）や他の場所、あるいは王侯の宮廷で私が知っている有名な顧問官や高官の人は皆、千もの病気にひどく苦しみ、自分が打ち込んできた仕事を呪うのを見ている。

　しかしながら、医師、つまり臨床家（clinicians）や病人の側で看護する者は随分とましである。主に診療や毎日患者を訪ねることで忙しい彼らはそう多くの病気にかかることはなく、それでも病気になる場合は、あちこち飛び回ることが原因であって、法律家のように座りがちな、あるいは立っていることの多い生活が原因とは考えられない。実際、悪性の熱や肋膜炎が流行り、また他の病気が蔓延するときに、臨床家が病気にかからずに済んでいるのにはしばしば驚かされる。それはまるで、彼らの職業に与えられた特権のようである。この理由として、彼らが何かとくに用心しているというのではなく、よく身体を動かし、多くの謝礼を懐にして楽しい気分で家に帰ることが考えられる。いずれにしても、医師は他の誰一人具合が悪くないときにだけ身体の調子が悪くなることに私は気が付いている。これについては、天候の具合が非常に良好で、伝染病もまったくなかったこの五年間で私はとくに驚いている。[二七〇]しかしながら、医師の誰もがひどい害を受けずに済むわけではなく、私の知る多くは、間断なく働き、幾段となく階段を登るために、ヘルニアになっている。赤痢が流行するとき、彼ら自身も赤痢になることがある。おそらく、患者の世話を長時間する間に、口や他の器官を通って瘴気（miasma）を取り込むためであろう。したがって、慎重な医師は赤痢患者の治療は立ったままで済ませ、座るのは安全でないと考えている。

知的な仕事をする詩人、言語研究家、神学者、あらゆる物書きやその他の文学者も、その研究によって病気になる。とくに詩人は、彼らの肖像からわかるようにぼんやりしていて気難しく、やせている。これは、彼らが昼となく夜となく空想に浸っているからである。我がアリオストは、自身の風刺詩のなかで認めているが、非常にやせていた。肖像に見るアリオストの顔は、まさにやせこけた世捨て人である。同様のことが他の有名な詩人にもいえる。著名な文法家ルドビコ・カステルベトロ（二七一）［Ludovico Castelvetro］は、同職者のアンニバレ・カロ［Annibale Caro］がその風刺詩のなかで「やせこけた雌ヤギ」と呼ぶほどにしなびた姿をしていたようである。不世出の天才と呼ばれている類いまれなる才のある人々が、ある特別の宿命、あるいは運命の無情により早世していることが知られている。天才的博識ジョヴァンニ・ピコ・デラ・ミランドラ（二七二）［Giovanni Pico della Mirandola］は、三〇歳に達したばかりの若さでフィレンツェで死に、文学界に大きな損失をもたらした。彼の死の原因についてはいろいろと噂があったが、仕事のしすぎと不眠のために死んだものだと信じられている。今なお残っている彼の作品からわかるが、それだけ多くの著作物を読んでいて、なお彼に書く時間が残っていたとは驚くべきことである。

数学者たちは物質的な存在（material existence）から遠くかけ離れた最も深遠な問題を熟考し、論証しなくてはならない。このために心は五感を離れ、肉体に左右されることはないに違いない。それゆえ、彼らはほとんどがぼんやりしていて、物憂げで、無気力で、人間の日常の出来事には無縁である。その結果、あらゆる器官が、そして全身が衰え、永遠の闇に追いやられたかのように活気がなく弱々しい。心がこの種の研究に向けられている間、動物精気の光はその中心に閉じ込められ、広がって脳の外側にある物を照らすことができないからである。ヒポクラテス[二七三]が言った「地下の冥府が明るいときには天空は暗い」とは、実に数学者に相応しい。精神の光が脳の奥深くに入り込んでいる間、外側にある物は暗闇に包まれ、精気がなくなる。

哲学者や文学者の健康は社会の幸福に最も大切であるので、できるかぎり彼らの健康を維持し、また衰えれば回復させることが我われの職務である。それにはまず、『健康に関する教訓』（*Precepts of health*）のプルタルコス〔Plutarchos〕〔英語表記はPlutarch〕、モデナでしばしば出会う本『学者の健康保持について』（*How to preserve the health of scholars*）のフィチーノ、前にも述べたプレンプといった、これに役立つように書かれた優れた著作を調べる必要がある。それらのなかには、彼らのような人々〔哲学者や文学者〕がかかる病気に対する優れた治療薬と予防薬の処方が見つかるはずである。肝心なことは、医師の言う六つの自然に反する事柄[二七四]について養生法を守ることである。第一に、よどんだ池や沼から離れ、南風に曝されない空気が清浄で健康な場所に住むように努力すべきである。そうすれば、精神の働きに大きく影響する動物精気は清浄に保たれる。もちろん、プラトンが不健康な、というよりむしろ疫病が流行るような場所に近いアテネを自ら選定してアカデミーを開設したことは私には未だに驚きである。プラトンは、修道士の健康が優れず、いっそう従順で、快楽の誘惑が少なくなるので、健康的でない場所を選んで修道院を建てるのが常であったクレルボーのバーナード[二七五]〔S. Bernard〕と同じ考えをもっていたのではないだろうか。プラトンの目的が何であったにせよ、厚く重い空気で精神は鈍く曇ることに疑いはなく、ナポリや昔のアテネのように、空気がきれいで温和な所には名声を博す多才な人々がいることは確かである。これに対してボイオティア（Boeotia）の住民は、重くどんよりした空気のせいで愚鈍だと考えられていた。したがって、田舎に行って新鮮な空気を楽しみ、あるいは田舎で、あるいは都市でと生活を変え、社会から離れ、また交わるという生活は学者の健康には良い。「前者は己自身／自己を、後者は他者を求めさせる」。また、強い南風や北風に用心し、厚手のものを着込んで、とくに頭を冬の寒さから守るべきである。

今では老いも、髪の豊かな若い者まで、頭を覆うのに人造の毛で作ったかつらを着けるのが流行である。老齢あるいは他の原因からはげになった人の場合、実際にこの毛の帽子が頭を保護していることを経験から知っている。私はこれまで、喉や歯に炎症のある多くの人にかつらを着けることを勧めてきたが、かつらで頭を覆って治った人は多く、そうでなければ一本残らず歯を失っていたであろう。これは何も新しく考え出されたことではなく、昔の作家たちが「つば広帽」(*petasus*)、「司祭の帽子」(*galerus*)、「縁なし帽」(*galericulum*)と書いていた帽子の類いで、巧みに毛の束を皮に縫い付けたかつらは、借り物の毛ではなく本物の毛のように見えた。この被り物は、男も女も、はげた頭や白髪を隠して人前での見栄えを良くするために用いた。ローマ皇帝クラウディウスの三番目の妃メッサリーナ［Valeria Messalina］についてユヴェナリスは、「金色のかつらで自分の黒髪を隠し、使い古した上掛けが悪臭を放つ娼家へ入った」と言っている。マルティアリスははげた人について、「フォイボスよ、こめかみとはげ頭のてっぺんを子ヤギの皮で覆ったとき、そなたの頭は靴を履いている、とはだれかの洒落た言葉」といった。今、非常に流行っているこのようなかつらの使用は学者にとってたいへん慰めになり、またとくに冬は、空気の害から頭を守るのに都合が良い。かつらを禁じる修道会に入っている者は別として、プラウトゥスが茶化して言った「赤茶けて縮れ、巻き毛の」立派なかつらをかぶって町を歩き回らない学者はほとんど見られない。この学者たちはいかに年をとっていようと、いつ死んでもいいと思っていても、鏡に映った身なりを整え、さっぱりと髭をそり、手入れの行き届いた皮膚で、何にもまして豊かな髪の自分の姿を見れば心底嬉しく、いっそう快活に暮らすようになるし、自分はきっと長生きすると思ったりもするということを言い添えておくべきであろう。

以前は学者、とくに哲学者は長く伸ばしたひげやはげ頭を、まるで知者の証であるかのように誇りにしていたものである。だが今では逆にこざっぱりとした上品な身なりで出歩き、少しでもひげや白髪のある学者は俗人のなかには一人もいない。このことでソロン［Solon］と話しをしていたエジプトの祭司の有名な言葉を思い出した。「おおソロンよソロン、あなた方ギリシャ人はいつも若い、ギリシャを出た人で老いた者はだれもいない」。

それでも、こういったかつらが快く、また老齢になろうとする学者の健康に良いことが経験からわかり、理屈も経験と一致している。自然が若者の頭を豊かな黒髪で保護し、子宮を離れてこの世に出てくる胎児の頭にも必ず毛が生えていること、また熱烈で元気に満ちた若者は髪の毛の重さを苦にせず、むしろ気持ち良いと感じているとすれば、体力が衰えている老人が皮や絹の帽子よりもかつらではげ頭を保護して悪いという理由はない。プラトン学派の哲学者マルシリオ・フィチーノは、自分の帽子にばかばかしいほどうるさく、風が吹けば、また空気が暖かくなったり冷たくなったりするのに応じて日に何度も帽子を変えていた、とフォルトゥナトゥス・プレンプは述べている。これは非常に悪い習慣で、今では教会の中でも、王侯の前でもかつらの着用を許されているので、かつらのほうが適当である。

日常の食物については、ヒポクラテスの教訓「健康でありたいと思えば、胃袋に食物を詰め込まないことである」を神のお告げと考えるべきである。したがって、食べ過ぎや、いくつか食べ物を混ぜると胃液を腐らせ、胃の障害を起こすので注意しなければならない。ホラティウスが言うように、「焼肉と煮込んだ肉、ツグミに貝を混ぜると、おいしいものは胆汁に変わり、停滞する粘液は胃に至る」からである。胃には気を配っていないと、その働きが乱れて全身が報いを受けることになる。胃を強くするためにフィチーノが勧めているのは桂皮と香料一般である。このごろは文学者の間で胃や精気を元気づけるチョコレートが好まれている。学者は生まれつきにせよ後天的にせよ憂鬱な気質があり、過剰に酸があるため、バルサムのように痛みを和らげる作用があって精気の多いこの種の飲み物は、胃と血液の酸度を調整し、体質を改善する。

飲み物については、ぶどう酒が最も良く、それも薄めていないものを適度に飲むのが良い。医師の忠告でぶどう酒が飲めることになった学者の多くは、薄い白ぶどう酒であれば好きなだけ飲んでも害はないだろうと考えているが、実際にはそれほど安全ではない。薄いぶどう酒は、とくに夏場はいくらか酸が多くなるので、すでに身体の酸が過剰になっている彼らには何より悪い。クラトーは、胃の弱い人について「ハンガリーのぶどう酒か、あるいはマームジー〔ポルトガル領マディラ島産の、マルヴァシアブドウで造る最も甘口の白ワイン〕を少し飲むほうが、薄く、甘いぶどう酒を大量に飲むよりはずっと良い」と言っている。ヘルモントも後者のぶどう酒について、ぶどう酒はほとんど含まれず酢が多いと書いている。学問に没頭する彼らには、関節炎、疝痛、ヒポコンデリーなど、酸が原因で起こる病気が多いことから、酸性の飲み物は適当ではなく、酸を中和するものを飲むほうが良いことは明らかである。

その他の方法としては、座りがちの、あるいは立ち続けの生活による危険を避けるには、日中の晴朗で風のない静かなときに毎日適度の運動をすると良く、身体を軽く擦って蒸発を続けさせる、または促すことを多めに行う。とくに夏場は、憂鬱な気分になりがちの学者には淡水浴が非常に有効である。入浴することによって体液の刺激性は和らげられ、硬い内臓は柔らかくなるからである。入浴に最適な時間は夕方で、入浴の後に食事をし、床につく。これが昔の人の習慣であり、順序である。ホメロスは言っている、「入浴し、食事をし、手足を伸ばして眠り込む」と。

学問に適当な時間については、とくに朝が良く、夜、とくに夕食のすぐ後は避けたほうが良い。フィチーノは、「日の出の後に眠らなければならなくなるので、深夜まで座り続ける習慣をつくるなどはとんでもないことである」と述べている。さらに、非常に多くの学者がこのような誤りを犯すといい、さまざまな理由を挙げているが、その一部は惑星の位置と向きに基づき、他は四元素の動き、たとえば、空気は日没に密になることなどに基づいている。また、体液の点からも、たとえば、夜は黒胆汁が多くなるからだとし、最後に、宇宙には一定の理法があって、日中は仕事に、夜は休息に定められているので、夜遅くまで働く学者はこれら自然の理法に反していると論じている。しかしながら、この問題については学者個人の習慣を認めるべきであるが、食事の直ぐ後ではなく、消化し終えるまで待つべきだというケルススの警告はどんな学者にも言えることである。枢機卿にして非常に優れた学者であるスファルツァ・パッラヴィチーノ（二七六）［Pietro Sforza Pallavicino］は、一日を何も食べずに文学の研究に費やし、つぎに控え目の夕食をとり、その後は学問のことをすべて忘れて一晩中眠って体力を回復していた。

それでも、昼間より夜を好み、夜のまったくの孤独と静寂とが研究に適していると考える者もいる。悲劇詩人のエウリピデス［Euripides］は、悲劇を書こうと思ったときはいつでも、サラミス島の暗く陰気なほら穴の中へ降りて行ったとアウルス・ゲリウス［Aulus Gellius］は述べている。有名な雄弁家デモステネスは、目に見える物で心が奪われないように、人の声も聞こえず、何も見えない場所へ逃れた。何にせよ、研究に没頭したいときは、とくに冬の間は寒さを避け、多くの人がするように、狭い部屋や小さい書斎が良い。ただし、暖かい冬着で身体を十分に保護している場合は、ランプの煙やヒューム、また絶えず身体や口から出る汚れた気ですぐに一杯になる小部屋よりも大きな部屋のほうが良い。汚れた空気は呼吸に適さず、むしろ有害であり、頭が重苦しくなる。獣脂ろうそくの場合はなおさらで、その悪臭と煙は胃と脳の前室を冒す。これはすなわち、プレンプがその優れた著作『法律家の健康を保つ方法』のなかで指摘している慎重に避けるべき危険である。これについては、ヒポクラテスが「暖かい蒲団にくるまって寒い部屋で眠る」と、意味深長なことを書いている。学者ヴァレスの解釈によれば、蒲団にくるまって、広い部屋できれいな空気を吸って眠るのが健康に良く、私も同じ理由で、学問に励む学究は、かまどのように熱い狭い部屋ではなく、ひどく寒い冬であっても、ヒポクラテスの言うように、暖かくして広々とした部屋で勉強するほうが健康に良いと思っている。

前に述べた腎炎や疝痛、関節痛など、学者を悩ます病気にかかった場合は、必ずそれに良いとされる治療に頼るべきである。しかるべき薬の処方については医学書に多く書かれているので、ここで重ねて書くつもりはない。(二七七)学者は往々にして怒りっぽくて気難しく、医師を質問で困らせ、薬を処方しろと言ってきかないのだが、彼らが最も望むのは下剤をかけることと瀉血であるので、私の経験と観察から見出した効果的なものを書こうと思うが、これは実は重大な事柄である。私は、学者たちがどんなに軽度の瀉血よりも、強い、また何度でも下剤をかけることにも耐えることを確かめているが、その理由は私の観察結果を裏付けている。つまり、眠らずにいると、精気は他の臓器へ移り、度を過ぎて研究に耽る結果、胃には未消化の食べ物の酸が増え、酸より強い瀉下剤でさえ、この過剰な酸で効果が弱められる。逆に穏やかすぎては何も体外へ排出されず、胃など身体をこわすだけである。以上のことから、医師は患者の体質、体力、個々の病気に対して十分な考慮を払う必要があることが示唆される。下剤のもつアルカリ性を中和するのに酸の仲間より効果があるものはなく、これには通常から、酸が過剰にある子供には、強い下剤が効果がないことからも分かる。繰り返すが、瀉血はいかに軽度でも、学者の体力を損ない、不眠と研究の疲れですでに弱っている精気を散じさせる。有名な哲学者ピエール・ガッサンディ(二七八)[Pierre Gassendi]はフランスの習慣に従い、瀉血を繰り返した結果、死んだことが彼の伝記から分かる。

聖職者の地位にある学者は、コルナッチーニの粉[二七九]（Cornacchini's powder）や嘔吐を催すぶどう酒などを飲んで和らげているので、痩せて病弱であっても下痢と嘔吐（purging and vomiting）に慣れていることは注目に値する。最も悩まされるのは胃に停滞する汚れた体液の塊であるが、血液に宿る生命力が弱り、疲弊することをよく知っているので、瀉血となるとひどく心配する。

つまり学問的職業にある者は知恵の追求に専念すべきであるが、多少の加減は必要であり、身体をないがしろにしてまで精神を陶冶することはすべきではない。精神と肉体とは、信を措く主と客との交わりに似て、互いに尽くし、互いに相手を疲れさせないように、釣り合いを保つ[二八〇]ようにしなければならない。プルタルコス[二八一]は、「精神と肉体が互いに負わされた傷（injuries received）で争えば、より多く他方を傷つけたのは主客のいずれであるのかを決めるのは難しい」というデモクリトス［Democritus］の名言（wise and witty saying）を引用している。この両者の間に、知恵と分別に基づく中庸を得ることはきわめてまれである。身体を丈夫にすることばかりに気をかけてたらふく食べ、神聖な気息のなかにある粒子（particle of divine breath）は肉体に繋がれ、精神ばかりを錬磨すれば、肉体は弱る。精神から離れた肉体、あるいは肉体から離れた精神を鍛錬してはならないと言ったプラトンは正しかった。プルタルコスが学者と政治家のために書いた『健康に関する教訓』からとったおもしろい寓話でこの章を閉じようと思う。「雄牛は、荷物の一部を持って助けてくれようとはしなかった奴隷の友であるラクダに、『じきにオレの荷物を残らず積む羽目になるぞ』と言った。それから雄牛は死に、雄牛が言ったとおりになった。これが、肉体が求めるわずかの間の休息を精神が拒んだときに起こることであり、ほどなく熱が出て眩暈《めまい》を起こす。本や議論、研究は捨てられ、精神は病気になり、ともに苦しむことになる」。

補　遺

序――気立ての優しい読者へ

心優しき読者の皆様は、ここに、私がずっと以前にモデナで出版した『働く人の病』への補遺を手に入れることができるようになりました。そして、本書に満足されるとしたら、それはパドヴァの印刷屋（出版元）のお陰です。出版してこのかた、この印刷屋は、学生や学者たちが、私のこの本を探し求めていることを聞いていました し、時折その趣旨の手紙も受け取っていましたが、印刷した本は全部散逸しており、私の手元にもどこにもないことを知っていたから、以前出版した同じものに、何か新しいものを付け加えて出版したらどうかと何度も私に勧めてくれていたのです。彼の言によれば、自分の印刷所で私の本を再版するときは、読者を惹きつけるような何か新しいものを付け加えると、なおさら価値が出てくるだろうとのことでした。

職務に無理がかからないことと、さらにもっと重要なことは、私は自分の不健康な状態と闘わなくてはならないことが多かったので、病気で一時中止することがあるかもしれないが、それでよければ私は彼の求めに応じても良いと約束しました。私は彼の印刷所に足を踏み入れるときはいつでも、再版の約束をしていた記憶を呼び覚まされていたので、ついに求めに応じ、誓いを果たそうと決心しました。よって、この夏休みは、私が手がけていた仕事はすべて脇に置き、新しい働く人々を捜して、その仕事場を訪れることに専念しました。そのようにして、「働く人の病の補遺」を作り、修道女の健康保持法の論文を付け加えました。修道女たちの病気について述べる目的のほうがより必要とされるのでしょうが、それにはもっと時間と熟慮を必要とするだろうから、もしも私に休暇が認められたら、その時に、この計画を実行することにしましょう。その時までに気立ての優しい読者の皆さん、どうぞ私の努力の成果を味わって下さい。それでは。

第一章　印刷工の病気

昔の人が印刷技術を知らなかったことは明らかである。そのような仕事は、すべて筆写者や筆記者によって行われていた。印刷技術は一四世紀に発明されたが、これが人類に利益よりも損失を多くもたらしはしなかったかは問題である。印刷術が次第に発達し、一般に普及するにいたるや、何千もの人がお金を得、家族を養う機会を奪われたことは確かである。そして聖なる務めを終えた後、写本に専念しお金を得ていた修道士にとっても災難となった。当時、トルコ帝国は印刷が入ってくるのを拒んでおり、事実、有名な東洋への旅行家であるパルマのコルネリウス・マグヌス［Cornelius Magunus］は、コンスタンチノープルの枢密院で、印刷を取り入れる問題が討議され、この噂が市中に広まったために、民衆の間にもう少しで暴動が起きるところであった、と「書簡」のなかで述べている。この問題には、両側面からいわれることが多いようだ。トライアーノ・ボッカリーニ(二八二)［Trajano Boccalini］の風刺小説『パルナッソス詳報』(*News from Parnassus*)を読むとよい。そのなかでボッカリーニは、印刷技術の発明者は、学者仲間に歓迎されることを確信して、誇りをもって堂々とパルナッソス山に到着したが、崇高な芸術を堕落させたとして面目を失い追い出された、と述べている。この論争についてはこれまでとして、印刷屋が自分の仕事によってかかる病気について述べるという本来の仕事を進めることにしよう。

印刷工には二種類ある。一つは、箱から金属の活字を選び出し、版を組んだり、すでに不要になった活字を箱に戻すというのが主な仕事である。もう一つは、印刷機のところに常に立っていて、両手を使い、毛の付いた柔らかい皮の道具で組まれた活字にインクを塗り、また別の者が右手で印刷機の上部を動かして強く締める。こうして活字のなかに隠れていたものが一瞬にして印刷され、紙の上に現われる。必要な数の写しができ上がるまで何度もこの工程を繰り返す。教育のある人にのみ本が供せられ、紙でサバを包む魚屋（一八三）に供給されないのであれば、確かにこれはうまい仕掛けである。はじめの部類の作業をする植字工は、座った姿勢で生活をすることになるから座位によって起こる病気にかかる。二番目の部類の作業をする印刷工は、ずっと立っていなければならず、ほとんど全身を動かさなくてはならないので、非常に疲れ、倦怠感と激しい疲労に苦しむことは避けられず、年をとると辞めなければならない。座って手を動かし続ける植字工には、黒い活字に絶えず目を凝らしていることからくる別の災いのおそれがある。だんだん視力は弱まり、眼が丈夫でなかったら、目はかすみ、溢血（眼の充血）や他の眼病で苦しむことになる。私の知っている二人の兄弟は両人とも印刷工で、生まれつき大きく突き出た眼をしていたが、二人揃って完全に盲目にならないうちに仕事を辞めなければならなかった。あるとき、私は印刷工と一緒に四時間ほど座って著作の一つの校正をした後、印刷所の外に出てもまだ一心に見つめていたあの印刷用具の像が目の前にちらついて（二八四）、その後も一晩中それを見ていたような気がしたことを思い出す。したがって、活字を組み立て、バラバラにする植字工と同じように、黒い活字に目を凝らしていると、眼の膜や筋、とくに瞳孔の緊張がとても弱められる。だから、彼らが眼の病気にかかったからといって不思議なことではない。一日中仕事に精を出したときには、作業場を出て何時間も経った夜になっても、活字の像に他の形が重なって見えなく

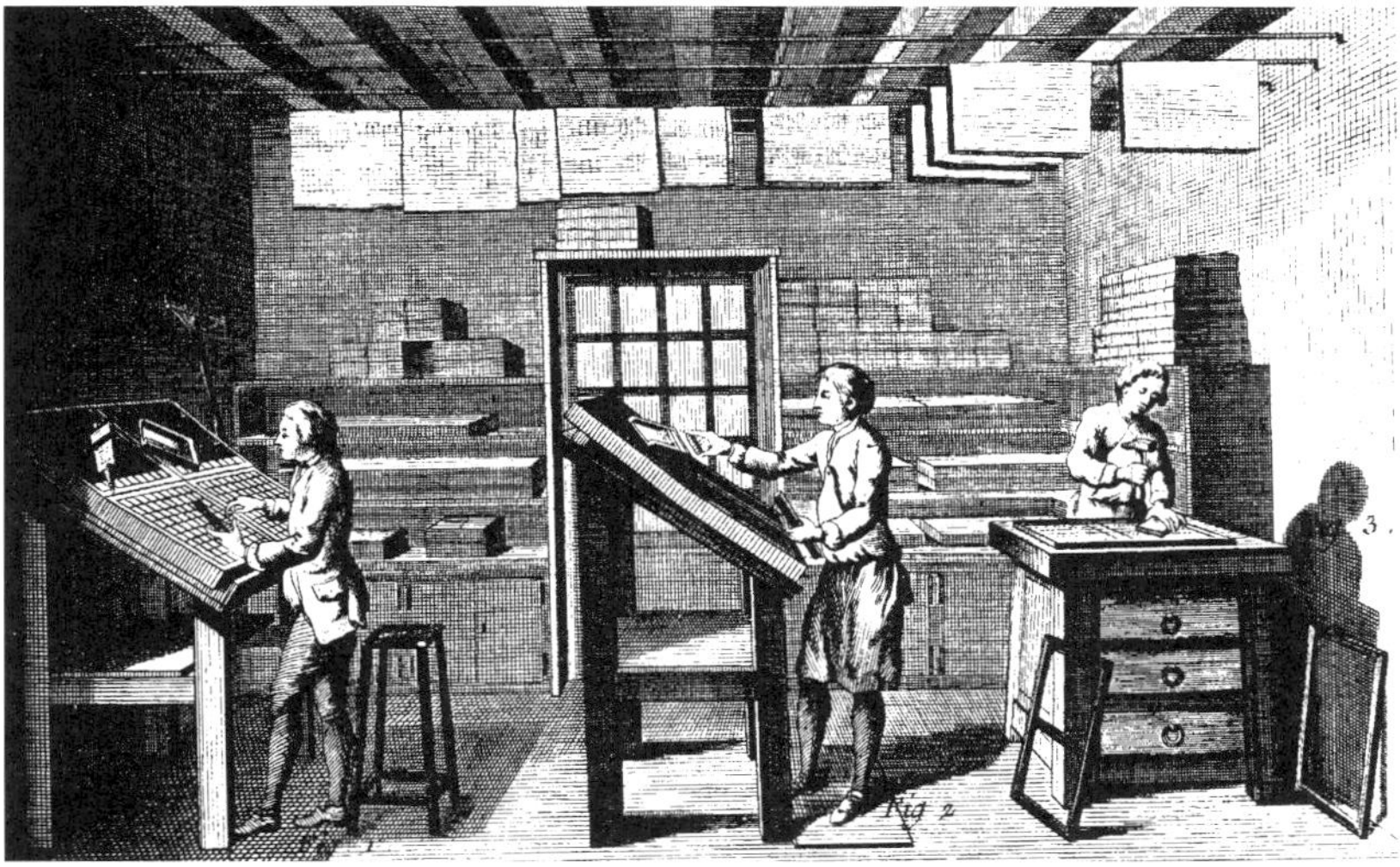

植字室

なるまで、その像が目の前にちらつく。

このような眼の病気のほかに、他の深刻な病気、たとえば、絶えず続く発熱、肋膜炎、肺炎、その他の胸の病気にかかることがある。冬には、仕事が終わって印刷された紙が乾くように、入念に閉め切られ、窯のように熱い部屋に一日中いなければならず、暖かい部屋から冷たい戸外に出るとき、毛穴は非常に収縮しやすく、発汗が突然停止するので、その結果、このような病気が生じるのである。印刷機を扱う人々は、仕事をするのに腕と全身の大きな力を必要とするので、作業場から汗びっしょりになって出てくることが多く、そういった肺や胸の病気にかかる危険がある。

文書社会の奉仕者として働くこの作業者に、医学が与えられる助けあるいは仕事をするときの自分の心がけとして、日に数時間は仕事を休み、冬場に仕事場から家に帰る時は、しっかり着込んでから外に出ることなどを忠告する以外になく、他に予防の術を私は知らない。活字を組むため座っている人は、眼の緊張障害を予防するため眼鏡をつけ、時どきは目をよそに向け、萎えた気力を刺激するため、やさしく目をこすったり、コゴメグサ（二八五）の水や、すみれ水やそれと似たような水で目を洗うと良いだろう。急性の病気にかかったら個々の病気にあった治療を行うべきである。しかし、治療の効果を上げるためには、医師が患者の職業を知ることが常に役立つだろう。

第二章　筆写者や書記の病気

印刷技術が発明された今日よりも、昔のほうがもっと多くの筆写者や筆記者がいたことは確かである。どの都市や町にも誰もが知っているように、書き仕事だけでお金を儲け、家族を養う人がたくさんいる。昔は、筆写者や書記というのは、奴隷であり、あるいは奴隷から解放された自由民であったことはロシナス[二八六]〔Rosinus〕による多くの証拠からわかっている。書記（notaries）といっても、今日の遺言補足書や遺言書を作成する公証人と我われが呼んでいる人を指しているのではなく、略字を使って速記する人を指している。たとえば、プリニウスは旅行に行くときはいつも木と蝋でできた平たい板に文字を刻むため、筆記者を脇に侍らせ、天候の悪いときでも、自分の学問に費やす時間を奪われないように、冬はいつも長袖で手を保護していたと甥の小プリニウスは伝記のなかで述べている。今日、筆記者や秘書は公民で、商店や宮廷にいて、法廷で治安判事への申し開きを書き取って給料を得ている。こういう仕事をする人がかかる病気について注意深く調べることにしよう。前述の筆記者を悩ます疾患には三つの原因が挙げられる。まず一つ目はずっと座っていることによって起こり、二つ目は手を絶えず動かすことによって起こる。三つ目は間違いによって書類の価値を損なったり、計算するときに雇い主に損害を与えないように心を張りつめることによって起こる。座位を続けることによって起こる病気はわかりやすい。肝臓や脾臓のような内臓の障害、胃腸の消化不良、足の痺《しび》れ、ひどい血液循環障害、不健康な生活習慣になることがある。要するに、賃金を得るために働き、一日中書き物をしなければならないし、運動がしたくても時間がとれないので、適度な運動によって期待される健康は得られない。紙の上で筆記用具を絶えず動かすと手や腕全体はひどく疲れる。ほとんどいつも筋肉や腱を緊張させたままなので、時間が経つにつれて、右手の力はなくなってくる。筆記者を専門にしている私の知人は、まだ存命中であるが、自分の全生涯を描くことに人生を費やし、かなりのお金も得ていた。初め彼は腕全体の激しい疲労を訴えていたが、これはどうしようもなく、最終的に右腕全体が完全に麻痺してしまった。埋め合わせに、左手で書く練習をし始めたが、そんなに長くかからないうちに同じ状態になった。しかし、最も激しく彼らを苦しめることは、仕事中は頭全体、神経や神経繊維まで も緊張させ、精神を集中し続けることである。やがて緊張が途切れてしまうと、頭痛、ひどい風邪、喉の痛みに陥り、紙面上に目を凝らすことによって眼が充血する。こういった慢性の病気に最も苦しめられる人は、商人の仕事をするために雇われている、いわゆる帳簿係や会計係である。王族の個人秘書も同じ範疇に入るはずである。王族のお気に入りであり続ける人が、高い評価に値するというのは当然のことであろう。王族の手紙を書く仕事をする人は、大きな精神的な苦しみに耐えなくてはならないことがよくある。その理由として、書く手紙の数が多いだけでなく、王族の心中を十分に理解できなかったり、彼らの目的をわざとぼかすようにするのを習慣にしているからかもしれない。よって、この仕事に専念していると、秘書という職業も王族の宮廷も破滅してくれたらと思う人がたくさんいる。

書き仕事を続けることによってかかる病気の人に、医者はどんな治療をしうるのであろうか。まず第一に、座位生活がもたらすと考えられる悪影響を治すためには、適度の運動が有益であろうが、祭日などに教会の行事に参列した後で、皮膚を擦ることもよいだろう。ケルススは、「激しく皮膚を擦ることによって身体は強くなり、やさしく擦ると身体は柔らかくなり、たくさん擦ると減量するが、適度に擦ると体重は増える」と言っている。しかし、これはヒポクラテスから着想を得たものである。お腹が閉塞する兆候があると、頻繁に下剤で身体を清めたり、春と秋にふつうの下剤をかけるのは、適切なことであろう。腕や右手の弱まった人にとって、上述の皮膚を擦ることが有用と思われるが、患部を丈夫にするためには少量のブランデーを加えたアーモンド油でやさしく擦るのがよい。冬にひどい寒さで手がかじかまないように注意しなければならない。それには、質のよい厚手の手袋で保護しなくてはならない。しばしばかかるおそれのある病気から頭を守るためにも、すべての頭痛薬、とくに塩化アンモン石のような揮発性の塩を含んでいるものが勧められる。においそのものによって無気力を追い払うことができるからである。さらに、頭にも固有の下剤が必要であり、ジョン・クラトーの丸薬を時どきは用いることをお勧めする。嚙み薬、くしゃみを起こす薬を施すとよく、そのようにして、脳の腺からしょう液を出すほうがよい。咀嚼のために適度のタバコを用いることがたいへん有効であろう。ヒポクラテスが言うように「便秘は他のあらゆる障害、血管内の不純物、脳の消耗の原因となる」[二八七]から、できるかぎりお腹を空にし続け、大量の軟らかい食物によって排泄を滑らかにし、これでも反応しなかったら、下剤によってお腹を動かさねばならない。

第三章　実や種を砂糖で加工して保存食品を作る人々の病気

食卓のいろいろな珍味を長持ちさせるために砂糖加工をする習慣がある。たとえば、アーモンド、ピスタチオ・ナッツ、松の実、ウイキョウの実、コエンドロの実、ニガヨモギ、ときには、新鮮な果物でも砂糖加工して保存食とする。これらは今ではすっかり馴染みのあるものとなっているが、作る側にとっては、慢性の重い病気を患うもとともなりかねず、評判の良いものとは言えない。ふつうの砂糖加工では、大きな真鍮（二八八）の平鍋を天井から下げ、その下に加熱用の火鉢を適当な高さに置いて石炭を燃やす。保存用の食品を平鍋に入れ、その上から容器に入れた砂糖液を滴下する。ベネツィア以外の地域では一人の作業者でやっていたことだが、この仕事が大規模に行われていたベネツィアでは、火の上で平鍋を回し続けて、中身を白い衣で覆う方法で砂糖漬けを作るのには二人の作業者が必要であった。この仕事をしている人は顔全体を平鍋の上にかざしたままなので、熱気やヒューム（煙）を吸い込み、一日中ずっとその仕事をし続けたら、容易に頭痛や目の痛みどころか、ひどい呼吸困難にさえ陥る。

作業者は主として三つのもの、すなわち、燃えさかる石炭、焼けた平鍋、最後に砂糖そのものによって傷つく。火の申し子たる石炭は、黒々と光輝く天からの授かりものである。あれこれ詮索するより、ただただ、崇め奉

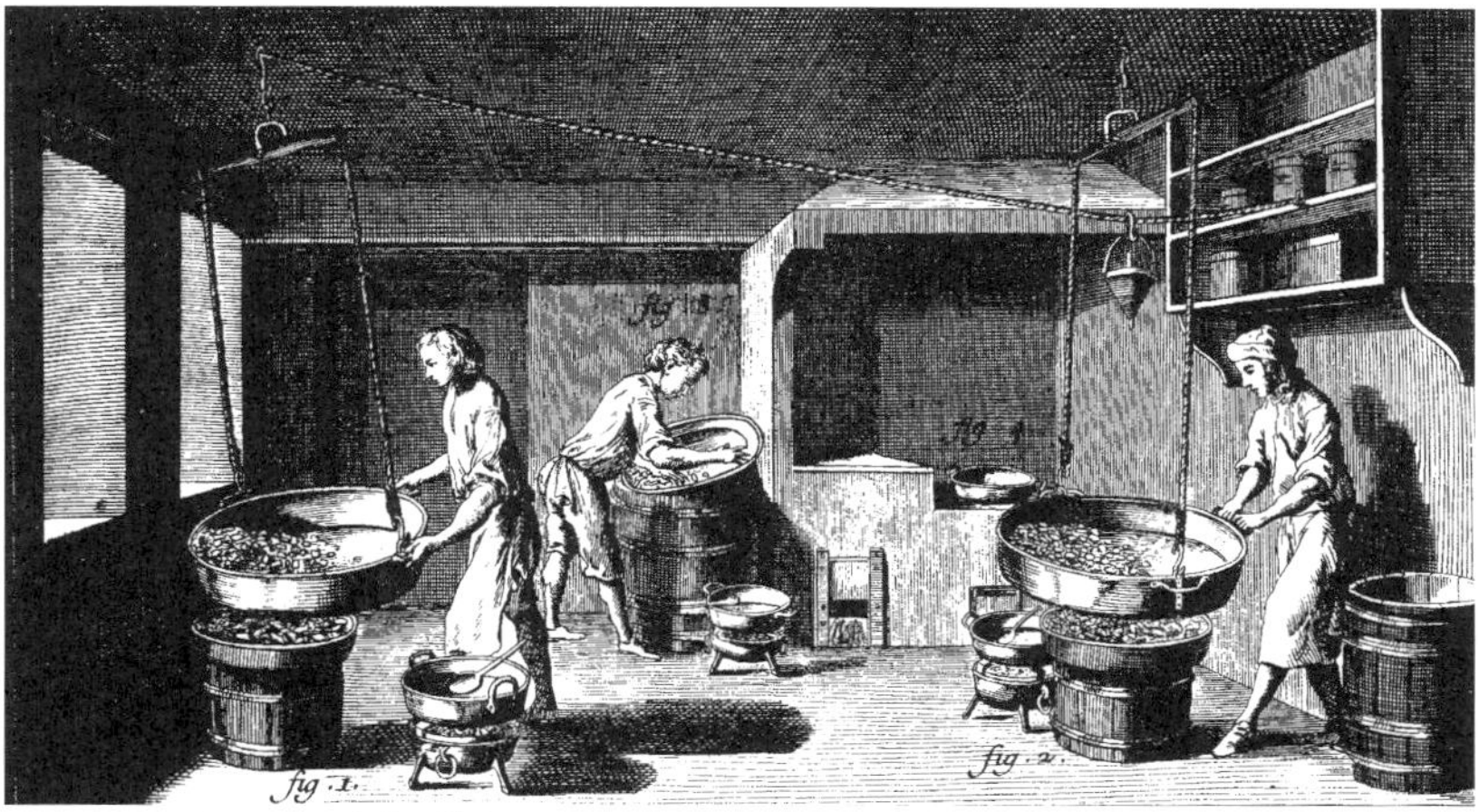

アーモンド・キャンデーを作る様子

ることである。『神の国』(*The City of God*)で、著者のアウグスティヌスは「石炭とは何物であろうか。ちょっと一吹きすれば脆くも壊れ、ちょっと力を加えれば粉々になる、何の変哲もない存在であるのに、湿気も何のその、時の流れもものともしない強者よ。だから、所有地の境界線の印に並べておけば、将来訴訟になっても万全というものだ」と述べている。しかし、もっと驚かされることは、その有害性であり、逃げ出すための自由な出口がない(二八九)とほとんど瞬間的に人を殺すことができることである。この効果を作り出せるものが何であるかは、未だ自然の神秘の一つである。赤熱した炭は閉めきった場所でさえそのような役割を演じないのに、人を窒息させる力については実例が多くある。ヘルモント自身は『二頭政治論』(*The authority of the duumvirate*)のなかで、炭のヒュームによってどんなに深刻な影響を受けたかを述べている。真冬に換気のない小さな部屋で書き物をしていて、持ち込んだ火鉢の炭の煙にやられ、かろうじて書斎を出たものの、すぐ後で気を失って倒れた。ヘルモントは炭の中に濃縮されている硫黄の燃焼により、そのなかに隠れていた彼の言う樹木ガス(二九〇)(wood gas)が発生したからである、と述べている。真鍮は銅と酸化亜鉛との合金で作られ、種の入っている平鍋には有害な銅の成分が含まれていることになる。この鍋を熱したときに発生する有害な空気が、作業者を苦しめる元となる。最後に溶かした砂糖は飾りでもあるので、保存に使う砂糖は純白にするために、石灰水で漂白したものが使われている。満腹になった客の食指をそそるには、食後に出すデザートの砂糖菓子は白ければ白いほど良いからであることは言うまでもない。そんなわけで砂糖加工の際に、石灰水に含まれている腐食性の蒸気があたりに充満して舌や鼻を刺激するばかりか、脳や目、とくに肺をひどく傷つける。作業者は、急性の頭痛、目の充血やトゲに刺されたような痛み、呼吸困難などさまざまな症状に苦しむことになる。吸気には刺激性の粒子が充満しているため、呼吸も妨げられる。予防のために、次のようなことを励行してはどうだろうか。第一に、有害な蒸気が出ていきやすいように、できるだけ開け放した場所で作業するように注意してやる必要がある。新鮮な空気を吸うために数時間仕事を休むこと。その間に顔を水で洗い、酢水でうがいをするのも推奨できる。私は、炭の害から身を守るために、冬場に炭を焚いて作業する際に、ほとんどすべての作業者が励行している対処法を述べさせてほしい。彼らは炭の中に一片の鉄を入れる。それが蒸気の毒性を中和するのだと彼らは考えているのである。おそらく、石炭から出る悪性のヒュームはその効力を鉄という物質で使い果たす、または、鉄自体がその毒気を吸収してくれるからであろう。

第四章　織工、織女工の病気

織工の技術が役に立つというよりもむしろ必要だということは、人間はだれでも何らかの織物で身体を覆うということから明らかである。創造主は鳥には羽を、動物にはみな毛皮を与えたが、人間だけは裸のままにしておいたことに不平を言うべきではない。単に身体を覆うだけでなく、飾り立て、自分を美しく見せるために、人間は多くの異なる織物を織る発明の才と技術をもっているからである。かつて、織物技術はほとんどもっぱら女性の仕事であったから、高貴な婦人でさえも、この仕事に見向きもしないわけにはいかなかった。たとえば、ペネロペ［Penelope］は夫の留守中に布を織ってはほどきして求婚者をだましたのである。ヴァージル〔ウェルギリウス〕の叙事詩に次の一節がある。戦闘で死んだパラス［Pallas］の弔いの席に、アエネアスは金で縫いとりされた二つのマントを持ち至りて言う。「これぞ、シドン人ディードー［Dido］自らが我のために手づから織り、金糸で刺繍したマントである」。しかし現在この作業は庶民の織工、織女工の手に移った。男女の織工の手に移り、高貴な婦人は針で布地に刺繍することを知っていれば十分だと思われている。オッタビオ・フェラーリ(二九一)［Ottavio Ferrari］は、その学術的な著述『衣服について』（*On dress*）のなかで、かつて織り方には二つの方法

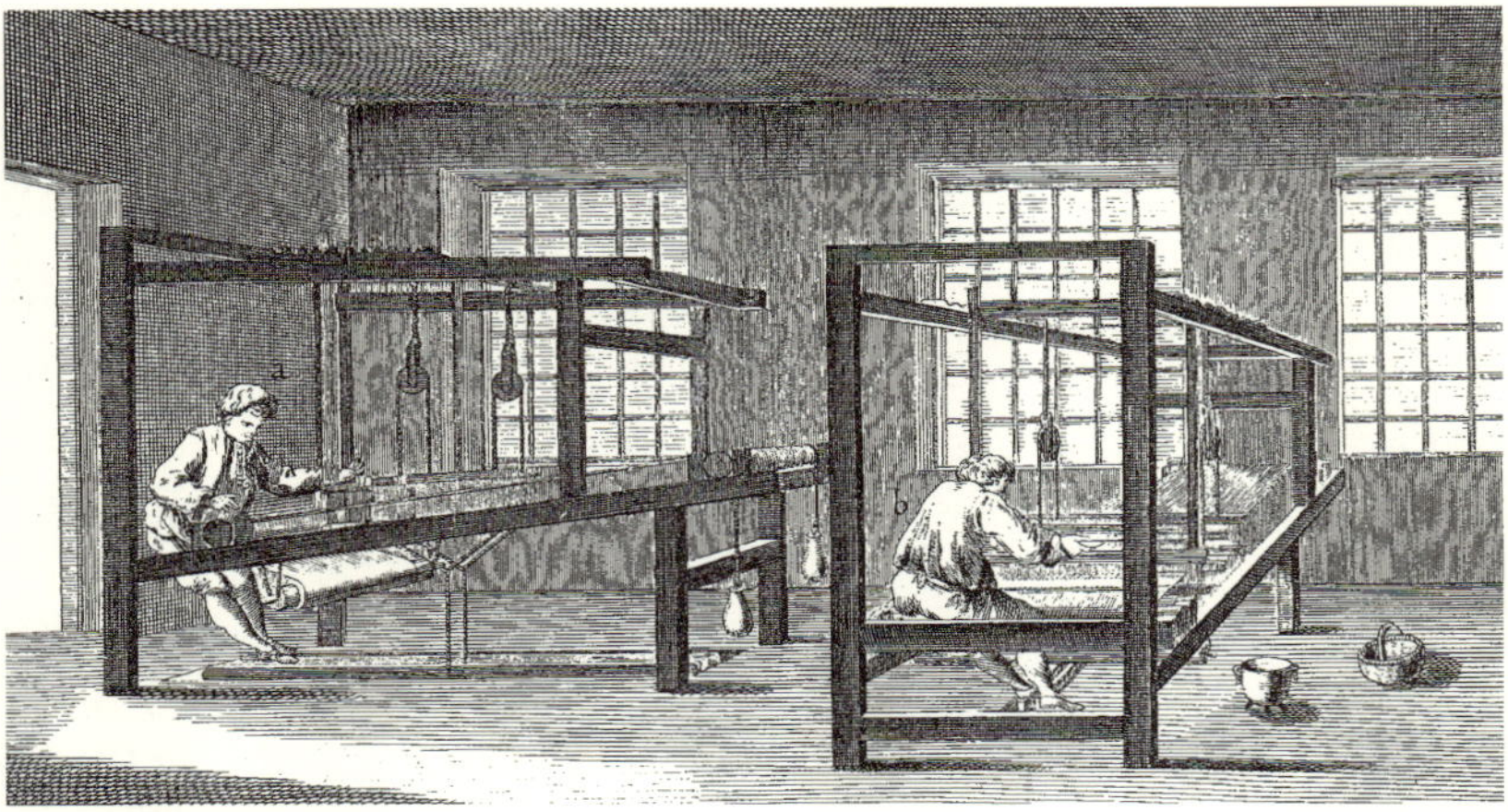

二人の織工が織機で布を織っている作業場

があった、と述べている。最も古い方法は、女性が立って上のほうへ高く織る方法で、もう一方は、座って下のほうへ織る方法である。後者は、エジプト人によって発明されたもので、横糸を下方に押すか、胸のほうに引いた。今日、女性は座っているが、あたかも立っているかのように見える姿勢で織っている。この仕事は両手、腕、足、背中など全身を酷使し、身体のすべての部分を同時に使うので、きわめて疲労が大きい。野良仕事が暇になる冬には、農家の女たちは馬小屋で大麻やリネンで布を織る。とくに、嫁入り前の娘にとっては、織物に習熟することが何よりの嫁入り道具となる。農家の主婦にとって、これがないと格好がつかない。しかし今日ではそのような消耗の激しい仕事は、女性にとっては割の合わないものとなっている。妊娠でもしていれば、流産や早産の原因ともなり、それが元で後々あそこが悪いここが悪いと体調の不良を訴えることにもなりかねない。これから言えることは、これを完全な職業にする女性は、とりわけ健康で頑強でなければやっていけないということである。そうでなければ、過労が祟って病気になるか、長年やっているうちにいつかは仕事をやめざるを得なくなる。そうは言っても、織工からの稼ぎのほかに、彼女たちの月経は軽く、規則正しく、不調を訴えることはほとんどないというたいへん好都合な事実も認められる。事実、働きすぎたときのほうが月経過多になることもある。よく私のところに若い女性が、月経の不調や不順を訴えてくるが、その際は、医者に行くより織女工や他の働く女性のところへいったほうが良いと助言している。織女工たちは金儲けに熱心のあまり食後すぐに仕事に戻るため、消化が妨げられ、深刻な胃腸障害の原因となる。激しい動きで、櫛を胸部に向かって引っぱり上げる作業で消化は妨げられるために消化不良の乳糜《にゅうび》が乳糜管に流れることになり、血液の大部分は未消化物でいっぱいになる。男の織工、とくに、羊毛地（woolen cloth）をつくる織工もまた、強靭で筋肉質でなければ、とくに腕、背中、足の疲労が激しいものとなる。長尺の幅の広い布を織るときは、二人の男がかかりきりになる。一人が右手で巻かれた緯糸《よこいと》が入っている杼《ひ》を投げる。別の一人はそれを左手で投げ返す。こうして二人は櫛を胸の位置まで上げるため強く引っ張り合う。彼らは、亜麻、麻、絹を織る女性には見られない別の障害に苦しむことになる。羊毛は油を含んでいて、絶えず臭いを出しているので、油のしみた羊毛を扱う人の常として、職人たちの身体は悪臭がし、時には息さえも臭いがする。眼も充血している。

それゆえ、負担の多い仕事をするに当たっては、適度に仕事をすることが男にも女にも病気への最善の予防法となる。ありふれた諺であるが、「過ぎたるはなお及ばざるがごとし」は、私が大いに勧めることの一つである。ひどい疲れをとるためには、腕、すね、足をアーモンド油で軽くマッサージするのが良いだろう。織工に忠告するとすれば、祭日には香りのよいぶどう酒入りの風呂にでも浸かって、手足や腕を良くマッサージし、こざっぱりした清潔な着物を着てできるだけ清潔にしておくことである。織物工場には、裁断工がいて終日、重く大きなはさみを使って作業しているものである。この仕事も、疲労が多い仕事で、とくに、腕や手が疲れる。前に述べた安全策を講じて彼らを守るのも我われの責務である。（二九二）

第五章　銅細工師の病気

人間の英知によって地球の内部から掘り出すことに成功した金属のなかで、鉄と銅[二九二]は最も有用である。銀や金の比ではない。自然の恵みとして金や銀を与えられたメキシコ人は、鉄製の鎧や武器を持ったヨーロッパ人に辛酸を舐めることになる。銅は古代から多く使われてきた。アテナエウスの著作に見られるように、プラトンとリュクルゴス［Lycurgus］は彼らの共和国においては、諸々の金属のなかで、銅と鉄があれば事足りると布告しているほどである。事実、古代ギリシャやローマ人の間では、貨幣は銅のみから鋳造され、これゆえ財務省の役人は銅を扱う人（copper-man）という名称を奉っていた。この章では、銅細工師がかかるおそれのある病気について述べる。しかし、「川上」に当たる銅を掘り出す金属鉱山の鉱夫についてはすでに第一章で詳述したので、ここでは「川下」にあたる市中で、あるいは、店で銅を取り扱う人々の問題に限定することにする。あらゆる都市、たとえば、ベネツィアでも、銅細工師たちは一つの区画に集まって、さまざまな種類の容器を作るための銅の延べ板を作るべく、終日銅を打ち延ばす作業に余念がない。この区画からは耳をつんざくような音が出るので、一般の人は逃げ出してしまって、仕事場や住居を構えるのは銅細工師だけという有様になる。仕事場では、男たち

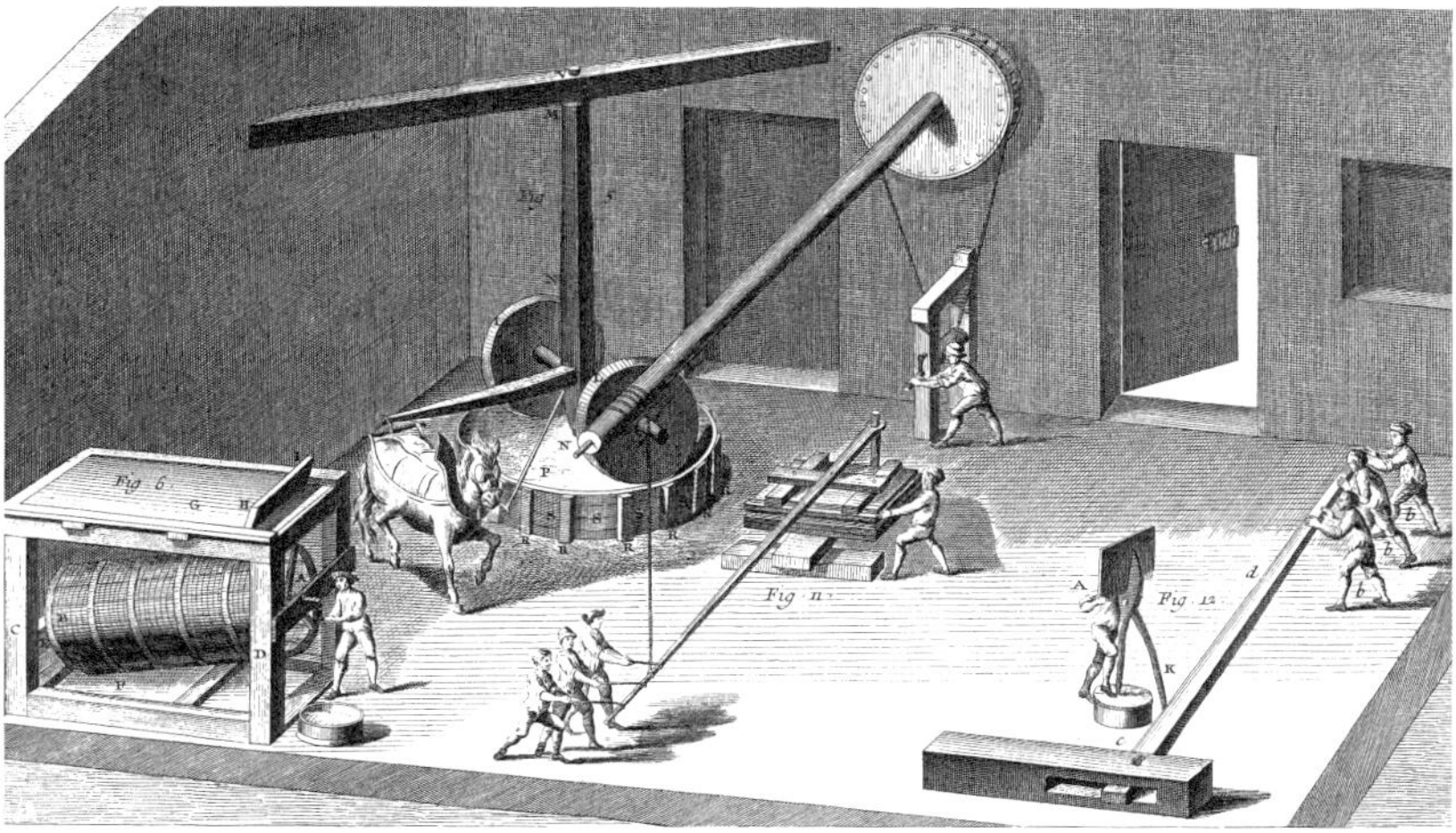

銅の加工工場

は地面に、ふつうは小さなマットに座り、腰を二つに折り曲げて、日がな一日、新しく掘り出された銅を必要な厚さになるまで、初めは木槌で、仕上げは鉄のハンマーで打ち延ばす作業にかかりきりになる。最初に現われる症状は、耳が絶え間ない騒音にやられて変調をきたし、必然的に脳に傷害を受ける。その結果、この人々は難聴に見舞われ、さらに、老齢になるまで仕事を続けていると完全に聞こえなくなる。というのは、騒音が絶え間なく鼓膜を打ち続けるので、鼓膜本来の張りをなくしてしまうからである。耳の内側の空気は耳道の壁にむなしく反響するだけで、すべての聴覚器の機能を損なってしまう。同じような事例が、エジプトのナイル川(二九四)に住む人々にも見られる。ナイル川近傍に住む人は皆、流れ落ちる水の耳をつんざくような音から耳が聞こえなくなる。さらに悪いことに、いつも前かがみになって作業する銅細工師は、せむしになることもある。同じことは、金をたたいて極薄の金箔を作る金細工師にも起こる。

　耳や脳への傷害に加えて、彼らは肺や腸にも深刻なダメージを受けるおそれがある。ハンマーで銅を打ちつける際に有毒な物質が立ち昇り、それが口から胃や腸に入り込むからである。

これについては、彼らも自覚している。銅から多くの薬剤、たとえば、銅華、銅スケール、緑青が作られ、どれも皆、催吐作用と腐食性をもっている。この銅の腐食性と、乾燥する性質は、作業中に吸い込んでしまった人々が身に染みて実感していたことであった。私は彼らに、この種の蒸気で目を痛めたことがあるかどうか尋ねたことがあるが、答えはまったくないというものであった。これについては、マクロビウスの記述とも一致する。彼によれば、銅鉱山で眼瞼炎にかかっても、鉱夫の目は治癒してしまうという。

上に述べた症状にどんな治療法が適しているか、私にはわからない。耳に綿栓を詰めれば、その内側を大きな騒音による衝撃から守ることができる。またすでに長年にわたって耳を傷めているのであれば、砂糖入りのアーモンド油を塗ることも一法である。金属蒸気の飽和した空気を吸ったために生じる肺の乾燥を軽減するには、アーモンドの乳剤、片栗湯、大麦湯、あるいは、それに類したものの中に入れた冬瓜やメロンの種の乳剤が効果があろう。また、乳清や牛乳で作った料理も私のお勧めである。ただ、生来、乾燥体質の人や虚弱体質の人、さらには、肺にトラブルが起こりやすい人ならば、究極の治療法は、さっさと仕事をやめて他に職を求めることである。死んでしまうような稼ぎは、まことに縁起の悪い話である。銅細工師が発熱のような急性の病で床に臥した場合には、治療に当たる医者は、仕事が何かをつきつめるのが先である。たとえば、急性の発熱では患者は耳鳴りを訴えることが多いが、この種の耳鳴りが危険な徴候であると、ヒポクラテスが言っているからといって、医者は何か重篤な病ではないかと勘違いしてはなるまい。銅細工師のような作業者の場合、大なり小なり耳が遠くなっており、発熱を訴えるときに、耳の中に言いようのない圧迫感を感じたからといって驚くにあたらないからである。肺の不調を訴える場合も、何度も乳剤で肺を加湿してやれば、急性の熱で乾きを増すこともあるまい。

第六章　木材を扱う人の病気

創造主が人間のために創った穀物と果物の次に、最も役に立つものは木と森林であり、プリニウス（二九五）がいみじくも言ったように、初め、人は木々から食物を得、葉を洞窟に敷いて居心地を良くし、木の皮で身を包んだ。後にのこぎりが発明され、人は木を切って板を作り、家や人にとって役に立つ他の多くのものを作り始めた。フランスのリヨンは、かつて木材のみで町が作られていたらしい。というのもセネカ（二九六）によれば、町は一夜にして火事で灰燼に帰したからである。何も知らぬ農民が、いつものように朝早くにリヨンに向かい、近くまで来て町が消えているのを見て仰天し、一体どうしてしまったのかとうろたえたという話がある。セネカは、「何百年も森であったものが、灰になるのは一瞬だ」と人類の悲運を嘆いている。今日でさえ、ずっと北の国、たとえばモスクワでは、すべてが木で造られた町があり、そこでは買い手の好みに合わせて大、中、小の出来合いの売り家が並べられた巨大な倉庫があり、数日で好きな敷地に完成した家を建てることができるのである。

大工と一口に言われがちだが、いくつかの独立した職業に細分されている。乗合馬車や馬車だけを造っている者もいれば、樽や桶だけ、他には、船だけを造る大工もいる。鏡や絵画の装飾用の額縁をのみで彫り、金箔を貼

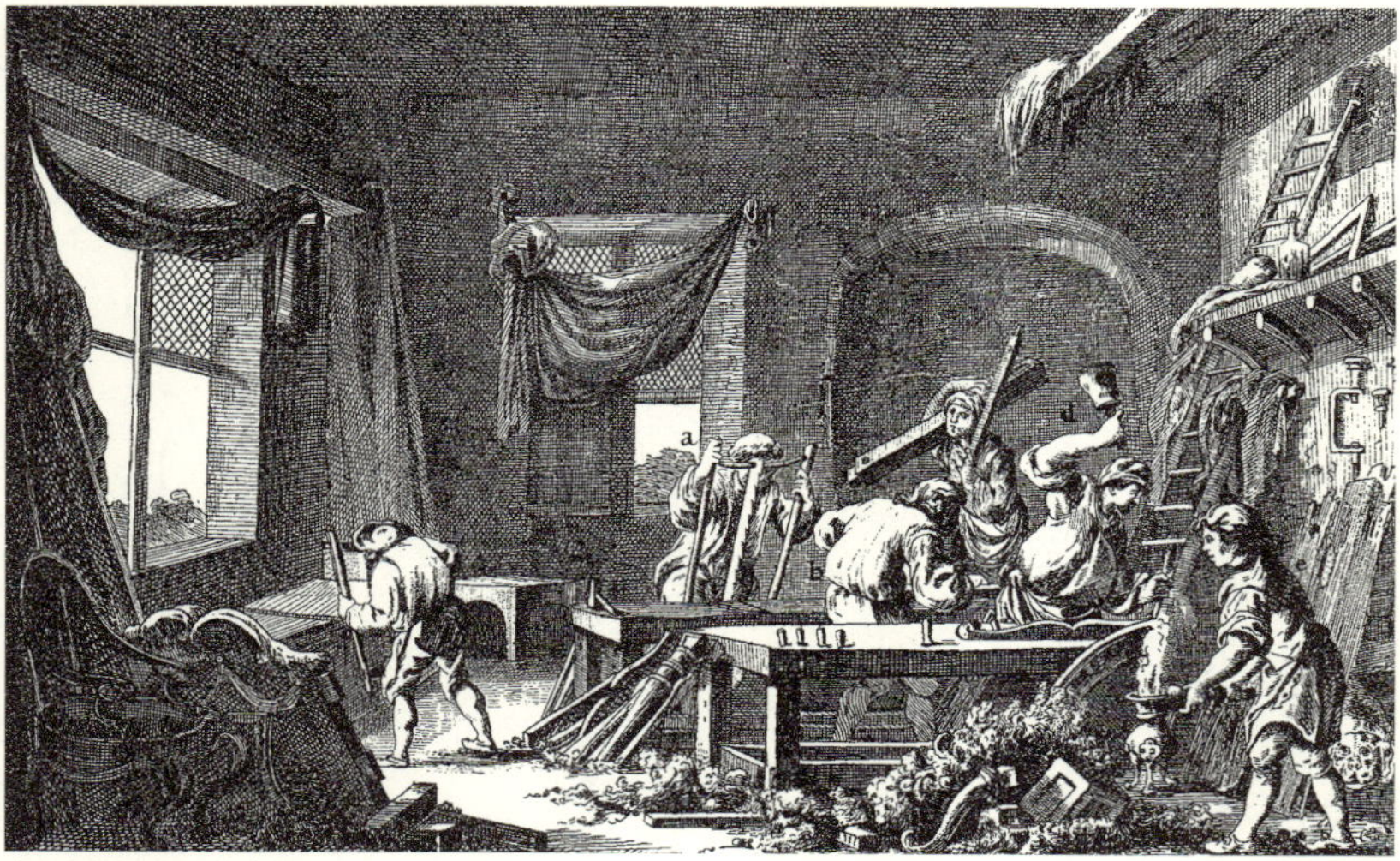

家具製作職人の仕事場

る仕事をする者もいる。一般的に言われているように、大工仕事は、骨の折れる仕事であるし、疲労が著しいが、最も重労働なのはのこぎりで木を切って板を造る人々である。二本の丸太の上に角材を乗せ、一人はその上に立ち、もう一人は下で、木の上に描かれた赤色の線に沿って、大きなのこぎりで材木を切るのである。ヒポクラテス（二九七）が『養生法』（*Regimen*）のなかで、彼らの作業方法を見事に描写している。「きこりがのこぎりで材木を切るように、一人が押してもう一人が引く。もちろん、両者は同じことをしているのだが、のこぎりを下方へ押す人は上にいる人を引っ張る。さもないとのこぎりが下方に動かせないからである。しかし力が入りすぎると仕事が台無しになってしまう」。角材の上に乗っている人はかなり重いのこぎりを上に引かなければならないから、下にいる人よりも力が要るが、下で働いている人は、目や口に降り注ぎ続けるおが屑に苦しむ。このため、絶えず瞬きをし続けねばならないので、眼は赤くなり、後には痛みが生じる。

旋盤で働く人々もとくに、つげ、オリーブ、テレピンやそれに類する木材を扱うときは疲労が激しい。のみを巧みに用い、図案に応じて正確に少しずつ削ってゆくため、両手と両腕は、絶えず緊張しており、右足は旋盤を回転させるため絶えず動かしているので疲労する。さらに、目を一箇所に固定させ続けねばならず、回転する木材が精気と体液を刺激し、旋回運動を引き起こすので、何らかの障害が起きる。扱う材料が原因で大工が障害を被ることはない。例外的に糸杉の刺激臭に耐えられず頭痛を起こす者が、時にはいる。

大工に私が助言できるような予防策は次のようなことである。すなわち、金儲けに夢中になるあまり過労から病気になり、何日も仕事を休む羽目にならぬように適度に働くことである。油で優しくマッサージすることは、過労によって消耗しているすべての作業者の場合と同じように役に立つだろう。眼の疲労も考えて仕事をしばしば中断し、負担を減らすのが良い。もしも、眼が痛み、赤くなるようであれば、大麦やすみれ水、母乳などの刺激の弱い外用水薬で目を洗うのが良い。何らかの原因で急病になったときには、医師は過度の労働で消耗の激しい他の作業者と同様、彼らに強い治療法を施すことには慎重であったほうが良い。

第七章　かみそりやメス（ランセット）を研ぐ人の病気

働く人々に何の障害も及ぼさない無害な職業はほとんどない、と私は思う。床屋のかみそりとか、外科医が静脈を切開するのに使うメス（ランセット）を小さな研ぎ石を使って研ぐ人が視力を損なうと考えた者がいるだろうか。しかし、研ぎ師はいつも高速で回転している研ぎ石をしっかり凝視し続けねばならないので、眼が悪くなるというのは経験上証明されていることであり、驚くようなことではない。したがって必然的に眼の緊張は弱まり、次第に視力が弱くなるのは、他の細かい作業をするすべての人と同じである。一日中、働き続けたあと、研ぎ師は一般的に耳鳴りと眩暈《めまい》に見舞われる。もともと眩暈を起こしやすい人はとくにそうである。そのため、仕事の後でさえ、まだ研ぎ石が回転しているように見えるような気がするのである。おそらく、この外的、内的原因から眼液が動き、とくに眼は元来動きやすいように水分を含んだものであり、さらに動物精気も回転し、眼の自然の機能が乱れるのだろう。この町にはかみそりやメスを研ぐ仕事に熟練している人がいて、その仕事で高収入を得ているが、一日中ずっと仕事を続けていると、しばしば眼の充血、時にはひどい眼炎になることがある。その不幸について、その男は、職業が原因だとしか考えられないと言っていた。彼に会って後、私は

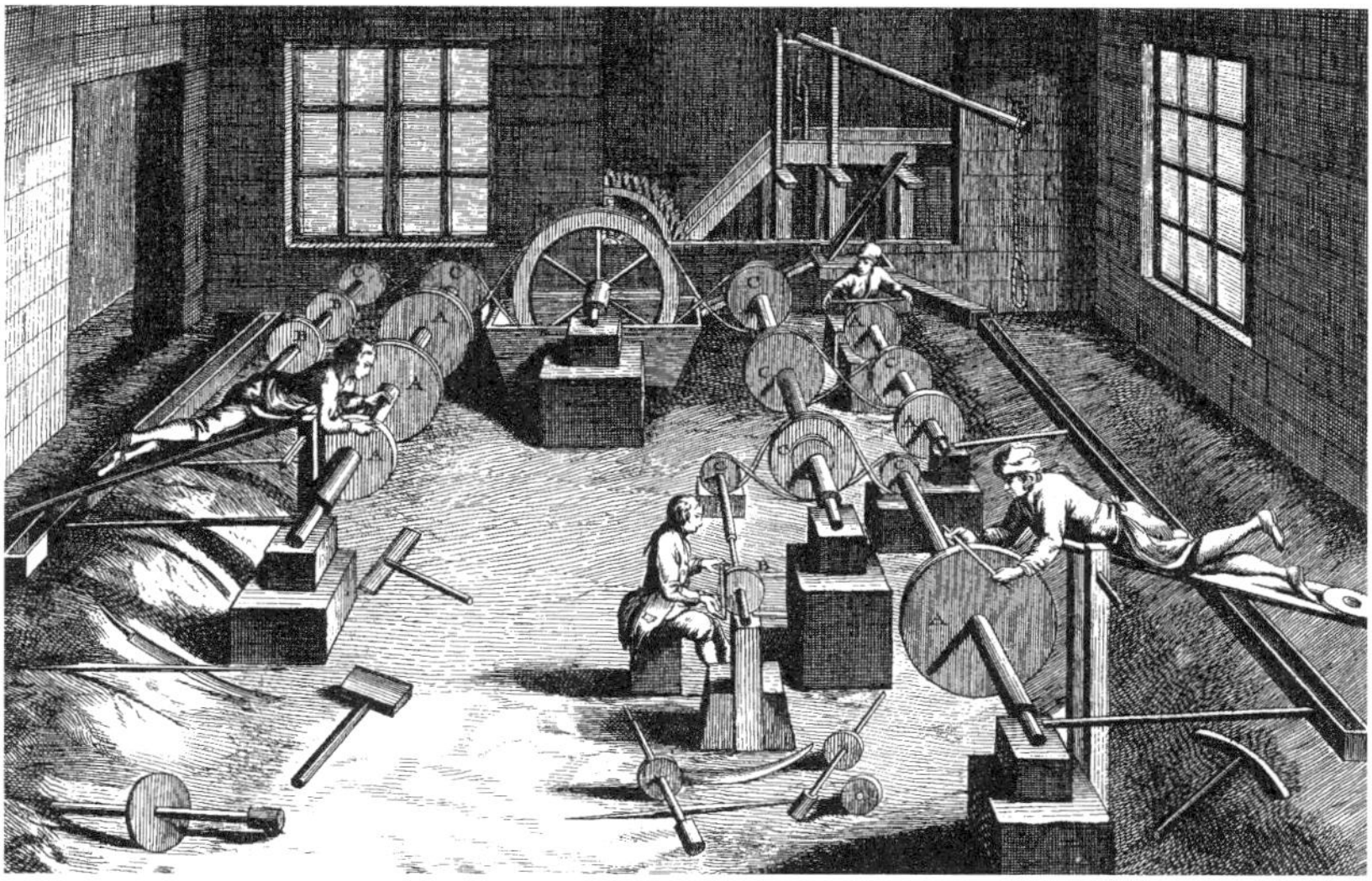

刃の研摩作業

この種の仕事をしている人に質問したが、ほとんどすべてが眼の悩みを訴えていた。それに加えて、小さな砥石を回転させるために大きな木の車輪を右足で廻すのに多くの労力を費やさなければならない。この骨折り仕事は少年にさせることで逃れることはできるが、彼らの両腕、両手は仕事中ずっと緊張しつづけているので疲労するが、最も影響を受けるのは眼である。今のところ私に思い当たるただ一つの予防策は、過労を避けること、何時間かまとめて休憩をとることである。つまり、金儲けより健康を重視するべきである。細かい仕事をする人々（fine workers）、すなわち、小さな物を凝視する人々の利益となるように、私が助言したのと同じ治療法をこの人たちにも施すべきである。しかし、そのような治療についてはこれまで十分述べてきたので、読者をうんざりさせないためにも、繰り返さないことにしよう。

第八章　煉瓦職人（二九八）の病気

遠い昔には、建築技術を駆使して家を建てるようなことはなかった。「底冷えのする洞窟が彼らの貧しい住処であり、炉と団欒の場所であり、その暗い住処を牛と共有していた」。しかしながら、後にはもう少し居心地の良い場所を求め、葦や藁で作った粗末な小屋を作り、それから今でも山岳地帯に見られるような、岩や小石など、すべて自然が供給する材料のみを積み上げげて泥で固め、幅広の硬い石板で屋根を葺いた小屋を建てた。しかし、平地や山のない平坦な国では手頃な石がなかったので、泥で煉瓦を作り、熱い太陽光で乾かし、かまどで焼く技術を身に付けた。このようにして、より格好が良く、より強固な煉瓦の家が造られるようになった。煉瓦作りをする人もまた職人と考えられ、古い家の修理や、新しい家を建てるのに彼らを必要とするので、この種の仕事によってもたらされる病気とは何かを調べてみよう。ここで、どのようにして煉瓦が作られ、かまどで焼かれるかを述べる必要はない。この工程に出くわす機会は多く、町の城壁外やその他の場所で職人の作業を容易に観察できるからである。煉瓦作りは、他のどんな仕事にも増して疲れが大きいので奴隷がさせられていた。古代エジプトでは、ユダヤ人は煉瓦を作る苦役を課されており、その報酬はにんにくと玉ねぎであった。彼らは、広い作業場で、太陽の熱の下、適度にこねられた泥で煉瓦を作らなければならず、煉瓦が完全に乾くと今度は石のように堅くするために、かまどに入れなければならない。作業者の身体は、からからに乾き、こわばる。したがって、このような労働者は、とくに急性の病気にかかりやすい。つまりしばしば炎症を伴う悪性の発熱を起こす。夜明けには凍るような冷たい風に吹かれ、真昼には太陽の熱に焼かれ、夕暮れには穏やかな空気に触れるなど、天気のあらゆる悪影響を受ける。暴風雨でずぶぬれにもなることも多い。それに、小作人と同様、下等なパンににんにくや玉ねぎ、それにほとんど気の抜けた古いぶどう酒で生きているので、重病になりやすいのも当然である。むしろどうして何カ月間もそんな激しい仕事ができるのか、不思議なほどである。彼らの発熱はほとんどいつも譫妄《せんもう》を伴い、回復したとしても簡単に四日熱、悪液質、また水腫のような慢性疾患を患うことになる。この種の作業者は、ほとんど小作人の出であるから、熱におかされると、自分の小屋に帰って成り行き任せにする。あるいは病院に運ばれ他の人と同じように、下剤をかけられたり、瀉血といったふつうの治療法が施されることになる。というのも、医者は絶え間ない重労働で消耗し切ったこれら労働者の就業実態を何もわかっていないからである。

これら惨めな作業者への最良の治療法は、熱が出始めたごく初期に、泥でこわばり乾燥した身体を真水で清めることであろう。皮膚に潤いをもたせ、毛穴を開くことによって、熱が外に放散されるからである。しかし、大昔には、医師によって十分に理解されていた入浴の習慣は、今では失われてしまった。古代ローマでは、入浴は一般的であり、働く人々は一日の労働が終わると夕方には公共浴場に行き、わずかなお金で身体をきれいに洗うことができた。こうして身体についた泥とともに疲労も取り除き、そのおかげで、今日の作業者よりも病気にかかりにくかった。身分、性別、年齢を問わず浴場はふつうに使われ、まだキリスト教会がその揺籃期にあった時代には、既婚婦人や少女も利用していた。それは、聖ヒエロニモス［S.Jerome］がエウストキウム［Eustochium］へ宛てた、新約聖書の使徒書簡から知ることができる。彼は、若い女性が身体を清潔にするため、また健康のためにも、入浴するのはふさわしいことではあるが、若い女性というのは自分の裸の姿を見せてはならないと忠告している。おそらく、彼の言わんとしているところは、公共浴場が古代の様式からはるかに豪華になり頽廃的になってしまったので、乙女は窓をピシャリと閉めた薄暗い部屋で、あるいは夜に入浴すべきだということであろう。これに関してはセネカがスキピオ（Scipio）の別荘について述べているところを読むと良い。カルタゴを征服した後、スキピオはリテルナム（Liternum）に自ら隠遁した。彼の別荘には、小さな風呂場があり、「カルタゴの恐怖と呼ばれたスキピオは、畑仕事で疲れたら身体を洗ったものだったが、毎日というわけではなかった。古代ローマの風俗、習慣の記録を後世に伝えてきた人々が語るところによると、彼らは毎日、仕事で自然に付く泥を落とすため、両腕と両足は洗っていたが、全身を洗うのは市場の開かれる日であった」。いわゆる泥まみれの煉瓦職人にとっては、健康維持のためだけでなく病気を免れるためにも規則正しい入浴は大いに有益であろう。しかし、キリスト教が身体の健康よりも精神の健康にばかり気を遣っているため、入浴する習慣が徐々に廃れていくのを放置していたので、現在の医師は、ほとんどすべての病気に有益な治療法の一つを奪われてしまっているのである。

第九章　井戸を掘る人の病気

煉瓦を作る人が太陽と炎に身を焦がしつつ仕事をしなければならないのとは逆に、太陽や炎に縁のない井戸掘り人は、真夏でさえも、寒さと過度の湿気に身を曝さねばならない。事実、地面が水浸しになる冬や春には、井戸を掘る人に仕事はこない。井戸掘りや古い井戸掃除、またずっと深い所にある水脈を探すのに適した季節は、「子犬座が猛威をふるい、猛々しい獅子座が暴れる」夏である。このような仕事は暑い所から冷たく暗い所に、またその逆へと、さらに乾いた所から湿った所に、あるいはその逆へと、頻繁な移動があるために危険に満ちた仕事だということは、誰でもわかる。そこはあらゆる方向から流れ込む水のため、とても冷たく湿っており、長く留まっていると皮膚は非常に詰まりやすくなり、発汗が危険なほど阻止される。このため後になって、急性で難治性の発熱を起こす。また、とりわけ丘陵や山岳地方では、他にも悪性の熱を引き起こす原因がある。硫黄、硝石その他の鉱物がそこにはあり、井戸から立ち昇る異臭ガスが井戸掘り人の精気と体液を汚す。広い土地や平地ではそんな心配はないが、井戸は「プテウス」(*puteus*)と呼ばれているように、明らかな不快臭(putrid)がつきものである。このようにして、もともと天空上層の空気であり、清浄な空気を喜ぶ動物精気は、とりわけ傷つかずにいることはできないのである。屋根から管や樋《とい》を伝う雨水によって運ばれた泥が沈殿した貯水槽を洗い清める人も、井戸を掘る人（well-digger）の仲間にいれてもよい。ベネツィアでは、とくに夏にはよく見られる職業であり、貯水槽にブラシをかけてきれいにするのは時間がかかることなので、井戸掘り人と同じようないくつかの病気にかかることは避けられない。

全ヨーロッパを探してもどこにも見られないような、有名な白い純粋な石油を産出するモデナ領土にある我われの井戸について述べることにしよう。モデナから二〇マイルほど離れたアペニン山脈にはフェスチノ山があり、その頂上に小さな平原があり、石油を産出する井戸が新旧取り混ぜてあちらこちらに点在していた。石油は井戸の水の上に浮かんでいる。井戸は非常に深く、のみと槌だけで掘る。山全体が石灰岩でできていて、土地の人は石油のことを岩の油（rock-oil）と呼んでいた。作業者が井戸の悪臭に最も苦しめられるのは新しい井戸を掘るときである。その場所に井戸の視察に行ったとき、一マイルも離れている場所から石油の強烈な匂いがしたことを思い出す。作業者がのみで作業をしていると、石油の鉱脈を突き抜け、大量の石油がどっと噴出することが時どき起こる。そのような場合は大声をあげて、そこで窒息しないようにできるだけすばやく縄を使って引っ張り上げてもらわなければならない。時どき、間一髪で引き上げられることがあるが、ほとんど息ができない状態である。作業者の何人かは、非常に大きな鉱脈からの石油の噴出によって悲惨にも窒息死してしまったとさえ言う。私はかつてフェスチノ山の石油について、パドヴァの植物園長である著名なフェリス・アバテ・ビアーレ［Felice Abbate Viale］博士に宛てた書簡を出版し、[二九九] それに合わせてフランシスコ・アレオスト［Francesco Areosto］によって書かれた学術論文「ジビニオ産の石油について」（*On the petroleum of Monte Zibinio*）も再版した。この論文は、オリガー・ヤコビ［Oliger Jacobi］がコペンハーゲン王立図書館で原稿を見つけ、コペンハーゲンで出版したものである。今ではジビニオ山には、深い渓谷に小さな窪地があり、その水の上に石油が流れ出しているので、あまり掘ることもなく石油は採れる。しかし、そこの石油は赤く、純白で不快臭の少ないフェスチノ山の石油とは比較にならない。

　モデナでは、夏ではなく真冬に井戸を掘る別の種類の井戸掘り人がいるが、彼らが掘る井戸からは非常に純粋で、清潔な流水が入手できる。私はこれらの泉の驚くべき噴出と流出について書いた「物理学的、流体静力学的論文」[三〇〇]を出版したが、初版本は既にどこにもなく、自然史を学ぶ者たちが入手したがるので、パドヴァの印刷屋に再版を依頼しているところである。どのようにして我われの井戸が掘られたのか、ここで説明すると長くなってしまうだろう。簡単に述べると、多様な層、白亜質の層と粘土質の層が交互に現われた後、多くの細かい砂利が混ざった砂の層が現われ、そこにたどり着くと、流れる水のざわめきが聞こえるので作業者は、目的地に到着し、仕事が完成したことを知る。そこで、大きく長い穿孔器具を使って井戸の側面の砂利の多い地層を二、三エル〔一エルは約一・一四メートル〕の深さまで強く押し貫くと、水は非常な勢いで噴出する。穿孔器具のわきに座っている作業者はどっと流れる水に急襲される前に、間一髪で縄を使って引き上げてもらわねばならない。こうして、ほとんど一瞬のうちに、井戸は水で一杯になり、そのあとで地面まで四季を通じて水が流れ出る。こういった井戸を掘っていると、興味深い多くの風変わりなもの、たとえば、深いところに埋もれていた巨大な木、大きな骨、その他のものが現われる。これらのものについて私は論文に記している。

　このような井戸で、冬にほぼ一カ月も過ごさねばならない仕事は、極度の疲労と不潔さを伴う。前述したように、夏には悪臭を放っているガスと猛烈な寒さのために、この仕事を請け負う人はいないが、冬には温室にいるように過ごせる。大量の熱が井戸に集中し、悪臭ガスがなく、夏には煙霧で消えてしまう明かりが灯り続ける。

毎日、掘仕事と井戸に溜まった熱でずぶぬれになって井戸から引き上げられる作業者は、深刻な病気にかかり、また発汗が抑制されることで病気になったりする運命から逃れられない。一般的に言えば、井戸を掘る人は、胸の病気、風邪やその他の病気にかかることがよくある。彼らは、貧困から健康的な食生活ができないため、ほとんど例外なく悪液質のために顔は土気色で、虚弱に見える。四、五〇歳になると、この仕事から離れ、そのうえ、人生からも離れることになる。それが井戸を掘ることを仕事とする人々の哀れな末路である。

平均的な知性をもち、患者のふだんの職業について知っている医師ならだれでも急性疾患であろうと、慢性疾患であろうと、働く人々が病気になったときに、どのように取り扱わねばならないのか容易に判断できるだろう。つまり、湿った悪臭のある場所に長く留まりすぎて発汗が危険な状態にまで抑えられているので、適切な治療で発汗を取り戻さねばならないということが分かるだろう。汚れた体液を調節し、清め、消耗した自然の力を回復させるよう努めなければならない。それゆえ、初期のうちなら患者は全身をアエティウス[三〇一]［Aetius］の軟膏で頻繁にマッサージしたり、乾いた吸い玉を用いたり、サルビアやラベンダーの葉、ローズマリーの花などを煮つめた強いぶどう酒に、両足、両腕を浸すのが有効だろう。よく運動をする人にしばしば用いられる、皮膚の表面を無数に小さく切開する種皮処理や背中に吸い玉をあてがうこともまた有益であろう。少量の血液を静脈あるいは、痔の静脈に蛭をつけることによって抜き取ることは非常に推奨できる。また、患者の体力を弱めるような強い下剤は適当ではないので、一般に言うところの体液調節剤（epicerastics）と混ぜて与えるのが良い。ヒポクラテスの言にあるように「健康によくない、質の劣った食事をしている者[三〇二]」には、強い下剤は避けるべきである。

第一〇章　水夫と漕ぎ手（三〇三）の病気

人類の幸福に貢献し、外国との交流を維持するすべての技術のなかで最も重要なものが航海である。東洋と西洋、北方と南方を結び付け、自然が地方に与えた独特の恵みを、航海は全員の共有財産にしてくれる。この大昔からある技術は、ヘラクレスによるものか！　と、高い評価を得ている技術で、その発明者はほとんど神のごとくに絶対的な尊敬の念を受け、崇拝されていた。たとえば、はるばるコルキスまで航海したアルゴ船の乗組員たちは英雄のなかに数えられ、アルゴ船は詩人によって天空へと昇った。今ではよくあることだが、ヘラクレスの柱〔軍事上の要衝ジブラルタル海峡入口の岬〕からはるかペルーに向かう武装艦隊を詩人が見たら何と思うだろうか。確かに、この技術は今や完成の域に達し、かつておとぎ話だと信じられていた対蹠地に人がいるということが、事実であったことをはっきりと示してくれた。それでは本題に戻り、どのような病気が水夫や船乗りを悩ますのか、と言うよりはむしろどのような病気には罹らないのかを考えてみよう。ここで私は商売その他の目的で船に乗り、乗船している間、何もせずくつろいでいる旅客の病気について述べるつもりはなく、昼夜を問わず重労働を続ける水夫についてのみ話すことにする。一言で言えば、水夫、漕ぎ手、その他の船で働く人々は、考えられるすべての急性疾患にとりつかれる。不安定で危険な海の上の生活であるため、その猛威に捕まると激しい急性疾患を起こす。慢性疾患もまた彼らを襲うが、船は慢性疾患を患うには適した場所ではないから、陸上の作業者と同じくらい長患いをする水夫はいない。羅針盤が使われ始めるようになる以前は、進路をとるために小熊座を見つめ続けて一晩中を過ごさなければならなかったので、昔の航海技術は疲労困憊するものだったと十分納得できるだろう。ヴァージル〔ウェルギリウス〕の詩に出てくるトロイの有名な水先案内人パリヌルスは、舵につかまって「星を見つめ続けて」奈落に沈むような眠気に負けて海に落ちた。今では羅針盤を使うようになり、船の水先案内人は夜気の悪意におびえることなく、小さな自分の船室で羅針盤の針を見て、漆黒の闇の中、どんな方角へも自在に船を操る。大洋の上でさえ、真っ暗闇の地上を歩く人よりも確実に船を導くことが可能なのである。

水夫は荒れ狂う海、風、天候など、航海に伴うおびただしい苦難に曝されている。それゆえ、私が挙げたような、急性、とくに悪性の感染性発熱にかかりやすいのである。良し悪しはともかく、こういった病気はすぐ決着がつくので長患いをすることはない。そのような場合、医学的治療の原則は該当しない。実際ケルスス[三〇四]が言うように、「ある程度割り切って何らかの治療薬を使用しなければならない」。つまり、暴風雨に襲われたときのように性急に振舞う。船長はさまざまな治療薬を持っているし、それを処方する医師が乗船していることさえある。万病薬とベゾアールディク（bezoardic）解毒剤〔ベゾアールは胃石（動物の消化管内の結石）。解毒剤とされた〕は発汗作用によって悪性の体液を体表から排出し内臓を清めるのにとくに役立つだろう。しかし、そのような治療薬は少量を処方するのではなく、陸上にいる患者に使用する量よりもかなり多量に使うべきである。海で生活する人々の食べ物は、陸上にいる人が食べ慣れている食物よりもかなり劣っており、かかる病気は非常に危険な性質のものばかりであるからだ。ボネが『北方医学』(*Northern medicine*)で引用している、トマス・バルトリンの言葉によれば、船員に処方する薬は、もしも望む効果を得たければ他の人に対するよりも三分の一だけ強くしなければならない。そしてこれは、下剤に対してのみならず、発汗剤、利尿剤やすべての薬にも当てはまることだと承知しておいて欲しいと述べている。教皇ユリウスII世[Julius II]の外科医ジョヴァンニ・ディ・ビィゴ〔Giovanni di Vigo〕[三〇五]は、航海者を襲う発熱についてとくに一章を設けているが、彼もまた船乗りには通常より強い薬を与えるべきだと助言している。船乗りの体液は粗末な食べ物、塩辛い肉、虫に喰われたビスケットや半分腐った水に侵されているので、ふつうの治療法では、発熱は容易に退かないと考えられるからである。諺にあるように、「堅い結び目にはそれに合ったくさびを用いる」ことである。バルトリンとジョヴァンニ・ディ・ビィゴは個人的な目的で乗船する航海者について述べているのではあるが、この警告は海で人生を過ごす水夫やその他の働く人々にこそ当てはまるだろう。

しかし、長い列のベンチに鎖でつながれ、座った姿勢で荒れる海、暴風に全力で立ち向かい、櫂《かい》一本で船を進めるしかない。さもなければ頭に投打する嵐を受けてしまう、気の毒な運命の漕ぎ手連中ほど哀れなものはない。それらの人々が急病にかかったら、直ちに苛酷な労働から免除され、死神の手におちる。多くの漕ぎ手は、昼夜の苛酷な労働で消耗させられているが、十分に栄養が行き届き、若々しく美しく見えるのは、確かに奇妙である。男爵ヴェルラムことフランシス・ベーコンはこのことを次のように説明している。「座っての生活では胃に何らかの支えが与えられるが、絶えず立っている人、あるいは歩きすぎる人は胃が下がってくる。したがって、長生きするためには座って四肢を動かす運動のほうが胃や腹部の運動よりは望ましく、座った姿勢で舟を漕いだり、鋸を前後に引く運動を選ぶのが良い」。

外的要因、もしくはふだんの身体に良くない食事と、とくに腐った水のせいで、船が伝染病に襲われることがしばしばある。船にはさまざまな種類の人間が大勢いて、乗船者のなかには暴風雨の大海原でなす術もなく、恐怖を味わい続けるため、悪性で伝染性の熱を出す者がいるからである。そうなると伝染病の種が撒き散らされ、残りの人も同じ病気の犠牲者になる。そんな場合、諺どおり皆同じ船に乗っている、つまり運命を共にしているので、隣で人が死に、また皆が共有することになるであろう水中の墓を見ないわけにはいかない。この場合、賢い人がとる唯一の道は、自分の安全にかかわる運命にではなく、すべてを神に委ねることである。しかしながら、長い航海ではだれでも携行する万能薬の準備を怠ってはならない。

水夫や船乗りは一般的に言って、他の病気にもかかりやすい。それは、命にかかわることではないがかなり悩まされるものである。海をわたる人は皆、粗末でひどく硬い食事、船乗りのパン〔日持ちさせるため通常のパンの半分以下の水分で仕込まれた硬いパン〕が主な原因となってひどい便秘になる。プリニウスは下痢止めに船乗りのパンと燻製、塩辛い肉を勧めている。ヘルモントは、海の空気と船の動きを便秘の原因としている。航海する人は陸にいる人の二倍も食べるし、排泄は少なくなり、彼が言うところでは身体は不感蒸泄(三〇六)が蔓延しているために便が固くなってくるのである。ヒポクラテスが言うように、「皮膚の毛穴が開いていると腸は硬くなる。経口の下剤で治療するより便秘を我慢するほうが良い」。というのも、下剤はとても激烈でなければならないだろうし、その結果、腸はより硬くなる。船では浣腸剤を考慮に入れていないし、それに適した材料も積んでいない。水夫は乗船している人すべての安全を一手に引き受けているから、ほとんど眠る時間はない。穏やかな天候に恵まれたとき以外は眠っているときでさえも、心の中にいつも不安があるため安心しきって眠ることはできない。不感蒸泄から皮膚に集まった不純物が原因となって、いらいらさせられることもある。彼らが生活する場所では、個人的に清潔に気を配るような機会はない。事実、彼らは手や顔を洗う水にも事欠くことがしばしばで、ましてシャツを洗うなど論外である。このためシラミの大群の宿主となってしまう。さらに、船には、刺される運命から逃れようもない南京虫の大群がいて、この虫の発するにおいは、まるで船底の汚水のように極度に不快なものなので、吐き気や嘔吐の原因になる。たいてい裸足でいる漕ぎ手は、私が以前述べたごとく海の塩辛い湿気で漁師同様に荒れて乾いた潰瘍を作りがちであるので、私が前述した漁師への治療法を施すべきである。さらに、水夫はとくに東インドや西インド諸島への航海では急な頭痛に悩まされる。というのは赤道を横切り、温暖な地帯から酷暑の地帯へ入ると空も星も一変し、影の方向が右から左へと変化し、激しい頭痛に見舞われ、心も身体も混乱するからである。

こうして水夫と船で働くすべての人はどんな星の下に生まれようとも、最後まで海の苦難に耐えて年を重ねるものは滅多にいない。この点で、彼らは軍隊に勤めている人と同じである。[三〇七] 水夫の病気とその治療法についての説明はこれで十分であろう。この主題については学者グラウバー[三〇八]［Glauber］による『航海者の慰み』（*Comfort for seafarers*）を読むことをお勧めする。

第一一章　猟師の病気

狩猟は非常に古くからある職業で、私たちの祖先が犯した原罪の時代の直後にまで遡ることができるのは聖書により明らかである。そうとは知らず槍でカイン［Cain］を殺してしまった偉大な狩猟家であり、多くの技術の発明者であったレメク［Lamech］の話が聖書に伝えられている。大昔、おそらく人が畑を耕し作物の種をまくようになる以前の生活は野蛮で無骨だったから、より確実に食料を得るための手段として狩猟を実行していた。しかし町や都市を作り、社会的で上品な生活を送るようになると、狩猟の技術とその追求は、愉快なスポーツへと転換していったということは周知の事実である。今日では遠い昔に存在した狩猟の特権を皆が所有しているわけではなく、王族や身分の高い人が特定の場所を動物や鳥の保護区とし、そこで他の誰にも邪魔されずに存分に狩りを楽しんでいる。ここで私が取り上げようと思うのは自分と家族を養う手段として猟をする人のことである。王族のかかえる多くの使用人のなかには、猟と鳥打ちを専門とするものがいて、彼らの唯一の仕事は、動物や鳥を捕まえ食卓の珍味として、主人に給仕することである。人に使用されるのではなく、一年中狩猟に専念し、町の公開市場に獲物を運び、変わったものを食して喜ぶ金持ちの暇人に結構な値段で獲物を売りつける猟師もいる。

私たちは、獲物を高く売りつける猟師を賞讃こそすれ咎めてはならない。猟師が獲物を手に入れるのにどんなに苦労するか、どんなに多くの汗と睡眠不足の代償を支払ったか、計り知れないからである。一日中骨を折って働いていても何も捕れないことはよくあることだし、さらに悪いことであるが、飼い慣らされていない生き物を罠にかけようと夢中になるあまり、始末におえない病気にかえって自分を陥れることがよくある。しかしながら、この趣味に夢中になる王族や高貴な貴族でさえ、悪い運命から必ずしも逃れることはできない。野生動物に殺されたり、過労で病気に倒れ、最期を遂げた高貴な人の話は、多くの著述家がこれを記している。身分の上下を問わず暑さ、寒さ、疲れを自覚せず、家庭を忘れ、屋外で夜を過ごすことも厭わず、妻をひとりで寝かせていることなど、すべて忘れさせるといった狩猟の魅力とは驚くべきものである。ホラティウスが見事に表現したように、「猟師は若い妻のことを完璧に忘れて、凍える空の下、一晩を過ごす」のである。

　しかしここで、狩猟への熱中を糾弾するつもりはない。狩猟自体健康的で多くの慢性疾患への治療法となり得るし、さらに危険な病気から人を救うこともあるかもしれない。というのも、その筋の権威ラーゼス［Rhazes］によると、疫病が流行った時、猟師はある種の体質によって感染を免れたということである。さらに、ガレノスは狩猟は身体の一部分だけでなく同時にすべての部分を動かすような運動であると言っている。猟師は歩いたり、走ったり、飛んだり、真直ぐ立ったり、腰を二つに折り曲げたり、大声を出したり、身体のありとあらゆる部分を動かさなければならない。そして、これを夜、あるいは一晩中、あるいは風雪の中、冬中行わねばならないので身体はその報いを受けてくたくたに疲れる。そのため猟師はさまざまな病気にかかりやすくなる。とくに狩猟で生計を立てる人は夏はおろか、シリウスが光り輝く冬でも、一年を通して休暇の季節はない。ヴァージル〔ウェルギリウス〕が言うように冬に「雪が深くなると、鶴に罠を仕掛け、鹿を網にかけ、長い耳のウサギを追いかけ、

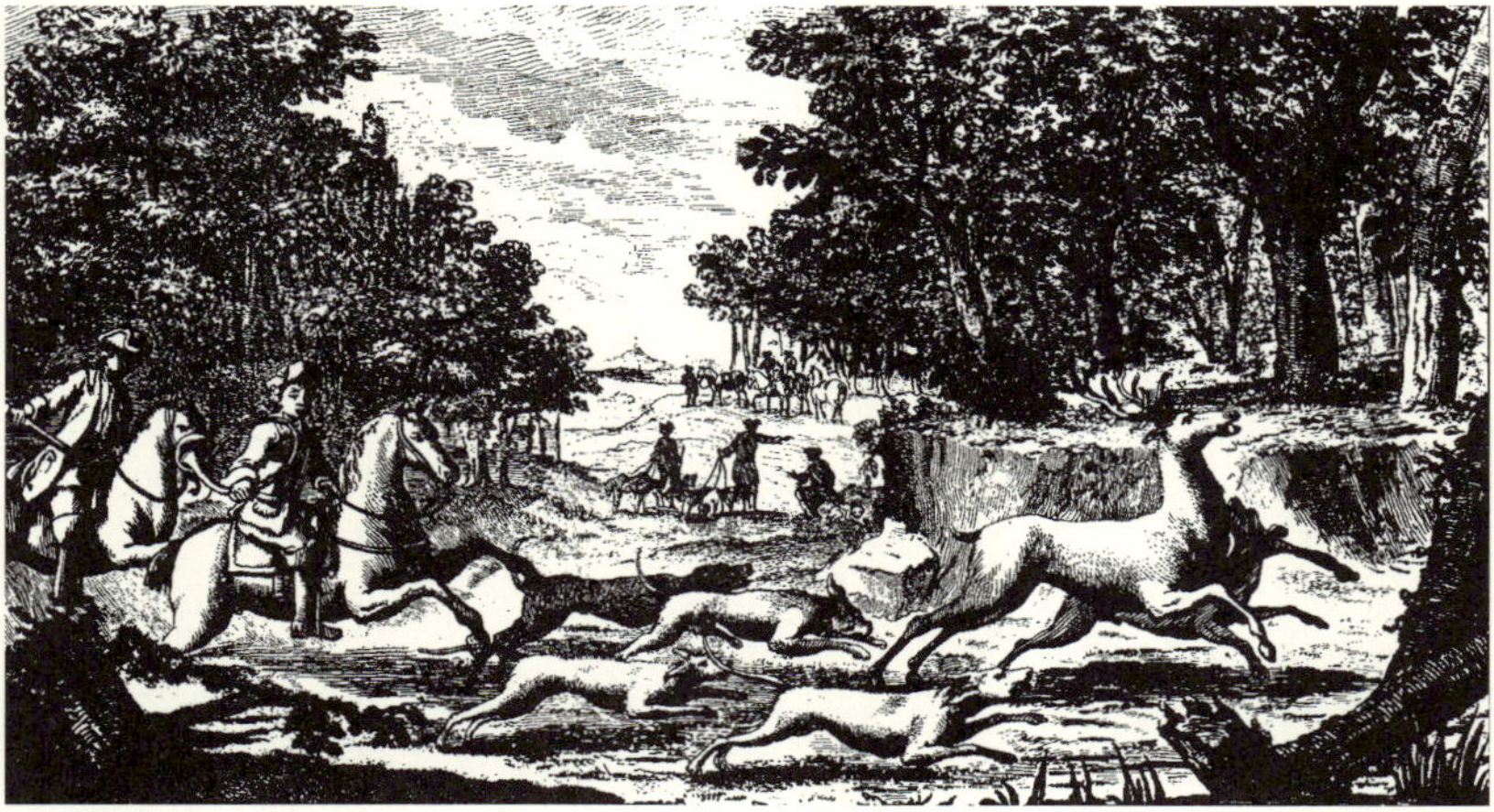

シカを追う猟犬

投石で牡鹿を射止める」のである。

大昔の狩猟は今日よりももっと重労働で、狩猟には、邪魔になって仕方がない弓、矢筒、槍を携行せねばならなかった。猟師は弓をひくために強い筋力を必要としたが、今では獣や鳥を捕るためだけでなく、魚を捕るためにも鉄砲を使うことが多いので、水の中の魚でさえ、火薬の威力から逃れられなくなった。

狩猟を職業としている者は、街で働く他の人々と同様に、それで生計を立てているので、けっしてほどほどに狩りを済ませることなどできず、季節によってさまざまな病気にかかるが、大部分は急性の病気である。夏には高熱が出たり、乾性コレラ[三〇九]「下痢が強くないコレラ」や赤痢になるが、それは胆汁性の体液が太陽光線によって強烈に刺激を受けること、また、飢えや喉の渇きに耐えなければならないこと、またその他の悪い習慣によっても誘発される。冬には、厳しい寒さと若干の発汗の後でも起こる肋膜炎や肺炎のような胸の病気になる。そして、熱や寒さにとくに無防備な場所は頭であるため、激しい頭痛に悩まされる。また、獲物を追跡中に行う激しい運動や跳躍のため、しばしばヘルニアにかかる。

経験のある臨床医なら、そういった病気に適した治療法が何かを充分に知っている。したがって、医師がこの種の猟師の治療を引き受けることになったら、何よりも次のことを念頭に入れていなければならない。狩を職業とするものが病気になったら、過度の悪液質ではなく、消耗によって身体が弱っているので、瀉血を繰り返すことや強い下剤の使用には耐えられないから、強力な治療法には注意しなければならない。事実、狩猟に携わる人は、ヒポクラテスが言う（三一〇）ところの狩猟で運動するようになった人（men used to exercise）の身体とはかなり異なった状態である。狩猟は体重を増加させるような運動ではなく、むしろ身体を消耗させ、猟師は自分の猟犬のように見えてくるようになる。ガレノスは猟師は逞しく強靭であるべきで、生命力が弱まらないよう、過食して柔弱になってはならないと言っている。この職業に適した人は体質が頑丈な人であり、さもなければすぐに消耗させられてさまざまな病気にかかる。ヒポクラテスには次のような注目すべき言葉がある。「去勢された男は狩猟と走り続けることで水腫になる」。確かに、猟師には去勢された者、性的不能者は適さず、頑健な家系の者が適している。だから、私たちは、注意深く彼らを扱い、まず発汗を高める薬によって体液を皮膚のほうへ運ばねばならない。彼らはよく汗をかくので急病にかかったとき、他のどんな治療法よりも発汗を高める薬が効く。私たちの祖先は入浴を勧めていたものだが、今やその習慣は時代遅れになってしまった。しかしながら、風邪のために熱が出、そのため皮膚の毛穴が閉塞していたら泉水への入浴は勧められるものかもしれない。しかし、急性疾患が慢性化したり、とくに慢性病が四日熱その他の発熱であるとき、閉塞を取り除くのに使われる治療薬も、キニーネでさえも使用を中止し、元の仕事に戻さねばならない。なぜならば猟は適度に行えばそれらの病気の適切な治療となり、健康を失わせた原因が健康を取り戻す最も幸福な方法となりうるからである。

　獣を追いかける人たちについて私が語ったことは、野鳥を捕らえる者についても当てはまると思って欲しい。

鳥打ちがかかる病気はさほどひどくはないが、一日中鳥を追って、野原や小さな林を彷徨い、過度に働き、疲労し、仕事中に発汗し、夕方になると汗が退くので秋になると三日熱や四日熱にかかりやすくなる。この季節は鳥打ちには最適で、網を張るだけで簡単に多くの鳥を捕らえることができる。たとえば、十月に網を使ってひばりやうずらを捕まえる鳥打ちは、この時期に急性疾患にかかることがよくある。私たちは、この種の狩については熟知している。早朝に甘い鳴き声を使って、葦のベッドに隠れて眠っているうずらを網の中に誘い出すのだ。(三一) しかし、水鳥を捕らえる者の危険ははるかに大きい。寒い冬の間、谷間を流れる川、澱んだ池に小船を浮かべて昼夜を過ごし、雨天や有害な霧のため多くの者が悪性の熱を出し、全身病、しばしば水腫となる。

第一二章　石鹸製造者の病気

古代の人々が毛や麻の衣類を洗濯するのに石鹸を一般的に用いていたことは、我われの所有する記録により明らかである。『博物誌』（*Natural history*）のなかで、プリニウスは石鹸は優雅さと洗練性に常に熱心であるフランス国民によって発明されたといっている。彼によると、「石鹸は、フランス人によって髪を赤く染めるために発明され、脂肪と灰からできたもので最高の品物はブナの灰とやぎの脂肪から作られたものである。固体と液体の二種類があり、ドイツ人は両方とも使うが、男性のほうが女性よりも多く使う」。ガレノスは『簡易薬剤論』（*On medicinal simples*）やその他の著作のなかで石鹸について言及し、石灰、灰、雄ヤギや牛の脂からできていて、汚れを取り除く性質をもつと述べている。この言葉から、古代の石鹸と現在の石鹸はあまり変わらないというのは明らかである。古代の人々はさまざまな動物の脂を灰と石灰の灰汁に混ぜたが、現在ではオリーブ油だけを混ぜている。ベネツィア人の石鹸は他の石鹸よりもずっと優れていると考えられており、遠い国々にも多量に輸出されている。ベネツィアの石鹸製造過程を説明するとかなり長くなってしまう。確かにその製造工程は考えられているよりもずっと手が込んでおり、たいへんな作業である。この石鹸は、生石灰、灰とオリーブ油の三つの原料

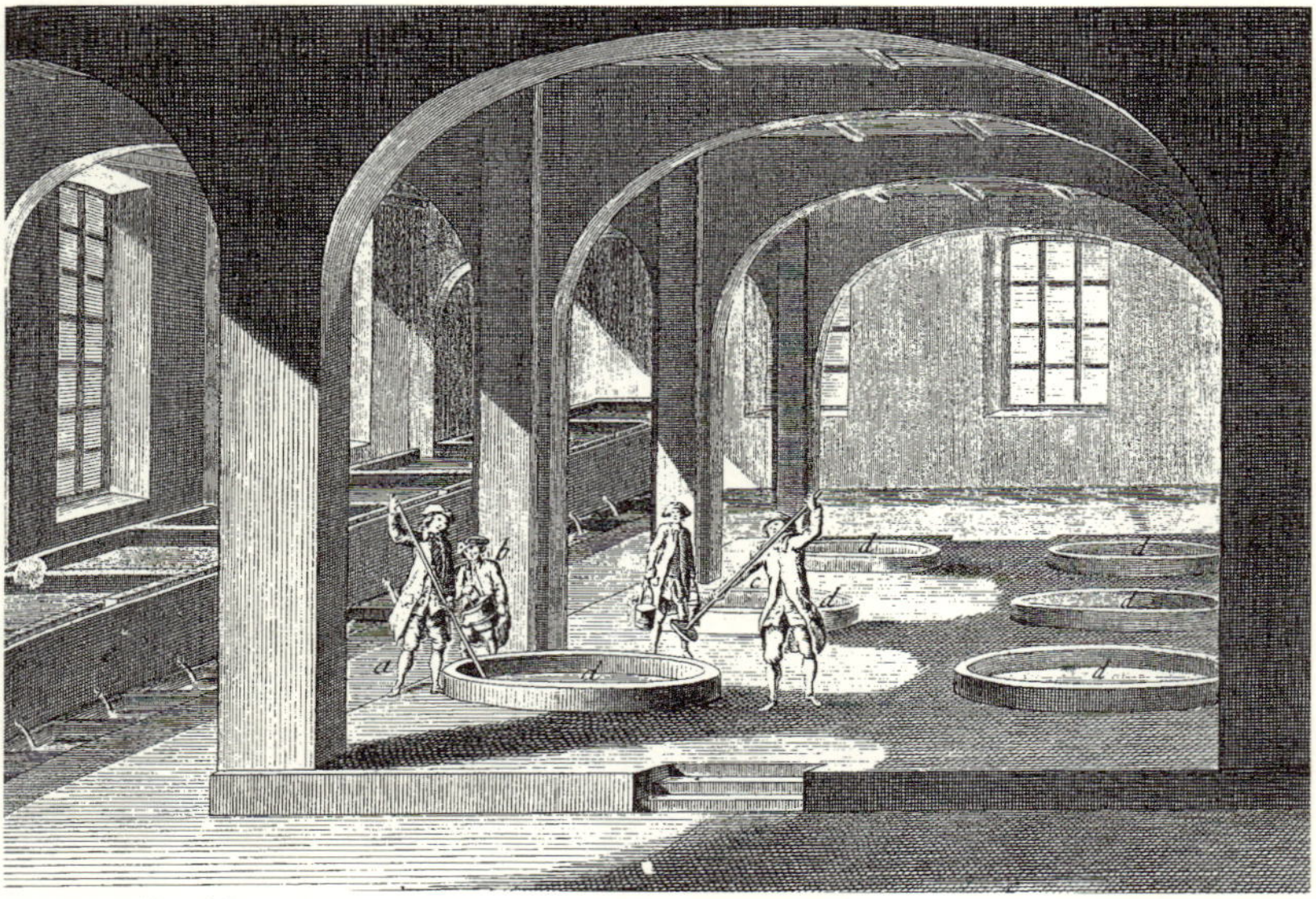

セッケン工場の内部

で作られている。近所の山から上質の生石灰は得られるが、灰は遠路はるばるスペインやエジプトのアレキサンドリアから得られる。しかし、石鹸製造者にはスペインからの球形に圧縮した灰が好まれている。私はこれらの灰の原材料である植物が何なのか知ることができなかったが、海岸に生育しているような植物から得られると考えている。まず、ふつうの水、あるいは真水がない場合には海水を用いることもあるが、水で石灰を薄め、それに前もって石臼で粉状に挽いた灰を混ぜ、必要ならさらに水を加え、すべての塊が粒状になり、ある程度の硬さをもつまでにする。そしてこの目的のために作られた穴にこの混合物を入れ、さらに水を注ぎ、苦い粒子が混合物に次第に吸い込まれ、溝を流れて他の穴に流れ込むようにする。これを何度も繰り返し、水を注ぎ続けると「強水」(*acua fortis*)という、三途の川の水(三一一)のような液体ができる。必要量が得られるとそれを大きな銅の鍋に八分目ほど入れ、それを火にかけ丸一日沸騰させる。オリーブ油が新鮮で最高品質のものなら、強水八に対して一・五の割合でオリーブ油を加えるが、古いときはオリーブ油を多めにする。それから、この新しい混合物を弱火で沸騰させぬように煮て六時間ごとに鍋に少し残したものを他の鍋に空け、初めの鍋には新しい強水を補給し、この工程を六時間ごとに繰り返す。混合物が濃縮し始める瞬間を絶えず見守り、その瞬間にこの混合物を容器から取り出し、屋外の床の上に流すのである。こうして固め、でき上がった塊をのこぎりでさまざまな大きさの一片に切る。ヨーロッパ中で評価の高いベネツィアの石鹸はこのようにして作られる。

　石鹸材料を扱う労働者に自覚を伴うような障害は生じない。作業場では、刺激性の粒子があふれ、それがしみ込んだ空気を吸っているのに彼らに胸や他の器官障害は起こらない。事実、この作業場で時間を過ごす人は健康でたくましく顔色がよい。ただ、彼らは、裸足で歩くと足を擦りむくが、これは身体の他の部分でも強水に触れたら同じことが起こる。仕事による障害は、昼夜の過労といつも激しく燃える火の熱のためであって、暑いため、時おり外に出ざるを得ないのだが、真冬でも夏服なので冬の冷気に直接曝されて危険な皮膚の閉塞(三一三)が起こり、急性の熱が出たり、肋膜炎や肺炎のような病気になる。さらに食事で過ちを犯す。というのは暑い熱で炙られ疲労しているので、仕事が終わると酒場に直行し、ぶどう酒を薄めずそのまま腹いっぱい飲むからである。私がこの種の職業の人に注意することは以下のことだけである。すなわち、理由もなく働きすぎることは避け、かまどよりも暑い仕事場を離れるときには、とくに冬には、身体を十分に覆い、頭も覆うことである。しかし、現実に急性の熱が出たら直ちに瀉血を繰り返し、高熱に通常用いられる薬で治療するべきである。

　石鹸の製造過程から、身体の汚れたところをきれいにする石鹸作用をもつと言われている薬品の性質をうまく説明できる。この洗浄作用は主にアルカリと灰汁にあるが、これらは油性物質で緩和される。事実、石鹸と同様、有害で激しい腐食作用をもつ強水には油が混ぜられ作用が緩和されるように、賢明な創造主は、石鹸作用をもつ薬のなかに、脂肪物質を加え、その作用を和らげるように定めた。水に浸すと石鹸のように泡立つのでシャボンソウと呼ばれる薬草は、刺激性と油の性質を併せもち、単独または同様の性質を持つ他の治療薬とともに煎じて梅毒の穢れを浄化する作用があると言われている。ケルト人の疫病に最も効力のある解毒剤であるユソウボクも非常に刺激性があるが、同時に脂肪質に富む。脂肪はその緩衝作用によって過度の刺激が強烈な粒子を緩和する。それゆえに、灰汁のようなアルカリ性でも、酸でも油が刺激性を中和するというのは真実である。胆汁性疾患について、ヒポクラテス(三一四)は他のどんな治療薬よりも油を推奨している。「病人を落ち着かせ、腸の内容を排泄させる量の油を与えよ」と。油は酸による刺激を調節するのにも同様に威力を発揮するが、その例を潜伏性酸性、つまり油性成分と可燃成分が含まれているため表面には現われないが強い酸性をもつ硫黄に対して見出せる。手短かに言えば、オリーブ油から得られる油はどんなものとも親和し、その優れた浸透性のために万能である。「他と交わらぬものは役に立たず」という諺のとおりである。(三一五)

morbis...."Ramazzini was the founder and father of industrial medicine and hygiene." **Sigerist, H. E.:** Historical Background of Industrial and Occupational Diseases. In Bulletin of the New York Acad. of Med., Nov. 1936. Vol. 12. pp. 603-605, a description of De morbis....."It is to the history of occupational diseases what Vesalius' book is to anatomy, Harvey's to physiology, Morgagni's to pathology." **Peri, A.:** Difesa Sociale, 1938. **Vaccaro, Leopold:** Bernardino Ramazzini. In Industrial Medicine, Oct., 1938. **Ebenezer Sibley** (died 1800) in his edition (London, 1805) of N. Culpeper's English Physician and Complete Herbal, discusses briefly in Part II. pp. 113-116 certain occupational diseases, and though he does not mention Ramazzini, his list is certainly derived from De morbis....whose language is echoed, e.g. on miners of mercury. **Bailey, K. C.:** (of Trinity College, Dublin) The Elder Pliny's Chapters on Chemical Subjects, 2 pts., London, Arnold, I. 1929, II. 1932, Text and Translation, has an excellent commentary on early chemistry and the metals, mineral substances, earths, and remedies recorded in Pliny, Natural History. It is a valuable aid for readers of the numerous medical treatises that, like Ramazzini's, derive much, directly and indirectly, from Pliny.

[1] Paul Vaillant, a Huguenot refugee from Anjou, founded, 1686, a firm of printers in the Strand, opposite Southampton St. His sons, Paul and Isaac and his grandson Paul (died 1802) carried on the business in the same house.

[2] After the ed. of Geneva, 1717, the portrait of Ramazzini (then first published) at the age of 81, and some or all of the Plates, are missing from copies of all editions of the Opera seen.

[3] He means apparently the first of the London edd. listed above; it is much freer from misprints than our text Padua, 1713 (for De morbis....) or Geneva, 1717.

[4] Placentinus was appointed, 1741, Primarius in the Schola of Theory of Medicine, Padua. His salary was raised to 1,000 florins after he had published a 'praiseworthy dissertation', De vena quae....sit salutaris incidenda, in diseases of 'particular parts of the body' (Facciolati, 347). He was an intimate friend of Ramazzini.

He briefly discusses the hazards of about 175 occupations, and cites Ramazzini 25 times, in his footnotes, but not always with approval. **Bruni, Luigi:** Intorno alla vita ed alle opere di B. Ramazzini, Modena, 1865. Elogio di B. Ramazzini da Carpi, 1870. **Farr, William:** Vital Statistics, London, 1885, pp. 398 ff. A useful estimate of De morbis....Mentions "the absence of exact observations on the mortality of men in the different professions." The treatise "surveys nearly the whole field of activity in an Italian city." **Ule, Willi:** Geschichte der Kaiserlichen....Akademie der Naturforscher während der Jahre 1852-1887, mit einem Rückblick auf die frühere Zeit ihres Bestehens....Halle, 1889. 258 pp. Gives dates of election to membership of the naturae curiosi, and the numbers and new names assigned to them. **Pagel:** Ueber B. R.....und seine Bedeutung, 1891. **Crookshank, F. G.:** A medico-literary Causerie, B. Ramazzini and his Book, London, The Practitioner, 1899. **Gaizo, Modestino:** Studi di Leibnitz, Bernoulli, Ramazzini....sulla pressione atmosferica, 1892. Nel quarto centenario della nascita di Vesalio e nel secondo centenario della morte di B. R., in Atti della R. Acc. medico-chirurgica di Napoli, 1915. **Maggiora, A.:** L'opera igienica di B. R., Modena, 1902. In Annuario della R. Università di Modena, 1922. **Koelsch, F.:** Bernardino Ramazzini, Der Vater der Gewerbehygiene....sein Leben u. seine Werke, Stuttgart, Enke, 1912. 35 pp. Portrait. (Copy in Brit. Mus. is bound with other Biographical Tracts, 1911-1912). Gives a German prose translation of the poem (in ed. pr.), Ad Librum. A good biography and description of the works. Some errors in identification of the ducal patrons of Ramazzini at Modena. Useful comments on De morbis....Ramazzini recognised the social importance of disease. Says that Constitutio I is "one of the best epidemiological treatises in existence". **James, Walter B.:** Of the Diseases of Learned Men. In Proceedings of Charaka Club, 1922 (Vol. II. pp. 113-130). Portrait and reproductions of title-pages. **Devoto, L.:** B. R., Biographia, Genoa, 1923. **Capparoni, P.:** Profili bio-bibliografici di medici....Rome, 1925, 1928. II. p. 73, portrait of Ramazzini. **Castiglioni, A.:** B. R. a Padova. In Gaz. degli osped. e delle cliniche, 1927, n. 45. **François Claude (Claudius F.) Mayer,** at a session of the International Medical Congress *pour les accidents du travail,* etc., Budapest, 1928, contributed a brief descriptive encomium, B. Ramazzini und sein Buch....pp. 653-655 of Opera Collecta, Congressus V Internationalis Medicorum pro Artificibus calamitate afflictis aegrotisque. Budapest, 2-8. Sept. 1928. Edidit Praesidium Congressus, Budapestini, 1929. Mayer, in conclusion, says that nowadays when the sick have so little confidence in practitioners and it is rapidly growing less, so that there is a sort of *Vertrauenskrise*, it is timely to remind ourselves of Ramazzini; he is the standing example of a physician who inspires confidence. **Sudhoff, Karl:** Girolamo Fracastoro und Bernardino Ramazzini, Ein Ehrenspruch....In Fortschritte der Medizin, 1932, pp. 465-469. A brief panegyric of Ramazzini, delivered at the unveiling of his bust (and Fracastoro's) in the Hygiene-Museum, Dresden, June, 1932. **Donoghue, F. D.:** Bernardino Ramazzini. In New England Journal of Medicine, Oct. 1932. Vol. 207. **Garrison, F. H.:** Life as an Occupational Disease. In Bulletin of the New York Academy of Medicine, Dec. 1934. Vol. 10. pp. 681-686. Describes De

complimenting him for having founded at Rome a medical Library for the use of the profession; this was perhaps Ramazzini's last poem. His poems are not reprinted in the Opera.

Biography and criticism: Montfaucon, Bernard in his Diarium Italicum, 2 vols., Paris, 1702, an account of the libraries and collections seen in his travels, praises the treatise De morbis....**Manget, Jean Jacques,** in his Bibliotheca scriptorum medicorum, Geneva, 1731, Vol. II. Lib. xvii, briefly describes the Opera and reprints the Vita. **Facciolati, Giacomo:** Fasti gymnasii Patavini....3 pts., Padua, 1757; for appointments, salaries, controversies, etc., at Padua, 1517-1757. **Morgagni, Giambattista:** De sedibus et causis morborum....Venice, 1761. fol. Important for description of ailments and death of Ramazzini; supplements the Vita; several descriptions of dissections testify to his influence. **Fabroni, Angelo:** Vitae Italorum....Pisa, 1766-1799. 20 vols. Vol. XIV (1789) pp. 62-90, biography and partial list of Opera. **Tiraboschi, Girolamo:** Storia della letteratura Italiana....Modena, 1787-94. Vol. VIII. pp. 327-330, brief account of life and works. He was librarian to the Duke of Modena from 1770. Another work, Biblioteca Modenese, 1781-86, Vol. IV, has some remarks on Ramazzini. **Torti, Francesco:** Therapeutice specialis ad febres periodicas perniciosas, Modena, 1712. xxxi. 736. A synopsis of this work had been published in 1709 (Modena). The ed. sec., Frankfort & Leipzig, 1756, includes (pp. 333-452) his Responsiones: Ad criticam dissertationem de abusu Chinaechinae medicis Mutinensibus perperam objecto a clarissimo viro Bern. Ramazzino, responsiones iatro-apologeticae, Modena, Soliani, Imp. Ducalis, 1715. viii. 191. Dedication to Mutinensium medicorum Collegium, Oct. 1. 1715. The Approbatio says that the physicians of Modena published at their own expense this defence of their methods of administering quinine. The ed. sec. of Therapeutice....has an excellent biography of Torti by L. A. Muratori, librarian from 1700 to the Duke of Modena. Responsiones....was reprinted, Leodii (Liège), 1821. **Ferrarj, Ferrans:** Mutinensium medicorum methodus antipyretica vindicata sive ad nonnullorum scriptiones Notae Ferrantis Ferrarii Mutinensis medici, collegarum jussu exaratae. Modena, 1719; another defence of the Modenese physicians against Ramazzini's attack in De abusu....(Ferrarj succeeded to Torti's chair at Modena). **Tissot, S. A.** (1728-1797): De valetudine literatorum, Lausanne, 1766. "The only author who satisfies me is B. R.; yet he is not complete." Translation: Kirkpatrick, Dublin, 1769. Tissot borrows much from Ramazzini and sometimes quotes him; he discusses the colic of painters. **Araldi, M.:** Elogio di B. Ramazzini, Modena, 1820; a panegyric delivered at the opening of the University session, Modena, 1777. **von Haller, Albrecht:** Bibliotheca Medicinae Practicae....Berne and Basle, 1776-88. The chief works of Ramazzini are described in Tom. III. 483-88. **Haeser, Heinrich:** Historisch-pathologische Untersuchungen, Dresden and Leipzig, 1839-41; in Theil II, discusses at length the Constitutiones. **Thackrah, C. T.:** The effects of arts, trades, and professions....on health and longevity: with suggestions for the removal of many of the agents which produce disease, and shorten the duration of life, London, 1831, 1832. The work is based on the author's experience at Leeds.

portrait[2] or Vita. 2) **Opera omnia medica et physica**....Londini, Vaillant, 1717. Text not in double columns. De morbis....pp. 470-687. 3) **Opera omnia medica et physiologica**....Editio tertia. Londini, Vaillant, 1718. 4. XLVI. 500. 10. 4 Pl. Text, double columns. De morbis....272-399. No portrait. Same errors in Syllabus as in 1) above; reprints the text of 1). **Opera omnia**....4 vols., Padua, Conzatti, 1718. **Opera omnia medica & physiologica.** In duos tomos distributa, editio quarta. Accessit vita....Napoli, Expensis Josephi Ponzelli, 1739. 5 Pl. Tomus I. XXV (Vita). 328. 4 Pl. Tomus II. 228 (De morbis....1-138). Placentinus, De barometro 1-37 with Index to same, 3 p. 1 Pl. Index to Ramazzini, same as Geneva, 1717, with references adjusted. Note by publisher Benevolo Lectori, following title-page, states that in the main he has "followed the London edition",[3] has made many emendations, added several Orations lacking in edd. of Geneva and London, and has appended to Tomus II (medical works): J. Placentini[4] Medici Doctoris Tarvisini dissertationes duae De barometro, juxta Patavinae editionis exemplar. (This defence of Ramazzini's barometrical work had been published by Conzatti, Padua, 1711). Orations I-XVI include that delivered Nov. 1708, now numbered X. Dedication by publisher to Giuseppe di Stefano, whose arms are stamped on copy in Brit. Mus. (Tomus II with De morbis....is lacking to that copy). No portrait. Another peculiarity of this ed. is that the Constitutiones are classed with works called in publisher's Note, Philosophica, in Tomus I, instead of with the medical works. **Opera omnia medica & physiologica.** In duos tomos distributa. Editio quarta....Londini, Apud Paulum et Isaacum Vaillant, 1739. (Two vols. in one). Title-page of Tomus I, like that of Naples, above, is that of Geneva, 1717, with necessary changes; ornament same as Naples, but with London imprint. Contents same as Naples above; dedication omitted. Headings of chh. XII-XVI wrongly numbered XIII-XVI, XVI. In two copies seen the Vita is in Tomus II, before the Index. Very poor paper and typography. Radius, 1828 calls it omnium pessima; he did not observe that the text (which follows Naples, 1739) is much freer from errors than the edd. of Geneva or our Padua, 1713. Haller says fortasse Venetiis prodiit. **Opera omnia**....Londini, Vaillant, 1742. 2 vols. I. 292 pp. II. 236 pp. (Haller, Venetiis cum nomine Londini). Other edd. listed: Venice, Poletti,1730, 1750. Naples, 1750. In duos tomos distributa. Preface by M. E. Ettmüller.

Poems: De bello Siciliae Cento ex Virgilio, ad Invictissimum Galliarum Regem Ludovicum XIV. Bernardini Ramazzini Carpensis, Medic. Doctoris, Mutinae, apud Demetrium, 1677. This patchwork of lines taken from Vergil is a panegyric of Louis XIV; it was presented to him by the Modenese envoy at Paris, but, according to the Vita, a promised reward did not arrive. No copy seems to have survived. Other poems on the same theme were included in the book. Four Latin poems (1687-1699), dirges, epithalamia, etc., and a few complimentary epigrams are printed in the Vita. Fabroni lists, no date, an ode to Margherita Farnese d'Este on her return to Modena from Sassuolo; Modena, Eredi Cassiani. fol. A medical poem, a consilium for a friend, M. Capellarius, who was suffering from erysipelas, is in Vita XLIX, undated, 22 elegiacs. More interesting is a Latin epigram, six elegiacs, to Lancisi in 1714,

Philadelphia, 1810. Addison in Spectator, Oct. 13. 1711, On Temperance (6 pp.) refers to the author as Lewis Cornaro.

De abusu Chinae Chinae, Padua, Conzatti, 1714. Appended to the Collected Constitutiones. Translation: Émile Legrain, Sur l'abus du quinaquina, Paris, 1905. (See below under F. Torti.)

Orationes: The inaugural address at the opening of the University of Modena, In solemni Mutinensis Academiae instauratione....Mutinae, Typis haeredum Cassiani....1683, and the Orations delivered annually at Padua, 1700-1707, were collected by Ramazzini: Orationes iatrici argumenti, quas in Patavino gymnasio pro anniversaria studiorum instauratione habuit B. R.....Patavii, Frambotti & Conzatti, 1708. The first complete series of his Orations (I-XVI) is in Opera omnia, Naples, 1739. The most important are: II. Oratio saecularis quam primam habuit in Patavino Atheneo....Dec. 12. 1700; Venice, Poevinus, 1701. 28 pp. XI. Hyemalis constitutio algidissima anni 1709 (delivered May 13. 1709) Cum Primariam Practicae Medicinae Cathedram conscenderet, Padua, apud Frambottum & Conzattum, 1709. In Sydenham, Opera, Geneva, 1723, pp. 791-98. XIII. De contagiosa epidemia quae in Patavino agro et tota fere Veneta ditione in Boves irrepsit, Dissertatio (delivered Nov. 9. 1711). Dedication, Dec. 12. 1711, to the Doge J. Cornelio (Cornaro), elected 1709. Padua, Conzatti, 1712 and 1713. Leipzig, Gleditsch, 1713. 43 pp. In Sydenham, Opera. Translations of XIII: 1) Della contagiosa epidemia la quale inoltrossi ne'Buoi....da Badiali, sacerdote Modonese....nella stampa di G. da'Franceschi alla Colombo, 1748. 2) German: Hannover, 1746. 3) J. Knobloch, Abhandlung von der ansteckenden Epidemie welche in der Gegend von Padua....In Sammlung der vorzüglichsten Schriften aus der Thierarzney....Bd. I. 1785. XV. De peste Viennensi, Dissertatio, Padua, Conzatti, 1713. 23 pp. (delivered Nov. 20. 1713). The sixteenth, and last, Oration: Medicam peregrinationem si non necessariam, saltem utilem ad Artis peritiam & Nominis existimationem comparandam, is dated Nov. 1714, in Opera, 1739; undated, entitled Posthuma, in Opera, Geneva, 1717. Radius, Opera medica, 1828, II. pp. 125-328, includes nearly all the Orations.

Opera: No copies have been traced of Opera, Coloniae, 1689....qualia eo tempore prodierant (Haller), or of Opera, Naples, 1712. **Opera omnia medica & physica** cum figuris & indicibus necessariis, Genevae, Sumptibus Cramer & Perachon, 1716. De morbis....pp. 470-687 (ch. heading VIII used). Orationes I-X. No portrait or Vita. **Opera omnia medica & physiologica.** Accessit vita autoris a Barthol. Ramazzino Med. Doct. ejus ex fratre Nepote scripta, cum figuris....Genevae, Sumptibus Cramer & Perachon, 1717. 2. LV. 5. 888. 16. 4 Pl. Portrait. Prefatory Note by J.J. Manget to conciliate the Modenese physicians attacked by Ramazzini (1714) for excessive use of quinine; occurs in all later edd. of Opera omnia. Text, to p. 864, same as 1716; pp. 865-888, Orationes tres posthumae with printer's Note that they were received at the last moment, in MS, therefore not placed with other Orations. **London editions 1717-1718:** 1) **Opera omnia medica & physica**....Londini, Apud Paulum et Isaacum Vaillant,[1] 1717. 8. 500. 10. 4 Pl. De morbis....pp. 272-399. Syllabus a reprint of that of Geneva, 1717, ignores new paging. Text, double columns. No

Fontium....was translated in part by R. St Clair: The Abyssinian Philosophy confuted, or Telluris theoria neither sacred nor agreeable to reason; being for the most part a translation of Petrus (sic) Ramazzini, Of the wonderful springs of Modena....London, Newton, 1697. 76. 208. 3 Pl. The ed. pr. of De fontium....was reviewed in Acta eruditorum, Leipzig, 1692; praised again, in Acta, May, 1698.

Ephemerides Barometricae: 1) Ephemerides barometricae Mutinenses anni 1694 una cum disquisitione causae ascensus ac descensus mercurii in Torricelliana fistula juxta diversum aeris statum Bern. Ramazzini ad....Lucam Schroeckium....naturae curiosorum praesidem....His accessere epistolae....Boccabadati....et F. Torti....Mutinae, Capponi ac H. H. Pontirolli, 1695. ix. 127 pp. Printed by the Viennese Academy, 1696, together with the Ephemerides meteorologicae of R. J. Camerarius of Tübingen. 2) Padua, Conzatti, 1710....Cum tota controversia quam idem habuit cum D. C. Gunthero Schelhamero....cum solutione problematis ex invento....G. Leibnitii. Dedication to F. Lauredano, Procurator of Padua, June 1. 1910. The letter from Leibnitz, dated Hannover, 1700, is on p. 466 of Opera omnia, Geneva, 1717. This controversy is described in the Vita XXV-XXX.

De principum valetudine tuenda: 1) De principum valetudine tuenda commentatio....Serenissimo Mutinae principi Francisco Estensi dicata, Padua, Conzatti, 1710. Dedication dated Sept. 1. 1710. 2) De principum....Accessit vita autoris et nova praefatio Michaelis Ernesti Etmuelleri juxta exemplum excusum Patavii. Sumptibus Jo. Frider, Gleditsch & Filii, Bibliopol. Lips. (Leipzig), 1711. 144 pp. Prefatory Note by Ettmüller: Dabam Lipsiae e Musaeo d. 20 Augusti Ann. MDCCXI. 3) The above edition was reprinted, Trajecti ad Rhenum (Utrecht), Apud Abrahamum a Thiel, 1712. In his Commentary on Cornaro, 1713, Ramazzini in a Note, To the Reader, mentions Ettmüller's ed. of De principum....and says that Ettmüller added a copious Index and Preface. Other edd. listed are: Padua, Conzatti, 1713, 1717. 4. 152. Venice, 1743. Translation: Étienne Coulet, L'Art de conserver la santé des princes et des personnes du premier rang, auquel on a ajouté l'art de conserver la santé des religieuses, et les avantages de la vie sobre de Louis Cornaro avec des remarques. Leyden, J. A. Langerak, 1724. 374 pp.

De virginum vestalium valetudine tuenda, Dissertatio. Appended to the revised ed. of De morbis artificum, 1713, pp. 435-453. Translation by Coulet (See above).

Annotationes in librum Ludovici Cornelii De vitae sobriae commodis....Serenissimo principi Clementi Joanni Federico Estensi dicatae, Padua, Conzatti, 1713. In Note, To the Reader, Ramazzini says that he had made a Latin version of Cornaro's Italian treatise, Trattato della vita sobria, Padua,1558, but saw that of Leonardus Lessius, Antwerp, 1614, the Flemish Jesuit (1554-1623), and prefers it to his own. His annotations are in Italics, inserted after each section of Lessius' version. 2) Annotationes in librum Ludovici Cornarii (sic)....Padua, Conzatti, 1714. **Translations of Cornaro:** 1) George Herbert, Hygiasticon....Cambridge, 1634, translates the version of Lessius. 2) The Immortal Mentor by L. C., by Dr Franklin and Dr Scott,

iatropolegetica (sic) B. Ramazzini....responsum ad scripturam quandam....A. Cervii....Mutinae, per Cassianos, 1679. fol. 2) **Relazione** di B. R. sopra il Parto e Morte dell'Illustriss. Sig. Marchesa Martellini Bagnesi, con una censura dell'Eccell. Sig. Dottor. G. A. Moniglia, e Risposta del medesimo R.....In Modana, per Soliani, Stampatori Ducali, 1681. fol. Other documents in this controversy are listed in Vita VIII-X. Collected in: **Controversia medico-letteraria** fra G. A. Moneglia e B. R. in occasione del parto e morte della Marchesa....edidit Josephus Ramazzinus Bernardini nepos, et lucubrationes medico-chirurgicas addidit....Modena, 1758. 368 pp. Dedication to Foscarini (elected Doge, 1762). Tiraboschi, Tomo VII. 429-31, describes the part played in this controversy by Cinelli of Florence; Ramazzini's Vita mentions only Cinelli's publications: Nella scanzia quarta di G. Cinelli....della Biblioteca volante....Napoli, 1682, e dedicata al Sig. Bern. Ramazzini Lettor publico di Medicina nello studio di S. Carlo di Modana; and two arguments defending himself and Ramazzini: Siena, 1683 and Cracow, 1684. None of the above controversial documents are included in edd. of the Opera omnia.

Constitutiones Epidemicae: 1) De constitutione anni 1690, ac de rurali epidemia, quae Mutinensis agri, et vicinarum regionum colonos adflixit, dissertatio. Mutinae, typ. Haeredum Cassiani, 1690. 55 chh. Dedication to Magliabecchi of Florence. 2) De constitutione Mutinensi anni 1691, dissertatio. Mutinae, Cassiani, 1691. 37 chh. Dedication to Leibnitz. 3) De constitutionibus annorum 1692, 1693 et 1694 in Mutinensi civitate....dissertatio. Mutinae, typ. Ant. Capponi & H. Pontirolli, 1695. 59 chh.; Padua, 1704. The Constitutiones were printed, as they appeared, in Decuria II-III of the Miscellanea Curiosa of the Academia Caesarea Naturae Curiosorum, Vienna. In Sydenham, Opera medica, Genevae, 1716, I. 202-72. 4) Constitutionum epidemicarum Mutinensium annorum quinque, *Editio Secunda* Bernardini Ramazzini In Patavino Gymnasio Practicae Medicinae Professoris Primarii. Accedit Dissertatio Epistolaris De Abusu ChinaeChinae ad D. Bartholomaeum Ramazzini Mutinae Medicinam Facientem. Patavii, 1714. Ex Typographia Jo: Baptistae Conzatti. 10 leaves, 241 pp. Dedication to Moderators of University of Padua, July 20. 1714. Index. License to print (Italian). Constitutiones 1-195. De abusu ChinaeChinae 199-241. Dedication to Magliabecchi omitted; that to Leibnitz follows second title-page. 4 title-pages. Haeser in Historisch-pathologische Untersuchungen, Dresden, 1839-41, epitomizes the Constitutiones.

De fontium Mutinensium....1) De fontium Mutinensium admiranda scaturigine tractatus physico-hydrostaticus ad Serenissimum Franciscum II. Ducem X, Mutinae....typ. haeredum Suliani Impressorum Ducalium, 1691. 87 pp. 1 Pl. 2) Padua, Conzatti, 1713. 248 pp. 1 Pl. Accedit libellus F. Areosti De petroleo montis Zibinii. Dedication by Conzatti to A. M. Borromeo, Bishop of Justinopolis, Nov. 1713, mentions the English version by St Clair. The text of Areosto is reprinted from Ramazzini's collation of the MS in the Biblioteca Estense: Francisci Ariosti, De oleo Montis Zibinii seu petroleo agri Mutinensis libellus, Mutinae, Capponi, 1698. Dedication to F. Viale, Prof. of Botany, Padua, and Director of the Botanical Garden. Translation: The ed. pr. of De

Some good footnotes, mainly evidence from his own time. Fourcroy (famous chemist, 1755-1809) says that since Ramazzini practically nothing has appeared on occupational diseases, e.g. Hecquet, 1740 depends entirely on Ramazzini; Le Dictionnaire de santé, 1760, depends on Hecquet; Le Dictionnaire de médecine, 1772 on Le Dictionnaire de santé Buchan, though he depends on Ramazzini, has certain merits of his own. Since the trades described under Diseases of the Jews (R. ch. XXXII, F. ch. XXXI) are not in France followed exclusively by Jews, he alters the title to: Des maladies des fripiers, des cardeurs de matelas, et des chiffonniers. Omits De literatorum morbis. The chapters are numbered consecutively through the treatise and supplement. 2) Second ed., Paris, 1778. 3) In Bayle, Encyclopédie des sciences médicales vol. XII. 7. (Auteurs classiques, Paris, 1834-46); Paris, 1841. viii. 164 pp. 4) Reprinted as Traité des maladies des artisans, Paris, Delahays, 1855, pp. 1-164, together with Roederer et Wagler, Traité de la maladie muqueuse (a rare treatise on the typhoid epidemic, Göttingen, 1761-2, with autopsies; see Garrison), and Jurine, Mémoire sur l'angine de poitrine. **Philippe Hecquet** (1661-1737), La Médecine, la chirurgie et la pharmacie des pauvres, Paris, 1740, 1780. Mainly abstracts from Ramazzini's treatise. **Philibert Patissier** (1791-1863) Traité des maladies des artisans....d'après Ramazzini, Paris, Baillière, 1822. lx. 433. States that in France Ramazzini's is the only available treatment of this theme; he extracts "only what seems useful." Adds some contemporary observations. Sometimes paraphrases, or gives direct quotations, in square brackets, from De morbis....Observes, thus early, that statistics of the death-rate of workers are needed in such investigations. **O. Cretton,** Les maladies des travailleurs, Turin, 1933. 145 p. (Latin and French texts). At Upsala, 1764, **Nicolas Skragge** maintained a thesis, Sur les maladies des artisans, which depends on Ramazzini, though he gives some observations of his own. He gives long quotations, since De morbis....is "too rare in Sweden."

German: Untersuchung von den Kranckheiten der Handwerker und Künstler, Leipzig, Gleditsch, 1705. 440 pp. Mentioned by Ramazzini in Dedication to edition of 1713. **J. C. G. Ackermann,** Bernhard Ramazzini's....Abhandlung von den Krankheiten der Künstler und Handwerker, neu bearbeitet und vermehret....Stendal, Franzen u. Grosse, Bd. I, 1780, II, 1783. He omits the digressions and many quotations, alters the arrangement and adds much from his own experience; every chapter has additions. Omits Camp Diseases and Diseases of the Learned. His additions are not visibly separated from Ramazzini's text. **Schlegel,** Die Krankheiten der Handwerker und Künstler....aus dem Französischen übersetzt, mit Vorrede und Zusätzen, Ilmenau, Voigt, 1823. 428 pp. 1 Pl. Translates Patissier. **Italian: Abate Chiari** (of Pisa), Le malattie degli artefici....Venice, Occhi, 1745. 12. 440. **Silvestri,** Milan, 1821. **Albanese,** Naples, 1842. Venice, Antonelli, 1844. **G. M. Levi,** Le malattie degli artefici, Milan, 1908 (with Fourcroy's Notes). **E. Masi,** De literatorum morbis, Florence, 1922. 26 p. (Latin and Italian texts).

Dutch: Van de ziekten der kaufemans ambapteteden en handwerkers, London, 1724 (Haller). Probably the same as Leyden, 1724.

Other works in chronological order: Early controversies: 1) **Exercitatio**

of this version by James, see my Introduction. 2) **A Dissertation on Endemial Diseases;** or those Disorders which arise from particular Climates, Situations and Methods of Living; Together with a Treatise on the Diseases of Tradesmen, to which they are subject by their particular Callings, *with the Method of avoiding and treating them*. The first by the celebrated Frederick Hoffman (sic), Professor of Physick at *Hall* (sic) in *Saxony,* and physician to the late and present **King of Prussia.** The Second By Bern. Ramazini (sic), Professor of Physick at ***Padua:*** **Newly** translated with a Preface and an Appendix by Dr. James. London: **Printed for** Thomas Osborne in *Gray's-Inn*, and J. Hildyard at *York*. 1746. Ramazzini's Preface ii-viii (Italics); James's Preface ix-xv (Italics). Hoffmann, pp. 1-34. Treatise, pp.35-296. James's Index to both treatises, 4 leaves. Supplement to De morbis....translated by James, 397-432 (error for 297-332). At p. 72, VII, error for VIII. Heading XII not used. No Index for Supplement. No Syllabus. References for the treatise in footnotes; for Supplement they are incorporated in the translation. For James's use of the version of 1705 of the ed. pr., to which he appends the Supplement which Ramazzini had appended to the ed. of 1713, see my Introduction. 3) **Second edition of the above: Health Preserved,** In two Treatises. I. On the Diseases of Artificers, which by their particular Callings they are most liable to. With the Method of *avoiding* them, and their Cure. By Bern. Ramazini (sic), M.D. Chief Professor of Physick at *Padua*. II. On those Distempers, which arise from particular Climates, Situations and Methods of Life. With Directions for the Choice of a healthy *Air, Soil* and *Water*. By Frederick Hoffman (sic), M.D. Physician to the present King of *Prussia.* Translated and Enlarged with an *Appendix*. By R. James M.D. Author of the Medicinal Dictionary. The Second Edition. London: Printed for John Whiston, at Mr. *Boyle's Head*, and John Woodyer, at *Caesar's Head*, both in *Fleet-Street*. 1750. A reprint of James, 1746, but at p. 72, VII is corrected to VIII. 4) **A partial reprint of the above:** Diseases of Tradesmen by Bernardino Ramazzini....Together with biographical notes translated from the French of François Claude Mayer (1928) of Budapest and paragraphs from the Preface of Dr. James (1746) of London, and of Dr. James (1922) of New York. The abstracts from the 1746 English translation of the Ramazzini work emphasize his comments on dermatological disturbances of workmen. Compiled by Herman Goodman, B.S., M.D., New York City, with which is bound Silk Handlers' diseases of the skin....by Herman Goodman....Medical Lay Press, New York City, 1933. 95 pp. The abstracts from the version of De morbis....by R. James are from the ed. pr. 1700, except for the Supplement selections (pp. 65-74) from our ed. of 1713. Portrait and facsimile of title-page of 1700.

Haller lists an English translation, London, 1725, but this is probably an error for 1705.

French: 1) **A. F. Fourcroy,** Essai sur les maladies des artisans par Ramazzini, traduit du Latin avec des notes et des additions par M. de Fourcroy, Paris, Moutard, 1777. lxxvi. 576. 3. Translates our text of 1713. Preface states that the Société royale de Médecine of which he was librarian asked him to undertake the work. Useful Introduction, read to the Société, Nov. 12. 1776.

Other editions of the above: 1) De morbis....Mutinae olim edita....tuenda. Auctore Bernardino Ramazzini (sic) In Patavino Gymnasio Practicae Medicinae Professore Primario. Venetiis, MDCCXLIII. Apud Josephum Corona, In Via Mercatoria, sub Signo Praemii. Superiorum Permissu. 4 leaves, 320 pp. Treatise 1-296. De V.V.v. tuenda 297-309. Text of Index (310-320) is that of 1713. Omits Dedication and printer's licenses. Syllabus now follows Praefatio. Uses ch. heading Octavum. Page headings, Italics, are ch. numbers: Caput Primum-Decimum, XI-XL, and Dissertatio. Supplementum. Except for a few corrections, retains typographical errors of 1713 and introduces several others. 2) Padua, Conzatti, 1745; not seen.

Partial editions: 1) Ramazzini, Opera medica....Edidit Justus Radius, 2 vols., Leipzig, Voss, 1827-28. I. 389 pp. II. 412 pp., being Vols. XI-XII of his Scriptorum classicorum de praxi medica nonnullorum opera collecta. De morbis....in I. 1-221. Omits De Lit. morbis. Includes Poem Ad librum. Vita (I-XL) from Geneva, 1717, abridged. No hydrostatical or barometrical works. Many misprints corrected, but retains several. Portrait. A reprint of De morbis....from the above ed., is: B.R., De morbis....Cum Supplemento, Budapest, 1928, Édition du Comité exécutif....du V-ième Congrès médical international pour les accidents du travail et les maladies professionnelles. Offert aux membres du V-ième Congrès. xxxiii. 228 pp. Portrait. A Life of Ramazzini by François Claude (Claudius F.) Mayer of Budapest, now of Washington, D.C., (in French) precedes the treatise; dated September, 1928. The Directors issued and presented to the members of the Congress, held at Budapest, 1928, this reprint of the work of "le fondateur de l'hygiène professionnelle scientifique." 2) A partial reprint of the ed. of 1713, is **M. J. Haffner,** De morbis....Capita duodecim, Vindobonae (Vienna), 1778. 84 pp. Contains text of Praefatio and chh. I-XII (*Fossores-Pharmacopoei*). Uses ch. heading VIII. Illustrates and defends XII Theses based on these chh., for inaugural dissertation for the doctorate.

Translations: English: 1) **A Treatise of the Diseases of Tradesmen,** Shewing the various Influence of particular Trades upon the State of Health; With the best Methods to avoid or correct it, and useful Hints proper to be minded in regulating the Cure of all Diseases incident to Tradesmen. Written in Latin by Bern. Ramazzini, Professor of Physick at Padua. And now done in English. London, Printed for *Andrew Bell, Ralph Smith, Daniel Midwinter, Will. Hawes, Will. Davis, Geo. Straughan, Bern. Lintot, Ja. Round,* and *Jeff. Wale*. 1705. No indication of authorship of the translation. Ramazzini's Preface 3 leaves, Italics. The Contents, 2 leaves. Heading: Of the Diseases of Tradesmen: or, Such as live by Particular Exercises and Callings, pp. 1-274. Numerical headings of chh. above descriptive. I-XLIII (VIII used, *Painters;* XII not used; p. 217 has ch. heading XXIX, error for XXXIX). Ramazzini's Syllabus and Index omitted. Marginal references. Translates ed. pr., 1700. Rare: copies in Army Medical and the following Libraries: College of Physicians, Philadelphia; Library Co. of Philadelphia; John Crerar, Chicago; The London Library; University of Cambridge, England; The Osler Library. The translator omits many sentences, clauses, and quotations. For the adoption

参考文献 [1]

De morbis artificum: 1) De morbis artificum diatriba....Mutinae, Antonio Capponi, M.DCC. 8. 340. 18. For facsimile of title-page, see facing p. xxv. Praefatio. Auctor ad Librum, poem. Dedication to the Moderators of Padua, headed Εὐπράττειν (Good Fortune), dated Nov. 1700. Treatise 1-340. Sillabus (sic). Index rerum. Caput Primum-Decimum (Octavum not used). Caput XI-XLII. Caput Ultimum, De literatorum morbis. XXIV, *Fabri Murarii*. Descriptive headings above numerical. Marginal references. A few misprints. Favorably reviewed, with epitome, in Acta Eruditorum, Leipzig, Jan. 1702....exquisito sermonis nitore ornatum. 2) De morbis artificum diatriba Bern. Ramazzini In Patav. Archi-Lycaeo Prof. Publ. Accedunt Lucae Antonii Portii In Hippocratis librum De veteri medicina paraphrasis; nec non ejusdem Dissertatio logica. Editio secunda. Ultrajecti (Utrecht) apud Guilelmum van de Water, Academiae Typographum. 1703. 6. 340. 60. 18. Dedication omitted. Note, Typographus Lectori, states that the ed. pr. is scarce in Holland. In Syllabus, the reff. to pp. 41, 137, 217 are wrongly numbered. Caput I-VII, IX-XLII. Caput Ultimum. Descriptive headings of chh. are below numerical headings. Text the same as 1), with some evidence of editing; see my note 127.

The following editions are also listed; no copy seen: Ultrajecti, 1707; Venice, 1709; Leipzig, Gleditsch, 1705, 1711; Ultrajecti, 1712. 3) **Edition of Padua, 1713, used for the present translation:** De morbis artificum....Mutinae olim edita. Nunc accedit supplementum ejusdem argumenti, ac Dissertatio De sacrarum (sic) virginum valetudine tuenda. Patavii, MDCCXIII. Per Jo: Baptistam Conzattum. Super. Perm. ac Privil. 6 leaves. 453. 13. New Dedication to the Moderators of Padua, dated Sept. 1. 1713. Poem omitted. Revised treatise 1-336. Descriptive headings of chh. above numerical. Caput Primum-Decimum (Octavum not used). Caput XI-XXXXI (Caput XXIV *Fabri Murarii* omitted; XXIV now *Frugum Cribratores*). De Literatorum morbis is now Dissertatio, pp. 337-67 (Letter of Xilander omitted). Supplementum half-title, 369. Lectori benevolo 371-2. Supplementum 373-434. Caput Primum, Caput II-XII. De virginum vestalium valetudine tuenda, dissertatio 435-53. Two printer's licenses (Italian). Sillabus (to treatise and Supplement). Index rerum notabilium 11 leaves (References to Supplement added to original Index). No page headings. Many more misprints than in ed. pr. Inferior typography and paper. Many changes in text and arrangement, for which see my Introduction and textual footnotes. For facsimile of title-page, see facing p. xliv.

[1] It is hoped that this informal list may be useful to some future bibliographer of Ramazzini.

constipation, rather than an intestinal flux. See the description in Hippocrates, *Acute diseases* (it occurs in *Additamenta spuria,* not included in the Loeb ed.). Littré II. 496, Ermerins I. 353.

310. He is thinking of Hippocrates, *Regimen* II. lxi foll., a discussion of 'natural' and 'violent' exercises.

311. James omits this sentence; he abbreviates the last paragraph of the chapter, and sums it up in 9 lines of translation.

312. *Aqua Stygia* is an old chemical term for nitrohydrochloric acid and came to be used of other strong mineral acids; Littré, *Dictionnaire de la langue Française*: Eaux stygiennes, toutes les eaux-fortes, parceque, semblables à celles du Styx (the river), elles rongent les métaux. Willis, *De fermentatione*: Aquae Stygiae....fumos acres emittunt.

313. James, p. 420, translates *magnis constipationibus* by 'violent costiveness', but Ramazzini regularly uses *constipatio* of blocking of the pores, which suits the present context. For our 'constipation', he uses *alvi adstrictio.*

314. Hippocrates, *Acute diseases*; see above, note 309. The ailment described was 'dry cholera'. Editors give variant readings of the Greek text; that of Ermerins: Oleum quoque exhibeto ut leniter alvus subeat, "that there may be a gentle evacuation of the bowels," seems better than the text followed by Ramazzini and is accepted in *Corpus medicorum Graecorum,* 1914, vol. 9. 1. p. 350.

315. For the edition of 1713, Ramazzini wrote an independent dissertation which enabled his publisher Conzatti to advertise that the new and revised ed. of *De morbis*....contained, besides the Supplement, another recent work: *De virginum vestalium valetudine tuenda* (How to preserve the health of nuns). The title-page reads *s acrarum virginum,* but the page heading (to p. 435 of ed. 1713), *virginum vestalium,* the pagan equivalent. Throughout his works are scattered allusions to patients who were nuns, and he here gives suggestions for their diet, etc.; insists especially on the need of regular exercise and fresh air in the sleeping cells which he always found to be unventilated; and regrets that he has never known nuns to weave, though that is the exercise they need, and it would be better for them than the incessant bell-ringing "with which they annoy the neighborhood." This appended dissertation has not been included in the present edition.

distillation by Jacobi had a *vis electrica* and attracted straws, but the *magma* obtained by himself seemed to lack this property. Viale was prefect of the Botanical Garden, Padua, 1687-1719 (Facciolati p. 403, *De horto medico*).

300. For this treatise and the reprint, 1713, see Introduction and Bibliography. He says that when he was exploring a well just before the final boring, the noise of the water was so alarming that he asked to be hauled up. "It was like being on the floor of hell."

301. Aetius of Amida, 6th cent. A.D., wrote on cutaneous diseases; is said to have introduced the term eczema (lit. 'out-boiling') to the vocabulary of medicine. His *Sixteen books on medicine* was translated into Latin by Cornarus and Montanus, Basle, 1533-35.

302. Hippocrates, *Aphorisms* II. xxxvi: "Those with healthy bodies quickly lose strength from taking purges, as do those who use a bad diet."

303. In this chapter he uses a few sentences from c. XXX of ed. pr., where he had dealt briefly with sailors and more fully with fishermen; in 1713 (c. XL) under *Piscatores,* he omits references to sailors in view of this new chapter in the Supplement.

304. Celsus 3. 7. 1 (on fever caused by pestilence): "For the more quickly violent distempers (*tempestates*) of this sort attack, the earlier must you snatch at your remedies, even though it be with a certain rashness."

305. Giovanni di Vigo of Rapallo 1460-1520. *Practica in chirurgia,* Rome, 1514. Paré rejected his treatment of gunshot wounds as "full of error and cruelty" (1545). *De morbo Gallico* (in Luisinus III) from the *Practica copiosa* V, Rome, 1514, was translated by A. Fournier: Jean de Vigo, *Le mal Français, Traduction et commentaires,* Paris, 1872. To this is prefixed *Une lettre d'outretombe* by Fournier, supposed to be addressed by Vigo to syphiliographers of the 19th cent., in which he states at length his grievance that they ignore the achievements of 16th cent. writers on syphilis.

306. In his other works Ramazzini often speaks with approval of Santorio Santorio (Sanctorius) 1561-1636, professor at Padua, author of *Medicina statica,* whose experiments (by weighing) to prove *perspiratio insensibilis* are described by Haeser 2. 316. *Difflatio* here represents the Greek *diapnoe,* 'blowing through', or dispersal by vapor, i.e. through the pores of the skin. For Ramazzini's rendering, possibly incorrect, of this statement in Hippocrates, *Epidemics* 6. 3. 1, see note 287.

307. James translates, incorrectly: "rarely live so long as those who pass their time at land."

308. Johann Rudolph Glauber of Karlstadt 1604-1668, chemist, inclined to alchemy, physicist, geologist. *Consolatio navigantium*....Amsterdam, 1657; translation by Du Teil, Paris, 1659. *Miraculum mundi,* 1651. *Pharmacopoea spagyrica, sive exacta descriptio qua ratione ex vegetabilibus, animalibus et mineralibus, medicamenta fieri praepararique possint,* Amsterdam, 1654-69. His *sal mirabile* is sodium sulphate. *Opera* translated by Packe, London, 1689. "His bust was used as a chemist's sign for nearly 200 years....easily the greatest analytic chemist of his time" (Garrison).

309. By 'dry cholera' he seems to mean a severe bilious attack with

fumus carbonum to *gas sylvestre,* and *spiritus minerales* to Helmont's *gas metallicum.* James translates *gas sylvestre,* "something of a wild and incoercible nature."

291. Ottavio Ferrari of Milan (died 1682) professor of rhetoric and Greek, Padua, 1634, librarian, 1647. *Analecta de re vestiaria,* Padua, 1654, 1670 (Facciolati, 396).

292. In ed. pr., c. XXXIII (*Sedentary workers*) he mentioned the lumbago of weavers as "caused by the violent motion and great force necessary for weaving coarse cloth and hempen stuff; when pregnant women do this work they often miscarry." Since in 1713 he devotes Supplement c. IV to weavers, he slightly alters c. XXXI (*Sedentary workers*) of ed. of 1713, to exclude all but a bare mention of them.

293. Here *aes,* as often, includes brass.

294. Pliny, *N.H.* 6. 29: Nilus praecipitans se fragore auditum adcolis aufert, a passage often echoed, e.g. in English literature and by Ariosto, *Orlando Furioso.* Pliny says this happens at Stadasis, now impossible to identify. See E. Ludwig, *The Nile,* New York, 1937, p. 250, on the Sixth Cataract, near Berber: "The Nile begins to storm and thunder....in mile-long rapids; the inhabitants were said to have emigrated because they lost their hearing, but the mighty voices of the Berbers today prove that necessity strengthens any organ....for they can call across the river, while white men can hardly hear each other at ten paces." See too for the noise of the First Cataract, Pliny, 5. 54.

295. Pliny, *N.H.* Preface to Book 12. James mistranslates: "That the first aliments consisted of their softer leaves."

296. Seneca, *Naturales Quaestiones* 3. 27. 3, reflects that nature quickly destroys what she took long to mature; he may have had in mind here the burning of Lyon, but the description of that disaster is in his *Epistle* 91.

297. Hippocrates, *Regimen* I. vii, in illustration of the thesis: All the arts and crafts have something in common with the nature of man. "Such is the nutriment of man....what is forced inside comes outside. But if violence is used at the wrong time, all will go wrong." The illustration from the cross-saw recurs in *Regimen* vi and xvi.

298. In ed. pr., c. XXV, is entitled *Fabri murarii,* masons and brick-layers; omitted by Ramazzini in 1713. It is concerned chiefly with the dangers of handling lime, and he describes his own 'acute fever', followed by an obstinate slow fever, caused by his remaining in a room that had been lime-washed six months before. It is very dangerous, because of the lime, to sleep in new houses....workmen should cover the mouth and nose, especially when mixing lime with water. Apparently he felt in 1713 that he had said enough about lime in c. XII, and in the Supplement chose rather to dwell on the hazards of brick-making. The original chapter on masons is reproduced from Anon by James.

299. This Epistle, dated Modena, June 15, 1698, is appended to Ramazzini's reprint of the treatise of F. Areosto, *De petroleo montis Zibinii,* 1462, which is mainly a record of miraculous cures effected by this petroleum; it restored the sight, cured epilepsy, elephantia, and arthritis. Falloppio, *De Ulceribus* 11, recommends it for ulcers. Ramazzini says that the *magma* obtained from its

successful experiments; this year a book on this was published at Venice." James in his version of Anon, 1705, substitutes for 'this year' the date 1698. For L. Testi of Modena see my note 200.

278. Pierre Gassendi of Provence 1592-1655, mathematician and physician; opposed Harvey: *De septo cordis pervio,* Leyden, 1639. *Opera omnia,* Leyden, 1658. In *De nutritione animalium* opposed Aselli.

279. Marco Cornacchini of Arezzo and Pisa, pupil of Mercuriale. *Methodus qua omnes....affectiones ab humoribus....genitae chymice et Galenice curantur,* Florence, 1619, on mineral and herbal remedies. In Hartmann, *Praxis chymiatrica,* 1647. His powder is called an overrated febrifuge by F. Torti, *Therapeutice*....1712. In July, 1694, it was applied to the soles of Malpighi's feet after his stroke of apoplexy at Rome (Baglivi). Also used for cutaneous disorders.

280. The image of the pair of horses is echoed from Plato, *Phaedrus,* 246.

281. Plutarch, *De praeceptis salubribus* 135E, quotes Democritus the 'laughing philosopher': "If the body brought suit against the soul for ill-treatment, the soul would lose the case."

282. Trajano Boccalini 1556-1613, satirist, protected by Pope Clement VIII. *I Ragguagli di Parnasso,* Venice, 1612, 1617. English translation by the Earl of Monmouth, 1656. A. Belloni, *T. Boccalini,* 1924.

283. See the poem (22 hendecasyllabic vv.) Pruris, mi liber, heu nimis, flagrasque, addressed by Ramazzini to the ed. pr. of *De morbis*....1700 (omitted in 1713); he prophesies that the treatise will be used by fish-mongers for wrapping-paper; a mere convention as the volume was much too small for such a purpose. Milton's Latin poem, 1650, congratulates mackerel on the paper clothing now furnished them by Saumaise. See note 266.

284. For similar fatigue-imagery, see below, c. VIII, on grinders.

285. *Euphrasia officinalis,* eyebright. Euphrasy was supposed to show a 'signature', a mark that indicated its medicinal virtue. Paradise Lost: "Michael....purg'd with Euphrasie the visual nerve".

286. Rosinus 1551-1626, German antiquary. *Romanarum antiquitatum libri decem,* 1583.

287. Hippocrates, *Epidemics* 6. 3. 1. Galen in his commentary denies that this is a mere list of disconnected ailments, but that is the more probable view of Ermerins, p. 573. The text used by Ramazzini follows Galen. See note 306.

288. *Orichalcum,* originally 'mountain copper', later called *aurichalcum,* 'golden copper', from its color. In the next paragraph it is defined as an alloy of copper and mineral calamine (zinc) i.e. he means brass. Elsewhere under the term *aes* he must sometimes, like the ancients, include brass, though more often he means copper.

289. James refers *illi* to *hominem*: "destroys persons lives unless they get out of it."

290. *Gas sylvestre* (Carbon dioxide) is defined by Helmont, *Ortus medicinae I. Tract. XX,* p. 106. Produced by fermentation of must, burning wood, coal, tallow, and gunpowder....cannot be compressed into a visible body. The word *gas* is twice used by Ramazzini, but only when quoting Helmont. He prefers

the request of Parliament wrote his *Defensio Populi Anglicani,* 1650. Also, Milton ridiculed Saumaise in two brief Latin poems. Hallam says that Saumaise possessed "incredible erudition".

267. The statement about Paduan professors, *ac praecipue-exercitatio,* not in ed. pr., was inserted in 1713 when he had had about 13 years experience as professor at Padua.

268. In ed. pr., after *ejurantes,* is printed in full (7½ pp., Italics, pp. 318-325) the letter of Xilander, dated Brussels, Jan. 2. 1662; Plemp had asked for it. It therefore occurs in Anon (and James). Ramazzini there says that he prints it, "because Plemp's book is very rare in Italy." *Xilander* is more correctly *Xylander,* the Greek equivalent of Holzmann, 'woodman,' probably the original name of the family. He laments that lawyers must suffer from all the diseases of sedentary city-life, i.e. weakness of the stomach, colic, and nephritic pains; they have no chance for rest and recreation, even on holy-days; they ought to retire not later than the age of sixty-five and "really live" for a few last years.

269. In classical Latin, *Curia* = senate-house or senate, but later, as here, means the Papal court, including all its functionaries.

270. He therefore wrote this passage in 1699, five years after the typhus epidemic of 1692-1694 in Modena, described in *Constitution III.*

271. Ludovico Castelvetro of Modena 1505-1571, a famous critic. Ramazzini refers to his acrimonious controversy with Annibale Caro (1507-1566), the learned poet, in which Castelvetro attacked Caro's ode to Francis I of France. *Apologia degli Academici....contra M. Lod. Castelvetro da Modena....*Parma, Viotto, 1558. Cellini, *Autobiography* I. xlvi, was well acquainted with Caro at Rome in 1527, when the latter was a member of the household of Gaddi, clerk of the Camera, for many years his patron.

272. Giovanni Pico, Count of Mirandola, 1463-1494, humanist and philosopher, pupil of Ficino. He offered to dispute at Rome with all comers, "On all things that may be known" (*De omni re scibili*), on which Voltaire commented, "and some things besides", *et de quibusdam aliis.* One rumor was that he died of *morbus Gallicus* (syphilis). Mirandola was sold to the Duchy of Modena by the last Duke in 1710.

273. Hippocrates, *Regimen* I. V: "All things are in a state of flux....by exchanges.... light for Hades is darkness for Zeus."

274. The non-naturals are air, food, sleep, motion, excretion, affections of the mind.

275. The abbey, founded in 1114 by S. Bernard, is now a *maison de détention.*

276. Sforza Pallavicino of Rome 1607-1667, a famous Jesuit, created cardinal, 1657. Historian of the Council of Trent; defended the Society of Jesus: *Vindicationes Soc. Jesu....*Rome, 1649. In *Opera inedita....*Rome, 1837, Piacenza, 1839, he describes the plague at Genoa, Naples, and Rome, 1656.

277. In ed. pr., after *animus,* he adds: "But I cannot refrain from mentioning a new remedy lately discovered for the gout and arthritic pains, called 'sugar of milk', invented by the excellent Dr. Testi of Venice and recommended by

effectibus....Amsterdam, 1688. Reference here to *Diatriba de febribus.* Cited by Pringle. Haeser says that he has been underrated.

258. From ancient times, realgar (red sulphide of arsenic) was listed with poisons; has a strong sulphurous smell (Dioscorides). Only criminals were sent to the mines in Paphlagonia, says Strabo, 12. 3. 40 (died *c.* 24 A.D.). Not to be confused with the modern sandarac, a resin. Bailey II. 177 has a useful note on Pliny 34. 117. Anon here omits *realgarinum.*

259. In the ed. pr., p. 306, the last chapter begins: Artificum agmen claudant tandem Literarum Professores, neque probro ducant....He now substitutes the present opening, *Diatribae-Aristophanes*; and *Caput Ultimum* of ed. pr. is here called a dissertation: there are no important alterations of the original chapter.

260. Marsilio Ficino of Florence 1433-1499, Platonist and translator. *De triplici vita,* Basle (*c.* 1497), contains *De vita sana s. de cura valetudinis eorum qui incumbunt studio litterarum. De vita longa,* etc. Here the reference is to *De studiosorum valetudine tuenda,* 3, Basle, 1569, the more common title. On the plague of 1477-1478, he wrote: *Il consiglio contro la pestilentia,* Florence.

261. Twice in his Orations he uses the phrase 'natural viscera' for the abdominal viscera.

262. Johann Dolaeus (Dolée) of Hesse 1638-1707, iatrochemist. *Encyclopaedia medica*....Frankfort, 1684; reference to III, *De morbis abditis* 11. His *Tractatus de furia podagrae lacte victa*....Amsterdam, 1705, is often cited.

263. Thrice in this dissertation he mentions hypochondriac affections as the penalty of hard study. So too Sydenham, *Hysteric diseases*: "Many men that live sedentary lives and study hard are afflicted with this disease....if we compare hypochondriac symptoms with hysterical, an egg is hardly more like an egg than these symptoms are alike in all respects."

264. For the frequent lack of distinction between gout and arthritis, see notes 37, 119. He had read Sydenham, *On gout,* to which the latter was a martyr for 34 years: "Hard study, or meditation....increases the disease....stone is the constant companion of the gout....which seizes more wise than fools."

265. For the anecdote about Erasmus, he gives a reference to Johann van Beverwyck (Beverovicius), *De calculo renum et vesicae* Leyden, 1638. Of Dordrecht 1594-1647. *Alle de wercken*....Amsterdam, 1656. *Epistolicae quaestiones,* Rotterdam, 1644, contains his correspondence with Descartes on Harvey's discovery, of which he and Descartes were among the earliest supporters. In *De principum valetudine,* 1710, c. XIII, Ramazzini repeats this anecdote, but refers to Erasmus as *quidam literatus,* 'a certain scholar', and says that the 'two sisters' are gout and arthritis, though he mentions that the scholar (Erasmus) suffered also from *calculosa passio,* stone.

266. In the passage discussed, Pliny, *N.H.* 7. 170, the text is corrupt and the question hardly worth so much attention. Of the critics cited, only Dalechamps of Caen 1513-1588, botanist and editor of Pliny and Athenaeus, and Salmasius are now of much importance. Claude de Saumaise 1588-1653: *Plinianae exercitationes*....1629. In reply to his *Defensio* of Charles I (1649), Milton at

morbis habetur, Florence, 1580.

248. Hippocrates, *Ancient Medicine* xxiv. The text is disputed and the meaning obscure.

249. Hippocrates, *Prognostic* VI: "In all acute diseases those sweats are best that occur on critical days....those too are good that occur all over the body."

250. This 'counter-herb', antidote, is from the root-stock of *Dorstenia Brasiliensis*: Pringle recommends for 'jail-fever' the *pulvis contraiervae compositus,* diaphoretic.

251. The startling error in Anon's translation (1705): "Lice sculking under the skin almost", is, as usual, retained by James, though the author of the *Medicinal Dictionary* must have known of the danger of partial suppression of the *peticulae* (*petechiae*) in typhus, as described, e.g. by Ramazzini in *Constitutio III.* Anon mistook the reading *peticulis,* spots, for *pediculis,* lice, but as the spots were sometimes called *pediculae,* lice-bites and the disease *pedicularis,* lice-disease, he should not have been misled. Another curious association of lice with typhus is in F. Hoffmann (1660-1742), *Endemial diseases,* where he describes the climate of Hungary and speaks of 'Hungarian fever'; "Hungary abounds with such swarms of lice that the soldiers....cannot secure themselves from them....the climate favors the production of lice.... soldiers who lie on the ground are highly subject to Hungarian fever."

252. So too Paré, arguing that gunshot wounds "do not partake of any poisonous quality", illustrates (in 1564) from the siege of Rouen (1562), when there was great mortality from wounds: "The bullets which the King's soldiers shot against the besieged were free from all poison; yet the latter thought they were poisoned, since the wounds were incurable and deadly." The enemy suspected the same, but the common cause was the infection of the air, etc. See D. Singer, pp. 73, 222.

253. *Balsam of Mecca* was the original (true) balsam; but the discovery of America introduced Europe to *Peruvian balsam,* also an oleoresin, and in 1571 the Pope allowed it to be substituted when Mecca balsam from Alexandria could not be obtained.

254. Thorndike IV has a good account of the various amulets, suspensions, characters, seals, etc., that were used mainly for their effects on the minds of the credulous.

255. The following extract, much abbreviated by Ramazzini, is from a letter addressed by Descartes (1596-1650) to his pupil Princess Elizabeth (1618-1680), aunt of George I of England. Ramazzini used the Latin version of the Letters of Descartes, probably *Epistolae,* London, 1668, in which is *Epistola* xxiii, here cited; it is headed: *Praecepta nonnulla ad valetudinis conservationem spectantia.* Descartes tells the Princess that he inherited ailments such as are here described, but cured himself by constantly taking a cheerful view of life, an interest in flowers, birds, etc., and by drinking the waters of Spa.

256. See note 244.

257. Cornelis Bontekoe of Alkmaar 1647-1685, iatrochemist; wrote many treatises in Dutch. *Fundamenta medica sive de alcali et acidi*

Diseases of the army cii, approves his statement that petechial fever and the *morbus Hungaricus* are not the same, because the latter can occur without *petechiae.* For a general survey of the spread of typhus in Europe: H. Zinsser, *Rats, lice and history,* New York, 1935.

241. Raimund Minderer of Augsburg 1570-1621, iatrochemist. Pringle recommends ammonium acetate, *spiritus Mindereri,* diaphoretic. *Medicina militaris,* Nürnberg, 1621. *Aloedarium marocostinum seu pilula rumex,* Augsburg, 1616, describes his *pilulae ex maro, costo et aloe confectae,* "to purge pituitous and watery humors....very seldom made" (James, *Medicinal Dictionary*). For *costus* (*Saussurea Lappa*) Arabian, Indian, etc., Dioscorides I. 16 and Celsus 3. 21, in a list of diuretics. Pliny *passim.*

242. Heinrich Screta, a Swiss, practised at Schaffhausen. *De febri castrensi maligna,* 1686; cited by Pringle. Screta is not in Haeser.

243. L. Antonio Porzio 1639-1723, professor at Naples and Rome. *De militis in castris sanitate tuenda,* Vienna, 1685; often reprinted. He was, for a time, an army doctor in Hungary. The Utrecht, 1703, ed. of *De morbis artificum* contains two short treatises by Porzio.

244. In 1690 and 1691, when Modena was taking part in the War of the League of Augsburg against Louis XIV, the troops of Brunswick had their winter camp in Modena. Probably Dr. Barnstorff of Brunswick was at this camp when Ramazzini obtained from him the information about camp diseases.

245. Livy 3. 62. 9, *alieno Marte non suo,* of one who adopts a style of fighting unfamiliar to him.

246. He had read Fracastoro, *De contagione,* but prefers the word *seminium* to express the morbific principle; though once at least in his other works he uses Fracastoro's term *seminaria;* once occurs the phrase *germina morbi.*

247. He often cites this much-disputed phrase from Hippocrates, *Prognostic I.* Helmont explains the *divinum aliquid* as "the marvellous power of a ferment"; Fernel, as an *abdita causa,* a hidden cause; Sydenham, *Tractatus II, De hydrope*: "A knowledge of anatomy is of course necessary....nevertheless, in acute diseases and in most chronic diseases, we must admit some specific property, 'something divine', to quote Hippocrates, which no observation dependent on exploration of the human body will ever track down and drag into the light"; of quinine, Ramazzini says that there lurks in it some mysterious property not yet understood, that *divinum aliquid,* and in *Constitutio III.* lvii, exhorts physicians to spend less time on anatomy and to track down the *divinum aliquid,* the unknown factor in epidemics. Hence Jones, editor of the Loeb Library Hippocrates, should not have expunged from his text this clause (following Kühlewein, 1894), as "contrary to Hippocratic doctrine", especially as it is found in all MSS. Even admitting that it seems at variance with the famous statement in *Airs, waters, places* xxii, that "all diseases are natural", we cannot judge whether it may not at that time have seemed expedient to use an edifying term for an unknown factor. Cesalpino devoted a treatise to this much-quoted phrase: *Daemonum investigatio Peripatetica in quo explicatur locus Hippocratis in Progn. si quid divinum in*

various occupations.)

228. For Schenck's famous work see note 126. Here Ramazzini refers to VII. 8.

229. Pedro à Castro's chief work describes the plague epidemic in Italy, 1656-7: *Pestis Neapolitana, Romana et Genuensis annorum 1656 et 1657....delineata....*Verona, 1657. Ramazzini refers to *De febre puncticulari* (typhus), Verona, 1650, Padua, 1653. Castro approves venesection, cupping, and scarification.

230. Hippocrates, *Epidemics* 3. 3. The illness seems to have been malaria. Editors now prefer Meineke's reading *Delearces* to *Dealcis.* Sabinus the commentator, end of 1st cent. B.C., is often quoted by Galen. We know him only from Galen's citations and a fragment of Aulus Gellius.

231. Lorenzo Bellini of Florence 1643-1704, professor of anatomy, Pisa; succeeded Malpighi, 1660. *De structura et usu renum,* Florence, 1662. Refused a chair at Padua, 1683. Through Lancisi he was protected from persecution as a free-thinker by the favor of Clement XI, 1701. Reference here to *De missione sanguinis....*Bologna, 1683, *Propositio* 6.

232. For this passage in Hippocrates, see note 123.

233. Morgagni, *De sedibus....Epistola* 20. 4, gives cases to prove that it is risky to go to a hospital, since there you may acquire something worse than your ailment.

234. In *Constitutio I* (malaria), Ramazzini says that the peasants about Mantua gave garlic and onions to the sick with good results, and chronic quartans were successfully treated with garlic and wine.

235. Hippocrates, *De liquidorum usu* 3. p. 38, in *Corpus medicorum Graecorum* (Heiberg), Leipzig, 1927: "Sea water is good for drying, e.g. the ulcers of fishermen, which will not suppurate without this application."

236. Helmont, *Blas humanum* 36. (In *Ortus medicinae Pars I. Tract. xxvi*). His *blas* 'breath', 'blast', is 1) a spiritual force in the universe, *blas siderum, meteoron,* 2) *humanum,* governs the bodily functions. See Helmont's statement quoted in note 21.

237. *Airs, waters, places* VII: "The bowels too are stiffened by them rather than loosened", is more literal.

238. The electric ray, numb-fish, *raia torpedo* (Linnaeus) was much discussed. T. Bonnet, *Northern medicine,* says that Redi (the naturalist, 1626-1694) is right; the stupefying power is in two sickle-shaped muscles on the back and breast. S. Lorenzini, *Osservazioni intorno alle torpedini,* Florence, 1678 (illustrated from dissections), says that *corpuscula* emanate from the fish and enter the hand, and compares the action of cantharides. Pliny 9. 42, for the torpedo, and c. 48, the venomous sea-hare and sea-spider. Ramazzini added in 1713 the paragraph *Torpori-Sennertus.* Kaempfer (1651-1716) had explained that the shock was electrical.

239. Pliny in the first passage quoted above, refers only to the torpedo's attacks on fish, not to the effect on fishermen.

240. Sennert, *De febribus* 4. 14. In *De morbo Hungarico* he describes fully the outbreak of typhus in Hungary, 1566, in the army of Maximilian II. Pringle,

by John Pechey (Peachey), London, 1696, often reissued; that of 1734 is the 10th ed.; Pechey was an apothecary rather than a physician and widely advertised 'Pechey's cathartic pills'. In *De principum valetudine tuenda,* 1710, Ramazzini says that the groom here mentioned is still living.

219. Hippocrates, *Epidemics* 4. 25. The passage is corrupt; the Greek word *onos,* which Ramazzini, following Foës, translates 'ass', has here, according to Ermerins, its other meaning 'millstone'.

220. Hippocrates, *Aphorisms* I. iii: "In athletes a perfect condition that is at its highest pitch is treacherous....change for the better being impossible." A passage much emended and discussed. Also, *Nutriment* 34: "The condition of the athlete is not natural."

221. *Regimen in acute diseases* xlv. "Indisputably Hippocratic" (Jones). We have Galen's commentary. Translation by F. Adams. Celsus 1. 3. 2. seems to refer to Hippocrates: "Neither sudden idleness after excessive labor nor sudden labor after excessive idleness is without serious harm."

222. Aristotle, *De generatione animalium* 4. 3. 768: The bodies of athletes develop abnormally and irregularly because of the quantity and variety of their food which prevents natural distribution to the proper parts; also *Politics* 8. 3, on the necessity for proportionate growth of all parts of the body.

223. The description of Galen's injury (when 35) from his commentary on Hippocrates, *Joints* xiii, is here incomplete. It was at first taken for dislocation of the shoulder, but was avulsion of the acromion; he recovered after 40 days of tight bandaging. See Withington in Loeb ed. of Hippocrates, vol. 3, p. 235.

224. The sentence *Hoc-consueverat* does not occur in ed. pr.; added in 1713 when Ramazzini, then aged 80, had had long experience of Padua.

225. *Aeneid* 9. 349; Hippocrates, *Nature of man* 6: "They see men who are cut, bleeding....and so think that blood is the soul (*psyche*) of man."

226. This was true also of the *Constitutio epidemica ruralis* of 1690 (tertian fevers) described by Ramazzini in *Constitutio I.* Throughout the Modenese territory the peasants were attacked, the townspeople were hardly affected. The present chapter has several echoes of that earlier work. On this discussion of the diseases of farmers, see Farr, *Vital Statistics,* 1885, p. 404.

227. Arthur Young (the famous agriculturist), *Travels in France and Italy,* 1787-1789, vol. I, describes the irrigated country between Milan and Venice with its ricefields, vines, etc.: "The countryside is a water-spunge....willows, ditches, mud and frogs....I figured sickness and disease in every quarter....the universal practice is for the whole family in winter to sit from morning till midnight with the animals in the stable on forms in two lines; it is very hot." In *Oration* XIII, *On the cattle-plague,* 1711, Ramazzini deplores the custom of warming the cattle-stables by letting the manure pile up there. Also, *Supplement* c. IV: peasant women in winter sit and spin in the stables. (Young, though so much later, gives a useful account of conditions in the Duchy of Modena, e.g. that in 1781 the total population was 348.399 of whom 112.323 were in the mountains; births in that year, 12.930; deaths, 10.933, showing that registration, perhaps usually by the Church, was general; also he gives figures for the exports of Modenese products, and for wages, very low, but rising, in

bequeathed it to the Ambrosian Library, Milan, but it was claimed and dispersed by his heirs. His father Ludovico Settala, 1550-1632, is mentioned below in ch. XXXIII, and the latter's *Animadversionum et cautionum medicarum libri,* Milan, 1626, is cited by Ramazzini in *Constitutio III.* liv. See Ferguson II. M. Settala was an F.R.S.

209. Flavius Renatus Vegetius, late 4th cent. A.D., dedicated to Emperor Valentinian II his *De re militari*, a military manual compiled from various authors. Pringle, p. 95, quotes his advice that soldiers be protected from extremes of heat and cold; but Vegetius is thinking only of military tactics and is not worth quoting for military diseases. *Ars veterinaria* has "the first authentic account of glanders" (Garrison).

210. Giulio Guastavini, Aristotelian commentator. *Commentarii in priores decem Arist. problematum*....1608. *De medicina*....Florence, 1625. The word *remora* below alludes to the 'sucking-fish', *echeneis remora,* supposed to be able to stop a ship by sticking to it.

211. Paul of Aegina, probably late 7th cent. A.D. *De re medica libri septem* is mainly compiled from Galen, etc., but Book VI is valuable for independent work on surgery, especially military (Haeser). Reference here to III. c. 53. In *Corpus medicorum Graecorum,* Leipzig, 1908-1929. Translation and commentary: Adams, London, 1845-47, 3 vols.

212. Aelius Spartianus *c.* 285 A.D., biographer, wrote the Lives of several Roman Emperors; in *Scriptores historiae Augustae*; translation by Magie in Loeb Library, 3 vols.

213. Hippocrates, *Airs, waters, places* xxi: "The poor who do not ride suffer less," and (p. 131 Loeb ed.): "Wherever men ride much, the majority are attacked by swellings at the joints, sciatica and gout and are sexually very weak."

214. *Epidemics* 7. 122. Ermerins despairs of translating this corrupt passage. Foës says that he fails to understand the word *hippuris,* and that it is rash to interpret it as some kind of ulcer. No two commentators agree as to the ailments described.

215. Marziano's note is on Hippocrates, *Regimen* (*De diaeta*) II. lxiii. "The date of the treatise is not far from 400 B.C....the author cannot be identified." (Jones in Loeb ed. vol. 4).

216. Cassiodorus *Epistles 5. 5* (of Theodoric). He was postmaster-general under the Emperor Theodoric.

217. Ramazzini uses a text of Hippocrates that in *Regimen* II. lxiii read 'horses'; but in that treatise walking, wrestling, and running are the exercises recommended, and this would be the only mention there of riding, The word is therefore deleted by modern editors.

218. Thomas Sydenham of Dorset, 1624-1689, practised in London, is buried in Westminster Abbey. Opposed iatrochemistry, iatrophysics and *arcana,* preferred herbal remedies; anti-Galenist. For his position as an epidemiologist, M. Greenwood, *Epidemics and crowd-diseases,* London 1935. *De colica biliosa annorum 1670-1672, Sectio* IV, 7 is here cited by Ramazzini. Translation of the *Opera omnia: The whole works of....Dr. Thomas Sydenham,*

History of Medicine, presented to Karl Sudhoff.

197. *Promocondus* does not occur in classical Latin. This combination of *promus,* 'distributor', and *condus,* 'storer' is used by Ramazzini of Solomon, the Nile, the north wind, etc.; the heart is *promus et condus.* Sylvius, *Praxis medica, Appendix X,* calls volatile spirit (he means alcohol) *promus-condus.*

198. G. Lanzoni of Ferrara 1664-1730, professor at Ferrara, 1684. *Opera omnia medico-physica et phiosophica,* 1738. Not in Haeser. In *Constitutio I,* Ramazzini says that he owed much to Lanzoni's observations on the similar epidemic (of malaria) in 1690 at Ferrara.

199. Leandro Alberti of Bologna 1479-1552, a Dominican. *Descrittione di tutta Italia,* Bologna, 1550, Venice, 1553.

200. In ed. pr., under *Diseases of the Learned,* L. Testi, originally of Modena, is praised for his remedy, sugar of milk, for gout and arthritic pains; see note 277. Testi is not in Haeser. In reply to a letter from A. Vallisneri saying that some people suspect the salubrity of the climate of Venice, Testi wrote: *Disinganni overo ragioni....che provano l'aria di Venezia intieramente salubre,* Colonia, 1694. He says that no other city is so healthy; in his parish San Cassiano (2,500 souls), are 23 hale and sound persons above 80; 2 are 95.

201. The 'canon' of Polycleitos, Greek sculptor, is 1) his statue the Doryphoros which established the laws of proportion for Greek sculpture, 2) it was the name of his book. Pliny *N.H.* 34. 55.

202. Giovanni Alfonso Borelli of Naples 1608-1679, professor of mathematics, Pisa, 1656, founder of the iatrophysical school. His most famous work, *De motu animalium,* Rome, 1680 is here quoted *(Propositio* 131). *Delle cagioni delle febbri maligne di Sicilia....1647 e 1648,* Cosenza, 1649, is important for the serious epidemics of 'malignant fever', *epidemica purpurata* (typhus) in Sicily; he had personally observed it at Messina. In *Ephemerides barometricae,* 1695, Ramazzini opposed Borelli's *Propositio* 115 on the behavior of mercury in the barometer.

203. Hippocrates, *Epidemics* 7. 55, for Cleotimos. The text is very corrupt; the first and last clauses seem contradictory. For the cobbler's hemorrhage, *Epidemics* 4. 20.

204. After *discutiantur* in the text there followed in ed. pr. about 11 lines on the lumbago of weavers and the miscarriages of women who use violent motions in weaving coarse cloth; deleted by Ramazzini in 1713, in view of the special chapter on weavers in the Supplement (c. IV).

205. Hippocrates, *Epidemics* 4. 50, a discussion of an epidemic of coughs; the twister of vine twigs (?) was a boy.

206. Fourcroy changes the title of this chapter to *Des maladies des fripiers, des cardeurs de matelas, et des chiffonniers,* because the occupations here described were not, in France, confined to Jews. Like Morgagni, he adds to the list of dangers from mattresses; the contents should be disinfected.

207. The *elephantia labes* of the Jews is no doubt leprosy.

208. The museum of Settala, often referred to, was a cabinet collection made by Manfredi Settala of Milan, the inventor (1600-1680), famous for his travels, physical and chemical experiments, and many ingenious machines. He

187. François Vatable (Watebled, Gastelbled) French priest, professor of Hebrew, Paris, died 1547.

188. August Pfeiffer 1640-1698, Orientalist. *De molendinis Hebraicis* c. 1. In *Antiquitates Ebraicae*....Leipzig, 1687.

189. Publius Victor, *De urbis Romae regionibus.* Scholars now agree that this work on the monuments of Rome, distributed according to the regions of Emperor Augustus, is a 15th cent. fabrication.

190. Quintus Serenus Sammonicus, minor Latin poet, was murdered by order of Emperor Caracalla *c.* 212 A.D. His *De medicina praecepta* was printed at Venice, 1488; Paris, 1533; a medical poem, chiefly for the poor, full of superstitions. Morgagni, *Epistolae in Aur. Celsum et Q. S. Sammonicum,* The Hague, 1724, revived interest in this poem which contains much information on natural history and medicine (115 hexameters).

191. Jean de Gorris of Bourges 1505-1577, professor at Paris; edited Nicander (185-135 B.C.), *Theriaca et alexipharmaca,* Paris, 1549. Translated and edited Hippocrates. His *Definitiones medicae,* Paris, 1564, Frankfort, 1578, here quoted, are an alphabetical exposition of Greek medical terms. Thévart, Baillou's nephew, says that he hesitated to publish Baillou's *Definitiones* (of terms in Hippocrates and Galen) because those of Gorris are much more important. Pringle quotes the definitions of dysentery and 'ardent fever', a kind of malaria.

192. Galen, *De alimentorum facultatibus* 2. 6. This chapter is a warning against ignoring the idiosyncrasies of digestion, e.g. some can digest cucumbers, others only seem to at the time.

193. *Essera* (Arabic) a skin eruption, a variety of nettlerash.

194. Anton Van Leeuwenhoek of Delft 1632-1723, celebrated Dutch naturalist and microscopist, improved the microscope, discovered spermatozoa, infusoria, etc. Communicated many discoveries to the Royal Society and bequeathed to it records of many others; now in the British Museum. *Alle zijne naturkundige werken,* Delft, 1696, 4 vols. Latin translation: *Opera omnia,* Leyden, 1722. Reference here to *Arcana naturae, Ep.* 71. Delft, 1695; probably a reminiscence of the alchemical 'wolf', symbol of a 'biting' agent.

195. Theophrastus of Eresos, successor of Aristotle, died *c.* 285 B.C. *Historia plantarum,* partly compilations, is the earliest extant Greek herbal. The version here given of IV, c. 17 is not exact. See translation by Hort, *Enquiry into plants,* Loeb Library. Theophrastus says: "As grain decays it engenders special creatures." Ramazzini does not echo the doubts of Theophrastus as to the degeneration of wheat into darnel. In *Constitution I,* he discusses wheat rust and other plant pests and gives his own experiments in spraying with acids and alkalis to determine whether the *rubigo* is an acid or alkali.

196. Lydian stone = touchstone, also called *Heraclium* by Pliny, and by Theophrastus, *De lapidibus,* a very brief work written as a contribution to mineralogy; good translation and commentary by Hill, London, 1746. See Lynn Thorndike on the scientific treatises of Theophrastus, in *Essays on the*

emend.

177. Athenaeus, *Deipnosophists* XI. c. 10, quotes the *Epistola de cothonismo* of Mnesitheus of Athens (*kothon* = wine-cup). Ramazzini had read the quotation from Athenaeus in Johann Lange of Löwenberg, *Medicinalium epistolarum....libri tres,* Basle, 1554: I. *Epistola* 30, *De craepala* (= *crapula*) cited. Lange, 1485-1565, was a famous practitioner and court physician.

178. Androcydes wrote this to Alexander, who, says Pliny *N.H.* 14. 58, paid no heed.

179. Here *animalis* reflects the original meaning of *anima*; he refers to the part played by the animal spirits in controlling sensation and voluntary motion; their seat is the brain.

180. Abraham Zacut of Lisbon 1575-1642, a renegade Jew, who, still persecuted, removed to Amsterdam and resumed the Jewish faith. His medical observations were not much trusted (Haeser). "Black urine was observed by Z. L." (Garrison). *Praxis medica admiranda,* Amsterdam, 1634. A history of medicine: *De medicorum principum historia,* 1629; reference to I. 6. *Sideratus* means lightning-struck or planet-struck; also of plant-blight (Paré, 1568).

181. Felix Plater (Platter) of Basle 1536-1614, anatomist. *Praxeos medicae tomi tres,* Basle, 1602-1608 (c. 3 cited). "The first attempt at a systematic classification of diseases" (Garrison). Distinguished himself in plague epidemics at Basle, 1563-1609. "In 1614 he reported the first known case of death from hypertrophy of the thymus gland in an infant" (Garrison). Described in Bonnet, *Sepulchretum* I. p. 577. Geneva, 1700.

182. Hippocrates, *Epidemics* 2. 4. 5. Writing on the dangers of venesection, in his *Constitutio epidemica,* 1690, c. xxxxi, Ramazzini says that, in the case of this female slave, Hippocrates "let blood till she fainted", because he was guided by the exciting cause of her malady.

183. Johann Joachim Becher of Speier 1635-1682, director of the chemical laboratory at Munich. Explored the mines of Cornwall and Scotland. Influenced the phlogiston theory of his famous pupil Stahl. *Physica subterranea....edidit et specimen Beccherianum subjunxit,* G. E. Stahl, Leipzig, 1703. Becher said that the escape of *terra pinguis* (sulphur) is the essential principle of combustion.

184. Daniel Heinsius of Ghent 1580-1655, professor at Leyden, famous philologist.

185. Palladius Rutilius Taurus Aemilianus, date uncertain, but later than the 2nd cent. A.D. Wrote in Latin prose a Farmer's Calendar, *De re rustica* (14 books). Ramazzini quotes I. *Titulus* xlii, where Palladius gives precise directions for building a bath-house as part of a farmer's dwelling.

186. Lucius Apuleius of Madura, Africa, born *c.* 130 A.D. *The Golden Ass* 9. 11. Translated by Adlington and Gaselee in Loeb Library. A famous Latin prose romance with a plot based on metamorphoses; a satire on contemporary impostors and priests. This is the locus classicus for mills worked by worn-out horses, mules, and slaves: "Some in shackles....some had eyelids cankered with the smoke of that reeking place, half blind and sprinkled black and white with dirty flour."

Historia parturitionis 14. Not in Haeser.

167. Hippocrates, *Epidemics* 7. 3. In the first sentence Ermerins prefers the MS reading = 'unboiled'; in the last sentence, *pro vice una* and *crudi* are alternative readings, though Ramazzini gives them both.

168. Thus Galen concludes his minute directions for the care of babies under three years. He adds: "You cannot guess correctly at the numerous things that cause discomfort to an infant unless you are very intelligent; moreover, you need continuous experience of that particular infant." Reference is to *De sanitate tuenda* I. 8. 30.

169. *Zodiacus medico-gallicus sive miscellaneorum medico-physicorum gallicorum*....Geneva, 1680-1685. This is a Latin translation of the continuation of the *Nouvelles Découvertes,* 1679-1681 by N. de Blegny, which is said to have been the earliest medical journal.

170. Ramazzini gives no reference; the allusion is to David von der Becke, *Epistola ad J. Langelottum.... qua salis tartari aliorumque salium fixorum ab omnibus philochymicis ac curiosis medicis hactenus adeo desiderata volatilisatio....demonstratur.* Hamburg, 1672. (In our text, *Beckii* would be correct.)

171. Prof. Bailey of Trinity College, Dublin, in a note on Pliny *N.H.* 31. 78, argues that the *sal Hammoniacum* of the ancients was a variety of common salt and not our sal ammoniac (ammonium chloride). On the phrase *spiritus urinae* he writes to me: "This was probably a solution of ammonium chloride....When urine is allowed to ferment, ammonia and carbon dioxide are both formed, and the urine must contain some ammonium carbonate. If common salt were added to this and the solution concentrated by evaporation the solution obtained should contain some ammonium chloride....if a solution of this were added to *spiritus vini,* the alcohol would throw the ammonium chloride out of solution as a white precipitation, *offa alba,* and this would be thicker if the solution of sal ammoniac were more concentrated, *purior Urinae spiritus.*" See note 132. Anon, assuming that *Uninae* was an error, translates 'wine'.

172. Pliny *N.H.* 14. 138, a long lament on the evil effects of drink.

173. Phlegm as an old chemical term means a watery, tasteless substance obtained by distillation; the *flegma* of the alchemists.

174. Johann Crato Krafft von Krafftheim of Breslau 1519-1586, pupil of Luther, physician to three Emperors. *Consiliorum et epistolarum medicinalium libri VII,* Frankfort, 1589; Ramazzini refers to II. 27. Edited the *consilia* of Montanus. Ramazzini sometimes prescribes the *pillulae Cratonis.* Crato wrote on the plague, sweating sickness, and a now very rare German treatise on typhus (1583).

175. *Mechoachan* is an old name for jalap root called by Monardes (1565) *Ruybarbo de Mechoachan* from the province in Mexico whence the jalap came; a purgative.

176. Aristotle's problem is: Why does diluted wine cause more headache than undiluted? Accordingly, though *minus,* 'less' is in all texts seen, I emend to *magis,* 'more'. Anon seeing the error in the text silently corrects it by translating, "diluted wine is more intoxicating." Radius (1828) does not

alcoholizato, i.e. 'volatilised'. He strongly influenced all later iatrochemists including Ramazzini. In his infirmary at Leyden he was one of the first to introduce ward instruction, and he describes in detail the methods he there employed. *Opera medica* (ed. sec.), Amsterdam, Elzevir and Wolfgang, 1680, has a fine portrait, Vita, and good indices.

158. Thomas Bartholin of Copenhagen 1616-1680, professor of anatomy, Copenhagen, 1648. *De bibliothecae incendio,* 1670 is addressed to his sons. In *De medicis poetis,* 1669, he praises Fracastoro's *Syphilis. De peregrinatione medica,* Copenhagen, 1674 is a guide for physicians who study abroad.

159. Prospero Marziano 1577-1622, physician, translated Hippocrates into Latin with a commentary: *Magnus Hippocrates Cous explicatus....*Rome, 1626, Venice, 1652. Reference here to *De natura pueri* 250.

160. Isbrand van Diemerbroe(c)k, 1609-1674, professor at Utrecht, 1649. *Anatome corporis humani,* Utrecht, 1672. *De peste libri IV,* Arnheim, 1646, on the plague at Nymwegen (Nimeguen) in the Netherlands, 1636-37.

161. Kaspar Bartholin 1655-1738, physiologist, professor of anatomy, Copenhagen, 1677. *De ovariis mulierum et generationis historia,* Leyden, 1675.

162. Gasparo Aselli of Cremona 1581-1626, professor at Pavia. Discovered the lacteals, 1622. *De lactibus sive lacteis venis....novo invento diss.*, Milan, 1627, with polychrome woodcuts and portrait. His name is preserved in the phrase 'Aselli's pancreas.' Jean Pecquet of Dieppe 1622-1674. *De thoracis lacteis,* Paris, 1651. Discovered in 1647 the thoracic duct and the *receptaculum chyli.*

163. Richard Lower of Cornwall 1621-1691, assistant of Willis at Oxford till 1666; practised in London, court physician, 1665. "After Harvey the foremost English physiologist of the 17th century" (Fulton). *Diatribae....de febribus,* London, 1665, a defence of Willis. *De origine catarrhi,* 1672. Ramazzini often cites these works, and in *Constitutio, 1691,* describes the experiment of Lower on a dog. For Lower: Fulton, *Bibliography of Lower and Mayow,* 1935. English translation of *De corde,* with facsimile of the text of 1669, by K. J. Franklin, Oxford, 1932. See my Introduction, footnote 35.

164. Pierre Dionis of Paris, died 1718, demonstrator of anatomy and surgery at the Jardin des Plantes, physician to Louis XIV, an authority on obstetrics and the treatment of wounds. His handbook, *L'anatomie de l'homme....*Paris, 1690, was much in vogue and was translated into Latin, English, German, and Chinese.

165. Anton Deusing of Westphalia 1612-1666, professor at Gröningen, a quarrel-some opponent of the iatrochemical school who constantly attacked Sylvius in his paper called *Echo,* partly because of the latter's opposition to purging and bleeding. Sylvius in *Epistola Apologetica,* Leyden, 1664, retorts with highly personal and rather vague abuse. *Dissertationes duae, prior de motu cordis et sanguinis, altera de lacte,* Gröningen, 1651. A supporter of Harvey.

166. J. Friedrich Ortlob 1661-1700. *Medica de lacte humano dissertatio,* Leipzig, 1652. Member of the *Naturae curiosi,* number 241. Reference is to

Indorum was printed with P. Alpino, *De medicina Aegyptorum,* Paris, 1645 (contains first account of coffee: Singer). For the report by Leibnitz, drawn from le Pois, of the use of ipecacuanha in Brazil, see note 55.

148. Petrus Servius, *Dissertatio philologica de odoribus*....Rome, 1641.

149. Giglio (Lilio) Gregorio Giraldi of Ferrara 1479-1552, poet and antiquary. *De sepulchris et vario sepeliendi ritu,* Basle, 1539. In his best known work, *De poetis nostrorum temporum,* Ferrara, 1548, he says that Fracastoro's term 'syphilis' is derived *a barbara voce,* which may mean only that it does not occur in classical Latin; a much disputed piece of evidence for the derivation of this word.

150. Esteban Rodrigo de Castro of Lisbon 1550-1627, professor of medicine, Pisa. *De universa mulierum medicina*....Venice, 1644 (Reference here to 2. 10), gives the status of obstetrics in 17th cent. *Tractatus de natura muliebri*...., Hanau, 1654. One of the first to approve of the Caesarean section (Haeser). Wrote a treatise on the plague at Hamburg in 1596. In *Constitutiones* III. p. 190, Ramazzini calls his *De puncticulari febre* (typhus) a golden *opusculum* and praises his disapproval of purgation in typhus.

151. Oribasius of Sardis, Lydia, physician to Emperor Julian *c.* 361 A.D. There is extant less than half of his chief work *Collectanea medicinalia,* a manual that in the main depends on Galen and many others. (In *Corpus medicorum Graecorum,* Raeder). Ramazzini here has a marginal reference to the commentary of A. M. Brassavola of Ferrara (1500-1555) on the *Aphorisms* of Hippocrates (V. 36).

152. Suetonius, *Caligula* 50: "A love-philtre but it drove him mad"; she was his last wife, and he murdered her, A.D. 41.

153. Juan Fragoso of Lisbon *c.* 1560, surgeon to Philip II.

154. Lanfranchi of Milan, important for development of surgery. Exiled *c.* 1290 to Lyon, then to Paris where he taught and practised. Died *c.* 1306. First to describe concussion of the brain (Garrison).

155. Joachim Camerarius of Nuremberg 1534-1598, botanist. Ramazzini probably alludes to his *Symbolorum et emblematum ex re herbaria desumtorum centuriae quatuor,* 1605 (II-IV, on animals, insects, reptiles). Also, Frankfort, Ammon, 1654-61. *Hortus medicus et philosophicus*....(with illustrations of plants by C. Gesner), Frankfort, 1588.

156. Reiner (Regnier) de Graaf 1641-1673, Dutch anatomist, pupil of Plemp and F. Sylvius. First described the pancreatic secretion: *Tractatus anatomico-medicus de succi pancreatici natura et usu,* Leyden, 1663, 1671. Ramazzini refers to *De mulierum organis*....Leyden, 1672. *De clysteribus,* 1668. *Opera omnia,* Leyden, 1677.

157. Franz de la Boë, Latinised to Sylvius, of Hanau 1614-1672, iatrochemist, professor at Leyden. *Praxeos medicae idea nova,* Leyden, 1671 (Ramazzini refers to Book III). In an important Appendix to his *Praxis,* he defines *lixivium* as a solution of the ashes of burnt plants, and it is often so used by Ramazzini. Though it was already current, Sylvius does not use the word 'alkali', so often found in Ramazzini, but *sal lixivum* (or *lixivus*). For our 'alcohol' he uses 'volatile spirit', but once he has the phrase *vini spiritu*

Politics of Philo Judaeus, Practice and Theory, by E. R. Goodenough, with a General Bibliography of Philo, by H. L. Goodhart and E. R. Goodenough, New Haven, 1938.

138. Johann Peter Lotich of Nauheim 1598-1669: *De casei nequitia*....Frankfort, 1643. In *Observationes medicae* he discusses Hungarian fever (typhus).

139. Orazio Augenio 1527-1603, professor of medicine, Turin, 1567-1591, Primarius of Theory, Padua, 1592. His chief work, *Epistolarum et consultationum medicinalium,* Venice, 1592 (*Liber* XII, *Epistola* 7) is here cited. His acrimonious controversy, *de sanguinis mittendi ratione,* with Massaria, Primarius of Practice, caused a grave scandal at Padua, 1596. *De ratione curandi per sanguinis missionem, libri decem,* Turin, 1584. For his discussion of instruments of phlebotomy: A. Castiglioni in *Essays....presented to Karl Sudhoff,* 1924, p. 166. At Padua he promoted lectures on Avicenna (Facciolati 383).

140. Celsus 4. 27, recommends for hysterics, "holding to her nostrils an extinguished lamp."

141. Vopiscus Fortunatus Plemp 1601-1671, iatrochemist, professor at Louvain. Opposed Harvey, but in the 2nd ed. of *Fundamenta medicinae,* 1644, formally recanted. Made a good but incomplete Latin translation of Avicenna. Here cited is: *De toga-torum valetudine tuenda,* Brussels, 1670, chh. 35 and 59; *toga,* lawyer's gown. See note 268.

142. In classical Latin, *civitate donari* = to be given Roman citizenship; here is used of being accepted into polite and learned terminology: "The Spaniards who have given it the right of naturalitie in their soyle terme it Tabacco" (1614). In Oration XIV (1712), Ramazzini says that the word *syphilis* was naturalised, *civitate donatum,* by Fracastoro; in Oration III, that this *lues Celtica,* once a *morbus exterus* has long been naturalised, *civitate donatus,* in Europe.

143. Here and in ch. XXXII, he interprets the verb *loco* to mean 'farm out', but Juvenal probably means 'rent'. The once sacred grove of Egeria, he says (3. 14) is now rented to Jews. Perhaps they had a synagogue there. The basket of hay was said to keep food warm over the Sabbath when fire was forbidden.

144. J. Chrysostom Magnen, *Exercitationes de tabaco,* Pavia, 1648.

145. Simon Paulli of Rostock, 1603-1680, physician and botanist. *De abusu tabaci et herbae thée,* Strasburg, 1665 (Translation by Dr. Robert James, 1746). Reference to *Quadripartitum de simplicium medicamentorum facultatibus* (c. 6), inaugural address, Rostock, 1639.

146. Epifanio Ferdinandi of Naples, 1569-1638. *Centum historiae seu observationes et casus medici,* Venice, 1621 (*Historia* 32); often reprinted. Important for epidemics of tarantism in Italy, especially in Apulia notorious for tarantulas. See Baglivi (1669-1707), *De anatome, morsu....tarantulae.*

147. Guillaume le Pois of Leyden travelled in Brazil and described the use there of *cephalis ipecacuanha;* in *De medicina Brasiliensi,* Amsterdam, 1648; printed with Bontius, *De Indiae utriusque re naturali et medica,* 1658, to which reference here, IV. c. 45, and below, c. 43. Bontius, *De medicina*

many commentators, but the general sense is clear.

130. Lazare Meysonnier, *Nova et arcana doctrina febrium* (*Exercitatio* 5), Lyon, 1641. F. Bacon, *Historia vitae* II. 17, says that in illness the body should be protected from air; greasy coverings are safer.

131. Hippocrates, *Regimen in health* III. Jones translates: "In winter wear unoiled cloaks, but soak them in oil in summer." It was Aristotle who (*Historia animalium* III. 3) first ascribed the description of the veins in *Nature of man* to Polybus of Cos, son-in-law of Hippocrates. In all texts of Ramazzini except ed. pr. his name is incorrectly given as *Polybius*. I restore the correct spelling.

132. The statement, which occurs also in F. Sylvius, that native sal ammoniac, 'salt of Ammon', was derived from the urine of camels, is important for the reading in a passage below; see note 171.

133. Rainerus Solenander of Breslau, body-physician to the Duke of Cleve. *Consiliorum medicinalium*....Frankfort, 1596. See *Essays on the history of medicine, presented to K. Sudhoff*, p. 335.

134. Rosinus Lentilius (also known as Linsenbahrdt) body-physician to the Duke of Würtemberg; corresponded with Ramazzini, to whom he wrote from Turin (letter printed in the Vita XXXII) asking for a copy of *De morbis*, which he had read only in a German version, presumably that of 1705. His *Dissertatio de febre tertiana*....Altdorf, 1680, describes the epidemic of malaria in Northern Europe in that year (Haeser 3. 396). Reference here to *Ephemerides An. 2. Dec. 3. Obs. 116* of the Curiosi naturae. *Miscellanea medico-practica tripartita*, Ulm, 1698, mentions the dissemination of Hungarian disease (typhus) in 1689, by Bavarian soldiers returning home for the winter. For Rosinus, see Ferguson II. 25.

135. Bartolommeo Cepolla of Verona, 15th cent., wrote on law, especially as affecting slaves. Reference to *De servis urbanis* 48. 3.

136. C. Singer, *Short history of medicine*, 1928, cites the case of Philiscus for Cheyne-Stokes respiration: Spiratio huic perpetuo rara et magna fuit (Translation of Hippocrates by Ermerins). Girolamo Mercuriale of Forli 1530-1606, professor at Padua 1569. *De re gymnastica*, Venice, 1601. *Censura....operum Hippocratis*, Frankfort, 1585, on the genuineness of the Hippocratic writings. In the epidemic of plague at Venice, 1576, which killed 50,000 persons, he and Capivaccio were summoned from Padua; they decided that it was not the plague, not contagious; hence patients were no longer isolated, with terrible results. Facciolati, p. 332, says that after this he lost self-confidence and soon left Padua for Bologna. The incident is described by Ramazzini, Oration, *De peste Viennensi*, 1713; he argues that in 1576, *Practici*, not *Theoretici* like Mercuriale, should have been consulted. The error was repeated in the epidemic at Venice, 1630, when 36 professors, including Sanctorius, denied that it was the plague.

137. Philo Judaeus of Alexandria, Jewish philosopher, allegorizer, and politician. We have (abridged) his *De legatione ad Caium* to which Ramazzini refers. In 40 A.D. he headed a legation of Jews to Rome to implore the Emperor Caligula to stop the pogrom in Alexandria; the account was written after the assassination of Caligula (41 A.D.). For the interests of Philo: *The*

refers to true gout. See note 37.

120. Galen, *De sanitate tuenda* 228, in *Corpus medicorum graecorum* IV. 2, Leipzig, 1923, p. 101. Galen says that Quintus could never have made remarks unbecoming to the dignity of a physician. Quintus died 148 A.D.

121. He refers to Book XI, 10 of the *Deipnosophists* (Banquet of the learned), by Athenaeus of Naucratis, 3rd cent. A.D. The guests discuss, with illustrations from literature, all that pertains to a luxurious Roman banquet, in the order of the courses. Athenaeus places the date of the banquet in the 2nd cent. A.D. Galen is supposed to be present and often joins in the discussion. Translation by Gulick in Loeb Library, 7 vols.

122. *Epidemics* 4. 36, not regarded as 'Hippocratic'. The first passage is variously emended. The second (the fuller on Syros) in *Epidemics* 7. 79 (not 'Hippocratic') is also very corrupt. The fuller's skin "looked like that of one bitten by mosquitoes." This is probably the earliest record in Greek of the effects of such bites. Ermerins, like Ramazzini, thinks that *Fullonibus inguina*....in *Epidemics* 7. 81, refers to an epidemic among fullers.

123. *Epidemics* 6.7.1, a long, detailed account of an epidemic of lung troubles and angina, with only two cases among free women; among old women there were no fatal cases of inflammation of the lungs.

124. For this *Constitutio,* see my Introduction.

125. Julien le Paulmier of Caen and Paris 1520-1598, described the typhus epidemic at Paris in 1568. *De morbis contagiosis libri VII,* Paris, 1578. In 1569 he published an attack on Paré and his method of treating gunshot wounds: *Traité de la nature et curation des playes de pistolle*....Caen, 1569. Paré replied with his *Apologie*....appended to the *Cinq livres*....Paris, 1572.

126. Johann Schenck von Grafenberg of Freiburg 1530-1598. *Observationes medicae*....Basle, 1584, important for pathological anatomy. *Biblia iatrica,* Frankfort, 1609.

127. In all texts of this treatise except that of Utrecht, 1703 (ed. sec.), the preposition *ob* lacks an object, and some word in the accusative must have fallen out, an error that escaped the notice of Ramazzini when he revised the text in 1713. Apparently the editor in Utrecht inserted *tractationem* to complete the construction. But Ramazzini never uses this word ('handling'), in this sense, though the verb *tracto* occurs, of handling materials. *Incommoda,* used in a similar phrase earlier in this paragraph, is a more likely conjecture, but to avoid confusion I have here inserted that of the Utrecht editor, of which Ramazzini probably remained unaware; for in the Biblioteca Estense, Modena, there is no copy of Utrecht, 1703, the present librarian (1938) when consulted did not know of its existence, and it may have had no circulation in Italy in Ramazzini's lifetime, since it reproduces the ed. pr. and was superseded by the revised edition of 1713. Radius (1828) leaves *ob* without construction.

128. 'Lixivial', sometimes applied to wines that are only slightly fermented and therefore not acid, is also, as here, used of wines that have been medicated with alkaline salts: "From the ashes of almost any plants, in Rhine wine, for dropsy" (Sydenham).

129. Hippocrates, *Epidemics* 6. 4. 7. A very corrupt passage rewritten by

107. Hippocrates, *De flatibus* 1. Jones in Loeb ed. I. p. 227, translates *Breaths*, but says: "A very inadequate rendering of *phusa* (Greek), which means air in the body." He decides that the author had no genuine interest in medicine, had not seriously studied physiology or pathology, was probably a sophist who wrote the essay for a popular lecture at the end of the 5th cent. B.C.

108. See note 72.

109. Elsewhere he says that the diameter of the (walled) city of Modena was one mile.

110. Baillou, *Epidemiorum*....II. p. 206: "Blandin the street-cleaner had headaches and ophthalmia; venesection of no use....did a foul vapor exhaled from the dirt cause this *prava diathesis?* Yes, certainly."

111. When he calls investigators *curiosi,* he is probably thinking of the Viennese Academy of *Naturae curiosi* of which he was now a member.

112. A poisonous mollusc, *Aplysia depilans,* so named by Linnaeus, i.e. the 'unwashable' because thick and compact; Cuvier objects to this arbitrary nomenclature. Fully described by Pliny 9. 27 (155); poisonous to the touch, at once causes vomiting; "in our seas" is colored like a hare, but in India resembles it more closely. Many legends were current as to its dangerous qualities. For the *torpedo* fish see note 238.

113. Pliny the Younger, *Epistles* X. 32; he wrote from his province Bithynia that in Nicomedia convicts condemned to the mines were acting as public slaves, mail-carriers, etc., with pay, and asked for instructions. *Nec-liberati essent* means that they had not been freed by the proper authorities.

114. M. Aurelius Cassiodorus *c.* 487-580 A.D., secretary to Emperor Theodoric the Goth. *Epistle* III. 30 from Theodoric, orders repairs of the Roman sewers; the flow of water is so swift that boats must navigate the sewers with care. The *Epistles,* collected by Cassiodorus, are in *Monumenta Germanicae historiae* XII, Berlin, 1894.

115. Pliny *N.H.* 35. 197. Modern edd. prefer *Metilia* to *Metella.* The censors are not correctly named; they were C. Flaminius and Lucius Aemilius.

116. This dilemma for the executors is quoted to show that fullers might be slaves.

117. The island Cimolus in the Cyclades produced this clay: "Consists mainly of cimolite, a hydrated silicate of aluminium, which occurs in white, greyish white and reddish varieties and adheres to the tongue" (Bailey, II. p. 243). It is allied to 'fuller's earth'. A description of many similar earths and their medicinal properties is in Pliny 35. He says the Cimolian reduces swellings, checks discharges, etc.

118. Cesare Zarotti, *Martialis epigrammatum....medicae aut philosophicae....commentarium* (c. 24), Venice, 1657, a discussion of the passages in Martial that relate to medicine or may interest doctors. According to Alpinus, *De medicina Aegvptiorum,* Venice, 1591, where he is quoted, Zarotti practised in Transylvania.

119. Podagra in Celsus, Pliny, and others, is usually translated 'gout', but it means also any painful condition of the feet, and it is not certain that Pliny here

95. *Republic* III. 406: A wise statesman considers only specific complaints in sound constitutions and does not try to protract the lives of chronic invalids who cannot serve the state.

96. A proverb, said to have been the motto of the Greek painter Apelles.

97. Theriac, *triaca,* Venice treacle, originally for the bites of wild animals (Greek *ther*), formerly much exported from Venetian pharmacies. *Mithridatum* was a compound electuary, an antidote, so called from Mithridates VI, king of Pontus (123-163 A.D.) who to make himself immune took some kind of poison every day. In Emerson's poem the king says: "Give me cantharides to eat." Housman, *A Shropshire lad* lxii: "They put arsenic in his meat And stared aghast to watch him eat; They poured strychnine in his cup And shook to see him drink it up....Mithridates, he died old." Galen, *De antidotis* II. 1. Celsus 5. 23 gives the formula; 37 ingredients; Pliny, 29. 24; 54 ingredients.

98. Geronimo Cardano of Milan 1501-1576, anti-Galenist, professor at Pavia and Bologna; Rome, 1570. *De valetudine tuenda,* 1580. *Opera omnia,* Lyon, 1663. His treatise on algebra, *Ars magna,* is now his best title to fame.

99. Ardoini (Sante) of Pesaro. Life and description of works in Thorndike III. 545. *De venenis,* Venice, 1492, written at Venice 1424-1426, a compilation from Greek, Arabic, and Latin sources.

100. Andrea Baccio (Bacci), *De thermis....libri septem,* Venice, Valgrisius, 1571, 1588, on public baths. Reprinted by Conzatti, Padua, 1711. Professor of botany, Rome, 1593. *De venenis,* Rome, 1586.

101. Jean Prévost of Switzerland 1585-1631, succeeded Alpinus as prefect of the Botanical Garden, Padua, 1617. First chair of Praxis (Extraordinary) 1620. Facciolati 353. Died of the plague.

102. Celsus 5. 27. 12 prescribes remedies for the poison of cantharides that have been swallowed.

103. Francis Bacon, Baron Verulam, Viscount St. Albans, 1560-1626. *Sylva sylvarum, cent.* 10.

104. Théophile Bonet (Bonnet) of Geneva 1620-1689. *Medicina septentrionalis collatitia....*Geneva, 1684-86 (II. p. 816). *Sepulchretum, sive anatomia practica ex cadaveribus morbo denatis,* 1679; edited with many additions by J. J. Manget, 5 vols., Geneva, 1700. Bonnet here collects extracts from many authors, chiefly descriptions of anatomical curiosities; severely criticised for disorderly arrangement, poor index, etc., by Morgagni, *De sedibus*....1671. Ramazzini often quotes from both the above works instead of from the original treatises.

105. Lievin (Ludwig) Lemmens of Zirikzee 1505-1568, pupil of Vesalius. *Occulta naturae miracula,* Antwerp, 1559. Here cited is the enlarged ed., *De miraculis occultis naturae,* 4 vols., Plantin, Antwerp, 1581 (II. 9.) Often translated. *De plantis sacris,* on the botany of the Bible, was often printed with the similar work of Valles. Ferguson II. 22-24.

106. Gaspar de los Reyes of Lisbon, end of 16th cent., physician. Not in Haeser. *Elysius jucundarum quaestionum campus omnium litteratorum amoenissima varietate refertus,* Brussels, 1661; Frankfort, 1670. (*Quaestio* 99 here cited); a collection of strange anecdotes of cures, etc.

Pavia (died soon after 1448), and uses "the editions of Pavia, 1481 and Venice, 1500....in E.C. Streeter collection, New York Academy of Medicine". Ramazzini refers to *De Gipso, cap. 8* in ed. 1500 (p. 117*a*), in the double treatise on pest and poisons, written before 1400. *Pondere tertii* (in all texts of Ramazzini) is omitted by Anon and by Fourcroy, who translates *emploie la cendre en substance,* as though the ash was to be taken dry. But *ipsum* here means, not 'by itself', but as sometimes in Ramazzini and often in old prescriptions, 'above-mentioned'. Ramazzini does not correctly quote Guaineri, who prescribes ʒ ii of ash in wine and a decoction of hyssop. *Tertii* must mean one-third of the whole dose; *partis tertiae* is the usual phrase. (In Celsus 1. 3. 22, hyssop in wine is an emetic). Galen says: Qui gypsum ingesserit iis dari debet potui sarmentitii colatura et thymus ex aqua tritus.

88. In his Third Constitution, 1692-1694, on the three-year epidemic of typhus in and around Modena, he says that he could not persuade the common people to let him have a cadaver to dissect in order that he might observe the distribution of petechiae (peticulae) internally.

89. In the ed. pr., ch. XXV is on the diseases of masons and brick-layers (*fabri murarii*). He there gives anecdotes to show that one should not inhabit houses newly built with lime or rooms lately lime-washed. At that time he was impressed with "the formidable acrimony of lime" in buildings. He now (1713) omits that whole chapter, perhaps because he had said enough on this head in ch. XII. The original chapter is ch. XXV in Anon's version, hence it is found in James.

90. Paolo Zacchia (Zacchias) 1584-1659, physician to Innocent X, was one of the most learned men of his time. *Quaestiones medico-legales....libri VII,* Rome, 1621-1633 (reference here to V. *Titulus* 4. 7), is a handbook of medical jurisprudence; contains important observations on anatomy; printed in many edd. in Italy, France, Germany (Frankfort, 1688); edited by J. D. Horst, 1674.

91. Thomas Willis 1621-1675, practised in London, physician to Charles II. Professor of natural philosophy, Oxford, where his assistant was Richard Lower. *Pharmaceutice rationalis sive diatriba de medicamentorum operationibus....*Oxford, 1674, is an epitome of the Materia Medica of his day. *De anima brutorum,* London, 1672. *Cerebri anatome,* London, 1664 (gives the classical enumeration of the cranial nerves: Fulton); illustrated by Wren. Willis lies in Westminster Abbey.

92. Richard Morton of Suffolk 1637-1698, physician to the Prince of Orange. His chief work, *Phtisiologia s. exercitationes de phtisi, libri III,* London, 1659-1689, "sums up the knowledge of his time" (Garrison).

93. Johann Bohn of Leipzig 1640-1718, physiologist and chemist; opposed the iatrochemists, especially as to the behavior of alkalis and acids. Ramazzini here cites *Dissertationes chymico-physicae,* c. 4, *De aeris in sublunaria influxu,* Leipzig, 1685, 1696. Dedicated to Malpighi his *Exercitationes physiologicae,* Leipzig, 1668. Rejected the 'vital spirits'. Ferguson I. p. 113.

94. S. Augustine, *City of God* 24. 20, gives a list of well-attested facts that seem marvellous. Quoted again in Supplement, ch. III for the marvellous properties of coal.

was planning other works.

76. In the ed. pr., ch. VI is headed *De cupriariorum et stannariorum morbis,* and opens with remarks on coppersmiths. Anon's version (hence that of James) contains the original chapter, which was rewritten in 1713 in view of the special treatment of coppersmiths in the Supplement V. I translate *stannum,* 'tin', though Bailey on Pliny, *N.H.* 33. 94, here cited by Ramazzini, prefers to regard *stannum* as an alloy of lead and silver. Much confusion arose from the use of *stannum* in these two senses (see Hoover, Agricola 473). The more usual meaning is preserved in Italian *stagno,* tin. When he refers to table utensils made of *stannum,* Ramazzini probably means pewter; at Venice where, directed by Germans and Flemings, the pewterer's craft flourished, dishes, goblets, etc., of pewter were decorated with elaborate patterns, and the mint mark, the stamp of San Marco, was compulsory from 1520.

77. Fourcroy, in a note on this anecdote from Ettmüller, says that Ramazzini renders Ettmüller's *gas metallicum* by 'mercurial fumes'; Ettmüller does not say 'volatile antimony' but *sulphur valde volatile;* instead of *quod-adsciscit* (Ramazzini), Ettmüller has: "If tin filings are mixed with nitre it makes a noise like that of gunpowder". In fact, Ettmüller attributes this sort of asthma, not to the mercurial, but to the sulphurous fumes of tin, and he should not have been quoted here on the danger from mercury in tin. Ettmüller adds that a remoter cause of this asthma is the *gas carbonum* inhaled by the workers.

78. The glass-rod cutters who made beads, worked, from 1525, with a lamp and blow-pipe: "The red-hot mass of glass poured out of the furnace and was picked up with the end of a long blow-pipe" (Molmenti).

79. Pliny 33. 9 and 34. 17. These were of silver or copper or *stannum.*

80. Baldassarre Castiglione of Mantua 1478-1529, poet and antiquary; ambassador to England, 1505.

81. Remedies for lead poisoning by *cerussa*, white lead, are in Celsus 5. 27. Ultramarine was obtained from lapis lazuli.

82. Before the discovery of phosphorus, balls of some absorbent substance were dipped in sulphur and ignited with flint and tinder.

83. An ancient remedy for enlargement of the spleen (Archigenes, Celsus 4. 16. 2; Pliny 34. 151): the last-named says: "for many diseases, but especially dysentery".

84. Pliny *N.H.* 36. 183. Proculeius, brother-in-law of Maecenas, is promised immortal fame by Horace, *Odes* 2. 2 for having shared his property with his brothers.

85. Cesalpino, *Praxis* X. p. 36 (1680): "Gypsum hardens to stone and so chokes; classed with poisons". For injurious vapors said to rise from the "gypseous soil of England", see my Fracastorius, *Contagion* pp. 97, 309.

86. Amato Lusitano 1511-1568 Jewish physician, fled from the Inquisition; taught at Ferrara; attended Pope Julius III. Said to have dissected 12 bodies at one lecture. Often mentioned by Vesalius. *Curationum medicinalium centuriae*....Florence, 1551. Ramazzini cites *Centuria 4, Curatio 41.*

87. Thorndike, *History of magic and experimental science,* Columbia U. Press, 1934, pp. 215-231, describes the life and works of Antonio Guaineri of

mephitic exhalations. *Parere sopra l'origine e il progresso della medicina,* Naples, 1681. *Ragionamenti intorno all'incertezza de' medicamenti,* 1689.

66. The only reference in this treatise to Theophrastus Bombastus von Hohenheim (Paracelsus), who often refers to himself as Theophrastus. Definitive edition of his works: *Sämtliche Werke herausgegeben von Karl Sudhoff und Wilhelm Matthiessen....Die medizinischen, naturwissenschaftlichen und naturphilosophischen Schriften, herausgegeben von Karl Sudhoff, Bd. VI.,* München, Barth, 1922. Translation: A. E. Waite, *The Hermetic and Alchemical Writings*.....2 vols., London, 1894 (from the Latin ed., Geneva, 1658).

67. Clyssus of antimony is defined by R. James, *Medicinal Dictionary,* as "an extract obtained from antimony, nitre and sulphur thrown into a retort and collected in vapours." For fever, epilepsy, etc.

68. Otto Tachen of Westphalia, pupil of Sylvius, lived at Padua from 1644; at Venice as late as 1699; classed by Haeser with Italian iatrochemists. Ramazzini quotes almost verbatim, *cum arsenicum-brassicae,* from c. xxiv of *Hippocrates Chimicus qui novissimi salis antiquissima fundamenta ostendit,* Venice, 1666. Tachen says that he found orange juice helpful. In his famous book he argues that the iatrochemical system had been first introduced, not by Paracelsus and Helmont, but by Hippocrates. Translation by I. W., London, 1690. He sold great quantities of his *sal viperinum.* "Traveller, of dubious morals" (Haller).

69. Carlo Lancillotti, *Farmaceutica antimoniale*....Modena, 1677, 1683. *Farmaceutica mercuriale*....1683. *Nuova guida alla chimica*....Venice, 1677, 1681. Ferguson gives no biographical details.

70. The lawsuit is described in Vita XXI. Corradi, his intimate friend, was in charge of munitions, *res tormentaria,* in the Duchy of Modena. In 1690, Ramazzini took Leibnitz to see Corradi's chemical laboratory, and, later, Leibnitz sent to Corradi information about a scarlet dye that had been invented by a Dutchman; see the Vita. In *Constitution I,* Ramazzini says that in Finale (12 miles from Modena) more than 300 children died in that epidemic of tertians, "as their necrology shows."

71. From the custom of keeping ointments, etc., in boxes made of the hollow stalk of *narthex,* giant-fennel, *narthecium* means, in classical Latin, medicine chest.

72. Robert Boyle (1626-1691) is often cited with great deference by Ramazzini in his non-medical works. Here he gives no reference, but he could have read *The Sceptical Chymist* in one of the Latin editions published at Rotterdam or Geneva.

73. Malachia Thruston, *De respirationis usu primario diatriba*....London, 1670, Leyden, 1671. Fulton, p. 38, says that Thruston profoundly influenced Mayow.

74. Hoover in Agricola, p. 465, gives the history of the process of separating silver from argentiferous lead on a cupel, and of cupellation furnaces.

75. He never wrote this or the projected treatise *On odors.* His nephew says that when he died he had begun a treatise on worms in the human body and

reference is to *Epigrammatum liber* 3. Ausonius wrote an interesting set of studies of the professors of Bordeaux; also readable *Idyllia.* He was consul in 379.

61. Ambroise Paré 1510-1590, surgeon to four kings of France; wrote in French, knew very little Latin. Famous military practitioner who, among other innovations, abandoned the treatment of gunshot wounds with boiling oil and affirmed their non-poisonous quality: *La méthode de traicter les playes*....1545. *Dix livres de chirurgie,* 1564. *Cinq livres de chirurgie,* 1572. The best edition of Paré is by Malgaigne (1806-1865) (*Euvres complètes,* 3 vols., Paris, 1840-1841. Translation: T. Johnson, London, 1634 (*The Workes of that famous Chirurgion Ambrose Parey translated out of Latine*....). D. Waley Singer, *Selections from the works of Ambroise Paré,* London, 1924, has a number of important extracts from Johnson's translation and a useful account of Paré's life, controversies, contributions to surgery, etc. Indispensable for the student of the history of surgery is: Janet Doe, *A Bibliography of the Works of Ambroise Paré.* Chicago, University of Chicago Press, 1937. 286 pp. Vol. 4 of the History of Medicine Series issued under the auspices of the Library of the New York Academy of Medicine. Ramazzini's reference here is to *Des venins et morsure des chiens enragés* (Malgaigne III. xxiii. 10). Paré does not qualify his statement or give date or place of the poisoning. Clement VII (de' Medici) died Sept. 25. 1534 after an illness of three months, of gastric trouble, according to the doctors, but there were rumors that he had been poisoned by the French or the Florentines. When Clement was besieged in the castle of S. Angelo, 1527, Cellini, then his protégé, was with him, and Cellini's *Autobiography* gives much information about him. He saw the Pope a few days before his death but is silent about the cause of the illness.

62. Giacomo Berengario da Carpi 1470-1530, professor of surgery, Bologna, 1502, dissector and anatomist, famous for mercurial inunctions and fumigations for syphilis. Came to Rome, 1523. Cellini, *Autobiography* I. 28, says: "He did wisely to get out of Rome; for not many months afterwards, all the patients he had treated grew so ill that they were a hundred times worse off than before he came; he would certainly have been murdered if he had stopped." He died at Ferrara and left to the Duke of Ferrara the large fortune that he had made by inunctions. *Anatomia,* Venice, 1535. First to describe the vermiform appendix (Singer). Falloppio calls him *anatomicae instaurator.*

63. Wilhelm Fabry of Hilden, 1560-1634, surgeon, famous for treatment of wounds. Practised at Metz, Berne, Cologne; self-taught, Galenistic, opposed the theories of Paracelsus. More scientific than Paré (Haeser). His *Cista militaris* (*Military chest*), Amsterdam, 1671, the first of its kind, was "Englished for publick benefit", London, 1674. See Fulton, *Bibliography of Lower and Mayow* (48), Oxford, 1935. His *Centuries* of surgical cases, 1606-1641, are "the best collection of case-records of the time" (Garrison).

64. N. A. la Framboisière (Framboisier) of Paris. *Opera canones medicos continentia,* Frankfort, 1629. *Les œuvres,* Paris, 1624. Reference here *to Liber* II. *Consilium* 3. He is not in Haeser.

65. Leonardo of Capua, professor of medicine at Naples; lectured on

Brazil is sometimes included under that name. Leibnitz gives the method of Helvetius, who won the favor of Louis XIV by his successful treatment and was granted a patent for the remedy by the King; and adds that perhaps antimonial remedies will provide a specific that we can substitute for ipecacuanha, but this is not easy. This remark may have inspired Ramazzini's suggestion above that one day we may have a mineral febrifuge. In his inaugural address at Padua, Dec. 1700, he again alludes to this *radix quaedam,* a certain root, "approved for dysentery by many experiments," and to the *elegantissimus libellus* of Leibnitz, but he avoids using the unfamiliar word ipecacuanha. Haeser does not mention this paper by Leibnitz.

56. *Scordium,* water-germander, described by Pliny 25. 62, and by Fracastoro in the poem *Syphilis:* "Its foliage is like chamaedrys, its flower pink, and it tastes like garlic as its name implies." It was the chief ingredient in Fracastoro's famous remedy *diascordium. Scorzonera* (*Hispanica*), black salsify or viper's grass, used for snakebites. Sometimes called *Escuerconera.* Recommended by Ramazzini as a cardiac for infected cattle in his oration on the cattle plague of 1711. (*Opera omnia,* 1717, p. 799).

57. Martin Lister, died 1711, physician to Queen Anne. *Exercitationes medicinales sex....*London, 1694. *A journey to Paris* (with the Duke of Portland), 1698. Wrote on conchology. *Hippocratis Aphorismi cum commentariolo,* London, Churchill, 1703; he says that at least 200 such commentaries already exist. In 1696, Leibnitz (see note 55) recommends the reprinting of Lister's *libellus practicus,* to which he will add his own report on ipecacuanha. Lister spells *hypocochoana.* For his opposition to quinine (cited by Ramazzini in *De abusu....*) see Haeser 2. 426. He wrote a commentary on the *Ars de statica medicina* (1614) of Santorio Santorio (Sanctorius) which he much admired and lamented that this famous work had become unfashionable and *subito quasi suppressum.* Was present at the autopsy on Charles II.

58. Pierre de la Poterie of Anjou settled at Bologna when expelled from Paris, 1609, for using chemical remedies, especially antimony. *Pharmacopoea spagirica,* Bologna, 1622 ('spagyrist' is a Paracelsian term for alchemist). Famous for his secret remedies, *arcana,* especially the *antihecticum* (also called *antimonium diaphoreticum joviale*), made with antimony oxide and tin. Assassinated about 1640. His works were edited by F. Hoffmann of Halle.

59. *Iliaca passio* (so spelt by Sydenham also, more correctly *ileaca,* since it represents Greek *eileos,* 'twisting'). Sydenham, under *Continual fever of 1661,* describes this "inversion of the peristaltic motion of the intestines", which he calls the "true Iliac passion", and adds: "The method of cure has been hitherto unknown, though some boast of the use of quicksilver and bullets which are very often injurious and seldom do much good." His own method calls for herbal remedies only. Cotton Mather in 1724, says that Boston physicians "advised the swallowing of Leaden Bullets for that miserable Distemper which they called The Twisting of the Guts." (Quoted by Shryock, *The Development of Modern Medicine,* 1936.)

60. Ausonius *c.* 350 A.D., Latin poet of Bordeaux, tutor to the Emperor Gratian (367-383 A.D.). The anecdote is repeated in *Oration* VIII (1706). The

53. Guillaume de Baillou of Paris 1538-1616, pupil of Fernel. His *Epidemiorum et ephemeridum libri II,* Paris, 1640, was found among his papers, edited and published by his nephew Thévart long after his death. He revived the Hippocratic theory of the 'epidemic constitution' and records his experience in Paris for the years 1570-1579. His method differs from that of Ramazzini in *Constitutiones epidemicae 1690-1694,* in that he describes far more briefly the meteorological conditions and dwells rather on special cases, treatment, and results of dissection; he states a problem and raises questions which he sometimes answers. He prefers the Greek terms, whereas Ramazzini uses the Latin. His *Definitiones medicae* are explanations of Greek terms in Hippocrates and Galen. *Opera,* Geneva, 1762. For his contribution to epidemiology, Greenwood, *Epidemics and Crowd-Diseases,* London, 1935.

54. Lazare Rivière of Montpellier 1589-1653, court physician. "Montpellier was besieged in 1623, and a disease broke out which is described by L.R. as *febris maligna pestilens*....unmistakably typhus" (Zinsser, *Rats, lice and history*, Boston, 1935, p. 27). *Arcana L. Riverii,* Venice, 1676. The riddle concealed the formula. Translation by Cole and Culpeper, *The secrets of the famous L. Riverius....from the Latin,* London, 1685. (In *The practice of physic*). *Riverius reformatus*....Geneva, 1688. The *potio Riverii* or 'saline draught' was recommended "in vomitings incident to putrid and malignant fevers", Pringle, *Diseases of the Army,* p. 317 and *Experiment xliv;* it still appears in pharmacopoeias. *Praxis medica,* The Hague, 1651, "One of the great books of the time" (Garrison).

55. G. W. Leibnitz, *Relatio ad inclytam Societatem....de novo antidysenterico Americano magnis successibus comprobato,* 1696. Also in Appendix to *Ephemeridum medicophysicarum Academiae Caesareo-Leopoldinae naturae curiosorum Decuria III,* Nuremberg 1696, pp. 1-22. Leibnitz says that he was inspired to make an earlier (i.e. about 1690) brief communication to the President of the Academy (Volcamer), calling attention to this new remedy, because he felt that more records should be made, like the *Historia annalis medica* of Ramazzini, "for they defend physicians against ridicule." He means the *Constitutiones,* but perhaps refers especially to *Constitutio II.* c. xvi, where Ramazzini says that a Modenese colleague (probably Torti) is planning to keep a *Rationarium,* an account book or statistical table, of progress made from time to time in the theory and practice of medicine. Leibnitz relates how the merchant Grenier (*c.* 1686) brought to Paris 150 lbs. of the root ipecacuanha. Experiments were made with it, for dysentery, in the hospitals of Paris. In the course of the intrigues that followed it ceased to be an *arcanum.* The earliest description of the drug we owe to le Pois, *Historia naturalis et medica Brasiliae,* (better known as *De medicina Brasiliensi*), Amsterdam, 1648. The defect in his work is that he praises ipecacuanha as an antidote against poisons, for which purpose it was prized by the Brazilians. Leibnitz then quotes 3 pp. from le Pois, describing the two sorts and giving the dosage. A substitute, but inferior, is *caa-apia* which we owe to the Portuguese. (Can this be the narcotic drug *Caapi,* venerated today (1939) by the natives of Ecuador?) Grenier said that ipecacuanha came from Peru, but

44. Pliny *N.H.* 31. 115: Ulcers brought there heal quickly. For a good discussion of what Pliny and later writers mean by *nitrum,* whether potassium nitrate, sodium carbonate, or potash, see Bailey, *The Elder Pliny's Chapters on Chemical Subjects,* Part I, London, 1929. Also Hoover, Agricola, p. 558; he thinks that in Agricola it always means soda: "The actual difference between potash and soda....was not understood for two hundred years after Agricola."

45. Hippocrates, *Epidemics* 4. (Ermerins vol. I, p. 531). This famous passage with its description of the *vir metallicus* has been much discussed by commentators. The *Fourth Epidemics,* however, is not considered 'Hippocratic' and is not included by Jones in the Loeb ed. There is a hiatus in the Greek, so that *recidiva,* 'relapse' is obscure; it may refer to a swelling on the knee.

46. Francisco Valles, died 1592, professor of medicine at Alcala, physician to Philip II. *Tratada de las aguas destiladas*....Madrid, 1592, a pharmacological treatise. *De urinis, pulsibus ac febribus*....Turin, 1588. A pathological anatomist; commentator on Hippocrates and Galen. See Ferguson II.

47. Anutius Foës 1528-1591, of Metz. *Oeconomia Hippocratis*....Frankfort, 1588, a Hippocratic lexicon. Translated into Latin the whole Hippocratic Corpus, 1595, Geneva, 1657. The best Hippocratic commentator before Littré.

48. Pliny 25. 20, says that drinking the water of a certain spring in Germany caused loss of teeth and paralysis (or weakness) of the knee-joints: "Doctors call the latter scelotyrbe." Ramazzini here seems to use the term in its literal sense, 'disorder of the legs'; Anon translates 'scurvy', and it was often so used; a vague term.

49. Jean Fernel of Paris 1497-1558. *De abditis rerum causis,* Paris, 1548. His (post-humous) *De lue venerea* (in A. Luigini, *De morbo Gallico,* Venice, 1566-67) introduced the term *lues venerea* to denote syphilis, and it became popular; the reference here is to c. 7, *Hydrargyri vires.* The case history is dated 1556; the patient was never cured. "Fernel made the best classification of diseases between Galen and Felix Platter" (Garrison). "Probably described the first case of acute appendicitis with perforation" (Major). He was an anti-Galenist; chief physician to Henri II.

50. Peter Foreest of Alkmaar 1522-1597, *Observationum et curationum medicinalium libri xxxii,* Leyden, 1593-1606. The reference here is to Book viii, Obs. v, on the loss of hair, one of the first symptoms in the case, fully described, of a young gilder, his patient in 1545; cured by goat's milk. Haeser praises Foreest for devoting careful research to everyday illnesses. He is important for epidemiology.

51. Olaus Borch (Borrich) of Jutland 1626-1690, professor of chemistry and botany, Copenhagen, 1666. Often quoted by T. Bonnet (Bonetus) in *Medicina septentrionalis.* Historian of chemistry: *Conspectus scriptorum chemicorum*....Copenhagen (In *Acta Haffniensia,* 1697). Defended Paracelsus.

52. He probably means *pimpinella saxifraga* (burnet saxifrage), tonic, diuretic; it was disputed, in English herbals, whether saxifrage could be called *pimpinella.*

translate *Magnetis.*

36. J. H. Jüngken, *Lexicon chymico-pharmaceuticum,* Nürnberg, 1729.

37. Pliny says that bodies interred in stone of Assos are consumed, except the teeth, within 40 days; objects buried with the dead become petrified. Hence Bailey, II. p. 252, says that Assian stone is limestone which could desiccate the body; Fourcroy that it is *alun en efflorescence.* Celsus 4. 31: The sarcophagus stone and the Assian, for arthritis with swelling and *podagra,* are carved out to hold the feet; inserting and holding them there relieves pain. Lucian, *Tragedy of the gout,* includes 'flower of Assian stone' in a long list of remedies, "all useless", recited by Gout herself. Sydenham, *On gout,* quotes in a Latin version the whole passage from Lucian. Spencer, translator of Celsus in the Loeb Library, in an Appendix to vol. I, argues that the common translation of *podagra* in classical authors as 'gout' is often an error, since it can mean any pains in the feet. Cesalpino, *Praxis artis medicae,* Venice, 1680, places *podagra* under *De morbo articulari* and adds *vulgo Gotta.* See below, note 119.

38. Andrea Cesalpino (Cesalpini) 1519-1603, famous botanist, professor at Pisa, called to a chair at Rome by Pope Clement VIII. *De metallicis libri tres,* Rome, 1596, describes crystalline forms of salt, glass-making, gems and their properties. *Praxis universae artis medicae*....1601, Venice, 1680, on fevers, poisons, mineral remedies; *Morbus Gallicus* and treatment pp. 297-326; he denies American origin; has read Fracastoro, *De contagione,* and echoes him in the phrase *seminaria putredinis;* on elephantiasis and leprosy echoes Fracastoro's prescriptions but he is not named. *De plantis*....Florence, 1583. Ramazzini, *Constitutio* II. c. xvi, points out that Cesalpino was a forerunner of Harvey.

39. Bailey II. p. 235 quotes Dana for the occurrence in an iron mine on Elba of the mineral "picroallumogene (hydrated sulphate of magnesium and aluminium)".

40. *Bezoarticum solare* was prepared with plates of gold dissolved in *spiritus nitri Bezoarticus* by pouring this solution upon butter of antimony (James, *Medicinal Dictionary*); sudorific for *lues venerea,* plague, gout, etc. Avenzoar is said to have been the first to mention medicinal bezoar (antidote to poison); the term came to mean bezoar stone, i.e. the gallstone of several animals, especially goats, pigs, apes. "Contains volatile alkaline salts" (James).

41. J. D. Horst 1620-1685, of Darmstadt: *Dispensatorium medico-chymicum....*seu *Pharmacopoeia Galeno-chemica. Observationibus spagyricis....adaucta,* Frankfort, 1651; 'spagyric' here, as often, = iatrochemical. Reference to VII. *Obs.* 27.

42. Macrobius (4th cent. A.D.), *Saturnalia* 7. 16: Qui in metallo aeris morantur semper oculorum sanitate pollent. Cited below in Supplement ch. V. The epithet for bronze (applied to it six times in the Iliad) is usually translated 'flashing', but the precise meaning is uncertain and the explanation of Macrobius is fanciful.

43. Celsus, *De medicina* 6. 6. 5, gives the prescription.

published. Translation, *Chemistry made easy,* 1662, by Cole and N. Culpeper for their *Physician's Library: Epitome naturalis scientiae,* Oxford, 1618, 1644, a compendium of physics, medicine, etc. The *Materia medica* was then divided into 1) Galenicals, i.e. herbs, etc., and animal substances, 2) Chemicals of mineral origin.

25. Statius, *Silvae,* 4. 7. 15, a sapphic ode to Vibius (*Junium* occurs in all edd. of Ramazzini). The mines were an Imperial monopoly. Statius (died about 96 A.D.) was patronised by Domitian.

26. Hoover on Agricola, discusses at length pompholyx ('bubbles', which it resembles); crude zinc oxide compared by Agricola with light wool; cadmia (calamine) and other furnace accretions described in *De re metallica* IX. The word 'zinc' was not current much before 1555; not used by Agricola or Ramazzini.

27. *Atramentum sutorium,* 'shoemaker's blacking' (calcanthum) is ferrous sulphate, green vitriol. Hoover says that the term vitriol was probably introduced by Albertus Magnus (died 1280).

28. C. Julius Solinus, 3rd cent. A.D., *Collectanea rerum memorabilium* (ed. by Mommsen, Berlin, 1864) is a collection of curious or marvellous phenomena, partly borrowed from Pliny, *Natural History.* In Sardinia, this venomous ant or spider infests silver mines and poisons those who sit on it, "but happily there are mineral waters there to neutralize the poison inserted." Agricola p. 216, calls this creature *solifuga,* 'sun-fleer'; elsewhere, e.g. Pliny 8. 43, *solipuga;* is "the Shonsunne" in A. Golding's translation of Solinus, London, 1587.

29. This word, not recorded elsewhere, is probably a local term which did not survive; possibly connected with East Frisian *Knuffe,* 'churl'. For mine demons Hoover, Agricola, p. 217. Bonnet, *Medicina septentrionalis* 2. 835, reprints an article by Greisel, 1670, on demons in the Bohemian mines. Such bogies were invented to frighten thieves, free owners from responsibility for accidents, or to protect trade secrets; e.g. a white ghost haunted the shops of the dyers at Venice.

30. Goslar in Brunswick. Hoover, Agricola p. 113, classes goslarite under cobalt and zinc minerals as zinc sulphate, of which the whitest kind was found at Goslar, in the shape of transparent icicles.

31. Hippocrates, *On joints* LVIII. "The title clearly means *Reduction of dislocated joints*....ranks in the first class of 'genuine' works of Hippocrates" (Withington, translator of vol. 3 of Loeb ed. of Hippocrates).

32. An echo of Agricola p. 200, a description of three kinds of ventilating machines.

33. Julius Pollux, Greek grammarian, *c.* 150 A.D., in *Onomasticon* 10. 49, says that to carry sacks is characteristic of miners.

34. Pliny *N.H.* 33. 122, the locus classicus in Latin for *minium,* red lead. Dioscorides V. 109, says that bladders are used in mines to prevent poisoning.

35. Powdered loadstone, *pulvis Asianus* (the best was from Ethiopia, Pliny), is recommended in a plaster for gout by Marcellus of Bordeaux, *De medicamentis* 36. 54; he says it is hard to procure. Anon (1705) does not

rothen Ruhr Beschreibung, Halle, 1666.

17. The Sicilian town Kamarina lay in a fetid marsh, hence 'camarine', often used by Ramazzini of anything in the nature of a morass that it is dangerous to disturb.

18. Gabriele Falloppio of Modena 1523-1562, was appointed, 1551, to the chair of surgery, Padua, held by Vesalius till 1544. *De metallis et fossilibus liber,* Venice, 1564. Collected ed.: *De medicatis aquis atque de fossilibus,* Venice, Avanti, 1569.

19. Michael Ettmüller 1644-1683, iatrochemist, professor of botany and surgery, Leipzig, wrote many dissertations. *Medicina Hippocratis chymia*....Leyden, 1671. *Valetudinarium infantile,* Leipzig, 1685. *Opera medica,* edited by his son, Frankfort, 1708. In 1712 the younger (M. E.) Ettmüller edited a new edition of Ramazzini, *De principum valetudine tuenda,* 1710.

20. Luca Tozzi 1638-1717, refused to leave Naples for a chair at Padua. Succeeded Malpighi at Rome as physician to Innocent XII and professor of medicine, 1695. *Medicina pars prior, theoretica*....Lyon, 1681; *Praxis*....Bologna, 1697. Commentary on the *Aphorisms* of Hippocrates, Naples, 1693 (This dates Ramazzini's statement here). Haller praises his chemical remedies. *Opera omnia,* 5 vols., Padua, 1711. Not in Haeser.

21. J. B. Van Helmont of Brussels, a rich aristocrat and fervent anti-Galenist, studied and practised at Louvain, then at Vilvorde. Devoted himself to chemistry, with leanings to alchemy and the theories of Paracelsus. Invented the word *gas,* which he derived from the Greek *chaos. Ortus medicinae pars* I. *Tract.* XV, Amsterdam, 1648: "Gas and Blas are new names brought in by me....gas is a far more subtile thing than vapor, mist or distilled oiliness....." The word *gas* is not in Ramazzini's vocabulary, though he quotes Helmont's *gas metallicum* and *gas sylvestre* (carbon dioxide). Helmont says that wherever gas is evolved there is fermentation. *Ortus medicinae, id est initia physicae inaudita,* Cologne, 1644. In *Archiv für Geschichte d. Mathematik*....12. 1929, is a good article (quoted above) by J. Prescott, a pupil of Dr. Charles Singer, *Van Helmont on fermentation.* Helmont's portrait by Lely is in the National Gallery. *De asthmate ac tussi,* here cited, is one of the earliest references to diseases of miners.

22. Georg Wolfgang Wedel 1645-1721, professor at Jena, iatrochemist, a devout disciple of Sylvius; wrote many disputations, *consilia,* etc. His *Experimentum chimicum novum de sale volatili plantarum,* Jena, 1675, is cited below by Ramazzini. *Pathologia medica dogmatica,* Jena, 1672, II. 9 is here cited.

23. Samuel Stockhausen, *De lithargvri fumo noxio morbifico ejusque metallico frequentiori morbo....cum appendice de montano asthmatico metallicis familiari, die Bergsucht* (miner's asthma), Goslar, 1656, is one of the earliest special monographs on diseases of miners (III. 5 here cited).

24. Daniel Sennert of Breslau 1572-1637, professor at Wittenberg, where iatrochemistry flourished. *De chymicorum cum Aristotelicis et Galenicis consensu et dissensu,* Wittenberg, 1619 (c. 9 here cited); only *Liber I* was

animalium....confectione....per nervos distributione....Leyden, 1660, say that it is a liquid or milky juice which disappears after death and has a circulation of its own through the nerves. Rejected by the iatromechanists.

10. Georg Bauer (Latinised to Georgius Agricola) of Saxony, 1490-1555, mineralogist and physician (1527-1533) to the silver mines at Joachimsthal owned by Jakob Fugger of Augsburg, the famous financier, who is said to have employed (in 1517) 10,000 men in his Austrian and Hungarian mines. *De re metallica Libri XII,* Basle, 1556, here quoted, is not to be confused with Agricola's earlier dialogue, *Bermannus, sive De re metallica,* Basle, 1530, a work of less importance. My references to Agricola are to the admirable work: Georgius Agricola (Bauer), *De re metallica.* Translated from the first Latin edition of 1556, with biographical introduction, annotations, and appendices upon the development of mining methods....by Herbert Clark Hoover....and Lou Henry Hoover. With reproductions of the original woodcuts. London, *The Mining Magazine,* 1912. pp. xxxi. 640. fol. Tronchin, *De colica Pictonum,* Geneva, 1757 (on lead poisoning, which he says is worst among miners) cites this statement of Agricola (Hoover, p. 214) that he knew of women in the Carpathians who had been widowed seven times; their husbands had suffered premature death from poisonous fumes in the mines. *De Animantibus subterraneis,* Basle, 1549, is one of the earliest descriptions of creatures that infest mines, e.g. kobolds, for which see note 29. For Agricola, see Ferguson I.

11. Lucretius, *De natura rerum* 6. 738-849, gives a list of poisonous exhalations from flowers, lamps, charcoal, sulphur, gold mines, marshes, etc.

12. Lorenzo Pignoria of Padua 1571-1631, priest and antiquary. *De servis et eorum apud veteres ministeriis,* Augsburg, 1613.

13. Bernardo Cesi 1581-1630, Jesuit, taught theology at Parma and Modena; died of the plague in the epidemic of 1630. His unpublished works, 30 vols., are in the library of the College of Jesuits, Modena. *Mineralogia,* Lyon, 1636 is on precious stones, metals, and mineral remedies, with some references to the diseases of miners. (I. *Sect.* 5 here cited).

14. Athanasius Kircher of Fulda 1601-1680, Jesuit, optician, physicist, pathologist. *Mundus subterraneus in XII libros digestus,* Amsterdam, 1665 (II. 10. 2. c. 2 cited). In *Scrutinium physico-medicum....pestis,* Rome, 1658, which contains seven experiments on the nature of putrefaction, he claims to have seen with his microscope, *insensibilia corpora....quae effluvia pestis seminaria dicuntur;* the last clause shows that he had read Fracastoro, who introduced the term *seminaria* in this sense. "He was undoubtedly the first to state in explicit terms the doctrine of *contagium animatum* as a cause of infectious disease" (Garrison).

15. Francesco Terzi-Lana of Brescia 1631-1687, Jesuit, physician, inventor, was famous for his machines and experiments. *Magisterium naturae et artis opus*....Brescia and Parma, 3 vols., 1684-1692. (*De morb. sympath.* III. here cited).

16. Matthias Ramelow, court physician to Count Waldeck, wrote on stone in the kidneys: *Ortus et occasus calculi renum,* Leipzig, 1679; and on the plague, dysentery, and the chalybeate springs of Waldeck. *Der jetzt grassirenden*

原　注

1. A summary of Hippocrates, *Precepts* II-VI.

2. Carlo Sigonio of Modena 1524-1585, a famous humanist, taught Greek at Modena, professor of rhetoric, Padua, 1560; is said to have died of chagrin when convicted by Riccobonus of Padua of having written a treatise which he imposed on scholars as the lost work of Cicero (Facciolati 216). Ramazzini refers to *Ancient Law* c. XII, *De opificibus et artificibus,* a description of Roman trade guilds; these were often suppressed as politically dangerous, hence Trajan refused to allow Pliny to organize a fire-brigade at Nicomedia. Numa, the second legendary king of Rome, founded nine trade guilds, *collegia* (8th cent.? B.C.). Reference, from Sigonio, to Plutarch, *Numa* 17.

3. Guido Panciroli of Reggio, 1523-1599, professor of law, Padua, 1554, jurisconsult and antiquary. *De claris legum interpretibus,* 1637. His MSS are in the Biblioteca Estense, Modena.

4. *Digest* 3. 4. 2. The *Institutes* of Gaius (*c.* 150 A.D.) were not found till 1816, but fragments of his other treatises are preserved in the *Digest,* as are many fragments of Julius Paulus, Roman jurist (died *c.* 225 A.D.). The abbreviation *ff* is a degenerate form of Greek π, i.e. *Pandects and Digest.*

5. Suetonius, *Vespasian* 18. The Emperor, who was rebuilding the Capitol, rewarded the ingenious *mechanicus,* but refused him the contract.

6. An apparently disparaging reference (repeated in ch. XIV) to the iatromechanists, who, like Borelli (1608-1679) and Bellini (1643-1704), regarded the body as a complex of mechanical, especially hydraulic, processes. In ch. XX he says: "Ferments are now left to the bakers"; for whereas the chemists regarded digestion as a sort of fermentation, the mechanists called it 'a grinding', *trituratio.* He is himself an iatrochemist, a follower of F. Sylvius, and throughout his works, acids and alkalis are constantly called in to account for diseases and much else. But in Oration XII (1710), he says, without reserve, that investigators, following the lead of Harvey, have demonstrated the mechanical regulation of all bodily processes. So he perhaps illustrates the remark of Haeser 2. 315, that we must not too sharply divide the iatrochemists and iatromechanists, since each group accepted to some extent, the other's contributions to physiology or chemistry. The words *Mechanismus* and *Automatismus* reflect his reading of R. Boyle who had made them familiar.

7. The treatise *De affectionibus* is now included among the works in the Hippocratic Corpus that "do not display the Hippocratic characteristics....though they are practical handbooks of medicine" (Jones, Loeb Library Hippocrates, Introduction). Other recommendations for the bedside manner are: Hippocrates, *Decorum* XI-XVII and Celsus, *De medicina* 3.6.6.

8. *Aqua fortis,* formerly a general term for a strong corrosive solvent, now signifies nitric acid; in Agricola, *aqua valens.*

9. As to the precise nature of the nerve fluid, *succus,* he seems to hesitate, and calls it "that humor or whatever it may be that is conveyed by the nerves." Other iatrochemists, especially Sylvius, *De spirituum*

解題

ウィルマー・ケーヴ・ライト

モデナからマントヴァに至る幹線道路を、モデナから一〇マイルほど行ったところにカルピがある。一八世紀に麦稈《ばっかん》真田《さなだ》産業で栄え、今もその名残を留めている所である。ここは何百年にもわたってモデナ公国の重要な属領でもあった。ベルナルディーノ・ラマツィーニは一六三三年、この地に生まれた。彼の表題紙にカルピの人（Carpensis）と書かれていることがあるのはこのような事情による。医学史家にとっては解剖学者誕生の地としてのほうがよく知られていよう。油を塗る医師カルピのジャコモ・ベレンガリオ［Giacomo Berengario da Carpi］、通称カーパス（手根）は梅毒用水銀軟膏によって脚光を浴びたが、結局はめっきが剥げて評判を落とした。ラマツィーニは「モデナ人」（*Mutinensis*）として人々に知られることを好んだ。人生の最も実り多き二九年を過したからである。パルマで学び、法学と医学のどちらの道に進むか迷ったが、後に医学を志すことを決心し、三年のコースを修了して一六五九年二月、パルマで学位を得た。彼が法や法医学の諸問題に並なみならぬ関心を持っていたことは、後の著作にしばしば見られるところである。医学の経験を積むためにローマへ行き、アントニオ・マリア・ロッシに一年間学んだ。伝記[1]によれば、ヴィテルボ州の小さな町、カニーノとマルタで「数年間」町医者を勤めたが、マラリア（四日熱マラリア）のひどい発作と黄疸のため、やむなくカルピに帰郷せざるを得なくなった。故郷で徐々に健康を回復し、再び働けるようになった。彼はカルピのフランチェスカ・リジと結婚し、息子一人と娘二人に恵まれたが、息子は夭折している。娘の一人は数人の子宝に恵まれ、この孫たちが、晩年寡男となってパドヴァで暮らす彼を秘書として大いに助けた。カルピはモデナの名家の避暑地であったので、往診を通じて、医師としての技術、学識、個人的魅力が彼らの知るところとなった。彼らの熱心な勧誘に従って、ラマツィーニは一六七一年、モデナに居を移した。ここに、彼の人生の第一幕が降りる。

このとき、彼は論文一つとてない、名もなき三八歳の医者であった。モデナは医者が多く、新参者に対する妬みと敵意が恐るべき障害となっていた。彼が名医として知られるようになったのは、エステ家と公爵家の家臣の評判を勝ち得たことが大いに与っている。

有名なエステ王朝は、数世紀にわたってフェラーラを支配していたが、一五九七年、教皇クレメント八世が、エステ家の直系が絶えているとの理由でフェラーラを教皇領としようとしたことから、絶望的としか言いようのない困難に直面した。敗訴したエステ家公爵チェザレ（一六二八年死去）は、フェラーラより小さなモデナ公爵領に引退した。そこに一六三四年、現在の陸軍士官学校となる公爵公邸が建てられた。引越しに当たっては、先祖がフェラーラで収集した骨董品（Museo）や蔵書（Biblioteca Estense）を持って行くことが許された。移転の際に多くの宝物が紛失したと言われる。しかし、子孫が収集を増やし、現在でもイタリアで最も価値のある稿本や稀覯本の小さなコレクションの一つとなっている。チェザレはエステ王朝に残されたものの保全に心を砕いて、文書については何もしなかった。しかし、モデナでの後継者たちがエステ家の習慣を復活させた。彼らはイタリアの王子の中では高位にランクされている。一七世紀に大学や専門学校を設立し、天文学、植物学、数学の知識をもつことを誇りとしていた。ラマツィーニの人生の第二幕の幕開けの年、一六七一年当時、エステ家公爵フランチェスコ二世［Francesco II］は、叔父ライナルド［Rainaldo］と母である公爵夫人ローラの庇護の下にある少年であった。その母の死（一六八七）に際してラマツィーニはラテン語の葬送歌を書き、モデナのアカデミーで歌った。それは伝記にも記述されている。彼はしばしばエステ家を賛美しているが、不思議なことに、一六七三年に公爵家の若い妹メアリー王女[2]が、一六八五年に英国のジェームズ二世となる王子と縁組したことにはまったく触れていない。虚弱な体質と痛風の激しい発作に悩まされながらも、フランチェスコ二世は熱心な学究の徒で、一八歳の年の一六七八年、モデナ大学[3]を創立した。この大学が、一六八二年、聖チャールズ学院ならびにすべての科学のアカデミーとして門戸を開いたとき、ラマツィーニは医学理論の教授に任命された。後にフランチェスコ・トルティ［Francesco Torti　一六五八―一七四一］が同僚に加わる。彼は、初めのうちは友好的であったが、その後ともに天を戴かぬ敵となる。ラマツィーニは、多くの演説が示すように、面白く、示唆に富み、何よりも数多くの古典の読破によって裏打ちされた実例に通暁した優れた演説家であった。彼は教授就任演説（一六八三年出版）を行い、エステ家がモデナに贈った寄付一覧を手に、エステ家への賛辞を述べた。その中で彼は、医学生がこの新しい大学で学位が取れるよう、公爵家の力添えのあらんことを願った。

彼の人生の第二幕（一六七一―一七〇〇）は論争[4]に始まる。それは、医学、気圧学、流体（静）力学に関するもので、これ以後一貫して関わり続けるものとなる。不思議なほど平穏な人生にあって、これらこそ真に刺激を与え続けるものとなった。まずは、一六七九年、肋膜炎と膿胸を患う女性患者に関するものであった。ラマツィーニは往診を頼まれたが、それは彼女の医師アンニバル・チェルビウス［Annibal Cervius］からではなかった。ラマツィーニは気乗りしないまま往診に赴き、患者がもはや治癒の見込みがなく、チェルビウスの処置を是として、最後の手段として手術しかないとの診断を下した。数日後、この女性が死去すると、チェルビウスは文書を回覧して患者と自分に対するラマツィーニの態度を非難した。ラマツィーニは、この「批難」（*censura*）に自分の回答を添えて公にした。両者とも、熱心に自らの所見を主張し続けたが、結局、ラマッツィーニは公爵の助言を受けて引いた。教授就任と公爵家の庇護は彼の立場を強くするはずであったが、逆に、深刻な論争が三年間にわたって彼を悩まし、医師としての経歴さえ危うくするものであった。一六八一年、モデナの人と結婚したフローレンスの若いマルチェサ・バグシは第一子を産んで三時間後に亡くなった。胎盤の停留が認められたが、相談を受けたラマッツィーニは、死因は出産前にかかった「悪性の熱」(*malignant fever*)と診断した。近所に数人の患者がいた。彼はフローレンスの家族に宛てて症状と診断書を書いた。彼らの侍医アンドレア・モニグリア(モネグリア)[Andrea Moniglia]は、コジモ三世の侍医でもあったが、ラマッツィーニの診断と処置に激しい非難を浴びせてきた。これに対するラマッツィーニの回答は、一六八一年、モニグリアの非難と一緒に印刷された。その後、三年間にわたって両者の間で交わされた一連の論争がイタリア語で出版されたが、これがその最初のものとなった。公爵は、モニグリアの四回目の非難に対するラマッツィーニの回答を出版することを禁じた。この事件では、医学的、法医学的観点から、他の医者も議論に加わったことは、伝記に記載されている一一の文書のタイトルからも明らかである。論点の要旨は、「悪性の熱」としたラマッツィーニの診断は正しかったか、妊婦は手術で救うことができたか、産婆が悪かったのか、という点にあると思われる。ラマッツィーニをこころよく思わないモデナの同業者は、この不愉快な出来事を喜んだが、ラマッツィーニは彼らには手ごわい敵であり、辛辣で横柄なモニグリアを嫌う味方を見つけていた。フローレンスでラマッツィーニを擁護することが危険なことは、ジョバンニ・シネリ[Giovanni Cinelli 一六二五—一七〇六]の逸話から明らかであった。彼は、有名なシリーズものの『健康全書』(*Biblioteca volante*)で、この論争に言及した第四部を一六八二年に出版したが、それはモニグリアにとって辛辣なものとなっていた。モニグリアを支持していたコジモ公爵はシネリを誹毀文書のカドで投獄し、シネリの本は公務執行人によって燃やされた。シネリは、自説を撤回してモニグリアへの鑽仰文を書くよう命じられたが、フローレンスから逃げ出してしまった。ラマツィーニはフランチェスコ公爵に、シネリのためにモデナにトスカナ語（標準イタリア文語）の教授職（chair）を用意するよう依頼したが、シネリが安月給で納得するはずもなく、あちこちで講演して露命をつなぐ放浪生活に入り、死ぬまでそれを続けた。シネリはモニグリアを攻撃する機会をなくしたわけではなかったが、モニグリア（一七〇〇）の死後、非難の一部を撤回した。ラマツィーニの伝記で甥は、シネリの出版物についてのみ言及している。シネリの不幸に触れたのはティラボスキ［Tiraboschi］である。モルガーニ［Morgagni］は『病気の座（部位）と原因について』（*De sedibus et causis morborum* VIII. 29）のなかで、この時期に起こったちょっとした論争について述べているが、伝記には記録されていない。ある少女の子犬が少女の唇を噛み、五〇日後、少女が小川を渡っている時、水に怖れをなして痙攣を起こし、死んでしまった。ラマツィーニに絶えず注目していたモルガーニは、これを彼の水恐怖症についての論考に記録している。その出典については、ラマツィーニがモニグリアへ出した第四回目の回答の原稿は公爵によって出版禁止にされていたが、そのコピーをボローニャで見つけたものから取ったとし、「これは八〇年近くも前に書かれていた」。彼は患者が高熱も幻覚状態にもないというラマツィーニの観察に関心を示した。この原稿は紛れもなく、マルピーギ［Malpighi］がボローニャで保存していたものであった。医師への手紙の形で症例が記録されている場合の通例からすると、ラマツィーニはマルピーギに定期的に手紙を出していたことになり、およそ一六八九年に、モデナの指導的な医師であるフェラリヌス［Ferrarinus］に送っている。マルピーギはラマツィーニに宛てたこの症例に関する彼の「助言」（*consilia*）を原稿のまま残したが、それらを元にモルガーニが論文を再構築し、『胸部の病』（*De morbis thoracis* XVIII）の一六—一七節を症例史とした。ラマツィーニはいつものように瀉血に反対したが、他の医師たちが譲らず、患者は七〇日後に死亡した。ラマツィーニは臓器障害の疑いをもっていたが、剖検の結果はそのとおりだった、とマルピーギは書いている。上述の事実はここではかいつまんで述べているが、ラマツィーニが医学的な研究について公刊する以前に、論争と書簡によっていかに名声を勝ち得て来たかを如実に示すものである。

ラマツィーニが最初の医学論文を発表して、ヒポクラテス的な疫学者としての地位を確立するのは、五七歳になった一六九〇年のことである。この年は彼の人生とキャリアにとって重要な年となった。一月にはライプニッツ［Leibniz］がモデナを訪れ、「およそ五〇日滞在」した。[5] 彼の訪問は、ブラウンシュヴァイク公爵［Duke of Brunswick］の修史官として、エステ家とブラウンシュヴァイク家が同じ血統であるという証拠をエステ家の古文書から見つけるためのものであった。ラマツィーニの人生に、この両家はしばしばさまざまな形で関わりをもった。一六九九年、ブラウンシュヴァイク家の王女アマリアは神聖ローマ帝国皇帝ヨーゼフとモデナで結婚したが、その際、しばしば宮廷詩人の役を演じていたラマツィーニはラテン語の結婚頌歌を書いた。一六九七年に、甥のフランチェスコ二世の跡を継いだライナルドはブラウンシュヴァイクのカルロッタと結婚し、ここに長い間疎遠であった両王家が再び結ばれたとして両家ともに喜んだ。ルイ一四世に対する夏の陣の後、ブラウンシュヴァイク—リューネブルクの軍隊は、一六九一年と一六九二年の冬の間中モデナに駐屯したが、当地で温かく受け入れられている。ライプニッツはモデナではラマツィーニと多くの時間を過ごし、気圧学、流体（静）力学上の諸問題を議論した。とくに、後者の問題については、この期間に出版した研究のうちの二件のために実験も行っている。ラマツィーニはこの高名なドイツ人科学者と知己を得たことが嬉しく、その訪問中の出来事に何度も言及している。

ライプニッツは一六九〇年、雨の多い、暖かい冬の後に襲って来た三月の大洪水の前にモデナを辞去している。

この洪水でモデナ平原全体が湖と化し、市は「島のように見えた」。一六八九年の夏、六月の「サビ病」(*rubigo*)に続く災害で収穫はゼロとなり、洪水からの澱んだ水、農夫には慣れない魚を食べざるを得ない食卓、ぬかるみを通過して来る空気中の酸性の粒子、腐った空気、そして北よりの風が頻繁になることは、体液の酸性悪液質(acid dyscrasis)の原因になると、ラマツィーニは判断した。そんなわけで、ラマツィーニは四月には、農村の人々のあいだに三日熱(マラリア)が流行すると予見した。三日熱は「消化器(胃)の問題であり、静脈性ではなく」、瀉血は不適当で、致命的となることも多い。血液が粘着性であるためキニーネは効かず、そのような場合、発熱は望ましく、下げるべきではない。しかし、野良で働く人にはあまり実害はなかった。百姓はみんな衰弱していたが、医者にとっての驚きは、成人の死亡率が低かったことである。三歳以下の幼児はほとんど全員死亡した。「サビ病」が最悪のところでは、牛、豚、蜂、蚕が全滅した。ヴァージル[Vergil]が叙事詩『アイネーイス』(*Aeneid*)の第三部を書いたのはまさしくこのような年であった。一六九〇年の疫病はほぼ完全に低地に限定され、好天に恵まれる年末には終焉した。ラマツィーニはこれを学術論文「農村の流行病」(*Constitutio epidemica ruralis*)に仕上げた。彼は「サビ病」の性質と原因を長々と調べ上げ、[6]シルヴィウス[Sylvius]の熱心な信奉者らしく、露に含まれる酸が原因と結論づけた。これは厳密には田舎の伝染病であるが、一〇年後に出版した『働く人の病』(*De morbis artificum*)の農民の病気の章ではそのことには触れず、三日熱についても言及していない。ただ、自分の住む田舎で真冬に四日熱の患者が出たことについては触れている。

一六九〇年の論文はフィレンツェの有名な司書マグリアベッキ[Magliabecchi]に献呈され、彼からドイツ語で回覧されたが、Curiosi naturae のウィーンアカデミーの会員であったライプニッツが、会員の間にケルスス[Celsus]の称がある会長のルーカス・シュロック[Lucas Schroeck]に推薦したことがラマツィーニにとって幸いしたと言えよう。彼は一六九一年に会員に選ばれ、『報告I』(*Constitutio I*)と、さらにその後ラマツィーニが世に問うた他の二つの報告が、アカデミーの『雑集(速報)』(*Miscellanea*(*Ephemerides*))に印刷された。Curiosi は入会が許された会員の名前と番号を記録していて、伝染病に関するヒポクラテス理論への疑いようのない貢献から、ラマツィーニはヒポクラテス三世と名づけられていた。ラマツィーニはシュロックに宛てて、自分の免状を見て赤面したと書き送っている。アカデミー(一六五二年設立)への入会が許可された自分の番号は二〇一番だったという。シュロックは最新の研究の動向を知る手掛りとなる『速報』をいつもラマツィーニに送っており、会員名簿と刊行物には、ラマツィーニが引用したほとんどのドイツ人著者の名が見られる。[7] 一六九〇年の暮れ、彼は一六九一年に「新たな災難」がやってくると予言した。「サビ病」によるパンの払底と値段の高騰、豆類の払底についてである。諺の言うとおり、飢餓と疫病は双子の兄弟、ギリシャ語では limos, loimos と言い母音が違うだけである。一六九一年の『都市の実態』(*Constitutio urbana*)はライプニッツに献呈されているが、そこでは旱魃、少雪、大量の砂ぼこりという異常気象について記録している。[8] それは、カタル、肋膜炎、肺炎、卒中を伴うリウマチ絡みの気象であった。百姓は強健ゆえに、あるいは、一六九〇年の熱病への免疫から、春の終わりに始まった三日熱にはほとんど苦しまなかったが、ほとんど全員が疥癬に悩まされた。モデナでも、酷暑の夏に熱病の流行が猖獗を極めた。「街路がきわめて細長く、家が他所より高い」ユダヤ人居住区はほとんど影響を受けなかった。三日熱はしばしば四日熱になった。この年はとにかくもキニーネの薬効があり、「体液の検査を必要とした」。酸の治療が有効であった。彼は『都市の実態』を次のような言葉で締めている。「私は、ピエモンテでのフランス軍との夏の戦闘を終え、当地で冬の野営をしているドイツ軍部隊のためにこれを書いている。パンがないために来年は病気が続出するのではないかと恐れている」。体調が思わしくないため、彼が一六九二年から一六九四年の三年間の報告を出したのは一六九四年の暮れになったが、その論文「三年続きの穀物生産高の実態について」（*De constitutionibus trium sequentium annorum*）は、彼の疫病の「実態」（*Constitutions*）に関する報告の中でも最も興味深いものとなった。もはやヒポクラテス流の気象条件に原因を求めることはせず、この三年はいずれの年も種々さまざまで、季節は突発的なものであったとしている。実は一六九二年の春分のころから三年にわたって、モデナ領の内と外で、町を問わず田舎を問わず、恐るべき伝染病の点状出血熱（発疹チフス）が猖獗を極めた。アペニン山脈の丘陵地帯のみが例外であった。山頂も平野部や町と同じに、富める者も貧しき者も、若者ほどではないが老いた者も、強健な者も、強壮な者も一様に苦しんだ。当時のモデナの医師たちは発疹チフスに遭遇した経験がなく、手探りで原因や治療法を模索するしかなかった。まさしく、フラカストロ[9]［Fracastoro］がいみじくも述べているように、一五二八年に発疹チフスに悪戦苦闘したヴェロナの医者たちと同じ状況であった。ラマツィーニはモデナ人の疫病の症状と特徴をフラカストロの言うレンズ状熱（lenticular fever）と対比して考えた。そこには、土地柄、天候、洪水、「サビ病」による穀物の被害等、共通した原因があった。モデナでは医者が悪戦苦闘している頃、吸角法で人々の信頼を勝ち得た（昔の外科医と歯科医を兼業していた）理髪師が「袋いっぱいに吸い玉を積みこんで飛び回っていた」。一方、医者が行う瀉血は効果がなく、致命的でさえあったので、患者の肉親、とくに、医者よりも診断が確かなことの多い女性の反対が激しかった。最初、ラマツィーニは吸角法に反対であったが、後に、一五二八年のフラカストロ、一六四八年の疫病におけるボレッリ［Borelli］がそれを推奨したことが正解であったことを悟った。酸療法がアルカリ療法より優れていた。キニーネは効果がなかった。しゃっくりの発作のあった者全員、口から寄生虫を吐いたほぼ全員が死んだ。多くの回復期に向かっている患者に致命的なことが判明した咽喉痛《アンギナ》について、ヘーゼル［Haeser］はジフテリア（性）であると記している。たった一度だけ、彼は肉親の許可を得て死体を解剖することができた。血液がきわめてサラサラしているという意見に賛成し、三六―三七章では、エットミュラー［Ettmüller］とシルヴィウス［Sylvius］の発疹チフスについての見解を追認している。ただ、ウィリス［Willis］や他の連中は血液がきわめてネバネバしているという見解のままであった。この病気は空気感染に違いないとして、地中海沿岸の人々は、ビールスが南風にのってリビア砂漠から運ばれてくることを恐れた。(10) ラマツィーニは解剖に重きをおかず病気の原因を調べるよう医師に勧めている。「伝染性疾患の歴史」(*historia epidemicorum affectuum*) ほど共通の原因を調べ、フラカストロと同様、空気中にあると結論しながら、必要とされ、あるいは無視されたものはない。実際、彼の『報告』同時代の人々から倣うべき優れた手本であると考えられている。(11) しかし、彼が戦争と発疹チフスの間の関係について何ら言及していないのは、我われには奇異に映る。当時、イタリアのこの地域はドイツとともに、ルイ一四世のヨーロッパにおける覇権を阻止するために結成されたアウグスブルグ同盟の戦争に巻き込まれていた。一六九二年彼は『報告』で、ドイツ軍が一六九一年と一六九二年にモデナで野営したことに二度言及している。一六九二年の春まではモデナで発疹チフスの発生はなかった。我われにとっての関心事は、このキャンプや兵隊の帰郷、田園地帯を行き交うことに伴う感染についてであるが、彼はただパンの欠乏と戦争状態の不快さに目を向けているだけである。彼は発疹チフスの伝染性については、フラカストロの研究を通してであるにしろ、よく知っていたにも関わらず、それについてはほのめかす程度にも触れていない。『働く人の病』で軍務における病を論じた後年（一七〇〇）の章で、野営病や赤痢に関する無知のために、ドイツのキャンプでいかに多くの尊い人命が損なわれたかを学んだことを、述べている。同様に奇妙なことは、一六六一年から一七一五年を扱った『ケンブリッジ近代史』(*Cambridge modern history*) 第五巻が、これらの時代の打ち続く戦乱の申し子たる発疹チフスに言及していないことである。ラマツィーニはもはや『報告』を書かなかった。というのも、一六九四年から一七〇〇年はつかの間の平和な期間で、「流行病と呼べるものはモデナで発生しなかった」からである。

ラマツィーニは一六九一年にモデナの水源について驚くべき論文を出版した。それは、新しい井戸という井戸にすべて入って実験を行い、六〇から八〇フィートの深さで気圧計と温度計を使って観測を行った結果に基づいたものである。そのような観察は未だかつて行われたことがないものであった。これらの井戸はモデナに枯渇することのない最上の水を供給し、「結石を作ることもなく、戦に際しては王子がガラスびんで飲む」純粋きわまりない水の源であった。旱魃があろうと、雨や雪が降ろうと影響を受けず、汲めども尽きぬその並外れた湧水力（*scaturigo*）とその原因を明かすのが、この「流体（静）力学論文」（hydrostatical treatise）のねらいであった。[12] 彼は他人の理論は受け付けず、「水の管理者」（*promocondus*）、すなわち貯蔵庫にしてかつそれを分配供給するものは海であり、地下水脈によって水を押し止めて、山岳に隠れた巨大な貯水庫を作り出すと考えた。そこで、大量の熱で蒸留され、砂礫層を流れ降りてモデナとその近郊に達する。彼は山の貯水庫を探し求めたが果たさなかった。マルピーギは今では忘れ去られていたロンドンのトーマス・バーネット［Thomas Burnet］の著作『地球の聖なる理論』（*Telluris theoria sacra*）を彼に送った。これは、英国で議論を呼んだノアの洪水による地球の転移について素晴らしい説明を加えたものであった。ラマツィーニはバーネットがイタリア人の一五六二年の論文を盗作したことを示し、同時に、その理論がきわめて古く、アビシニア〔エチオピアの旧名〕の年代記（annals of Abyssinia）に記録されていることを証明するために再版した。このバーネットについての暴露が、ラマツィーニの仕事を英国に広く紹介するきっかけとなり、バーネットの論敵セントクレール［St Clair］が一六九七年に一部を翻訳した。[13] コペンハーゲンの王立図書館司書のオリガー・ヤソベーウス［Oliger Jacobaeus］は一六九〇年、大叔父の詩人でモデナの法律家アリオスト［Ariosto/Areosto］が一四六二年にモンテジッビオ［Montezibio/Monte Gibbio］とモデナ領域にある油井についてラテン語で書いた論文の原稿を発見した。ラマツィーニは、この論文のコペンハーゲン版のコピーをマグリアベッキ［Magliabecchi］から受け取り、モデナ人のこのような興味深い仕事を再版して、海外に広く流布する必要があることを痛感した。彼は、司書バッキーニ［Bacchini］から別の版を、さらには、モデナのエステ家の蔵書（Biblioteca Estense）にあった保存状態の良い原稿を手に入れ、これを編集して一六九九年に出版した。さらに一七一三年には彼の「流体（静）力学論文」の第二版の付録に収録した。彼は一六九七年に丘陵にある油井を探査してアリオストが述べていた「薬草」（*fumanai*）を探したが見つからなかった。シュロックは、ある植物学者が過去に薬草を同定するために描いた絵をウィーンから彼に送った。

発疹チフス流行の三年目に当たる一六九四年一月、ラマツィーニは医療気象学が有用たらんことを欲して、気圧計を部屋に吊してその読みを毎日記録した。一六九五年に『気圧計の記録日誌』（*Ephemerides barometricae*）を出版し、シュロックは一六九六年これを Curiosi の『速報』に掲載した。彼はボレッリ（一六〇八—一六七九）がピサで同様の観測に基づいて立てた理論「トリチェリのガラス管の水銀は天気が曇りのとき上昇し、大気が照らされると下がる」を正しいとはしなかった。以来、F・トルティも加わって、長い、しかし、良質の論争が巻き起こった。[14] キールのシェルハマー［Schelhammer］がラマツィーニの主たる論敵であった。しかし、健康の面で、また専門書として、この論争を『水銀の運動について』（*De motu mercurii*）と題して出版が可能になったのは一七一〇年のことであった。彼の切り札となったのは、ラマツィーニが正しいことをはっきりと説明したライプニッツの手紙であった。

一六九四年、公爵の死に先立つ数年間、ラマツィーニはトルティと一緒にこの病弱なフランチェスコの侍医を務めた。公爵には子がなかったので、その叔父、賢明で如才なきエステ家の枢機卿ライナルドが継承した。[15] 彼はエステ家として、ラマツィーニへの温かい庇護を続けた。この数年間、ラマツィーニは暇があるとモデナの工場を訪ねては、工場やその取引業者から、種々の仕事にまつわる危険についての情報を集めた。また、労働者階級に実に多くの患者をもっていた。彼が、論文『働く人の病』を出版するばかりになっていた一七〇〇年、ヴェニス公国のパドヴァにおける臨床医学（Practical Medicine）の長として、六年契約（契約延長有り）の第二教授（Professor Secundarius）への就任を求めてきた。給料は五〇〇フロリンであった。[16] ラマツィーニにとって、病気がちの身に気候の変化や友との別れ、六〇代で慣れ親しんだ習慣を変えることの影響等々、齢六七になった身にこたえはしないか、思案のしどころであった。なかんずく最も大きかったのは、自分の大事な患者をほったらかして、愛するモデナを去る決断であった。長い間、自由と公爵家の人々との間に培った個人的友情に慣れ親しんだ者にとって、ヴェニスの長老教会議長評議会[17]から課せられる厳格な規律、夏に休暇でモデナに帰るときでさえ、特別な許可が要るというような状況に自分を合わせることができるのかということである。長い間迷ってはいたが、遅ればせな招聘とはいえそのような名誉を断ることはできず、一七〇〇年にパドヴァへ移ることになった。ここに彼の終章が始まる。その年の一二月一二日、彼は医療スタッフと学生に向けて就任演説を行った。これが、毎年恒例となるパドヴァ演説の最初のものとなった。[18]

パドヴァの運営者（Moderators）に敬意を表して、論文『働く人の病』（*De morbis artifcum*）を彼らに献呈したが、出版はモデナで行った（一七〇〇）。その表題がちょっとした問題となった。翻訳者にとっても戸惑うものであった。論文は男女の労働者や幅広い職業にわたっていたはずであったが、彼が選んだのは両性に共通な（手）職人、工人と細工人であった。彼は「技芸」（*ars*）を専門職や商売を含めた広い意味にとって、職業を学のある人、さらには、兵士[19]、スポーツ選手、洗濯女で色分けしている。そのような人々を「技工者」や「商人」と訳した最も初期の英訳者の訳例は今では採用しかねる。彼が常に一次資料を得たわけではない。たとえば、モデナには鉱山はなかったし、井戸の件ではガスの危険を身をもって体験したではあろうが、鉱山に関しては一つとして入坑したことはないと思われる。彼の時代のイタリアにはスポーツ選手はいなかったので、その病気については古い文献に頼らざるを得なかった。旅行をする暇もなかったので、セルビアの塩鉱を調査に行くこともままならなかった。しかし、事実確認のために手紙を書いたり、実際に会ったりした人から得た情報源については誠実にそのことを明記した。ヒポクラテス以降の文献に表われる労働者の病気について、散逸したか、あるいは根拠があいまいな文献、たとえば、鉱夫へのリスクに関するパラケルスス［Paracelsus］やヘルモント［Helmont］の文献などはさておき、彼には何人かの先駆者がおり[20]、なかには健康の手引きとして使用できるよう特別な論文を書いた人もいた。彼が引用したのは、学者についてはフィチーノ［Ficino］、法律家についてはプレンプ［Plemp］、兵士についてはスクリタ［Screta］、ミンデラー［Minderer］、ポルツィオ［Porzio］、海についてはグラウバー［Glauber］である。しかし、彼の言によれば、自分以前には、職業病とその予防についての包括的な論文は書かれていない。彼はこれらの病気を原因を基に分類し、「第一に、取り扱う物質、たとえば、有害な蒸気を放出するなどの毒の性質、第二に、不自然な姿勢や、粗暴あるいは変則的な運動のために生命器官の自然な構造が損なわれる」などである。彼は治療より予防に重点をおき、少数の提案を除くと、治療の選択は医師に委ねた。慎重な医師は、新患の診断に当たって真っ先に仕事を聞く。というのは、体液などの状態が従事する仕事の種類によって大きく影響されるからである。このようにラマツィーニが予防を強く主張したことや、ずっと後になって、解剖に当たって観察をとくに重視したのはラマツィーニに触発されたとモルガーニが述べている事実は、開業医が驚くほどこのことに無頓着であったことを示唆している。門外漢は、そんなことは今では起こりえないと言うしかない。半分以上の章（一章—二九章）で、労働者への主なリスクは、取り扱う材料から放出される粒子、ふつうは、尖ったものと酸性のもので彼の好みのフレーズを使えば、「口と鼻から」(*per os et nares*) 取り込まれる粒子であると説いている。粉塵、動物、野菜、鉱物のあるところはどこでも呼吸することで大きな危険が伴う。プリニウス［Pliny］の時代から使われてきたガラスマスクや浮袋よりもっと効果的なガスマスクを推奨した。しかし、彼にとっての問題は他のところにあった。労働者は、彼の患者でさえも最も簡単な予防策すら講じなかったのである。身なりを小奇麗にすること、休日にはさっぱりした服を着る贅沢、適度な食べ物や飲み物、それに運動、暖房のききすぎた仕事場から薄着のまま寒い街路に出るときは皮膚の毛穴を塞がぬよう暖めること、等々を勧めても無駄であった。数章にわたって次のような言葉が出てくる、「連中は悪態をつくだけで自分のやるべきことをしやしないで」これまでの流儀に固執する。それぞれの肉体的条件にもっと合ったやり方に変えるよう注意しても聞きやしない。ある者は、実際自分の口でその悪態をつきながら死んで行く。ラマツィーニの関心は、最底辺の労働者が直面する困難を和らげることにあったが、口をつぐんでいる彼らに、利益にしか関心のない雇い主が顧慮することはなかった。何かを口にすればクビが待っているのが落ちであった。

著者のまえがきにおいて、彼は高学歴者の病気に関する記述から始めているが、自分たちの仕事が、「業」(*artifices*) の一つに分類されたことを知って気を悪くしはしないかと、彼らにある種の弁解を行いつつ、生活するには十分過ぎる収入がある旨加えることを忘れなかった。しかし、彼らがそのような分類に憤慨したことは間違いなく、一七一三年の改訂論文では、彼らを別に設けた「補遺」(*Dissertatio*) に入れた。そこでは弁解は削除され、最初の文章を書き換えた。この部分には、やくざな仕事に就く貧しく救い難い犠牲者に対する同情はなくなっている。年齢を問わず嫌なことに事欠かないにしても、「浮世を忘れて」[21]猛勉強する当然のツケとして襲ってくる憂鬱も何のその、立ちづくめ、座りづくめ、運動もしない知識人たちに憐憫は無駄なことである。ラマツィーニは自分の論文を一七〇〇年と一七一三年の二回出版している。より一般的な四つ折り判の本ではなく、簡便なポケットサイズにしているのは、明らかに、医者が往診に携行し、患者の職業や仕事を聞いて、それに相応しい章をひもとくことを期待してのことであろう。

一七一三年の我われの改訂版の補遺に付け加えられている一二章の資料は、ラマツィーニが夏休暇でたまたま訪れたモデナの仕事場で主に集めたものである。彼は何も言ってはいないが、晩年期には目が不自由になり観察は思うに任せなかったはずである。初期の論文とはわずかにスタイルが違っていたり無用な重複があるのは、孫たちに書き取らせる必要があったためと考えると納得がいく。彼はかつては必ずしていたという、植字工の傍らに座ったり、校正刷りを修正したりすることができなくなっていた。したがって、我われの原稿には初版本より多くのミスプリントがある。一七〇〇年の『働く人々の概要について』(The *Sillabus artificum*)は四二の職業を取り上げているが、章は一章から七章、九章から三二章と続き、第八章は、理由ははっきりしないが削除されている。これは一七一三年版でも踏襲され、二三章の後の章の順序を入れ替えたり、二五章(*Murarii* 石工の病気)を、おそらくは一二章で生石灰と石膏の危険については十分記述したとして、削除しているため、混乱に拍車をかけている。したがって、一七〇三年版(一七〇〇年版の再版)後のすべての版の章番号は、これら二つの版とは異なっている。『業績集』(*Opera omnia*)の種々の版では、一七一三年版で我われが付けた章番号を無視してそれぞれ独自の表記法が採用されており、ドイツとフランスの翻訳者も彼ら独自のスキームに従っている。したがって、この論文を章によって参照する場合、番号や見出しより、記述内容で参照したほうが無難であろう。

一七〇五年にロンドンで出版されたこの論文の最初の英語版『商人の病気』(*Diseases of Tradesmen*)は、意欲作であり、口語体でおおむね正確であるが、二、三とんでもない誤訳もある。生き生きして、それでいてむら気のある個性が出ているが、著者は匿名のままで、我われには著者名を明らかにする糸口がない[22]。一八世紀のほぼ全部の翻訳者に共通するが、関連性がないか、どんな理由にしろ、不適切だと思う文章や短い一節を断りもなく割愛してしまっている。あいまいな用語、多くは、後期のラテン語に由来する用語で自分が理解できないものは、簡単に割愛してしまっている例が散見される。また、昔の著者のラテン語からの引用も、常に訳しているわけではない。四一年後、ロバート・ジェームズ〔Robert James〕はこの翻訳者が匿名であることを幸いとして、その版を自分自身のものとして再販できた。ロバート・ジェームズ博士(一七〇三〜一七七六)は高名な作家G・P・R・ジェームズ〔G.P.R. James〕の祖父にあたる人物であるが、有名な『薬物事典』(*A medicinal dictionary*)(一七四三—一七四五)の著者で、生石灰のリン酸塩と砒素の酸化物を主成分とし、強い発汗作用のある特許解熱剤「James's Powder」の発明者でもあった。これは、ゴールドスミス〔Oliver Goldsmith(一七二八—一七七四)、アイルランド生まれの英国の作家〕を殺したと言われ、スターン〔Laurence Sterne(一七一三—一七六八)、英国の作家〕によれば自分も死にそうになったという。ジェームズは、一七四六年に『商人の病気』(*Disease of Tradesmen*)のタイトルで、一七五〇年には*Health Preserved...*のタイトルで出版された『働く人の病』の翻訳者としてのほうが名が通っている。彼は、一七〇五年版の匿名著者には何も言及せず、新しく翻訳したとタイトルページで述べているが、著者の見解(editio princeps)の後の版を再出版しただけで、我われの改訂版に相当する一七一三年の補遺に至るまで無視したままであった。確かなことは、ちょっとした用語の変更をいくつも行っているが、その目的はスタイルを洗練させることと、また口語調の抑制にあった。しかし、彼の語彙力は匿名版のそれほど正確ではなく、力強さもどこをとっても劣っている。彼の用語「fizy」（血液の）――プリングル（Pringle）とハクスハム（Huxham）も粘着性の表現に *lentus* を使っている――は、「entirely naked」（全裸）、「afflicted」（打ちのめされる）、「calamities」（災難）は、匿名版の「gelly-like」（ゼリー状）、「stark naked」（すっぱだかの）、「mauled」（ひっかき傷を負う）、「plagues」（悪疫）より説得力がない。彼の用語の言い換え、たとえば「discolour」を「discolor」に変えたのは英国での慣用が一時的に変化したことを反映している。それでいて、間違いはまったく正していないし、[23] 自分が割愛したところを補足もしていない。したがって、彼は匿名版をラテン語の原文と照合する労を取らず、ただ単に自分の変更した部分のみを潜り込ませた匿名版のコピーを印刷しただけ、との誹りを免れない。

しかしながら、ジェームズは一七一三年に付け加えられた補遺一二章を最初に英訳した人となり、その原典には一七一三年版か『業績集』に印刷されているのと同じ文章を使っている。しかし、ラマツィーニがテキストに加えた変更や原著の初版の配列を換えたことについては、何ら顧慮していない。補遺に関する彼の版には、テキストの二行から一四行に及ぶ多くの割愛があり、ラテン語の誤読による間違いも数件ある。匿名版は長い間、ほとんど出回っていなかったので（参考文献参照のこと）、ジェームズは一七〇〇年のテキストを代表するリプリントの供給者として、また、彼の二つの版がラマツィーニの論文を英国の読者の記憶に留めるという大きな貢献をした。ファー［Farr］は一八八五年『生命統計』（*Vital Statistics*）四〇四頁で、翻訳「農民の章にある *pro delitiis*（「ああ、密やかなる者」）に関する匿名氏のきれいな訳」を小さな花束と称えて、さらに、「ジェームズ博士は、文字通りでない時、ずいぶん苦労しただろう」と付け加えていることは、匿名版については知らなかったことを示している。匿名氏の労作を自分のものとして出版するに当たって、ジェームズが当時の社会慣習からかけ離れて無節操だったわけではない。また、彼が補遺以外の論文の任意の部分を訳了しようにもできなかった事実を、出版者や知人に内密にしていたのかは、今となっては詳らかではない。

次の一〇年、ラマッツィーニは教授の仕事に専念し、健康が優れず、視力が次第に衰えることもあって、出版はパドヴァで自分の学生に対して行った毎年の演説のみに限定されている。パドヴァの先任教授は一六九九年から臨床医学の教授であったフランチェスコ・スポレティ[24]［Francesco Spoleti］であった。ラマッツィーニの伝記において、甥によれば、トルコに派遣されたヴェニス使節団の医者としてコンスタンチノープルに滞在中のスポレティは、激しい頭痛に襲われ、終には盲目になったという。このことについて、我われはモルガーニが『病気の座（部位）とその原因について』（*De sedibus...Epistola* XII）で述べている次の所見を付け加えておく。「自分の経験では、スポレティの例は盲目になる二つのケース、すなわち、視神経を司る脳のある部位が大きく萎縮したか障害を受けたか、のどちらかであろう。他のもう一人、アエネアス・スアルド伯爵［Count Aeneas Suardo］がコンスタンチノープルで頭痛に襲われ、ともにイタリアへ帰国後卒中で死亡した。私は彼らを診察し、手助けをした」（*Epistola* VIII.5）。

ともに似たような健康状態から、彼らは互いに親しくなり、スポレティが一七〇七年に引退すべくヴェニスを離れたい旨願い出た時、七四歳になったラマッツィーニも後に続こうとした。しかし、八月、Triumviri が、これまで教授会の第一人者の指定席であったヴェニス大学の総長[25]にラマッツィーニを任命する旨、伝えてきた。終には、彼が昇進を望んでいるかのような立場に立たされた。しかし、一七〇九年にスポレティの後の議長に任命され、気が向かない場合は講義をしなくとも良いことになった。甥も伝記の中で、またファッチョラーティ［Facciolati］も、それでも彼が長老会議長連の意中の人ではなかったことに触れていない。しかし、ラマッツィーニは最初の就任演説で、最も傑出した人物であるアレッサンドロ・ボロメーオ[26]［Alessandro Borromeo］が任命さるべきであるので、自分は立候補を辞退したと述べている。「敬虔で博学なる貴族である」ボロメーオ伯爵の突然の死がタイミング（一七〇八）良く訪れ、ラマツィーニは、彼の言によれば、「代わり」（*suffectus*）で就任した。彼の給与は七五〇フロリンに上がった。

ところで、ヨーロッパ、とくにイタリアは一七〇八年一二月から一七〇九年四月にかけて、過去に記憶にないほどの寒さに苦しみ、ラマツィーニはその就任演説で、「異常な冬の実態」（*Hyemalis constitutio*）に言及した。これは、数人の論文、とくにランチージ［Lancisi］の論文に刺激を与えた。(27) パドヴァでは、肺炎や肋膜炎等での致死率が大きかった。ラマツィーニは次のように結論している。

「恐るべき寒気の後に、大きな暖気と寒気が交互に襲う異常に多湿な春が続いた。ヒポクラテスもまったく同じような状況に遭遇している。そこで、彼の『箴言』（*Aphorism* III.XI）は我われにこう警告している。流行性の急性の熱は、「必然なるもの」（*necesse est*）として免れられない。したがって、この夏には高い致死率を伴う急性の熱病が流行するであろう。私は残された時間を利用して流行性の急性熱についての講義を行う予定である」。

右の演説は、ヴェニス地方の凍てつく冬の痛ましい影響の古典的な記載であると思われる。

一七〇九年、ラマツィーニは健康のためにモデナで夏休みを過ごす許可を得た。同じモデナ人の年下の同僚、親友であるレッジョの生理学者アントニオ・ヴァリスニェーリ(28)［Antonio Vallisneri］と、一七一四年の彼の最後を看取ることになる者の一人がお供をした。モデナで、ラマツィーニは、公爵ライナルド一世、後にその後継者フランチェスコ三世になる一一歳の少年の拝謁を賜った。友好的な公爵に礼儀を尽しながら、その著作『働く人の病』のために研究した健康の手引書の一つでも、健康の不調を訴えることの多い王子になぜ献呈しなかったか、不思議である。彼は晩年の公爵の侍医であり、他のさまざまな職業の危険について研究しながら、多大な恩顧を受けた家族の健康維持の手引を与え損なったことになる。何はともあれ必要なものであった。というのは、当代、先代、先々代の三代にわたってエステ家は活力をなくしていたからである。彼の若い保護者フランチェスコは痛風の犠牲者として三四歳で、彼の父アルフォンソは三八歳、祖父は四八歳で死んでいる。だから、ラマツィーニはライナルドに何を執筆しているかを尋ねられて、自分は王子の健康についての論文を書く計画がある旨伝え、それを若い王子に献呈する許可を求めた。パドヴァに帰ると、他のことは一切ほったらかして、王子の健康についての論文『健康の要諦』(*De principum valetudine*) を一七一〇年に脱稿した。しかし、パドヴァの出版者コンツァッティ[29] [Conzatti] は、出版費用のリスクを考えて初めて拒否している。医者は病気を治すために読むのであって、予防するために読むのではないという理由からであった。いずれにしろ、侍医に至ってはもっと少ない、というのがコンツァッティの考えで、彼はベストセラーを見込みそこなったことになる。ラマツィーニはそれを自費出版した。ランチージへの手紙では、著作には誤りがいくつかあり、自分が今頼らざるを得ない孫たちは逸話の一部や繰返し部分が抜け落ちているのを見過ごしているのは確かであると書いている。彼の言によれば、モデナの学会は論文を早く世に出そうと十分な校正をしなかったという。論文はヨーロッパ中の侍医から熱狂をもって迎えられた。教皇クレメント一一世の侍医であったローマのランチージは言った、「これはまさしく黄金の作品である」。版を重ね、数カ国語に翻訳された。医者たちが満足したのは当然であった。ラマツィーニは完璧な技術をもち、あらゆる医学的機能、心と身体の諸々の活動、はては最も単純な娯楽までも差配する優れた医者たちの対象たる王子や貴族を視野においていた。彼もプラトン［Plato］のように考えていた節がある。すなわち、中庸はひとたび居場所を見つけると、いつも顔を出す。理性は直感に勝るからである。王子たちは最大の危険、すなわち、結石、痛風、関節炎から守られ、体重もほどほど、従者の賞賛のもととなる均整のとれた体軀をし、宮殿に子供がたくさんいれば世継ぎの問題もない幸せ者たちである。ヨーロッパで最もバカな王子がいるとすれば、それは、こんな幸せな環境にいながら、この個人的自由を諦めざるを得ない憂き目に遭う連中であろう。しかし、王子たちがこの本を読んだかどうかを知る手掛りは、今となってはない。いずれにしろ、侍医たちは、今やどんな患者にも対応できる権威ある参考書を手にした。しかも、献呈された少年、後のフランチェスコ三世［Francesco III］は、慈悲深く人気のある公爵として八二歳まで生きた。しかし、彼の医者は一七三〇年まではラマツィーニを快く思わず、彼の助言などには耳を貸そうとはしなかったトルティであった。いきおい、論文は、ラマツィーニが慢性疾患者である「王子」(*ut plurimum valetudinarius*) の医師としての経験を終えたばかりの一七〇一年に、学生たちに行った第三回演説ほどには、侍医たちに光明を与えたわけではなかった。そのようなわけで、金持や高貴な連中ほど、ラマツィーニの論文に感謝することははなはだ少なく、言うことを聞かない患者といえた。労働者階級は主に日々の労働ゆえに、あらゆる慢性病、とくに、「フランス病」(*lues Celtica*)〔梅毒。西部ヨーロッパ、主にガリア住民の病気〕をたやすく治すことができた。この病気については当然のことながら侍医向けに書かれた論文には記述されていない。

ラマツィーニは、エステ家に相応しい健康手引書が他にもあってしかるべきと考え、一七一三年ライナルドの若い息子、クレメンテ・ジョバンニ王子［Prince Clemente Giovanni］に、一五五八年に出版されたアルヴィーゼ・コルナーロ［Alvise Cornaro］の有名な論文『快適な節制生活について』[30] (*Discorsi intorno alla vita sorbia* (*De vitae sobriae commodis*）への『注釈書』（*Annotationes*）を献呈した。これは、節制生活の利点を説いた古くからの言い伝えとしてヨーロッパ中で知られていたものであった。ラマッィーニはイエズス会士レッシウス［Lessius］のラテン語の版を印刷したが、彼によれば書き換えはしていないという。その代わり、自分の意見は注釈としてイタリア語で本文中に書き入れ、長さは原典のほぼ二倍に達した。この古いヴェニス貴族の曖昧な医学理論、たとえば、動脈は生気（vital spirits）を含むとか、コルナーロの意見を自分自身の実例にまで拡大して考えた医学知識を丁寧に修正している。これらの中で最も興味を惹かれるのは、リスボンのガスパル・デ・ロス・レイエス［Gaspar de los Reyes of Lisbon］の中で彼が見つけた、イタリアの貴族フランチェスコ・ペッキ（またはペッキオ）［Francesco Pecchi/Pecchio］の実話についてである。五〇歳で痛風と関節炎のため歩くことが困難になった彼は、たまたま宿敵の待ち伏せに遭って捕虜となり、汚い地下牢で一九年間、幽囚の身となった。かの捕獲者は彼を殺そうとはせず、生かしておいて「毎日、死の恐怖に慄《おのの》かせる」こととし、毎日パンの皮と僅かな水しか与えなかった。フランス軍が城を攻略して、やっと彼の長い牢獄生活が終わった。着ているものはボロボロで、幽霊のように見えたが、剣を帯びて驚くほど機敏に振る舞い、彼の業病は完全に治っていた。コルナーロその人も遊興にふける生活を送っていたが、四〇歳のとき改心し、精進に勤めて一年間で痛風、微熱、腎障害、胃弱を克服した。多くの経験から、彼は、毎日の食事を、食べ物は一二オンス、ぶどう酒は一四オンスとすることで完全に健康を保てることを見出した。ある友だちが自制に不満たらたらであったので、コルナーロは許容量を少し増やした。効果は覿面《てきめん》で、たちまちぶり返して、彼の正しさが立証された。多くのベネツィア人と同様、彼もパドヴァ近くに広い土地を持っており、沼を干拓したり、別荘を建てたりして、活動的な老後を過ごした。彼が八〇歳をとっくに過ぎた頃、パドヴァの教授が彼を招待し、成功の秘訣を講義してくれるよう頼んできた。彼らは、彼が自分たちの

誰よりも年長だからそこまで長生きする秘訣を聞いてきたわけではなかった。自分たちも十分長命だったからである。彼らが聞きたかったのは紛れもなく、いかにして四〇歳まで、健康のあらゆる法則に抗って、その罰を受けないで済むかであった。彼は警告して言う。人は我のように自堕落な生活をし、それでも老いてなお盛んな人にあやかりたいと言うかもしれないが、それは数十万人に一人いるかいないかでしかない。それを聞いてみんな無言で去っていった。アディソン［Addison］を含む数人の著者が、コルナーロは優に百歳を超えても生きていた、と言っている。しかし、いつ死んだかは確かではない。彼はカーディナル・ベンボ枢機卿［Cardinal Bembo］による賛美歌を口ずさみながら死んだ。

コルナーロについての彼の注釈作業と『働く人の病』の改訂用の新しい資料の収集は、一七一一年一一月九日に教授会と学生に行われた第三回演説で彼が述べているように、突然中断された。ヴェニスの議会は医学校に対して、夏に発生した恐るべき牛の伝染病が、一〇月にピークに達し、依然ヴェニス全域で猖獗を極め、さらには、ローマにまで害が及んでいることについて調査し、報告するよう求めてきた。彼は、過去の伝染病の歴史を調べ、（感染の媒介物に違いない）共通の原因を探り、ダルマティアからさ迷い出てボロメーオ家の農場に迷い込んで家畜に病菌を撒き散らした感染源を追跡し、解剖学の教授、モリネッティ［Molinetti］とヴィスカルディ［Viscardi］による解剖の結果を示し、健康な牛が *morbosum seminium* のキャリアーたりうるかを検討し、清潔、隔離、消毒の必要性を説き、発熱の最初だけキニーネの投与を薦め、それでも今のところ決定的な治療法がないことを残念がり、これまでと違って、可能な治療法、動物、野菜、鉱物の長いリストを提示した。ヴェニスはそれぐらいは覚悟していた。そしてこれが彼のパドヴァでの演説の最も重要なものとなり、当然のことに公式文書となった。それはヘーゼル 3.415[31] に引用されている。価値は劣るが、歴史的興味としては、一七一三年の演説一五がある。

これは、主にウィーンの郊外を襲った牛の伝染病について述べたものである。彼はこの伝染病を、ギリシャのアンソロジー（名詩文集）から借用した表現 *mysoptoca*（貧乏人の敵）と呼んだ。一七一三年は、プラハでもウィーンでも裕福な人々の僅か一パーセントが犠牲になっただけであった。[32] 彼は伝染病には簡単に触れただけで、そのほとんどを、ヴェニスの議会がすばやくかつ厳重な隔離策を取って全領土を感染から守ったことへの賛辞にあてた。夏の間ずっと体調が優れず、伝染病の原因を十分調査できなかったことが彼の嘆きであった。彼はヨーロッパ中の出来事を知らせる広報に頼らざるを得ず、「これらは、毎週届き、演説を書くに困らないが、私は年を取りすぎた」と嘆くしかなかった。

『働く人の病』の一七一三年の改訂版に加えて、彼の最後の仕事、後にたいへんな論争を巻き起こすキニーネの乱用に関する書簡論文（*Dissertatio epistolaris*）『キニーネの乱用について』[33]（*De abusu ChinaeChinae*）を書く作業に専念し、一七一四年七月の日付で、伝記の著者でその後モデナの開業医となる甥バルトロメオ・ラマツィーニに送った。これには、当時出回っている数がきわめて限られていて、コンツァッティによれば、需要の高かった *Consitutions*[34]（「報告」）を付録に付けた。ラマツィーニは、自分がキニーネについて書く必要性を痛感した契機は、モデナの医者がキニーネを大量に投与しているが、それをどう思うかと尋ねてきた甥からの手紙にあったとしているが、これについて甥は、伝記の中では、攻撃を開始するに当たっての叔父一流のレトリックであるとして自分の関与を否定している。この作品はモデナで、とくに「名だたる医者たち」に大きな一撃を加えるものとなった。これには当然のことながら、トルティも含まれている。一七一二年の彼の有名な論文「周期的な発熱に対する特別な治療法」（*Therapeutice specialis ad febres periodicas*）は、ヘーゼルの言葉を借りると、ヨーロッパ中のどの論文よりもキニーネの使用を推奨していた。トルティはモデナのヒポクラテスの呼称を奉られていたが、事実は、お世辞がときに的外れであることを示している。ラマツィーニの論文は名指しこそしていないが、明らかにトルティを標的にしたものであった。「彼はモデナの同僚に宛てた「答弁」（*Responsiones*）で述懐している。トルティは、私のみが悪くて、他の人たちを貶めていると信じている」と、一七一五年にモデナの同僚に宛てた「答弁」（*Responsiones*）で述懐している。トルティは

ラマツィーニの矛盾をつくべく、ラマツィーニが昔の論文でキニーネの使用を推奨した部分を、『キニーネの乱用について』から取った一節「残念なことに、フランスではすっかり定着しているキニーネの使用をとやかく言うのはイタリア人というわけだ」とともに印刷した。伝記では、ラマツィーニの甥は公正を期し、「トルティは、適量を、すぐに服用させるのであれば、キニーネはある種の間欠的な発熱に効果があるとした叔父の本当の立場を誤解している」と述べている。ラマツィーニによれば、自分は二分の一ドラム〔1 drachm ＝約一・七七g〕を処方し、治療に当たってはシデナム〔Sydenham〕とマルピーギが説くような細心の方法を取っている。しかし、長年の経験から、キニーネに疑問を感じるようになった。彼が記録しているいくつかの症例の中で、リチャード・ロウアー〔Richard Lower〕とその同僚トーマス・ショート〔Thomas Short〕[35]の場合は致命的であって、予防という観点からは、信頼をおけないというのがラマツィーニの見解である。彼の最後の版をパドヴァの運営者諸賢（Moderators）に献呈するに当たって、次のように言い添えている。「昔の人々は、*Indum istud*（インド人の薬）よりはるかに安全な解熱剤を使っていたので、その作用について我われが何も知らないインド人の薬の処方は経験に頼るしかありません。運営者の皆様がけっして服用しないことを希望します[36]」。

一七一四年の二つの論文は彼の最初と最後の仕事が含まれている。出版から三カ月たった一七一四年一一月五日、彼が八一歳の誕生日を迎えたその日、午後の講義に行くための準備中に「きわめて重い卒中」にかかり、一二時間もたたずに死亡した。モルガーニ、ヴァリスニェーリ、スコット人の血筋をもつ教授アレクサンダー・ク

ニプス・マコペー[37]［Alexander Knips Macoppe］たちがラマッツィーニの家に駆けつけたが、間に合わなかった。生前、彼が『働く人の病』のなかで教会に埋葬するという野蛮な習慣を嘆いていたが、遺体はパドヴァにあるセントヘレナの修道女の教会に埋葬された。墓がなかったので、遺体はおそらく納棺されて地下の納骨所に保管されたと思われる。甥のバルトロメオは伝記の最後のページに適当と思われる墓碑名を捧げた。パドヴァが一九三三年にラマッツィーニの三百年祭を祝った際、このきわめて慎しみ深い墓碑名が石に刻まれて、セントヘレナの教会に納められた。ラマッツィーニの死後一三年間、彼の後任は空席にされたままであった。ファッチョラーティのような候補もいたし、著名な人物もいたが、Triumviri はラマッツィーニを継ぐに相応しい人でなければ任命しようとしなかった。しかし、トルティの伝記作者ムラトーリによれば、一七二〇年トルティに後任の打診があったが、彼はモデナに残りたくて断ったという。一七二七年にマコペーが任命された。

モルガーニの論文『病気の座（部位）とその原因について』が出版されたのは一七六一年であるので、ラマッツィーニの甥はおそらくそれを読んだことはないと思われる。弱冠二九歳の有名な病理解剖学者が、第一教授（Primarius）になったヴァリスニェーリの後任として医学理論の第二教授に任命されてパドヴァにやって来たのは一七一一年の末で、彼は翌年の四月一二日、就任演説を行っている。彼は二年間、ラマッツィーニの謦咳に接したが、それより数年前にパドヴァで知己を得ていた[38]。すでに大論文のための資料を集めつつあり、いずれ自分の結論が立証されたときのために、友だちやはるかに年長の同僚の病気に関するノートを取っていた。そのため、ラマッツィーニの症例記録やパドヴァの二人の先輩教授、スポレティとヴァリスニェーリのそれと同様、モルガーニの『病気の座（部位）とその原因について』に保存されている。彼の方法は主に医者を対象とした書簡集（*Epistolae*）に自分の患者の生活歴と、可能な場合は解剖による記録を点検することであった。彼はラマッツィーニの症例を『頭の病気』（*Diseases of the head*）の中で、「卒中」（*Apoplexy*）を副題に上げている。ここで、*Epistola* III.8-9にある彼の記録のより重要な部分を訳しておく。

「卒中は我われの尊敬する同僚ラマッィーニを一二時間もたたないうちに奪い去ってしまった。いつのころからか豆粒より小さな二つの動脈瘤が、きわめてまれなことに両方の手の甲の正確に同じ位置にできた。その位置は親指と人指し指でできる頂点であった。私の記憶では、高齢な男性が同じ症状を、しかも最晩年に示すことが多い。彼は以前から悩まされていた心臓の激しい動悸と、それに続いて起こる動悸ほど激しくはない片頭痛について、私によく話していた。経験豊かな外科医マシエリ［Masieri］は、その著書からも明らかなように、加齢が進んだ老人にきわめて顕著なものとして、頭蓋骨の縫合線が剥離することを発見した。これについては、ボネの『墓地』（*Sepulchretum*）、エットミュラー等々に多くの実例があることは私も知っているが、ラマッィーニの年齢に近い七〇歳代の男性に同じ程度に起こるかどうかについてはわからない。老人の縫合線を切り離すのは、どんな力をもってしても難しいことは、私にもわかる。卒中になる前、動悸や片頭痛が止まって、視力を失った。初めは片目、後に両目の視力をなくし、死ぬまで視力を回復することはなかった。彼は私の能力をかってか、これらの病気について説明してくれた。すべての事実を勘案すると、心臓の動悸の原因と同じ原因が片頭痛を引き起こしたことはほぼ確実であろうと思われる。ある動脈とおそらくは眼球の脈絡膜叢内の血液が、痛みを伴う収縮のために遮断されて、これらの動脈が、両方の手に症状を呈したのと同じ異常を起こしたものであろう。これが次第に進行して、視神経の視床を圧迫し、ついには盲目となった。最後はこれらの小さな動脈が破裂し、血液が脳室に流入して致命的な卒中となった。この尊敬すべき翁の身体は解剖されなかったので、…卒中と空洞は同時に形成され…医者、いや、むしろきわめてまれなアクシデントが医者を助けなければ、どんどん進行するものであるので、私の推論が正しいかどうかは定かではない」。

モルガーニの実にみごとな索引付の論文の中に伝記を補うラマツィーニへの参照がある。モルガーニは自ら行った解剖被験者の職業を記録したほうが良いという忠告を守り、索引の一つに「病気と症状に加えて、どのような人生であったか、職業、特記すべき仕事を加味し、将来誰かが、ラマツィーニの『働く人の病』を下敷きに新しい論文を書く場合の参考にと、類似の仕事、死体に認められた損傷」を記載した。このいささかお節介な指図に従ったのは一七八〇年のアッカーマン［Ackermann］、一八二二年のパティシエ［Patissier］で、二人ともモルガーニを使わず、それを切り刻んで、モルガーニが想像もしなかったやり方でラマツィーニの原文を増補・改訂した。[39]

ラマツィーニの人柄や、その日常については、我われは、一七一七年に出された『業績集』の中のポートレート[40]（ラマツィーニ、八一歳のときのもの）と甥が書いたものに依拠する。

「彼は通常の肉体的バランスに恵まれ、情熱的ながら沈着な気質、やせ気味の中肉中背、顔色が悪いのとは違う色白、髪は黒く縮れ毛、若くして白髪になったが、その気品ゆえに目立たず、最後はカツラを着用した。澄んだ黒い目は人を魅了した。ニラネギの大きさと形をしたコブが耳に近い右頬にあったが、顔つきを損なうほどではなかった。足早に歩くため、彼の医学的知識を学ぼうと付き添ってくる学生[41]が追いつくのは容易ではなかった。よほど怒りが収まらない場合を除いて、怒ることはめったになかったが、怒ったとしても理由なく怒ることはけっしてなかった。ただ、学問の探求に関しては、論争や自分の信じる理論の防衛のためには熱くなることができたし、事実そうした。家庭のことにはまったく無頓着であったが、それ以外は、働き者であったし、熱心な観察者であった。医者として必要なギリシャ語も十分知っていて、記憶力抜群であった。着こなしを良くするのが好きで、浮薄であったりナルシスト的な医者を軽蔑した。人が狂犬や蛇を嫌うように勝負事を避けたが、チェスを心ゆくまで楽しみ、うんざりするような日常の患者から解放されたときは、何度でもフランチェスコ・ピアチェンツァ博士［Dr. Francesco Piacenza］とチェスに興じた。[42]季節を問わず昼も夜も渇きを訴えていたので、眠りから覚めると乾いた喉を潤すために「*posca*」（水と酢との混合物）を手元においていた。公衆の前で何かするときは、初めはとくに、極度に内気で神経質であった。学識豊かな人との友情を熱心に、また彼らすべてが自分に払う親愛の情や尊敬と同じ敬意をもって、死ぬまで大事にした」。

ラマツィーニは異常なほど旅をしない人であった。イタリアを出たことがあるという証拠はまったくないし、ローマでの日々、若き日に医学研修のために小さな二つの町に住んだこと以外に、モデナやヴェニス以外のイタリアの都市を訪ねたことがあるという証拠もない。パドヴァでは、ヨーロッパ中から学生が集まって来ており、国ごとの違いをみるには好都合であったので、ラマツィーニは自分の間違いに気づいていたに違いない。死の数日前パドヴァで行われた最後の演説[43]の中で彼が問いかけたことは、情報に精通し高い評判を得るためには、博士たるものは若いときに、ガレノス［Galen］のように「ジブラルタルからガンガー川までとは言わないが」彼の例に倣って、あちこちにそして遠方に、できれば、少なくともイタリアの重要なすべての医学校へは、ガレノスのように徒歩で旅行するとよい、というものであった。本に頼っていては致命的である。

彼のラテン語のスタイルについては言うべきことはほとんどない。通常明確であり、正確さについても、彼と同時代の有名な医事文筆家と同程度である。当時、節を表現するのに（ラテン語特有の）動詞的中性名詞をルーズにくっつけるのが常態化し、その昔のラテン語では医学用語とは限らない言葉が医学用語として使われるようになっていた。しかし、ラマツィーニは医学校のラテン語として熟しきっていない用語を使うことに、嫌悪を感じていた。*tabacum*（タバコ）は不承不承認めたが、*herba Nicotiana* のほうを好み、*ChinaChina* より *cortex Peruvianus*（キナ皮）を、ipecacuanha（トコンの根）は *radix quaedam* 等々である。*gas*（ガス）という言葉はヘルモント［Helmont］からの引用のときのみ使用した。「alcohol」（アルコール）という言葉も、たとえばユンケン［Jüngken］の『辞典』（*Lexicon Chimico-pharmaceuticum*）（一六九九年ニュルンベルク）などで使われ始めていたが、彼は絶対に使わなかった。「syphilis」（梅毒）なる言葉はフラカストロによって一般化していたとラマツィーニは言っているが、彼は当時の医事文筆家の間でより一般的に使われていた *lues venerea*（*Celtica, Gallica*）か *morbus Gallicus* をいつも使っていた。彼の労作は古典から引用した絵図が多すぎるように思われるが、パドヴァで雄弁な話者として評判を勝ち得たのはそのためでもあり、それに適切な引用があったからである。最も注意深く書かれたものは、第一五回パドヴァ演説[44]であるが、そこでもありきたりの修辞を避けて、後のために一七世紀の医学の発達についての概要に心を砕いている。臨床医学が、この世紀における生理学者の輝かしい発見について行けず、それによって権威を失墜したことにラマツィーニは重大な懸念を抱いた。この問題に関する第一二回演説[45]（一七一〇）は、この種の公式弁明書のどこかに掲載しておく価値がある。しかし、彼はシデナムと同様、最後まで、体液の重要性と、動物精気および精気の存在は信じていた。

一九三二年六月、ズートホフ教授［Sudhoff］がドレスデンの社会衛生博物館（Museum of Social Hygiene）で二つの胸像の除幕をした。その胸像は二人の生まれ故郷の町が贈呈したブロンズ像で、一つはラマツィーニの、もう一つはフラカストロのものであった。一九三三年、ラマッツィーニの三百年祭がイタリアで行われた。社会衛生関係のイタリアのあるジャーナルは *Il Ramazzini* と呼ばれる[46]。このような賛辞のことをラマッツィーニは漠然と予見していたのではあるまいか。自分の病気についてモルガーニと頻繁に議論したことによって、彼は自分がいつの日か、論文『病気の座（部位）とその原因について』のなかに名を残すのではないだろうかと、予想し得たに違いない。しかし、彼の名前がヒポクラテスの名前の次に挙げられるべきものであり、ニューヨークのフォーリー広場にある Departments of Health, Hospital and Sanitation の建物正面の庇上に称えられているハーヴィー［Harvey］の名前からもほど遠くないということは、自分の将来の名声についての彼の予想を超えるものであった。これらの贈物のすべてが『働く人の病』についてのもので、疫学者としての彼の名前を高らしめた報告書と科学の他の分野における熱心な実験については完全に無視されたことは、ラマッツィーニを驚かせ、がっかりさせたものと言えようか。しかし、彼は常に客観的であることに徹し、自分を対象とする何らかの書誌学は、この本のように、書誌学以上の何かであることを期待していたのではあるまいか。

注

（1）モデナで開業医をしていたラマッツィーニの甥バルトロメオ・ラマッツィーニによる伝記（Vita）は、非常に優れたものである。ゆえにラマッツィーニの伝記作家たちは、ほとんどの部分をこの伝記を拠り所として執筆している。この伝記は一七一七年ジュネーブで出版された『業績集』（*Opera omnia* I-LV）の中に初めて登場している。「イタリアのプルタルコス」（Plutarch of Italy）と呼ばれるファブローニは、一七八九年に出版された *Vitae Italorum* にラマッツィーニの生涯を発表しているが、そこにラマッツィーニの甥が知り得なかった事柄をいくつか付け加えている。これらは、ファッチョラーティとモルガーニの伝記の中にも見出される。

（2）モデナのメアリー王女（一六五八―一七一八）は、ピーターボロー伯爵を代理として後にジェームズ二世となるヨーク公爵と代理結婚をした。メアリー王女の公爵未亡人ローラは、メアリー王女が英国へ行く際に付き添っている。メアリー王妃が後にモデナのライナルド一世となる叔父のために多いに力を尽くしたため、叔父は一六八六年に枢機卿の地位を獲得するに至った。

（3）一二世紀に創設されたが存続していなかった。

（4）ラマッツィーニとトルティは反ガレノス派であるために、当時のモデナの大半の医師と対立していた。

（5）ライプニッツによる『ブラウンシュヴァイク家とエステ家の関係に関する書簡』（*Letter sur la connexion des maisons de Brunswick et d'Este*, Hannover, 1695）。この調査は、一六九七年の縁組みによるエステ家とブラウンシュヴァイク家の結びつきを予見している。

（6）有名な生理学者ヴァリスニェーリ（一六六二―一七三〇）は、一七二一年にヴェニスで出版された彼の昆虫の起源についての研究「*Historia della generazione dell'vomo e degli animali*」の中の「サビ病」（*De rubigine*）の章で、友人のこのサビ病に関する論文を心から賞賛している。（注（28）参照）

（7）初期の Curiosi と、アカデミーが ANC と呼ばれていたことに関する Ule（参考文献参照）の説明は参考になる。一七〇六年九月二六日、ライプニッツが初代会長を務めるベルリンアカデミーはラマッツィーニに会員免状を送った。

一七〇九年、ラマツィーニはローマのアルカディア文学会（一六九〇年設立イタリア文書誌学会、Academy of the Arcades）会員に選ばれ、Licoro-Langiani という風変わりな称号を与えられた。最初の Licoro は、多分アポロの息子 Lycoreus のことであると思われるが、これは、ラマツィーニの幅広い教養に対して贈られた難解な賛辞である。彼は、モデナのディサナンティアカデミー（The Academy of Dissonanti）の会員と公国の廷臣の御前で詩の諳誦と演説を行った。

（8）カタルの発生について四章分が当てられ、ラマツィーニはロウアー、ベッリーニ、ステノらについて、「カタルの起源」（*fons catarrhi*）が頭と心臓にあるのではないとしているとして、彼らを賞賛している。八章では、一六七〇年に出版されたロウアーの『カタルの起源』（*De origine catarrhi*,1670）の中に掲載されたロウアーの犬の実験について述べている。

（9）フラカストロは『コンタギオン』（*De contagione* II, 7）の中で、「大きく意見が食い違うことを世間に隠すことはできない」と書いている。フラカストロの頃から今に至るまで、溢血熱病が熱心に研究されることがなかったことをラマツィーニは嘆いている。同時代の医師の無知と強欲に対する批難は、彼の著作のほとんどに見出される。その中でも最も侮辱的なものは、彼らを「教授」（*Professores*）と呼んでいることである、とヘーゼルは述べている。

（10）ラマツィーニは、おそらくアテネにおける疫病の流行について書かれた『トキュディデス』（Thucydides II, 48）を読んでいたのであろう。「それは、エジプトのはるか向こうのエチオピアで発生し、エジプトとリビアに広がったと人々は言っている」という一節がある。ボッカンジェリーノ［N. Boccangelino］（マドリード、一六〇〇年）は、一五九九年のスペインにおける疫病の流行はエチオピアからもたらされたと推測している。

（11）ライプニッツからの賛辞については原注の五五を参照されたい。Curiosi 会長シュレックは、『ドイツの疫病史』

(*Historia epidemica Germaniae*)（一六九五、一六九六年の日誌から）の中で、ラマツィーニが疫病の流行した年の記録をとっていることは、立派な模範であるとしてそれにならっていると述べている。シュレックの発疹チフスについての論文は、一七一六年のシデナムの著作に掲載されており、それに続いてラマツィーニの『報告』(*Constitutiones*)が掲載されている。ヘーゼル、P.U. によれば、バリーヴィ［Baglivi］は、モデナにおける疫病についてのラマツィーニの考えや説明を支持していたと述べている。プリンツィング［Prinzing］（一九一六年）は、ラマツィーニには触れていない。

(12) 本書『働く人の病』補遺九章の「井戸を掘る人の病気」は、一六九一年の論文の一部を要約したものである。*De fontium...* には、一六二四年ベルギーのリエージュ市で出版されたヘルモントの『鉱泉に関する補遺』(*Supplementum De Spadanis fontibus*) に似た箇所がいくつか見られる。

(13) 参考文献を参照のこと。

(14) フランチェスコ公爵は痛風で寝ている時に、侍医のラマツィーニとトルティを呼び寄せて気圧の問題を論じることがよくあった。ラマツィーニの気圧理論に反対するという役目を引き受けたのはトルティであったが、これは単に議論を盛り上げる目的でしたことであった。現に一六九八年ラマツィーニに献呈された学術論文では、ボレッリに反対の立場をとり、正式にラマツィーニの側に立っている。L・A・ムラトーリによるトルティの伝記は、一七五六年に出版された Therapeutice... に加えられている。この中でトルティのラマツィーニとの友好的関係と後の敵対関係について詳しく記している。

(15) ライナルドは、枢機卿の地位を放棄し、一六九七年ブラウンシュヴァイク家のカルロッタと結婚した。

(16) これは当時のパドヴァにあるふつうの医学校の第二教授の最低月給であった。一七〇九年第一教授になった時の月給は七五〇フロリンであった。彼の同僚の月給との比較については注(24)と(26)を参照のこと。

(17) パドヴァ大学の任命権などを支配していた三人のヴェニスの役人(Triumviri)は、一五一七年から保持されてきた肩書きである *Refformatori* と一般には呼ばれていた。八年に及ぶ戦争の後に大学が再開されたとき、ヴェニス議会(Senate)は、非常事態で損なわれた管理体制をすべてにおいて立て直すために彼らを任命した。

(18)「大学は、真にアポロの神殿なり」。このパドヴァ演説のことを、ホラティウスの『百年祭歌』(*Carmen saeculare*)に因んで「百年に一度の演説」(*Oratio saecularis*)と呼ばれる。ホラティウスは、アポロの祝祭に創造心をかきたてられこの詩を作り出した。ラマツィーニは、一七世紀に成し遂げられた解剖学、生理学、病理学の分野の重要な進歩について話をしている。また化学の発達が我われに化学療法をもたらしているとも言っている。

(19) プラトンは『法律』(*The Laws* XI. 920)の中で、軍人を「国の安全に寄与する名工」と呼んでいる。

(20) 今世紀までほとんど無視されてきたある著作者についてラマツィーニもアグリコラもまったく触れていない。それは、一四七三年に、一五世紀の Suabian 語で小冊子(*Flugblatt*)を著したフェルトキルヒのウルリヒ・エレンボーク/エレンボーク)[Ulrich Ellbog/Ellenbog of Feldkirch](一四五九—一四九九)である。当時、彼はアウグスブルグの開業医であった。小冊子は、アウグスブルグの金細工師に、金属が放出する有害な蒸気、一酸化鉛の蒸気、硝酸、アンチモンなどの有害性を警告し、いくつかの簡単な予防策と治療法を推奨するものであった。初版『有毒で有害な蒸気および煙について』(*Von den gifftigen besen Tempffen und Reuchen*)は今では非常に珍しく、二部残っていることが分かっている。一九二七年にミュンヘンで複製『金属の有毒蒸気に対する予防と助言』(*Verhutung und Rath fr giftige*

Dämpffe der Metal pp. xx. 12）が発行されている。C・バーナード［C. Barnard］による翻訳版が一九三二年一月三〇日『ランセット』に掲載された。この分野にはラマツィーニ以前に、一五三〇年に『鉱夫肺癆およびその他の鉱山病について』（*Von der Bergsucht und enderen Bergkrankheiten*）を著したパラケルスス（一五六七年に出版）、一六一四年にはM・パンザ［M. Pansa］、L・ウルシナス［L. Ursinus］、一六五二年にはゴスラルのストックハウゼン［Stockhausen of Goslar］、一六五六年にはクラウスタルのズフランディウス［Suchlandius of Klaustal］の『*De paralysi metallariorum*』があり、これは一六九三年にユトレヒトで出版されている（エレンボークのミュンヘン版のKoelschを参照）。学者が避けられない憂鬱症については、一六二一年に『憂鬱の解剖』（*Anatomy of melancholy*）を出版したR・バートン［R. Burton］についてラマツィーニは何も触れていない。一六一五年にギーセン（Giessen）で出版された『学究者の健康維持について』（*De tuenda sanitate studiosorum*）のG・ホルスト［G. Horst］、また一六五二年にパリで出版された『*De literatorum...valetudine*』のグラータロリ［Grataroli］は知っていたに違いない。

（21）ここでは『痛風について』（*On gout*）の著者シデナムと同じことを述べている。

（22）私はこの英語版は作者不詳としている。しかしタイトルページには作者不詳であることを示すものは何も記されていない。参考文献を参照のこと。

（23）原注二五一を参照のこと。

（24）ヘーゼルはこのことには触れていない。一六八九年にスポレティはスコラ哲学者の資格を与えられた。一六九三年には、スピネッリ［Spinelli］の後任として臨床医学の第二教授（Second Chair）に月給六〇〇フロリンで就任した。一六九九年に同額の月給で第一教授（First Chair）に就任した（この職位は、一六九五年以来空席であった）。パドヴァは彼を特別に優遇した。これは不当で不公平なものであった。一六九六年にヴェニスの使節団に同行してイギリスに滞在していた時、また一六九九年に行使に同行しコンスタンチノープルに滞在していた時も主任の職位と給与は保証されていた。そのため第二教授（Secundarius）に任命されたラマッツィーニは、一七〇三年頃にスポレティが戻るまで学部の責任を負わなければならなかった。スポレティは一七〇七年に引退し、スポレトに居を移し一七一二年に死去した。スポレティはコンスタンチノープルで皇帝後宮の侍医を勤めていたとモルガーニは述べている。モルガーニがスポレティと知り合ったのは、一七〇七年以前にヴェニスとパドヴァに三〇カ月ほど滞在し、研究、解剖、知識人との交流などで日々を過していた時のはずである（ファブローニの『モルガーニの生涯』より）。ファッチョラーティ 335 は、スポレティについて「*Quaedam Scripsit*」、彼の論文はそう問題にしなくてもよいという意味のことを言っている。彼の書いたものは何も残っていない。

（25）この重要な大学は、一六一六年に創建され八人の最も優秀な哲学および医学の教授を擁していた。初代総長は、サントリオ［Sanctorius］である。彼は一六三六年に遺産を大学に遺贈している。大学は「ヴェニスの権限で」（ファッチョラーティ 344）博士の学位を授与していた。

（26）パドヴァのアレクサンダー・ボロメーオ［Alexander Borromeo］伯爵は、一六五六年に理論学部の教職（臨時）に任命された。その後徐々に昇進し一六九八年に理論学部の次席主任の職（常任）を月給一〇〇〇フロリンで得た。一七〇二年に前例のない変わった「特任」（*superordinarius*）という肩書きと第一教授（Primarii）の職位を得て次席主任の座を生涯保証されることになった。五二年間教職に携わった後の一七〇八年の彼の死によって、ラマッツィーニに対する運営者（Moderators）のはなはだしく不当な扱いはなくなった。スポレティ同様、彼もヴェニス（議会）側が誤り与えた特別な扱いの一例である。このようなえこひいきを嘆かわしいと他では言っているファッチョラーティは、この件について何も触れておらず、従ってラマッツィーニの就任演説に頼るしかないのである。一七〇九年のラマッツィーニ昇進により、クレタ島のゲオルギウス・カラフェート［Georgius Calaphates］が共同研究者として臨床（実践）医学の次席主任に任命された。彼は、一七一八年に引退している。伝記でもラマッツィーニの著作でも彼に関する記載はなく、ファッチョラーティから知るのみである。

(27) 一七一一年に、一七〇九年のローマにおけるリウマチの流行について論文を出版したランチージ［Lancisi］（ヘーゼル 2. 601）によれば、ラマツィーニと同様に、その冬は非常に寒さが厳しく、その影響で死者の数はかつてないほどで、疫病が最も猛威を振るっていた時の疫病による死者の数を上回るほどであった。ベルリンにおける疫病についてはホフマンの著述がある。一八三九年から一八四一年にかけてドレスデンとライプチヒで出版されたヘーゼルの『病理学考察誌』（*Historisch-pathologische Untersuchungen*）を参照のこと。ヘーゼルは、次のように記している。一七〇九年のローマにおけるカタル性疾患はインフルエンザの古い名前、すなわち「*mal di Castrone*」と呼ばれていた。異端者尋問所の地下牢は北風が遮断されて暖かく、カタル性疾患は一例も発生しなかった。五月にはローマで発疹チフスが流行した。

(28) ヴァリスニェーリは、「すべての生きているものの発生は卵から」（*omne vivum ex ovo*）という考えを強く支持していた（ヘーゼル 2. 335）。一七〇九年、彼は医学理論の第二教授に任命された。一七一一年には第一教授に就任。給与は徐々に上がり、一一〇〇フロリンまで昇給した。モルガーニはその著作『*De sedibus, Epistola*』XXI.13 で、ヴァリスニェーリが不治の病で死に至るまでの五日間の一部始終を詳細に語っている。一七三〇年の一月、彼は猛烈に流行したカタル性熱病で命を失った。「悲しみはあまりにも深く、もし彼の遺体が解剖されたなら立ち合うことができなかったであろう」とモルガーニは書いている。ヴァリスニェーリの私設自然史博物館の収蔵品を息子が増やし、一七三四年に大学に寄贈している。ファッチョラーティ 407-410 には、その珍しい内容が詳細に記されている。

(29) 一七一〇年、コンツァティはパドヴァ大学の儀典係の長であった。給与は四五フロリン。大学の典礼行列には「日傘」（*umbraculum*）を携えていた。

(30) ルイジ、ルドヴィコ〔Luigi, Ludovico〕とも呼ばれたアルヴィーゼ／アロイシアス〔Alvise/Aloysius〕・コルナーロ／コーナー〔Cornaro／Corner〕の名前は、このラマツィーニの著作のタイトルページおよび注釈の部分のすべてにルドヴィコ・コルナーロ〔Ludovico Cornaro〕と記載されている。これは、コルナーロ家が古代ローマ人氏族の中で最も高貴なコルネリア一門の直系の子孫であると公言しているため、それに対する賛辞の表われである。一八二八年、ラディウス〔Radius〕は、ラマツィーニの原文にあるCornelioを全版誤りとし、Cornaroに校訂したが、これはラディウスの間違いである。ラマツィーニは一七一一年に、一七〇九年に任に就いたコルナーロ総督に『第一三回演説』(Oration XIII) を捧げているが、その際彼をCornelioと呼んでいる。この呼名の変形は広く一般に認められており、ファッチョラーティも使っていた。ガーデンハウスとコルナーロ宮殿跡はパドヴァで一般に公開されている。コルナーロ食餌療法 (Cornaro's diet) という用語は今でも医学辞典に載っている。

(31) ランチージが自身とラマツィーニの共通の友人に宛てた手紙に書いていた牛の伝染病の治療に関する助言を、ラマツィーニはこの演説の原稿に挿し入れて印刷に回した。一七一五年、ランチージは、一七一三年にローマ近郊で流行した伝染病についての論文『*Dissertatio historica de bovilla peste ...*』を出版した。

(32) ユダヤ人ゲットーに住むユダヤ人の犠牲は甚大なものであった。彼らは健康状態について神に誓っての証言をすることは許されていなかった。ゲットーから出ることは許されず、厳しい制限を受けていた。

(33) フランス人は*quinquina*と呼んでいるが、より一般的には*ChinaChina*であると、一七一二年にトルティは述べている。シュロックは*Kina-kina*という表現を用いている。当時は水に浸してふやかした樹皮をぶどう酒とともに与えた。

(34) トルティによれば、この本を一冊受け取ったので返事を書き始めた所でラマツィーニの突然の死の知らせを聞き、書くのをやめたと一七一五年に述べている。

（35）トーマス・ショート医師（ラマツィーニはShortをラテン語風のSohortに変えている）は、ロウアー（一六九一年死去）とその他一八名とともにチャールズ二世の解剖に立ち会っているが、王は毒殺されたのではないかという疑いが持たれていた。チャールズ二世は一六八五年九月二八日、なみなみと注がれたニガヨモギのぶどう酒（wormwood wine）を一杯ぐっと飲み干して間もなく死亡した。G・バーネット［G. Burnet］はその著作『一六四三年―一七一五年　我が時代の歴史』（*History of my own time*, 1643-1715）によれば、ショート医師は何者かが王を沈黙させるため王もまた毒を盛られたのだと推測している（王の解剖についてクルムハール［Dr. E. B. Krumbhaar］の優れた批判的研究があり、フィラデルフィア医科大学の出版物『*Transactions and Studies of the College of Physicians of Philadelphia*』第六巻一番第四集〔一九三八年六月出版〕に掲載されている）。ロウアーとショートの言うキニーネによる死について、ラマツィーニは一七〇一年に出版された*Acta Lipsiensia*の中の一六九九年の*Constitutio Vratislaviensis anni*に言及しているが、これにはロウアーとショートについて何も書かれていない。したがってラマツィーニは一七〇六年―一七一〇年、ブレスラウとライプチヒで出版されたヘリッジ［C. v. Helwich］の『Historia morborum qui annis 1699.... Vratislaviae [Breslau] grassati sunt』の中の論文を読んだに違いない。（陸軍医学図書館は、親切にも私のために必要なページの写しを取ってくれた）ヘリッジの本の中にギデオン・ハーヴィー［Gideon Harvey］（一七〇〇年に死去）の論文『*Ars curandi morbos per expectationem*』（一六四九年ラテン語版：一六九五年アムステルダムで出版）の二四二頁からの引用がある。ハーヴィーは、稽留熱にキニーネを用いたロウアーとショートを「何百人もの患者の命を奪った」と激しく非難したが、「彼らは大食い（helluatione）と病的な飲酒癖による稽留熱でキニーネを服用した後九日から一一日目で死亡し、無謀な行為の罪滅ぼしをすることになった」（私の要約）。このようなG・ハーヴィーのでたらめで無礼な主張に言及した以外、ロウアーとショートに言及したラマツィーニの文献は見当たらない。

（36）ラマツィーニは次のように述べている。「以前は、はやり物で人気が高く、食べ物であるとさえ考えられていたが、今ではほとんど廃れてしまったあのもう一つのインドの薬China rootと同じ運命をおそらくキニーネもたどるのであろう」と。しかし、トルティは一七〇七年、ラマツィーニが休暇でモデナに滞在中往診を頼まれた二人の患者を例に出して反論している。ある時に、ラマツィーニが悪性熱で重態に陥っていた男の患者を診たことがあり、治癒の見込みはなく僧侶が必要だと言ったが、トルティは自分のやり方でキニーネを服用させたところ、患者は回復した。またある時は、ラマツィーニが上流階級の五三歳の年配の婦人を治療していたときに、「私は呼び出されたのでキニーネを薦めたが、ラマツィーニはすぐに服用させず、翌日婦人は亡くなった」。もしラマツィーニが一服目に四〜六ドラムのキニーネ粉末を服用させていれば、婦人は回復していたであろうとトルティは言っている。ラマツィーニの親族はトルティに最終的な意見を述べさせることはせず、ジュネーブのマンジェ［J. J. Manget］（一六五二―一七四二）を説得して一七一七年にジュネーブで出版された『業績集』の注釈を書かせた。その中でトルティは、キニーネを大量に見境なく投与していると非難されるモデナとジュネーブの医師らを弁護した上で、ラマツィーニの豊かで貴重な経験は尊重されるべきであると述べ、キニーネは患者の体質によっては害になる場合もあるので、マンジェ自身、キニーネの処方には今後さらに注意すると述べている。彼がキニーネの使用に慎重である証として、彼の著作である『医師が治療に用いる医薬書』（*Bibliotheca Pharmaceutico-Medica* II, 695, Quin-Quina）の中で言及している。

（37）ケルンのマコペー［A. Knips Macoppe］（一六六二―一七四四）は、一七〇三年パドヴァで簡易薬物療法（Simple Medicaments）の講義を担当した。一七一六年にモルガーニの後任として理論学の第二教授に任命された。給与は三〇〇フロリン。一七二七年に臨床医学の第一教授に昇格した。この席はラマツィーニが死去して以来空席のままであった。給与は六五〇フロリン。一七四四年にマコペーが死去した後、この席は再び一〇年間空席となった。マコペーは水銀療法で有名であったが本人はまったく薬を服用しなかった。彼は医術のすべての分野を扱った（ファッチョラーティの伝記より）。伝記作家の中には彼をパドヴァ生まれだとするものもいる。

（38）注（24）を参照。

（39）参考文献中のパティシエ［Patissier］およびアッカーマン［Ackermann］の項を参照のこと。

（40）モデナ大学解剖学研究所にかつらを着けたオルランディーニ作のラマツィーニの胸像がある。

（41）一六七八年にはまだ、教授は講義に向かう時も帰る時にも学生を伴ってはならないと法で定められていたのではあるが…。

（42）これは、ラマツィーニがモデナにいた時のことである。ギリシアの地形についてのピアチェンツァの著作『L'Egeo redivíva .... con la breva descrittione .... della Grecia .... Modena, 1688』は、今でも時折稀書取引の商人によって売りに出されることがある。

（43）一七三九年に出版された『業績集』では、この最後の演説は一一月に行われた（.... habita mense Novembri）とあるが、彼の死の直前に行われたかどうか定かではない。これは、一七一七年に出版された『業績集』では、「死後」巻末に印刷された三つの演説の一つとなっている。

（44）これらの演説は何も見ずにそらで行われた。通常の講義でさえ原稿や手控えを持ち込むことは規則違反であり、違反したものには罰金が科された。暗記の苦労に耐えられない教授を学生が嘲笑したという例をいくつかファッチョラーティが記録に残している。

（45）一七三九年にナポリで出版された『業績集』の中では「*Medicinam coepisse negligi cum magis erat aestimanda*」という題名で掲載されている。ラマツィーニは、臨床医（practitioners）より理論家（theorists）のほうが優勢な当世の状態は公平ではないと嘆いている。理論家は医学の様相を一新させた。逆説的のようであるが、理論家の相次ぐ輝かしい発見が原因で臨床医は公衆の信頼を失っている。臨床医は従来の治療法に自信をなくし、賞賛に値する慎重さは、人々の嘲笑の的となっている。最初は現代の研究に通暁した教養ある人々が、次に、いつもそうであるように、大衆が同じ態度をとる。医師は、今では名誉ある職業からは遠い存在になってしまった。臨床医は技術や療法の革新を行っても賞賛されない唯一の職業である。過去の謬見の露呈が人々の信頼を揺るがすとは不公平なことである。

（46）「*Giornale italiano di medicina sociale*」は、フローレンスで一九〇七年に創刊された。

監訳者あとがき

産業医科大学 産業生態科学研究所 所長
東　敏昭

ベルナルディーノ・ラマツィーニ（Bernardino Ramazzini）の著書、「De Morbis Artificum Diatriba」一七一三年版の英語版（George Rosen, Hafner Publishing Co. 1964, NY、New York Academy of Medicine）を翻訳したものが本書である。ラマツィーニは本書によって、「産業医学の父」と呼ばれ、出生地イタリアのカルピ（Carpi）の町では記念祭を持ち、名門パドヴァ（Padva）大学の図書館にはコペルニクスと並んで胸像が飾られ、その名前を冠した国際的な産業医学賢人会議体「コレギオラマツィーニ（Collegium Ramazzini）」が設立されている。「De Morbis Artificum Diatriba」は一七〇〇年の初版の出版当初から当時の医学書としては、好調な売れ行きを示した。一七〇三年には第二版が出版され、一九〇五年には英国で翻訳された英語版が出版されたという記録が残っている。一七一三年の最後となった増訂版までには多くの補遺が加えられ、これが現在翻訳されて各国で読める形になっている書の元である。

産業医学、産業保健に従事し、またこれを志す人々には、一度は目を通してもらいたい著書であるが、原著はラテン語であり読むことは難しい。わが国での邦訳は一九八〇年に松藤元先生訳の『働く人々の病気』が北海道大学図書刊行会から出版されている。原文はラテン語であるが、松藤先生は、Rossi のイタリア語からの訳本を、ロシア語版と新訳の基となった Wright の英訳（一九六四年）を参考にして翻訳されたと、同書の訳者あとがきで書かれている。また、韓国のハングル版は松藤先生の日本語訳から再翻訳されたものである。

平成一二年（二〇〇〇年）の四月の日本産業衛生学会に備えて、新しい千年を迎えるにあたって、産業保健の歴史を見直す機会をもつという企画が、学会の研究会で持ち上がった。紹介すべき事跡をもつ国内外の先達をインターネットで推薦し、事跡を調べ、またその著書を手に取り、知る機会とする企画であった。これを受けて、関係者の間で入手することが難しくなっている松藤訳『働く人々の病気』を入手できるように働きかけることになった。残念ながら、諸種の条件で困難と判断された。そこで、産業医大を中心とした卒業生有志により新たな日本語訳を創り、今後、必要に応じて供給ができるよう図ることとなった。この翻訳を進める代表者の任を、産業医科大学の東敏昭が引き受けることとなった。

日本語版の制作にあたっては、(1)ラテン語、イタリア語からの翻訳は困難であることから時代考証を含めてよく校正と吟味のなされた一七一三年増補版の英語訳 Wilmer Cave Wright による「Diseases of Workers」の訳注ならびにまえがきなどの考証文を含めた翻訳とする、(2)次代のラマツィーニを目指す産業医大卒業生の有志の翻訳への参加を意図したものとすることとした。

翻訳にあたっての課題の一つが本書の題名であった。De Morbis Artificum Diatriba の英語訳「Diseases of Workers」は「働く人の病」あるいは「働くことと病」のいずれかで議論の末、本書の題名とした。彼が、対象としていたのは、職人に限っていない。ヨーロッパでは職人は中世にその職能、社会的地歩が確立した技能をもった人々と捉えられる。技術伝承が不可欠で、また、仕事の内容には創造性があるものというくくりである。単純労働者や、奴隷労働はこれに属さない。建築物（Architecture）を造るのは職人、建物（Building）を作る単純提供者は職人とは呼ばない。彼は、次第に職人から、働く場すべてへと範囲を広げている。中には、ユダヤ人の病気、軍隊の野営に伴う病気と対策にも言及している。最後は学者の病気で、ここでは「メンタルロード」、「過重労働」と作業姿勢の問題が提示されている。

本書は、第一章「金属鉱山労働者の病気」から第四一章「軍務における病気」、そして四二章に相当する「学者の病気」、補遺の第一章「印刷工の病気」から補遺第一二章「石鹸製造者の病気」で構成される。初版の内容は第二版で既に修正と章立ての変更により変化しているが、翻訳にあたって必要と考えた箇所については、ラテン語の原著を参照した。訳語において、名前や固有名詞については初出箇所ではアルファベット表記を行い、訳名は一般的な辞書にあるカタカナ記名を原則とした。それ以外は、よりラテン語系に近い読みとしてカタカナ化した。

時代は感染症、疫病がヨーロッパの人口を激減させた記憶もいまだ新しい時代であったし、パリは未だ外観の優美さばかりで不潔極まりない時代であった。フランス病として梅毒が広まっていった時期である。フランスの脅威を受けつつも、イタリア北部の諸都市は世界の最先端をいっていた。後年、英国貴族の子息はこのイタリアを目指して Grand Tour に出た。初版の時期は日本では元禄の忠臣蔵の時代。鎖国も完成していたためか、こうした感染症の被害は、比較的少なかった上、戦乱もなく、江戸はヨーロッパの都市に比べて安全であったと言うことができそうだ。当時の日本の産業医学上の話題では、金山におけるじん肺の問題があった。

各種の疾患の予防や治療において、ラマツィーニは公衆浴場の廃止を嘆いている。性的なびん乱につながる風習として、キリスト教の「倫理観」から教義として禁止された影響である。庶民にとっての清潔を保ち、血行を良くする手段としての効用を高く評価している。江戸時代の東京では公衆浴場が広がっていった時期で、糞尿の再利用システムが確立していた。武蔵野の雑木林は、このころから形成されていく。日本の職人の育成システムが完成したのもこの時期となる。

産業医科大学のラマツィーニホールに展示してある初版の原書を見た人が驚くことに、その装丁がある。当時の著作物一般にもっているイメージと異なり、大きさは小ぶりで、体裁も質素であるとの印象を受けるのではないだろうか。「De Morbis Artificum Diatriba」は、当初からハンドブックとして臨床医が座右に置き、また往診にあたって携行することを前提として創られた本である。利用しやすいように、索引も丁寧に設けられていた。こうした配慮もあって、当時の医学書としてはベストセラーとなる。初版、第二版でも翻訳版が出され、一七〇五年には英語訳があり、フランス語、ドイツ語、ロシア語が相前後して出されているという記録がある。本の売れ行きについて、ラマツィーニは随分気にしていたらしい。

ラマツィーニは旅行は苦手であったようだ。パドヴァの街の他、頻繁に引用されるナポリの街や記載のある近隣の地方の現場についても、足を伸ばした形跡はない。むしろ出不精のような印象を受ける。近傍の職場に足を運んだことや、患者の家を尋ねた記載があるが、実際にはそう多くはない可能性がある。ただし、先入観のない優れた観察力と治療における創造性は事実を確認したものならではのものがある。実証的なアプローチがなされたことは疑いない。一方、大変な勉強家でヨーロッパの近隣国のみならず北欧からも医学雑誌、書物などの文献や交換書簡によって知識を取り入れ、議論により確認していたことが伺われる。当時のヨーロッパが想像以上に交流が活発であり、またラテン語の素養がバックにあるとはいえ彼自身あるいは科学者の語学力が優れていたことも髣髴とされる。

「De Morbis Artificum Diatriba」は、現場に立脚した、観察力、探究心、好奇心、考察力と実行力が産業保健の専門職の真骨頂であることを伝える著作でもある。産業医学に関する知識は、形式知のみならず、実践を通しての暗黙知も大きく、古典としての本書で、こうした空気を感じ取っていただければと思う。翻訳開始から出版までは三年以上の時間を要したが、ようやく産業医学振興財団で出版することを目指すこととなった。この間の翻訳作業を通し調べた事実の蓄積は多く、特に、人物、地名、当時の習慣などについて調査・検索を行った作業成果は、本書のボリュームに匹敵するデータベースとして手元に残った。もとよりこの作業は、本文の訳出のみならず日本語版オリジナルの訳注作成を念頭においたものであったが、その量の膨大さゆえ、時間的な制約もあり今回の出版に盛り込むことを見合わせたものである。いずれ別の形で公表できればと考える。次代のラマツィーニが今後も改訂に携わり、将来にわたって時代考証や新たなラテン語の原書や、また、集められた資料を生かして今後も発展させていくこととしたい。また、産業医大所蔵の原書を全てデジタル画像として電子図書化も行い、この一部のカットを本書の挿絵としても用いた。

本書が出版されるまでには、翻訳に加わっていただいた有志の他に本当に多くの方々の助力があった。翻訳事業の立ち上げの契機を作っていただいた鹿児島産業保健推進センターの松下敏夫所長、産業医科大学大久保利晃学長、産業医学振興財団から出版を進めていただいた故館正知先生（産業医科大学理事、元岐阜大学学長）、出版にいたるまでの長い期間を辛抱強くお待ちいただき、様々なアドバイスをいただいた、産業医学振興財団の鹿毛明事務局長をはじめ職員の皆さんのご支援があって初めて可能となったことと感謝しております。そして、翻訳を一貫して校正いただいた、野上アソシエイツの野上安子氏、注釈データベースの作成ほかの雑事を引き受けていただいた産業医大作業病態学研究室の砂脇朋子氏、吉村美穂氏、有松まゆり氏、また何よりお忙しい中、訳文の検討も含め編集上の様々なご指導をいただいた労働調査会の山田剛彦氏に対し、深謝いたします。

改訂版発行にあたって

産業医科大学 学長
東　敏　昭

平成一六年に初版を刊行した本書は、ほぼ一〇年の歳月をかけて完売しました。この間に多くの方が本書をお読みくださったことは、訳者を代表する者としてたいへん嬉しく思います。

しかし初版から一〇年を経たとは言え、本書の監訳者あとがきにも書いた「産業医学・産業保健に従事し、またこれを志す人々には、一度は目を通してもらいたい」という思いに変わるところはありませんし、またこの分野における本書の存在意義はいささかも薄れるものではありません。こうしたことから、出版元である産業医学振興財団の支援を得ながら、改訂版を発行することとなりました。

今回の改訂では、この間の知見の積み上げに基づく訳文・訳語の厳密化や、初版刊行後に見出された誤りの訂正といった本文の見直しを行いました。その際、現在では差別とみなされる表現や用語については、当時の時代的文脈等を尊重する形で、初版同様あえて手を加えることはしなかったことをお断りしておきます。

さらに、少しでも当時の現場の雰囲気を視覚的にイメージしていただく助けとして、ディドロとダランベールによる「フランス百科全書」から、各章に関連する図版を挿入しました。転載のご許可をいただいた所蔵先の大阪府立中央図書館に感謝申し上げます。また、本書冒頭のカラー口絵の二頁めに収録したパドヴァ大学の写真は、産業医科大学の堀江正知教授が現地で撮影された写真をご提供くださいました。心より感謝申し上げます。

ラマツィーニは本書の序文で、「…ヒポクラテスが述べたように、〝患者の家を訪ねた時は、病人に痛みはどうか、原因は何か、具合が悪くなってどのくらいか、通じはあるか、どんな食べ物を食べているか〟を聞かなければならない。私はそれに一点、すなわち、〝職業は何か〟をという質問を加えたい。…医者は聞きもしないで分かっているかのように振舞い、注意が払われることはない。」と述べています。先の胆管がん事案を思い起こす時、この言葉のもつ重みを再認識したところです。

既に旧版で本書に触れていただいた読者はもとより、新たに本書を手にされる読者の方々に、座右の書として繙いていただけるなら、監訳者として望外の喜びです。

翻訳者（担当章）一覧

＜ 50 音順＞

磯田美志（補遺・第 1 章～補遺・第 12 章）
岩崎明夫（第 9 章～第 15 章）
大里　厚（第 1 章）
太田雅規（第 27 章～第 34 章）
川島陽子（目次、1964 年再版に寄せて、解題の注）
北原佳代（第 2 章～第 7 章）
小林祐一（献辞、序）
後藤義明、後藤由紀（第 16 章）
塚原照臣（第 21 章～第 26 章）
長井聡里（第 17・18 章）
東　敏昭（英語版序文、第 19・20 章、第 41 章、学者の病気、解題）
古澤真美（第 35 章～第 40 章）
吉村美穂（はなむけ－自著に寄せて）

野上安子（全体校正）
山田剛彦（文章構成）

労働衛生　2, 3
肋膜炎　63, 161, 209, 235, 240, 246, 266, 279, 312, 317, 367, 372, 384
肋骨　54, 76, 219

膀胱　84, 86, 88, 89, 91, 101, 102, 167, 176, 216
ホウ砂　63, 103

＜マ　行＞

麻酔　42, 45, 83, 153
マッサージ　161, 198, 211, 220, 289, 295, 304
麻痺　30, 32, 33, 40, 41, 48, 49, 54, 55, 64, 66, 67, 116, 202, 213, 238, 239, 248, 261, 265, 282
魔よけのお守り　256
マラリア　365, 371
三日熱　98, 314, 371, 372
ミトリダート　82
ミネラル　38
耳鳴り　231, 292, 296
明礬　38, 103
ミルクのうがい　37
無月経　130, 131
無精子症　215
目／眼　21, 35, 38, 41 ～ 43, 51, 62, 69, 73 ～ 75, 80, 87 ～ 91, 112, 132, 153, 160, 163, 164, 171, 173, 201, 204, 206, 226 ～ 229, 231, 235, 236, 238, 262, 277 ～ 280, 282, 284, 286, 289, 292, 294 ～ 297, 392,
酩酊　146, 154, 157, 158
目に見えない発散物　88, 90
眩暈　49, 57, 107, 112, 131, 274, 296
毛細血管　186
毛瘡　214
網膜　227, 229, 262
盲目／盲　87, 88, 204, 228, 236, 262, 278, 383, 392

＜ヤ　行＞

ユソウボク→グアヤク
憂鬱質／憂鬱な気質　66, 68, 261, 271
憂鬱症　261, 401
ユダヤ人　12, 70, 98, 109, 110, 115, 119, 198, 203 ～ 206, 225, 228, 250, 298, 372, 404, 410
腰痛　201
廱病　173
浴場（風呂）　91, 98, 144, 164, 173, 184 ～ 187, 289, 299, 300, 411
四日熱　42, 242, 264, 299, 313, 314, 365, 371, 372

＜ラ　行＞

利尿　80, 153, 215, 307
利尿作用　80
硫酸　148 ～ 150
流産　112, 288
硫酸塩　52, 53, 151
リンパ液　73, 209, 231
リンパ水腫　130, 131
リンパ節炎　210
レンズ状熱　373

49, 127, 128, 179, 318, 365, 386, 395, 411
梅毒疹　186
肺病　39, 54, 63, 77, 142, 175, 183, 205, 232
歯茎　37
白帯下　131
発汗　43, 99, 100, 113, 153, 161, 206, 209, 243, 253, 254, 279, 301, 304, 306, 312 〜 314, 381
発疹チフス　373, 374, 376, 399, 403
発熱　42, 80, 85, 100, 132, 161, 179, 219, 236, 243, 246, 279, 292, 299, 301, 306, 307, 313, 371, 388 〜 390
発疱剤　253
鼻　45, 48, 54, 55, 61, 67, 69, 77, 85, 86, 88, 89, 96, 101, 104, 110, 114, 115, 118, 146, 163, 173, 175, 179, 207, 219, 220, 286, 379
鼻血　200
流行病　39, 371, 375
半盲　88, 204, 228
ヒステリー　111, 112, 127, 129, 132, 133, 142, 143, 236, 239, 243
砒素　37, 51, 381
脾臓　39, 54, 102, 211, 212, 216, 256, 282
脾病　39
皮膚　47, 97 〜 99, 100, 107, 113, 130, 144, 161, 163, 171, 173, 178, 186, 200, 209, 211, 238, 246, 253, 258, 269, 283, 299, 301, 304, 308, 313, 317, 379
皮膚病　144, 186, 204
ヒプリス　214
ヒポコンデリー(心気症)　236, 262, 266, 271
ヒューム　33, 34, 38, 39, 69, 70, 72, 167, 179, 272, 284, 285, 286
貧血　206
不感蒸泄　308
腹膜　163, 210, 216, 219, 230, 231
浮腫　30, 101
フタミナソウ　253, 255
ぶどう酒　37, 43, 44, 57, 62, 70, 89, 91, 96, 98, 101, 111, 117, 118, 128, 132, 136, 142, 146 〜 157, 162, 166, 167, 190, 191, 193, 224, 254, 271, 274, 289, 299, 304, 317, 387, 404, 405
フランス病→梅毒
風呂→浴場
粉塵　115, 170 〜 177, 181, 182, 379
ベゾアール　38, 306
ヘルニア　163, 165, 198, 209 〜 211, 213, 216, 219, 220, 231, 234, 266, 312
ベンガラの油　37
扁桃膿瘍(アンギナ)　235, 236, 241, 373
便秘　39, 76, 206, 247, 248, 283, 308,

吐血　167, 209, 210
吐剤→催吐剤
塗擦療法　47, 48
突然死　55, 120, 189, 223, 225

＜ナ　行＞

内臓　48, 57, 67, 97, 102, 113, 125, 176, 195, 211, 214, 241, 261, 262, 265, 271, 282, 306
鉛　1, 34, 37, 38, 44, 54 ～ 56, 58, 66, 67, 91, 94, 179, 255, 261, 286, 400
難聴　163, 291
ニガクサ　43
乳痂　130, 144
乳糜　126, 130, 132, 135 ～ 141, 289
乳糜管　135 ～ 138, 289
乳房　127, 130, 132, 135 ～ 141, 143
入浴　67, 100, 173, 185, 186, 198, 211, 220, 231, 234, 271, 299, 300, 313
尿　51, 80, 89, 94 ～ 96, 98, 101 ～ 104, 148, 151 ～ 155, 157, 196, 205, 210, 213, 233, 307
尿道　84
猫背　199, 200, 219
熱　4, 42, 43, 45, 51, 80, 97, 98, 100, 104, 108, 125, 126, 130, 132, 141, 161, 162, 169, 179, 200, 215, 216, 219, 236, 239, 243, 246, 251, 253, 257, 258, 266, 274, 279, 285, 292, 299, 307, 308, 312 ～ 314, 317, 368, 369, 371, 384, 387 ～ 390
熱病　120, 130, 238, 249, 250, 251 ～ 253, 372, 384, 398, 403
膿　42, 162
脳　30, 36, 42, 45, 48, 67, 68, 88, 91, 112, 115, 116, 153 ～ 155, 175, 179, 223, 231, 238, 260, 261, 264, 268, 272, 283, 286, 291, 383, 392
脳卒中　223
膿疱　104, 129, 130
膿瘍　129, 132
喉（咽喉）　35, 37, 48, 62, 80, 88, 118, 123, 127, 160, 161, 168, 169, 171, 173, 181, 191, 204, 269, 282, 312, 373, 394

＜ハ　行＞

歯　33, 40, 51, 54, 56, 66, 204, 235, 269
肺　30, 33 ～ 36, 45, 50, 52, 54, 55, 59, 63, 69 ～ 71, 77, 88, 97, 110, 112, 115, 139, 149, 158, 160, 167, 171, 175, 176, 179, 181, 183, 205, 209 ～ 211, 214, 218, 219, 225, 232, 236, 279, 286, 291, 292
肺炎　161, 209, 235, 246, 279, 312, 317, 372, 384
肺結核　67, 80, 219
肺水腫　163
梅毒（フランス病）　41, 42, 44, 46 ～

騒音　163, 291, 292
象皮病　204
鼠径部　214, 230
鼠径ヘルニア　230, 231
卒中　30, 64, 223, 372, 383, 390, 392

＜タ　行＞

体液調節剤　304
大静脈　209, 233
唾液(腺)　42, 48, 116, 117, 160, 165, 231
ただれ目　38, 69, 70, 73, 74, 89, 160, 182
脱臼　224
脱腸帯　211, 216, 220, 234
痰　89, 161
胆汁　42, 86, 142, 192, 224, 270, 272, 312
胆汁質　117
胆汁性疾患　318
丹毒　235
蓄膿症　116
窒息性カタル　223
腸　39, 45, 74, 86, 109, 136, 163, 176, 177, 196, 201, 234, 236, 241, 248, 254, 282, 289, 291, 308, 318
腸閉塞　45
腸網膜　136
椎骨　221
痛風　95, 96, 104, 150, 367, 385 ～ 387, 399, 401
手　33, 35, 37, 40, 48, 49, 51, 54, 55, 64, 66, 67, 127, 128, 162, 179, 197, 202, 221, 243, 278, 281 ～ 283, 288, 289, 295, 297, 392
手足　30, 33, 35, 41, 51, 57, 66, 153, 178, 194, 197, 271, 289
手仕事　23 ～ 25
鉄　31, 35, 40, 57, 73 ～ 75, 79, 149, 189, 199, 212, 286, 290, 291, 312
手袋　37, 48, 283
テリアカ　167, 207
テレピンの精　43
テレピン油　38, 234
点眼薬　38
舐剤　206
点状出血熱　373
伝染病　97, 127, 219, 249, 266, 308, 371 ～ 373, 388, 389, 404
天然磁石　37
銅　13, 24, 33, 38, 40, 56, 67, 70, 88, 147, 185, 286, 290 ～ 292, 316
瞳孔散大　238
糖尿病　80
動物精気　39, 45, 67, 91, 111, 116, 121, 155, 179, 256, 261, 268, 296, 301, 395
動脈　136, 139, 153, 162, 186, 195, 223 ～ 225, 261, 387, 392
動脈瘤　392
透明な膀胱　91
毒蛇の塩　43, 253

心気症→ヒポコンデリー
神経　33, 41, 48, 49, 59, 68, 88, 91, 153, 229, 254, 256, 261, 282
神経液　30, 261
神経系　68, 261
腎結石　215
心原性失神　223
腎障害　198, 387
心臓　43, 45, 138, 139, 209, 240, 256, 392, 398
腎臓　84, 102, 176, 196, 210, 213, 214, 216, 263
蕁麻疹　171
水銀　1, 10, 33, 34, 40, 49, 55, 57 ～ 59, 63, 64, 67, 165, 365, 376, 406
水銀塗擦療法　47
水銀の精　33
水腫　108, 120, 130, 131, 171, 178, 185, 189 ～ 191, 216, 239, 246, 299, 313, 314
膵臓　262
吸い玉　144, 186, 304, 373
睡眠　130, 211, 225, 265, 311
頭蓋骨　221, 392
錫　10, 29, 56, 58 ～ 60
頭痛　84, 88, 106, 107, 110, 112, 114, 118, 129, 131, 155, 156, 166, 167, 204, 232, 239, 252, 253, 282, 284, 286, 295, 309, 312, 383, 392
すね当て　37
生気　387
性器　84, 137, 225, 257
精気　30, 36, 39, 43 ～ 45, 55, 67, 91, 99, 100, 104, 111, 113, 116 ～ 118, 121, 126, 153, 155, 179, 206, 238, 240, 252, 256, 257, 261, 265, 268, 271, 273, 295, 296, 301, 395
性交　126, 132 ～ 134, 143, 225, 257
性欲　140, 142, 225
咳　33, 50, 58, 63, 69, 70, 72, 97, 107, 115, 142, 160, 166, 167, 171, 175, 179, 181 ～ 183, 202, 205, 206, 232, 234, 246, 391
石炭　51, 74, 107, 284, 285, 286
脊柱　55
脊椎　131, 132, 200
石油の精　43
赤痢　43, 142, 167, 168, 238, 251, 253, 257, 266, 267, 312, 374
石灰　11, 76 ～ 81, 107, 150, 172, 175, 176, 179, 192, 286, 315, 316, 380
石灰石　37, 38
石棺　38
石膏　11, 76 ～ 79, 81, 380
線維化　54
喘息　30, 33, 34, 38, 40, 59, 63, 64, 70, 79, 160, 163, 174, 175, 181, 182, 206, 209, 210, 213, 219, 235, 265
疝痛　48, 242, 243, 271, 273
譫妄　299

＜サ　行＞

催吐剤　81, 82, 118, 243
鎖骨　143, 220
坐骨神経痛　57, 200, 213
サビ病　371 ～ 373, 397
酸　35, 69 ～ 71, 80, 88, 89, 94, 111, 116, 148 ～ 152, 154, 167, 190 ～ 193, 252, 271, 273, 318, 371, 372
酸化亜鉛　286
酸化鉛　38, 400
産業医学　2, 409, 411 ～ 413, 415
サントリソウ　43
痔　115, 213, 214, 220, 304
塩　37, 43, 46, 80, 89, 102, 103, 116, 117, 125, 130, 162, 170, 188 ～ 193, 247, 248, 252 ～ 254, 258, 283, 378
塩の精　37, 151, 189 ～ 193
鹿の角 / 雄鹿の角　43, 71, 253, 254
子宮　111, 124 ～ 128, 132, 134, 136 ～ 143, 243, 270
視神経　91, 238, 383, 392
自動機械論　136
歯肉　30
痺れ（る）　30, 33, 40, 200, 248
シビレエイ　88, 248
嗜眠症　39
嗄声　69, 80, 231
瀉血　4, 44, 74, 82, 91, 98, 113, 123, 131, 132, 142, 193, 206, 211, 220, 225, 229, 236, 240, 241, 243, 253, 255, 258, 273, 274, 299, 313, 317, 369, 371, 373
重金属硫酸塩　34 ～ 36
愁訴　169, 174
修道女　101, 125, 139, 140, 166, 230, 231, 276, 391
手工芸　23
酒精　117, 146, 150
酒石塩　150, 151
酒石の油　37, 151
酒石の精　149
出血　84, 115, 125, 128, 219, 220
消化器　68, 371
瘴気　251, 253, 257, 267
硝酸　149, 150, 400
硝石　37, 38, 59, 70, 103, 301
生石灰　79, 80, 315, 316, 380, 381
小腸　136
静脈　43, 131, 139, 140, 143, 153, 169, 186, 194, 195, 209, 219, 223, 225, 233, 236, 304, 371
静脈瘤　194, 195, 198, 214, 219
消耗性疾患　52, 141, 142
上腕骨　224
職業性疾患　2, 5
食餌療法　243, 404
食道　63
シラミ　163 ～ 165, 309
虱症　163
腎炎　262, 263, 273

金属性疾患　38
筋肉　194, 195, 197, 210, 214, 216, 218, 219, 227, 231, 248, 282, 289
グアヤク（ユソウボク）　44, 49, 239, 318
グニャグニャの膀胱　44
鶏冠石　258
頸動脈　225
痙攣　40, 51, 59, 67, 111, 210, 224, 252, 257, 369
下剤　4, 38, 43, 44, 57, 81, 82, 98, 113, 123, 132, 144, 179, 193, 201, 206, 225, 229, 241, 243, 248, 254, 258, 273, 283, 299, 304, 307, 308, 313
血液　30, 34, 43, 55, 67, 88, 89, 97, 98, 102, 104, 113, 121, 123, 125, 126, 129 ～ 131, 135, 137 ～ 139, 141, 142, 148, 151, 153 ～ 155, 178, 186, 189, 192 ～ 196, 200, 201, 206, 209 ～ 211, 214, 218, 223, 224, 231 ～ 233, 236, 240, 242, 248, 251, 254, 257, 261, 271, 274, 282, 289, 304, 371, 374, 382, 392
血液成分　36
結核　30, 67, 80, 200, 219
血管　33, 102, 134, 135, 137, 140, 142, 155, 186, 209, 210, 211, 213, 214, 216, 218, 223, 224, 232, 233, 236, 240, 241, 266, 283
月経　101, 124 ～ 126, 130, 132, 140, 178, 179, 289
月経熱　125
血清　89, 97, 102, 152, 154, 155, 196, 210, 211, 214
結石→石
血尿　51, 196, 210, 213, 233
解毒剤　38, 41, 43, 45, 58, 79, 82, 158, 243, 253, 254, 306, 318
解熱剤　43, 60, 381, 390
解熱作用　43
下痢　48, 84, 115, 167, 200, 219, 224, 252, 253, 274, 308, 312
肩甲骨　220
検死解剖　43, 54, 153
公共浴場　98, 184, 185, 299, 300
鉱物の精　30
肛門　214
呼吸器（官）　34, 38, 51, 70, 79, 97, 110, 129, 142, 182, 210, 233
呼吸困難　39, 51, 59, 69, 70, 76, 107, 112, 131, 166, 167, 171, 179, 183, 205, 246, 284, 286
心の病　256
骨折　220
鼓膜　163, 291
コレラ　312
コロシント　84, 167
昏睡（状態）　54, 107, 153

嘔吐　84, 110, 112, 145, 154, 177, 224, 240, 274, 309
オキシメル　160
悪露　124, 126 ～ 128, 139, 140

<カ　行>

疥癬　47, 71, 72, 80, 104, 129, 144, 179, 186, 200, 204, 372
解剖　43, 47, 48, 54, 63, 67, 79, 115, 135, 139, 140, 153, 154, 175, 179, 219, 365, 374, 378, 388, 391 ～ 393, 400 ～ 403, 405, 407
潰瘍　30, 42, 47, 48, 63, 80, 84, 89, 127, 144, 149, 167, 174, 183, 185, 190, 196, 198, 206, 214, 246, 247, 309
化学者　10, 34, 36, 50 ～ 53, 55 ～ 58, 63, 85, 102, 103, 148, 149, 151, 152
過食症　190
ガス　33, 301, 303, 378, 379, 395
風邪　161, 204, 231, 282, 304, 313
カタル　120, 179, 223, 265, 266, 372, 398, 403
喀血　209, 211, 219, 232, 233
ガラスマスク　37, 379
過労　250, 288, 295, 297, 311, 317
眼炎　38, 73, 74, 88, 296
感覚障害　43
換気装置　37
関節　30, 151, 162, 196, 211, 214, 262, 263, 265, 271, 273, 386, 387
乾癬　71, 80, 130, 186
感染　100, 127, 252, 306, 311, 374, 388, 389, 411
肝臓　102, 200, 216, 256, 282
カンタリス　83, 84, 88, 89
浣腸(剤)　67, 248, 308
甘扁桃油　167
機械論　87, 136
気管　63, 77, 79, 115, 160, 167, 171
気管支　34, 79, 160, 179
起坐呼吸　171
拮抗筋　197
キニーネ　313, 371 ～ 373, 388 ～ 390, 405, 406
吸角(療)法　243, 373
牛乳　51, 59, 70, 72, 80, 82, 94, 109, 110, 118, 141, 142, 145, 157, 158, 183, 224, 292
胸郭　210
胸腔　210
強水　29, 316 ～ 318
胸椎　200
金　1, 31, 44, 48, 55, 63, 290, 291, 293
銀　1, 31, 35, 40, 45, 55, 58, 67, 184, 290
近視　204, 226, 228, 229, 262
筋繊維　195, 196
金属華　35
金属ガス　33

事 項 索 引

＜ア　行＞

灰汁　100, 162, 179, 315, 317, 318
悪液質　30, 41, 54, 57, 66, 68, 79, 96, 98, 104, 107, 109, 120, 126, 141, 142, 171, 178, 180, 185, 186, 189, 204, 239, 246, 299, 304, 313, 371
足　30, 32, 33, 35, 37, 40, 41, 51, 57, 66, 67, 109, 153, 162, 185, 190, 195, 196, 200, 202, 206, 214, 239, 246, 248, 282, 288, 289, 304
汗　41, 44, 49, 89, 160 ～ 163, 173, 178, 185, 209, 211, 232, 235, 243, 253, 254, 279, 311, 313, 314
阿片　43, 83, 254
阿片チンキ　37, 83
アマルガム　40
アルカリ　80, 98, 147 ～ 153, 192, 193, 273, 317, 318, 373
アンギナ→扁桃膿瘍
アンチモン（剤）　38, 44, 50, 59, 60, 63, 98, 113, 179, 206, 400
アンチモンの精　50
罨法　67
胃　51, 67, 68, 76, 106, 110, 111, 114 ～ 118, 136, 137, 143, 145, 157, 160, 169, 175 ～ 177, 190, 191, 196, 197, 205, 220, 236, 242, 260 ～ 262, 270 ～ 273, 291, 307, 371, 387
硫黄　10, 44, 50, 58, 69 ～ 74, 76, 94, 102, 148, 149, 153, 167, 285, 301, 318
石（結石）　38, 176, 177, 215, 263, 306, 375, 386
医術　24, 26, 32, 91, 123, 157, 159, 223, 245, 257, 406
命の水　146, 150, 157
イラクサのバルサム　37
医療気象学　376
咽喉→喉
飲尿（療法）　101
陰嚢　215, 219, 231
鬱状態　66
疫病　45, 47, 98, 110, 121, 123, 238, 268, 311, 318, 371 ～ 373, 398, 399, 403, 411
絵師　3, 10, 30, 66 ～ 68
壊疽　84, 149, 247, 255
塩化アンモン石／塩化アンモニウムの精 43, 102, 103, 148, 152, 157, 167, 283
塩化錫　58
横隔膜　136, 137, 264
横根鼠径リンパ節炎　210
黄疸　365

マチオーリ　248
マーニェン　115
マリネリ　97
マルチアーノ　130, 131, 134, 135, 142, 143, 215, 247
マルティアリス　41, 69, 74, 82, 94, 95, 101, 105, 109, 111, 121, 160, 199, 213, 225, 269
マルピーギ　369, 370, 375, 390
ミカエル　4
ミンデラー　250, 258, 378
ムネシテウス　96, 154
メイソニエール　100
メルカド　264
メルクリアーレ　97, 108, 184, 195, 231, 264
モートン　80, 115, 141, 142
モニグリア　368, 369
モリネッティ　388
モルガーニ　3, 5, 369, 378, 383, 390, 391, 393, 396, 397, 402, 403, 406

＜ヤ　行＞

ユヴェナリス　73, 74, 76, 109, 122, 160, 185, 195, 205, 246, 269
ユンケン　37, 40, 50, 51, 70, 71, 395

＜ラ　行＞

ライデン　55, 103
ライプニッツ　3, 43, 370 ～ 372, 376, 397, 398
ラーゼス　311
ラナ神父　32
ラマツィーニ(バルトロメオ)　389, 391, 396
ラマツィーニ(ベルナルディーノ)　3, 4, 5, 7, 8, 21, 365 ～ 380, 382 ～ 386, 387, 389 ～ 407, 409 ～ 413, 415
ラメロウ　32
ランゲ　154
ランチージ　384, 385, 403, 404
ランチロッティ　51
ランツォーニ　2, 189
ランフランコ　126
リウィウス　25
リスター　44
リビエール　43, 238
ルキリウス　185, 214
ルクレティウス　30
ルシターノ　77
レイエス　85, 100, 126, 263, 264, 387
レーウェンフック　171
レオナルド　50
レンティリウス　102
レンメンス　85, 100, 246
ロウアー　136, 390, 398, 405
ロッシ　365
ロティッピ　110
ロデリクス　125

フェルネル　41, 42, 48, 67, 98, 127
フォー　39, 97, 214
フォリースト　41, 111
プラウトゥス　90, 129, 136, 164, 200, 201, 209 ～ 212, 218, 233, 269
フラカストロ　373, 374, 395, 396, 398
フラゴソ　126
プラッター　156, 158, 219, 227, 238, 262
プラトン　25, 81, 82, 86, 87, 90, 208, 224, 244, 264, 265, 268, 270, 274, 290, 386, 400
フランボワジエール　48
プリニウス　30, 37, 38, 44, 58, 63, 76, 77, 91, 93 ～ 96, 98, 101, 112, 124, 126, 149, 150, 155, 157, 158, 163, 167, 168, 188, 211, 225, 232, 248, 263, 264, 281, 293, 308, 315, 379
プルタルコス　24, 268, 274, 396
プレヴォ　82
プレンプ　2, 112, 117, 227, 262, 266, 268, 270, 272, 378
ペケ　135, 137
ベーコン　84, 85, 100, 197, 307
ヘーゼル　373, 388, 389, 398, 399, 401, 403
ベッケ　147
ベッリーニ　240, 398
ヘルモント　33, 44, 50, 63, 70, 102, 103, 115, 117, 143, 145, 148, 151, 156, 247, 252, 258, 271, 285, 308, 378, 395, 399
ベレンガリオ　47, 48, 365
ヘロディクス　244
ベンボ　388
ボイル　55
ボーク（オーレ）　41, 43, 84, 89, 112, 113, 176
ポテリー　44, 55, 60
ボネ　84, 89, 115, 154, 179, 307, 392
ホメロス　38, 226, 271
ホラティウス　56, 82, 103, 198, 263, 270, 311, 400
ポリビウス　100
ポリュデウケス　37
ホルスト（グレゴリー）　2, 179, 401
ホルスト（J. D.）　38
ポルツィオ　251, 378
ポールミエ　98
ボレッリ　197, 373, 376, 399
ボロメーオ　383, 384, 388, 402
ボーン　80, 151
ボンテクー　258
ポンピリウス　24

＜マ　行＞

マカオン　251
マクロビウス　38, 101, 292
マコペー　391, 406

テスティ　191
デモクリトス　274
デ・ロス・レイエス　85, 100, 126, 263, 264, 387
トッツィ　33, 223
ドリー(ドラエウス)　262
トリチェリ　376
トルティ　367, 376, 386, 389, 390, 391, 397, 399, 404, 406

<ハ　行>

バイユー　42, 88, 125, 131, 213, 241
ハインシウス　164
ハーヴィー　396, 405
パウリ　115, 239
パウル　25
パウロ　210
バッキオ　82, 98, 184
パティシエ　393, 407
バートン　401
バーナード　268, 401
バーネット　375, 405
パラケルスス(テオフラストゥス)　2, 50, 172, 378, 401
バリーヴィ　399
バルトリン(カスパー)　135
バルトリン(トマス)　127, 138, 140, 307
パレ　45, 82
バーンストルフ　251, 253, 255
パンチロリ　25
ピアチェンツァ　110, 191, 192, 394, 407
ビィゴ　307
ビクトール　165
ピコ　267
ピソ　117
ビーチャー　163
ピニョーリア　31, 160
ピネダ　264
ヒポクラテス　24, 26, 36, 39, 51, 84 ～ 86, 97, 98, 100, 108, 111, 121, 125, 130, 134 ～ 139, 141 ～ 143, 149, 152, 154, 159, 162, 190, 200, 202, 211, 213 ～ 215, 219, 222 ～ 225, 233, 239, 241 ～ 243, 245 ～ 248, 252, 253, 265, 268, 270, 273, 283, 292, 294, 304, 308, 313, 318, 370, 372, 373, 378, 384, 389, 396, 415
ファー　382
ファイファー　165
ファッチョラーティ　383, 391, 397, 402 ～ 404, 406, 407
ファブリ　3, 48, 219
ファブローニ　396, 402
ファロピオ　33, 44, 48, 125, 230
フィチーノ　2, 260, 261, 268, 270, 272, 378
フィリスカス　108
フィロン　109
フェルディナンド　116

グアイネリ　79, 82
クイントス　95
グラウバー　2, 309, 378
グラータロリ　2, 401
クラトー　151, 271, 283,
グラーフ　126, 133, 258
ゲリウス　195, 272
ケルスス　38, 67, 101, 210, 225, 260, 272, 283, 306, 371
ゴリス　168, 238
コルナーロ　386 ～ 388, 404
コルメラ　104, 105
コンツァッティ　385, 389

<サ　行>

ザクト　155
サビナス　239
サンテ　82
ジェームズ　7, 367, 381, 382, 397
シェルハマー　376
シェンク　98, 239
シゴニオ　25, 185
シデナム　216, 390, 395, 399, 401
小プリニウス　281
ショート　390, 405
ジラルディ　122
シルヴィウス　126, 151, 371, 374
スエトニウス　25, 101, 195, 208, 216
スカリゲル　172, 177
スクリタ　2, 250, 258, 378
スタティウス　34
ストックハウゼン　34, 401
スポレティ　383, 391, 401, 402
スラストン　55
セシ　32
セネカ　184, 256, 293, 300
セネルト　34, 48, 79, 82, 85, 238, 248, 250
セルビウス　119
セレヌス　165
セントクレール　375
ソクラテス　86, 87, 90, 195
ソメイズ　264
ソリヌス　35
ソレナンデル　102, 112

<タ　行>

タッヘン　51, 85, 147
チェザルピーノ　38, 77
チェポラ　106
チェルビウス　367
ツアッキア　79, 106, 110, 171, 239, 240
ツアロッティ　95, 101
ディオスコリデス　77, 248
ディオニス　136
ディージング　138
ディメルブルク　135, 138, 175, 176, 233
ディリンゲン　2
テオフラストゥス→パラケルスス
デカルト　51, 256

人名索引

<ア　行>

アヴィセンナ　43, 111, 162, 169, 215
アウジェニオ　111
アウソニウス　45
アエティウス　304
アグリコラ　2, 30, 32, 35, 37, 192, 400
アセリー　135
アッカーマン　393, 407
アディソン　388
アテナエウス　96, 154, 160, 290
アリストテレス　103, 104, 154, 176, 209, 215, 224, 262
ヴァージル→ウェルギリウス
ヴァタブラス　164
ヴァリスニェーリ　384, 390, 391, 397, 403
ヴァレス　39, 97, 99, 100, 130, 167, 214, 219, 243, 246, 265, 273
ウァロ　93
ヴィスカルディ　388
ウィリス　80, 98, 102, 151, 153, 374
ヴェサリウス　3
ウェデル　34, 162, 176, 200, 226, 253, 254
ウェルギリウス(ヴァージル)　153, 156, 195, 216, 233, 287, 306, 311
ウルピアヌス　93
エットミュラー　33, 38, 51, 58, 59, 70, 71, 82 ～ 84, 111, 115, 117, 132, 145, 147, 152, 153, 157, 258, 374, 392
エラスムス　263
エレンボーク　1, 400, 401
オリバシウス　125
オルトロブ　139

<カ　行>

ガイウス　25, 125
ガスタヴィーニ　209
カスティリオーネ　66
カストロ(ペドロ)　239
カストロ(ロデリクス)　125
カッシオドルス　91, 215
カメラリウス　126
カラフェート　402
カルダノ　82
ガレノス　34 ～ 36, 39, 77, 79, 84, 95, 100, 111, 133, 144, 157, 167 ～ 169, 190, 210, 224, 234, 239, 242, 243, 247, 265, 311, 313, 315, 394, 397
キケロ　122, 226
キルヒャー　32, 35, 37, 44, 238

監訳者略歴

東　敏昭（ひがし・としあき）
産業医科大学 学長

昭和29年1月28日生まれ。同53年慶應義塾大学医学部卒業、同61年慶應義塾大学医学部講師（衛生学・公衆衛生学）、同63年産業医科大学産業生態科学研究所産業保健管理学准教授、平成元年カナダマクギル大学訪問准教授、同4年産業医科大学産業生態科学研究所作業病態学教授（同15～21年同研究所所長）、同22年4月~26年3月産業医科大学名誉教授・㈱デンソー北九州製作所経営管理部産業医・理事、同26年4月より現職。中央じん肺審査医・日本産業衛生学会副理事長、他。

主な著作

『深夜に働く人の健康ガイド』（中央労働災害防止協会）、『職場復帰の理論と実際』（中央労働災害防止協会）、『働く人のための探偵～米産業医学の祖 女性医師アリスハミルトンを知っていますか？』（産業医学振興財団）、『産業医の職務Q＆A』（分担、産業医学振興財団）、『個人情報の保護と活用の手引き』（分担、産業医科大学産業生態科学研究所）ほか。論文等多数。

働く人の病

平成16年9月9日　初版　　　定価（本体4,000円＋税）
平成27年3月1日　改訂版

著　　者　ベルナルディーノ・ラマツィーニ

監　　訳　東　敏昭

編集発行人　岩﨑　伸夫

発 行 所　公益財団法人　産業医学振興財団
〒101-0048　東京都千代田区神田司町2-2-11　新倉ビル
TEL 03(3525)8291　FAX　03(5209)1020
URL http://www.zsisz.or.jp/

印 刷 所　SANWA Printing・DTP・IT　株式会社 サンワ

ISBN978-4-915947-57-5 C2047 ¥4000E